全国医学院校高职高专规划教材
供护理类专业用

健 康 评 估
第 2 版

主　编　邓　瑞　姚本丽

副主编　田莉梅　刘　芳

编　委（按姓名汉语拼音排序）

邓　瑞（河西学院）
刘　芳（青海卫生职业技术学院）
刘继荣（邵阳医学高等专科学校）
刘永兵（扬州大学医学院）
田莉梅（河西学院）
阎　青（湖南医药学院）
姚本丽（黔东南民族职业技术学院）
叶文静（河西学院）

北京大学医学出版社

JIANKANG PINGGU

图书在版编目（CIP）数据

健康评估 / 邓瑞，姚本丽主编. —2版.
—北京：北京大学医学出版社，2016.1（2018.7重印）
全国医学院校高职高专规划教材
ISBN 978-7-5659-1274-0

Ⅰ. ①健… Ⅱ. ①邓… ②姚… Ⅲ. ①健康-评估-高等职业教育-教材 Ⅳ. ①R471

中国版本图书馆CIP数据核字（2015）第273875号

健康评估（第2版）

主　　编： 邓　瑞　姚本丽
出版发行： 北京大学医学出版社
地　　址：（100191）北京市海淀区学院路38号　北京大学医学部院内
电　　话： 发行部 010-82802230；图书邮购 010-82802495
网　　址： http://www.pumpress.com.cn
E - m a i l： booksale@bjmu.edu.cn
印　　刷： 莱芜市圣龙印务有限责任公司
经　　销： 新华书店
责任编辑： 韩忠刚　刘云涛　　**责任校对：** 金彤文　　**责任印制：** 李　啸
开　　本： 850mm×1168mm　1/16　　**印张：** 17.75　　**字数：** 516千字
版　　次： 2011年6月第1版　2016年1月第2版　2018年7月第2次印刷
书　　号： ISBN 978-7-5659-1274-0
定　　价： 35.00元
版权所有，违者必究
（凡属质量问题请与本社发行部联系退换）

全国医学院校高职高专规划教材编审委员会

主 任 委 员　王德炳
学 术 顾 问　程伯基
副主任委员　马晓健　邓　瑞　匡奕珍　李金成　陈文祥
　　　　　　唐　平　秦海洸　袁　宁
秘 书 长　　陆银道　王凤廷
委　　员　　（按姓名汉语拼音排序）

鲍缇夕	曹玉青	陈涤民	陈小红	陈小菊
邓开玉	段于峰	付林海	耿　磊	桂　芳
郭　兴	郝晓鸣	何辉红	贺志明	侯志英
胡祥上	黄雪霜	黄泽智	简亚平	江兴林
姜海鸥	蒋乐龙	金立军	雷芬芳	李　兵
李　青	李杰红	林新容	刘翠兰	刘美萍
柳　洁	吕　冬	栾建国	马尚林	马松涛
马新华	孟共林	聂景蓉	裴巧霞	彭　湃
彭艾莉	蒲泉州	饶利兵	申小青	舒安利
谭安雄	唐布敏	陶　莉	田小英	田玉梅
汪小玉	王化修	王嗣雷	王喜梅	王小莲
王玉明	魏明凯	邬贤斌	吴和平	吴水盛
谢日华	熊正南	徐友英	徐袁明	许健瑞
阎希青	阳　晓	姚本丽	义家运	易礼兰
应　萍	曾琦斐	张　申	张丽霞	张荔茗

序

医药卫生类高职高专教育是我国医学教育体系的重要组成部分,随着国家对医药卫生体制改革的逐步推进,社会对基层卫生服务人才的需求与日俱增,对新时期高职高专医学人才培养及教材建设提出了更高要求。北京大学医学出版社于2011年组织全国高职高专院校教师编写出版了本套高职高专教材,由于教材的内容精炼、案例经典、符合临床、实用性强,受到众多高职高专院校师生的好评。

高职高专医学教材应服务于人才培养目标,基于高职高专学生的认知特点,以学生为中心、以就业为导向、以职业技能和岗位胜任力培养为根本,与课程、临床岗位和行业需求对接,促进产教融合。为推进教材建设、更好地服务于人才培养目标、将本套教材锤炼为精品之作,北京大学医学出版社对参与这套教材编写与使用的院校进行了深入调研,于2014年下半年正式启动了本套教材的修订再版工作,首先召开了教材编审委员会议,统一了教材修订再版的总体精神,重新审定再版教材目录、对个别主编进行了调整,然后召开了全体主编人会议。本轮教材修订加大了"双师型"和临床实践一线作者的比例,更加紧密地结合国家临床执业助理医师、全国护士执业资格考试大纲,理论、知识强调"必需、够用";精选案例以促进案例教学;专业课教材的学习目标按布卢姆教育目标分类编写,突出了职业技能和岗位胜任力培养。力求以学生为中心,引导自主学习,渗透职业教育理念。总之,本轮教材在延续上版优点的基础上,体例更加规范,版式更加精美,质量明显提升,适用性更强。

在本次修订再版工作中,各参编院校给予了高度重视和大力支持,众多参编教师投入了极大的热情和精力,在主编带领下克服困难,以严肃、认真、负责的态度出色地完成了编写任务,在此一并致以衷心的感谢!"知行合一、行胜于言"一定程度上体现了职业教育理念,相信在北京大学医学出版社精心组织、编审委员会顶层设计和全体作者对教材的精雕细琢下,这套教材一定能与时俱进、日臻完善,满足新时期高职高专医学人才培养的需求,在教学实践中经受住检验,在教材建设"百花齐放、百家争鸣"的局面中脱颖而出,成为好学、好教、好用的精品教材。

王德炳

前　言

为满足我国高职高专护理教育改革需要，适应医学学科的不断发展，在全国医学院校高职高专规划教材评审委员会的策划和组织下，我们再次编写了全国医学院校高职高专规划教材之一——《健康评估》。该教材主要适用于全国高职高专院校三年制护理、助产专业，也适用于社区护理、老年护理、康复等专业。

本教材共计十章，主要内容有绪论、健康评估的方法、常见症状评估、身体评估、心理与社会评估、心电图检查、影像学检查、实验室检查、护理诊断和护理病历书写。为使教材内容既涵盖临床课程学习所需基础知识，又突出职业教育特色，适应现代医学学科发展，在编写过程中我们着力体现了以下特点：

1. 结合本教材实践性强、注重学生职业能力培养的特点，力求编写内容条理清楚，层次分明，结构严谨，重点明确，特别强调必需的基础知识、基础理论和基本技能，满足了三年制护理、助产专业的教学需求。

2. 强化整体护理理念，突出护理专业特色。依据被评估者对现存或潜在的健康问题的反应，强调从生理、心理、社会各层面收集健康资料，体现以"人的健康为中心"的身体评估，分析评估结果，做出护理诊断，以培养学生评估问题和观察病情的能力。

3. 紧扣现代疾病特点和护理学科进展，适当补充新知识、新技术，如抑郁症状的评估、介入放射学与内镜检查、心电监护操作等内容，使内容更加贴近临床，新颖实用。

4. 全书力求贯彻教材的思想性、科学性、先进性和实用性，文字描述简练，适当应用图表，突出重点、化解难点，使教学内容更直观、清晰，既利于学生在短时间内正确理解和掌握知识，也利于教师在讲授过程中发挥各自的教学特色和优势。

本版教材的编者来自全国6所高等职业院校，他们有着丰富的教学、临床和科研经验。他们本着严谨、认真、负责的态度，广泛收集、查阅相关资料，反复修改书稿，尽量合理定位，最终完成全书内容。本教材编写也得到了各编者学校及同行的大力支持和精诚合作。值此付梓之际，一并表示诚挚的谢意。

由于时间仓促、编者水平有限，本教材难免有疏漏之处，敬请各位专家、同行和广大师生不吝赐教，使之得以完善，并致谢意！

邓　瑞

目 录

| 第一章 绪论 | 1 |

  一、健康评估在护理工作中的重要性 … 1

  二、健康评估的内容 …………… 2

  三、健康评估的学习方法和要求 …… 3

| 第二章 健康评估的方法 | 5 |

  第一节 概述 ………………………… 5

    一、收集健康资料的方法 ………… 5

    二、健康资料的来源 ……………… 7

    三、健康资料的类型 ……………… 8

    四、健康资料记录的注意事项 …… 8

  第二节 健康史的内容 ……………… 9

    一、一般资料 ……………………… 9

    二、主诉 …………………………… 9

    三、现病史 ………………………… 9

    四、既往健康史 …………………… 10

    五、目前用药史 …………………… 10

    六、生长发育史 …………………… 10

    七、生活史 ………………………… 11

    八、家族健康史 …………………… 11

    九、系统回顾 ……………………… 11

| 第三章 常见症状评估 | 14 |

  第一节 发热 ………………………… 14

    一、病因与发病机制 ……………… 14

    二、临床表现 ……………………… 15

    三、护理评估 ……………………… 17

    四、相关护理诊断 ………………… 17

  第二节 咳嗽与咳痰 ………………… 18

    一、病因与发病机制 ……………… 18

    二、临床表现 ……………………… 18

    三、护理评估 ……………………… 19

    四、相关护理诊断 ………………… 20

  第三节 咯血 ………………………… 20

    一、病因与发病机制 ……………… 20

    二、临床表现 ……………………… 20

    三、护理评估 ……………………… 21

    四、相关护理诊断 ………………… 22

  第四节 呼吸困难 …………………… 22

    一、病因与发病机制 ……………… 22

    二、临床表现 ……………………… 23

    三、护理评估 ……………………… 24

    四、相关护理诊断 ………………… 25

  第五节 发绀 ………………………… 25

    一、病因与发病机制 ……………… 25

    二、临床表现 ……………………… 25

    三、护理评估 ……………………… 26

    四、相关护理诊断 ………………… 26

  第六节 心悸 ………………………… 26

    一、病因与发病机制 ……………… 26

    二、临床表现 ……………………… 27

    三、护理评估 ……………………… 27

    四、相关护理诊断 ………………… 27

  第七节 水肿 ………………………… 28

    一、病因与发病机制 ……………… 28

    二、临床表现 ……………………… 28

    三、护理评估 ……………………… 29

    四、相关护理诊断 ………………… 30

  第八节 恶心与呕吐 ………………… 30

    一、病因与发病机制 ……………… 30

    二、临床表现 ……………………… 31

    三、护理评估 ……………………… 31

目录

　　四、相关护理诊断 …………… 32

第九节　呕血与便血 ……………… 32
　　一、病因 ……………………… 32
　　二、临床表现 ………………… 33
　　三、护理评估 ………………… 33
　　四、相关护理诊断 …………… 34

第十节　黄疸 ……………………… 34
　　一、病因、发病机制和临床表现 … 34
　　二、护理评估 ………………… 35
　　三、相关护理诊断 …………… 36

第十一节　腹泻 …………………… 36
　　一、病因与发病机制 ………… 36
　　二、临床表现 ………………… 37
　　三、护理评估 ………………… 37
　　四、相关护理诊断 …………… 38

第十二节　排尿异常 ……………… 38
　　一、常见病因 ………………… 38
　　二、临床表现 ………………… 39
　　三、护理评估 ………………… 39
　　四、相关护理诊断 …………… 39

第十三节　意识障碍 ……………… 40
　　一、病因与发病机制 ………… 40
　　二、临床表现 ………………… 40
　　三、护理评估 ………………… 41
　　四、相关护理诊断 …………… 42

第十四节　抑郁 …………………… 42
　　一、病因与发病机制 ………… 42
　　二、临床表现 ………………… 43
　　三、护理评估 ………………… 43
　　四、相关护理诊断 …………… 44

第四章　身体评估 ………………… 47

第一节　身体评估的基本方法 …… 47
　　一、视诊 ……………………… 48
　　二、触诊 ……………………… 48
　　三、叩诊 ……………………… 50
　　四、听诊 ……………………… 52
　　五、嗅诊 ……………………… 52

第二节　一般状态评估 …………… 53
　　一、性别 ……………………… 53
　　二、年龄 ……………………… 53
　　三、生命体征 ………………… 53
　　四、发育与体型 ……………… 54
　　五、营养状态 ………………… 54
　　六、意识状态 ………………… 55
　　七、面容与表情 ……………… 56
　　八、体位 ……………………… 57
　　九、姿势 ……………………… 57
　　十、步态 ……………………… 57

第三节　皮肤、浅表淋巴结评估 …… 58
　　一、皮肤 ……………………… 58
　　二、淋巴结 …………………… 62

第四节　头部、面部评估 ………… 64
　　一、头部评估 ………………… 64
　　二、面部评估 ………………… 65

第五节　颈部评估 ………………… 70
　　一、颈部的外形与分区 ……… 70
　　二、颈部的姿势与运动 ……… 70
　　三、颈部包块 ………………… 70
　　四、颈部血管 ………………… 70
　　五、甲状腺 …………………… 71
　　六、气管 ……………………… 72

第六节　胸部评估 ………………… 72
　　一、胸部的体表标志 ………… 73
　　二、胸廓、胸壁与乳房 ……… 74
　　三、肺和胸膜 ………………… 76
　　四、呼吸系统常见疾病的主要表现 … 82
　　五、心脏评估 ………………… 83

六、血管评估 …………………… 90
　　七、循环系统常见疾病的主要
　　　　表现 …………………………… 90
第七节　腹部评估 ……………………… 92
　　一、腹部的体表标志及分区 ……… 93
　　二、视诊 …………………………… 94
　　三、触诊 …………………………… 96
　　四、叩诊 …………………………… 99
　　五、听诊 ………………………… 101
　　六、腹部常见疾病的主要表现 … 101
第八节　脊柱及四肢评估 …………… 103
　　一、脊柱评估 …………………… 103
　　二、四肢评估 …………………… 104
第九节　肛门、直肠和生殖器评估 … 105
　　一、肛门、直肠评估 …………… 105
　　二、生殖器评估 ………………… 106
第十节　神经系统评估 ……………… 109
　　一、运动功能评估 ……………… 109
　　二、感觉功能评估 ……………… 110
　　三、神经反射 …………………… 110
　　四、脑膜刺激征 ………………… 114
　　五、自主神经功能评估 ………… 114

第五章　心理与社会评估 ………… 121
第一节　心理评估 …………………… 121
　　一、心理评估的目的、方法及注意
　　　　要点 ………………………… 121
　　二、心理评估的内容 …………… 122
第二节　社会评估 …………………… 131
　　一、社会评估的目的、意义及方法
　　　　　…………………………… 132
　　二、社会评估的内容 …………… 132

第六章　心电图检查 ……………… 142
第一节　心电图基础知识 …………… 142
　　一、心电产生的原理 …………… 142
　　二、心电图各波段的组成及命名 … 144
　　三、心电图导联体系 …………… 145
第二节　正常心电图 ………………… 148
　　一、心电图的测量方法 ………… 148
　　二、心电图的正常值 …………… 151
第三节　心电图的临床应用 ………… 152
　　一、心房肥大、心室肥厚 ……… 152
　　二、冠状动脉供血不足 ………… 154
　　三、心肌梗死 …………………… 156
　　四、心律失常 …………………… 158
　　五、药物及电解质紊乱对心电图的
　　　　影响 ………………………… 165
第四节　心电图的描记与分析 ……… 166
　　一、心电图的描记及其注意事项 … 166
　　二、心电图的分析方法 ………… 167
第五节　心电监护 …………………… 167
　　一、床边心电监护操作程序 …… 168
　　二、心电监护注意事项 ………… 168

第七章　影像学检查 ……………… 172
第一节　X线检查 …………………… 172
　　一、概述 ………………………… 172
　　二、X线检查前的准备 ………… 174
　　三、X线检查的临床应用 ……… 175
第二节　超声检查 …………………… 188
　　一、概述 ………………………… 188
　　二、超声检查前患者的准备 …… 190
　　三、超声检查的临床应用 ……… 190
第三节　其他检查 …………………… 192
　　一、电子计算机体层成像 ……… 192
　　二、磁共振成像 ………………… 193
　　三、介入放射学 ………………… 195

第八章 实验室检查 ······ 199

第一节 血液检查 ······ 200
- 一、血液一般检查 ······ 201
- 二、血液其他检查 ······ 203
- 三、血细胞自动分析仪检查 ······ 205

第二节 尿液检查 ······ 206
- 一、尿液一般检查 ······ 207
- 二、尿液其他检查 ······ 212
- 三、尿液自动分析仪检查 ······ 214

第三节 粪便检查 ······ 215
- 一、一般性状检查 ······ 215
- 二、显微镜检查 ······ 216
- 三、化学检查 ······ 216

第四节 肾功能检查 ······ 217
- 一、肾小球功能检查 ······ 217
- 二、肾小管功能检查 ······ 218

第五节 肝功能检查 ······ 219
- 一、蛋白质代谢功能检查 ······ 219
- 二、胆红素代谢检查 ······ 220
- 三、血清酶学检查 ······ 220

第六节 临床常用血生化检查 ······ 222
- 一、血清电解质测定 ······ 222
- 二、血清脂类测定 ······ 223
- 三、血清肌酸激酶测定 ······ 224
- 四、血糖及葡萄糖耐量测定 ······ 225
- 五、血清淀粉酶及同工酶测定 ······ 226

第七节 临床常用免疫学检查 ······ 226
- 一、感染免疫检查 ······ 226
- 二、肿瘤标志物检查 ······ 227
- 三、血清免疫球蛋白检查 ······ 229
- 四、自身免疫检查 ······ 229

第九章 护理诊断 ······ 235
第一节 概述 ······ 235
- 一、护理诊断的概念 ······ 235
- 二、护理诊断的分类方法 ······ 237
- 三、护理诊断的构成 ······ 239

第二节 护理诊断的陈述 ······ 241
- 一、三部分陈述 ······ 241
- 二、两部分陈述 ······ 241
- 三、一部分陈述 ······ 241
- 四、陈述护理诊断的注意事项 ······ 242

第三节 合作性问题 ······ 242
- 一、合作性问题的定义 ······ 242
- 二、合作性问题的陈述方式 ······ 243

第四节 护理诊断的思维方法和步骤 ······ 243
- 一、收集资料 ······ 243
- 二、整理资料 ······ 244
- 三、分析资料 ······ 244
- 四、选择护理诊断 ······ 245

第十章 护理病历书写 ······ 250
第一节 书写护理病历的基本要求 ······ 250
- 一、内容要全面 ······ 250
- 二、描述要精练 ······ 250
- 三、记录要及时 ······ 251
- 四、书写要规范 ······ 251
- 五、字迹要清晰 ······ 251
- 六、填写要真实 ······ 251

第二节 护理病历的格式与内容 ······ 251
- 一、护理病历首页 ······ 251
- 二、护理计划单 ······ 255
- 三、护理病程记录 ······ 258
- 四、健康教育计划 ······ 259

中英文专业词汇索引 ······ 262

主要参考文献 ······ 269

第一章 绪 论

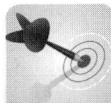

学习目标

通过本章内容的学习,学生应能:
识记:
描述健康评估的概念及基本内容。
理解:
总结健康评估的基本要求。
运用:
认识健康评估的学习方法及基本评估方法。

健康评估(health assessment)是研究被评估个体、家庭或社区现存和(或)潜在健康问题或生命过程反应,以确定其护理需要的基本知识、基本理论和基本技能的一门学科。健康评估的主要任务是以学生已掌握的医学基础知识、护理基本理论、护理程序的基本概念为基础,掌握以被评估者为中心,包括身体、心理和社会文化在内的健康原理和方法,学会对资料的收集、整理、综合、分析、判断,概括出护理诊断依据,提出正确的护理诊断,为确定护理目标,制定护理措施奠定基础。

健康评估这门课程源于20世纪70年代美国高等护理教育体系。我国自20世纪90年代中期以来,在护理界各位先驱们的共同努力下,将健康评估作为护理专业主干课程纳入到高等护理教育的课程体系,全面代替了临床医学专业的《诊断学》课程。健康评估作为护理专业的基础课程,衔接于医学基础课程、护理学基础课程及临床各专科课程之间。课程的目标在于培养护理专业学生以"与医疗诊断不同的整体护理评估的思维模式"确认评估对象健康问题、监测病情变化和预测疾病发展的能力,并形成系统的临床评判性思维以发现问题、分析问题及解决问题。这些能力是成为一名合格的注册护士所不可或缺的。

一、健康评估在护理工作中的重要性

早在南丁格尔时期,人们就已经意识到评估在护理实践中的重要性。南丁格尔视评估为"对疾病的观察",她强调护理观察的重要性,是因为护士较医生有更多的时间和机会在患者床边;她也认为,护士需要发展收集资料的技能,如观察和记录生命体征的能力;同时强调与患者交谈以获取有关健康和疾病信息的重要性。随着护理专业的发展与成熟,对护士的评估技能也有了更高的要求,护士也需要在收集服务对象资料的基础上提供护理。在国外,要求护士必须掌握娴熟、系统、专业的身体评估方法对患者实施全面的体格检查,但国内护士是否应该实施全面系统的体格检查目前仍是医学界颇有争议的问题。

不管怎样,在临床实践中,如果护士不知道如何通过系统询问获取服务对象的健康资料以及

与之相关的心理和社会资料，不能熟练地运用自己的感官或借助简便的仪器设备了解和评估服务对象的健康状况，或者缺乏对健康资料进行综合、分析、解释和诊断性推理的能力，就不可能在制订护理计划之前确认服务对象的健康问题，其护理干预的行为也随之失去了科学的基础。

健康评估这门课程，正是临床护理专业各课程的基础、起点和桥梁，是护理程序的首要环节。及时、正确的护理评估，可以使护理程序正确运行，也可得出完整、正确的护理诊断，从而指导评估者拟定合理的护理措施，使被评估者获得恰当的处理，从而达到减轻痛苦、缩短病程、早期康复、提高生命质量的目的。反之，则会使健康问题恶化，甚至危及生命。护士必须学会健康评估的各种方法，得到服务对象的第一手资料，及时给予服务对象身心全面的综合护理。

二、健康评估的内容

（一）健康资料的收集

包括健康资料（health data）的收集方法和健康史的内容。收集健康资料最常用和最基本的方法是交谈和身体评估，从中可获得主观资料（被评估者所述的）和客观资料（身体评估时评估者发现的），结合一些辅助检查结果，通过分析，获取诊断依据，形成护理诊断。健康史的主要内容有一般资料、主诉、目前健康史、既往健康史、目前用药史、心理社会背景、生长发育史、生活史、家族健康史及系统回顾等。

（二）常见症状评估

症状（symptom）是患病后机体生理功能异常时的自身体验和感觉，即被评估者主观感受到的异常或不适，如发热、腹痛、腹泻、胸痛、呼吸困难等。症状常常能够较早地提示健康问题的存在，主要通过交谈获得，因为只有被评估者本人对此感受最早、最深、最清楚。常见症状的学习是收集健康史、进行护理诊断的基础。这部分内容主要详述常见症状的病因、发生机制、临床表现、被评估者的身心反应、护理评估要点、相关护理诊断等。

（三）身体评估

身体评估（physical assessment）是指评估者用自己的感官或借助简单的工具对护理对象进行细致的观察和系统的检查，以认识正常人体应有的身体特征，发现异常体征的评估方法，是获取护理诊断依据的重要手段。体征（sign）是护理对象体表或内部结构发生的、能客观检查到的改变，如水肿、心脏杂音、肝脾大等。身体评估的基本方法包括视诊、触诊、叩诊、听诊和嗅诊。身体评估的操作具有很强的技术性，学生要认真学习、反复训练，才能熟练掌握。一个训练有素的护士在进行身体评估时动作灵活、协调、轻柔，既不会使被评估者感到不适或痛苦，又可获得准确的评估结果；反之，若操作笨拙、生疏，手法鲁莽、生硬，则常常使被评估者感到痛苦，又难以获得满意的评估结果。

（四）心理及社会评估

心理、社会评估包括被评估者的心理状态和社会经历的信息资料收集。心理状态是被评估者个人的、独特的、非生理的情况，如思维、感觉、动机、精神状态、个人的长处和短处。社会经历是指被评估者生活当中被他人影响或依赖于他人的部分。心理、社会因素常常交织在一起。心理、社会评估可以帮助护理人员更加全面地了解服务对象的健康状况。由于心理、社会资料主观成分居多，评估过程中无论是收集还是分析和判断资料均较困难，其结果亦不可简单地用正常或异常来划分。因此，在学习和实践的过程中应予以特别的注意。

（五）心电图检查

心脏激动时用心电图机记录的心脏综合生物电流变化所形成的连续曲线称为心电图（electrocardiogram，ECG）。它主要用于诊断各种心律失常、心肌梗死和危重被评估者的抢救、用药观察及手术麻醉的心电监护，迄今为止尚没有其他方法能替代心电图在这方面的作用。心电图能协助护士观察病情，也为护理诊断提供有用的线索。在心电图的学习中，重点要学会使用心

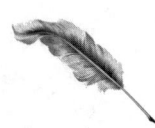

电图机做心电监护仪,能识别正常心电图和危及生命的异常心电图。

(六)影像学检查

影像学检查(imaging examination)包括常规 X 线检查、电子计算机体层摄影(CT)、磁共振成像(MRI)、介入放射学和超声波检查。这些检查有助于了解相应器官的病理改变或功能状态。这部分内容学习的重点是了解影像学的基本知识和临床应用范围,掌握一些项目检查前的准备工作,对被评估者检查前、检查中和检查后出现的健康问题能做出及时正确的评估。

(七)实验室检查

实验室检查(laboratory examination)是综合运用实验室的种种方法和技术对被评估者的标本(血液、排泄物、分泌物、体液等)进行检验,从而获得反映机体功能状态、病理变化或病因等的客观资料。实验室检查除了为诊断疾病、分析病情、观察疗效及判断预后提供科学依据之外,还用于防病调查及社会普查等。实验室检查与临床护理的关系十分密切,一方面是因为大部分实验室检查的标本需要护士去采集,另一方面实验室检查的结果作为客观资料的重要组成部分,又可协助和指导护士观察和判断病情,做出护理诊断。

(八)护理诊断

护理诊断(nursing diagnosis)是护士针对个体、家庭、社区对现存的或潜在的健康问题或生命过程的反应所做的临床判断。健康评估的最终结果是形成护理诊断。护理诊断是健康评估的重要组成部分之一。护理诊断的形成一般要经过五个步骤:收集资料、整理资料、分析资料、做出合理的护理诊断、动态观察和验证护理诊断。在这一章节要学会从护理专业角度进行临床思维和诊断,熟悉北美护理诊断协会(North American Nursing Diagnosis Association,NANDA)认可的 155 个护理诊断,正确做出和陈述护理诊断。

(九)护理病历的书写

护理病历(nursing history)是将收集到的健康资料进行分析、归纳和整理,按一定的格式和要求记录下来的医疗文件。是有关护理对象的健康状况、护理诊断、预期目标、护理措施及其效果评价等的系统记录。书写完整的护理病历是护理人员最主要的基本技能之一,是培养护理人员的重要环节。护理病历质量的高低是护理人员素质、业务水平的重要标志,也是衡量一个医院护理质量、学术水平的主要依据。

三、健康评估的学习方法和要求

(一)学习健康评估的方法

健康评估是一门实践性很强的学科,教学方法与基础课程有所不同,既要在教室进行理论教学,又要在实训室进行操作技能训练,还要在病房、在床旁进行教学活动。因此,学生除了必须掌握好健康评估的基础理论、基本知识和基本技能外,还必须注重将课堂获得的理论知识转化为从事临床护理实践的能力,学会以整体评估的思维模式确认被评估者的健康问题与护理需求。同时还应十分注重自身素质的培养,学会与被评估者沟通与交流,取得被评估者的信任与合作,做到尊重、关爱和体贴被评估者,一切从被评估者利益出发,切勿因为学习而增加被评估者痛苦。

学习健康评估,要对前期的医学基础课程认真复习,才能加深理解。同时健康评估的内容要反复琢磨、逐段消化,才能做到理解深透。要熟练掌握交谈和身体评估的方法,必须勤学苦练,才会熟能生巧。通过自己练习,同学互相练习、切磋和在被评估者床旁实践,以及应用各种模型教具、教学课件等进行学习,才能深刻理解疾病状态,做到学以致用,也才能在以后的临床见习和实习中应用自如、得心应手;护理诊断和临床思维方法的训练也非常重要,学生应该自觉地训练、认真地模仿,与书本知识反复对照、印证,才能逐步由浅入深地解决临床护理问题。

(二)学习健康评估的基本要求

1.具有高尚的道德情操,良好的职业形象,勤于实践,精于思考。关心、爱护、体贴被评

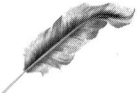

估者，体现以人为中心的整体护理理念。

2．具有接受新理论、新知识和新技能并使之为实际工作服务的能力。具备监测病情变化、预测病情发展及危重并发症发生可能性的能力。

3．掌握健康评估的基本概念、基本知识。会很好地与人沟通，能独立通过交谈收集健康史。

4．能够正确运用身体评估的基本方法，独立进行系统、全面和规范的身体评估，检查结果准确。

5．能够操作心电图机，能识别正常心电图和危及生命的异常心电图；熟悉常用实验室检查项目标本采集的要求、注意事项、参考值及异常改变的临床意义；了解常用影像学检查前被评估者的准备和异常检查结果的临床意义。

6．能够运用护理诊断程序对所获取的健康资料进行综合分析，做出正确的护理诊断，并予以规范记录，形成完整的护理病历。

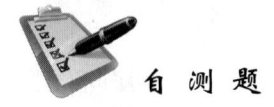

简答题
1．简述健康评估的含义。
2．说出健康评估的基本要求。

（田莉梅）

第二章　健康评估的方法

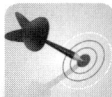

学习目标

通过本章内容的学习，学生应能：
识记：
描述健康史的内容。
理解：
总结健康资料记录的注意事项。
运用：
运用收集健康资料的方法和技巧，获取被评估者的准确健康状况。

第一节　概　述

健康评估是有计划、系统地收集有关被评估者的资料，并对资料的价值进行判断的过程。这一过程不仅是形成护理诊断的基础，也是制订、实施和评价护理计划的依据。它包括被评估者的生理健康状况、心理健康状况和社会健康状况三个方面。既要有主观资料，又要有客观资料。此外，要想获得准确、全面、客观的资料，就必须掌握有关评估的方法和技巧，知道从哪里获取这些资料，清楚这些资料的性质和作用。

一、收集健康资料的方法

收集健康资料的方法有问诊、身体评估、汇总诊断性检查结果等。问诊是收集健康资料最基本的方法，从中可获得主观资料，通过身体评估和诊断性检查结果获得客观资料，通过归纳、分析、综合，获取诊断依据，达到形成护理诊断的目的。

（一）问诊

问诊（inquiry）是护士通过与患者及有关人员的交谈、询问，以获取其所患疾病的发生、发展情况，诊治经过，既往身心健康状况等健康史的方法，是采集健康史最基本的方法。成功的问诊是确保健康史完整、准确的关键，是每位护士必须掌握的基本功。

1. 问诊的目的　①获得可靠、全面的健康资料；②沟通感情，建立良好的护患关系；③及时向被评估者反馈有关病情、检查、治疗、康复等方面的信息；④为被评估者提供心理支持。

2. 问诊的方法与技巧　问诊的方法和技巧与获取健康史资料的数量和质量有密切的关系，这涉及沟通交流技能、护患关系、医学知识、仪表礼节，以及提供咨询和教育患者等多方面。行之有效的问诊方法与技巧，对护士有着重要的实用价值。

（1）营造轻松舒适的环境：由于对医疗护理环境的生疏和对疾病的恐惧，患者在接受问诊前

常有紧张情绪，往往不能顺畅有序地陈述自己的感受及病情演变的过程。护士应主动营造一种宽松和谐的环境，以缓解患者的不安情绪。注意保护患者隐私，最好不要在有陌生人时开始问诊。如果患者要求家属在场，护士可以同意。

问诊一般从礼节性的交谈开始，先作自我介绍（佩戴胸牌是很好的自我介绍方式），讲明自己的职责。使用恰当的言语或体态语表示愿意解除患者的病痛，以及尽自己所能满足他（她）的要求。如交谈开始应正确称呼患者为"先生""小姐"，或其他更合适的称呼；询问姓名时，如：先生您贵姓，怎么称呼？这样的举措会很快缩短护患之间的距离，改善互不了解的生疏局面，使问诊能顺利地进行。同时使患者感受到护士亲切与可信，自然就会产生乐意提供真实、详细的健康史，愿意配合护理工作的心态，这对问诊十分重要。

（2）一般由主诉开始：问诊一般由主诉开始，由浅入深、有目的、有层次、有顺序地进行询问。多从简易问题开始，待患者对环境适应和心情稳定后，再询问需要思考和回忆才能回答的问题。如"你病了几天了？哪里不舒服？"。如患者主诉头痛，可以问："你头痛有多长时间了？能说出怎么样疼痛吗？""多在什么情况下疼痛？""什么情况下疼痛加重或减轻？""疼痛发作时有无其他症状？""经过哪些治疗？""你认为效果怎样？"等。

（3）注意时间顺序：注意主诉和现病史中症状或体征出现的先后顺序。护士应询问清楚症状出现的确切时间，注意首发症状至目前的演变过程。根据时间顺序追溯症状的演变，以避免遗漏重要的资料。有时环境变化或药物可能就是病情减轻或加重的因素。按时间线索仔细询问病情可使护士更有效地获得这些资料。护士可用以下方式提问，如"……以后怎么样？""然后又……"，这样在核实所得资料的同时，可以了解事件发展的先后顺序。

问诊时要注意系统性、目的性和必要性，护士应全神贯注地倾听患者的回答，不应该问了又问。杂乱无章的询问是漫不经心的表现，这样会降低患者对护士的信心和期望。

（4）态度要诚恳友善：耐心与患者交谈，细心听取患者的陈述。对患者回答得不确切和不满意时要耐心启发患者：如"不用急，再想一想，能不能再详细些？"。不要因急于了解情况而进行套问和逼问，以免患者为满足护士的询问而随声附和或躲避回答，如"腹痛时伴有恶心呕吐吗？""胸痛时向左肩放射吗？"。

仪表、礼节和友善的举止有助于发展与患者的和谐关系，使患者感到温暖亲切，能获得患者的信任以至说出原想隐瞒的敏感事情。适当的时候应微笑或赞许地点头示意。

恰当地运用一些评价、赞扬与鼓励语言，可促使患者与护士的合作，使患者受到鼓舞而积极提供信息。

（5）避免使用有特定意义的医学术语：在选择询问用语时应注意患者的文化背景以及对医学术语的理解。必须采用常人易懂的词语代替难懂的医学术语，如"鼻衄、隐血、谵妄、里急后重、间歇性跛行"等，以免导致健康史资料不确切、不完整。

（6）及时核实有疑问的情况：针对患者陈述中不确切或有疑问的情况，注意及时核实。如果患者提供了特定的诊断和用药，就应询问清楚诊断是如何做出的及用药剂量等。还要核实其他一些信息，包括饮酒史、吸烟史、兴奋药品和咖啡因服用史以及过敏史等。有关习惯和嗜好方面的情况应包括名称、用量和时间。例如：对于饮酒史，应询问清楚饮什么酒、饮多少、多长时间以及饮酒的方式等。

（7）根据情况采取封闭式提问或开放式提问：封闭式提问是指使用一般疑问句，患者仅以"是"或"否"即可回答。如"你现在心情好吗？"只要求患者回答"好"或"不好"。封闭式提问直接简洁，易于问答、节省时间，但要回答的内容已包含在问句中，护士难以得到问句以外的更多的信息，且这种提问具有较强暗示性。

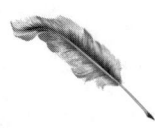

开放式提问是指使用特殊疑问句，患者要将自己的实际情况加以详细描述才能回答。如"你为什么事烦恼？"患者不能用"是"或"否"来回答，而是通过详细讲述引起烦恼的事情来回

答。开放式提问因问句中不包含要回答的内容,患者只能根据自己的具体情况回答,这样可以获得较多的资料,且提问不具有暗示性。但开放式提问因内容复杂,要求患者有一定的语言表达能力,护士也要花费较多的时间耐心倾听。

采取哪种提问方式由护士根据不同情况选择使用。一般说来,为了获得和掌握更多的健康资料,调动患者的主动性和积极性,问诊时宜多采用开放式提问。

(8) 结束语:问诊结束时,要感谢患者的合作,告知患者与护士合作的重要性,并说明下一步计划、护士的作用和义务,以及对患者的要求、希望(如改变饮食习惯、治疗)等。

(9) 分析与综合:在问诊过程中,护士要不断地思考、分析、综合、归纳患者所陈述的症状之间的内在联系,分清主次、去伪存真,这样的健康资料才有价值。问诊之后,应将患者的陈述加以归纳、整理,按规范格式写成健康史。

3. 问诊的注意事项

(1) 选择合适的时间:问诊是一种情感的交流,时间选择得好,问诊往往能得到患者的配合。问诊的内容及其时间选择应该考虑患者的情绪。对待不同的患者,选择不同的时机。

(2) 选择良好的谈话环境:选择比较安静、舒适和私密性好的环境,光线、温度要适宜。在有多张病床的病房需设计隐秘的问题等。

(3) 选择适宜的人际沟通方式:不同文化背景的患者在人际沟通的方式上存在着文化差异。护士应熟悉自己与患者的文化差异,使问诊过程中的语言和行为能充分体现对患者的理解和尊重。

不同年龄的患者,由于其所处的生理及心理发育阶段不同,沟通交流能力亦不同。老年患者因其可能存在听力、视力、记忆力等功能的减退,问诊时应注意简单、通俗,语速要慢,给患者留有足够的思考和回忆时间,必要时予以适当的重复等。对于不能自述的儿童,要注意家长或知情者代述健康史的可靠性;对能自述者,要充分重视儿童的心理(如怕打针、吃药等),严密观察回答时的反应,以利于判断健康史的可靠性。

危重病患者可能反应迟钝、回答缓慢,或因治疗无望有拒绝、抑郁、孤独等心理,护士要予以理解。根据不同的情况采取恰当的措施,真诚地关心、鼓励和安慰患者,以获取更多的信息。

(4) 注意非语言沟通:在问诊的过程中,要注意非语言交流。非语言交流包括:①体态语言,与被评估者保持适当的距离,双目平视,交谈中适时的点头或会意的微笑等;②聆听,仔细倾听被评估者的叙说;③触摸,如握手、抚摸头部或背部,可使人感到护理人员的关怀与慰藉,是非语言交流中最亲密的一种形式,有助于建立彼此信任的关系。但要根据不同的文化背景和接受程度恰当运用;④沉默,给人以思考和调适的机会;⑤观察,在会谈中注意观察被评估者的表情、神态、语气、语速、精神状态等的变化。

(5) 不要有不良的刺激:问诊时不要直呼患者的名字或床号,要避免患者有不良刺激的语言和表情,如说"麻烦""难办",或皱眉、摇头、脚不停地拍击地板或用铅笔敲纸等,这样会增加患者的思想负担,甚至使病情加重。

(二)身体评估

身体评估(physical assessment)是评估者用自己的感官或借助听诊器、叩诊锤、血压计、体温计等简单工具对被评估者进行细致的观察和系统的检查,以了解其身体状况的一组最基本的检查法,一般在健康史采集后进行。评估的方法有视诊、触诊、叩诊、听诊、嗅诊五种,要使身体评估的结果准确可靠,必须在具有医学基础知识和护理专业知识的基础上反复练习和实践才能达到,具体评估的内容和方法见第四章相关内容。

二、健康资料的来源

(一)主要来源

主要来源于被评估者本人,因为只有被评估者本人的感受是最早、最深、最清楚的。因此,

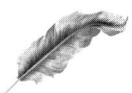

从被评估者本人处获取的资料往往最多、最可靠。

（二）次要来源

1. 被评估者的家庭成员或与被评估者有关的主要人员，如朋友、同事、邻居。
2. 事件目击者。
3. 其他卫生保健人员，如医师、理疗师、营养师、心理医生或其他护理人员。
4. 目前或以往的健康记录、诊断报告和各种检查报告单，如实验室化验结果、X线检查报告单、病理检查报告单等。

三、健康资料的类型

（一）根据资料采集的方法分类

1. 主观资料　是评估者通过与被评估者及其家属等会谈获得的有关被评估者健康状况的资料。包括被评估者自身的各种感受、个人的经历、入院的动机和目的，对疾病的反应和对目前健康状态的认识等。主观资料不能被直接观察或评估。患者主观感受到的不适、痛苦的异常感觉或某些客观病态改变称为症状（symptom），如疼痛、乏力、食欲减退等。

2. 客观资料　是评估者通过视诊、触诊、叩诊、听诊、嗅诊及其他实验室或器械检查所获得的被评估者健康状况的结果。患病后机体发生了可以观察到或感触到的改变称为体征（sign），如黄疸、心脏杂音等，这是形成护理诊断的重要依据。

（二）根据资料采集的时间分类

1. 目前资料　是反应被评估者目前状况的资料。如目前的症状，现在的体温、脉搏、呼吸、血压，或疼痛时表现的心理状态。

2. 既往资料　指在此之前被评估者的健康状况资料，包括既往病史、治疗史、过敏史等。

评估所收集资料的类型有主观的和客观的，有目前的和既往的，必须将不同类型的资料组合在一起。通过综合分析和判断，才能达到为确定护理诊断、制订和实施护理计划提供完整、准确和客观的健康资料的目的。

四、健康资料记录的注意事项

1. 内容要真实，书写要及时　健康资料的记录必须如实反映被评估者的健康状况，不能臆想和虚构。健康资料的客观性和真实性不仅关系到护理病历的质量，也反映出护理人员的品德和作风。内容的真实依赖于认真的会谈、全面细致的身体评估、辩证而客观的分析及正确科学的判断。健康资料的记录要在规定的时间内及时完成。

2. 格式要规范，项目要完整　健康资料的记录要按规定的格式书写，内容要完整，不可遗漏。

3. 表述要准确，用词要恰当　要运用规范的汉语和汉字书写，要使用通用的医学词汇和术语，力求精练、准确，语句通顺，标点正确。

4. 字迹要工整，签名要清晰　一律采用蓝、黑色墨水笔书写。书写字迹应清晰、工整、易辨认。写错字需要改正时，不应用刮、粘、涂等方法去除或掩盖原字迹，而应用双横线画在错字上。记录结束时应在右下角签全名或盖章，以示负责。上级护师修改的内容和修改者签名要用红笔。

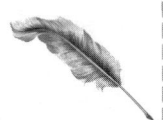

第二节 健康史的内容

健康史（health history）是被评估者提供的主观资料，主要内容包括被评估者目前及既往的健康状况、影响健康状况的有关因素以及被评估者对自己健康状况的认识与反应等。完整健康史的内容包括一般资料、主诉、现病史、既往健康史、目前用药史、生长发育史、生活史、家族健康史和系统回顾九个方面。

一、一般资料

一般资料（general data）包括患者姓名、性别、年龄、民族、婚姻、出生地、文化程度、宗教信仰、工作单位、职业、家庭地址、电话号码、入院日期及记录日期等。性别、年龄、职业等可为某些疾病的诊断提供有用的信息，文化程度、宗教信仰等有助于了解患者对健康的态度及价值观。同时，应注明资料来源（若资料来源并非患者本人，应注明其与患者的关系）及其可靠程度。

二、主诉

主诉（chief complain）为被评估者感觉最痛苦、最明显的症状或体征，也是本次就诊的最主要的原因。记录主诉应简短扼要并高度概括，如"低热、咳嗽3周"。主诉在1个症状以上时，应按发生的先后顺序排列，如"反复发作性左上腹痛3年，柏油样便1天"。主诉应尽可能使用被评估者自己的语言，而不是诊断用语，如患"糖尿病1年"，应记录为"多食、多饮、多尿1年"。若当前无症状或体征，诊断资料完整和入院目的十分明确时，也可用以下方式直接记录主诉："体检发现高血压2周""慢性肾小球肾炎复发5天，要求住院治疗"。

三、现病史

现病史（history of present illness）是被评估者目前所出现健康问题的发生、发展和诊疗、护理的全过程，是健康史的主体部分。其主要内容如下：

1. 起病情况与患病时间　包括起病时的环境、病因、诱因、起病时间、发病急缓、起病至就诊或入院的时间等。不同疾病的起病和发作特点不同，如肺炎链球菌肺炎起病急骤、肺结核缓慢起病。脑血栓形成多发生在夜间睡眠中，而脑出血多在活动、劳累、情绪激动的状态下发生。患病时间长短可分别按年、月、日、时、分钟记录，如先后出现多个症状则应按症状发生的时间先后顺序记录，如"低热、咳嗽20天，咯血1天""心慌气短1年，下肢水肿5天，发热1天"。

2. 主要症状及其特点　包括主要症状出现的部位、性质、持续时间和发作频率、严重程度及有无使其加重或减轻的因素等。主要症状的特点常常为寻找病因提供重要依据，也是确定护理诊断和制订护理措施的重要依据。以疼痛为例，应询问疼痛的部位，是否呈放射痛，性质是钝痛、胀痛、刺痛还是绞痛，疼痛的程度是否可以忍受，是持续性还是阵发性痛，疼痛发作与间歇的时间等。例如胆石症的疼痛常为右上腹发作性绞痛，右上肩可有牵涉痛，常于进食油腻食物后诱发。又如心绞痛，多为胸骨后窒息感或紧缩感或闷痛，向左肩及左臂放射，常在体力劳动或情绪激动时发作，休息后可以缓解。

3. 伴随症状　指与主要症状同时或随后出现的其他症状。应详细询问各种伴随症状出现的时间、特征及其演变情况，并了解伴随症状与主要症状之间的关系。伴随症状可为确定病因提供重要线索，如咯血伴发热考虑肺结核、支气管肺癌等，咯血伴黄疸需注意肺梗死、钩端螺旋体病等。根据伴随症状能提出相应的护理诊断。

4. 健康问题的发展演变过程 包括病程中的主要症状变化或新症状出现。如肺气肿患者突然出现剧烈胸痛和呼吸困难应考虑自发性气胸的可能。如冠心病心绞痛患者，近期发作性胸痛加重、持续时间较长，含服硝酸甘油后缓解不明显时应考虑有心肌梗死可能。

5. 所采取的处理措施及其效果 包括此次发病后曾在何处接受过哪些检查，结果如何？在何时、何处诊治过？曾用过什么药，其剂量、疗效如何？有无接受饮食、心理等治疗和护理，效果如何？例如心力衰竭的患者应仔细询问有无服用洋地黄类药物，服用的剂量、时间及疗效如何，简明扼要地加以记录。

6. 健康问题对被评估者的影响 包括被评估者对自己目前健康状况的认识及其对生理、心理、社会各方面的影响。可通过询问被评估者如下问题获取这方面的资料："您所说的不适是否影响了您目前的工作？哪些事您过去能做而现在不能做了？您的家庭生活怎样？您的社会活动情况如何？作为家长、丈夫（或妻子），您的角色有何改变？"等。

四、既往健康史

既往健康史（past health history）是有关被评估者过去健康及患病的经历。收集既往健康史的目的是了解被评估者过去主要的健康问题、求治经验及对自身健康的态度。既往健康史包括以下内容：

（1）被评估者对自己既往健康状况的综合评价。

（2）与现病史有关的儿童或成人期所患疾病的情况，包括患病时间、诊断、治疗、护理及转归等。

（3）预防接种史，包括预防接种类型及接种时间。

（4）手术、外伤史，包括手术时间、名称、原因；外伤时间、原因、部位、程度、转归等。

（5）过敏史，包括食物、药物、环境因素中已知过敏物质等过敏史。

（6）居住和生活地区的主要传染病、地方病、流行病情况。

（7）既往住院史，包括住院原因、住院时间、治疗、护理与转归等。

五、目前用药史

目前用药史（present drug history）是指目前的用药情况，包括用药名称、剂量、用法、时间、效果、不良反应等。

六、生长发育史

生长发育史包括的内容有：

1. 成长发育史（growth history） 主要了解被评估者出生、喂养、生长发育等情况以及出生地、居住地和居留时间、学历、业余爱好、职业及工作条件等。

2. 月经史（menstrual history） 对青春期后的女性要询问月经史，包括初潮年龄、月经周期和月经期、月经血量、颜色、有无痛经、白带情况、末次月经时间或绝经年龄。记录格式如下：

$$初潮年龄\frac{行经期（天）}{月经周期（天）}末次月经时间或绝经年龄$$

3. 婚姻史（marriage history） 记录未婚或已婚，已婚者的结婚年龄、配偶健康状况、夫妻感情、性生活情况等。

4. 生育史（childbearing history） 包括妊娠及生育年龄、人工流产或自然流产次数，有无早产、死产、手术产、围生期感染、计划生育措施的实施情况等。对男性患者也应该询问是否患过影响生育的疾病。

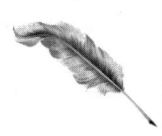

七、生活史

生活史（living history）包括被评估者的饮食习惯、排泄型态、活动与休息状况及个人嗜好等。询问项目及具体内容可按 Marjory Gordon 的功能性健康型态做系统回顾：

1. 健康感知 - 健康管理型态（health-perception-health-management pattern） 自觉一般健康状况如何，为保持健康所做的最重要的事情有哪些及其对健康的影响，有无烟、酒嗜好及每日摄入量，有无药物成瘾或药物依赖、剂量及持续时间，是否经常做乳房的自我检查，有无外伤史，平时能否服从医护人员的指导，是否知道所患疾病的原因，出现症状时采取的措施及其结果。

2. 营养 - 代谢型态（nutritional-metabolic pattern） 食欲以及日常食物和水分摄入的种类、性质、量，有无饮食限制，有无咀嚼或吞咽困难及其程度、原因和进展情况，近期体重变化及其原因，有无皮肤损害。

3. 排泄型态（elimination pattern） 排便与排尿的次数、量、颜色、性状，有无异常改变及其类型、性质、程度、诱发或影响因素，是否应用药物。

4. 活动 - 运动型态（activity-exercise pattern） 进食、洗漱、淋浴、穿衣、如厕等自理能力及其功能水平，日常活动方式、活动量、活动能力及活动耐力，有无医疗或疾病限制，是否借助轮椅或义肢等辅助用具。

5. 睡眠 - 休息型态（sleep-rest pattern） 日常睡眠状况，睡眠后精力是否充沛，有无睡眠异常，如入睡困难、多梦、早醒、失眠，是否借助药物或其他方式辅助入睡。

6. 认知 - 感知型态（cognitive-perception pattern） 有无听觉、视觉、味觉、嗅觉、触觉、记忆力、思维过程改变，有无感觉异常，视、听觉是否借助辅助工具，有无疼痛及疼痛部位、程度、性质及持续时间。

7. 自我感知 - 自我概念型态（self-perception pattern） 如何看待自己，大多数时间里是自我感觉良好还是自我感觉不良，有无导致愤怒、悲伤、恐惧或焦虑等情绪的因素，是否失去自控力，是否感到失望。

8. 角色 - 关系型态（role-relationship pattern） 就业情况，社交情况，有无角色问题。

9. 性 - 生殖型态（sexuality-reproductive pattern） 性生活满意程度，有无改变或障碍，女性月经初潮年龄、经量、经期、末次月经时间，有无月经紊乱，是否怀孕。

10. 应对 - 应激耐受型态（coping-stress tolerance pattern） 近期来生活中有无重大改变和危机，是否存在压力及压力的性质和程度，对压力的反应及适应程度。

11. 价值 - 信念型态（value-belief pattern） 有无宗教信仰或信仰困惑。

八、家族健康史

家族健康史（family health history）主要了解被评估者家族成员的健康状况，包括祖父母、父母、兄弟姐妹、子女的健康状况，特别应注意询问家族中有无与被评估者患有同样疾病的成员、家族中有无遗传性疾病或具有遗传倾向的疾病，如血友病、遗传性球形红细胞增多症、肿瘤、精神疾病、糖尿病、高血压、心脏病等。

九、系统回顾

系统回顾（review of system）是通过询问被评估者各系统或各健康功能型态有关症状的有无及其特点，全面系统地评估被评估者以往已发生的健康问题及其与本次健康问题的关系。评估者可根据需要，按身体各系统或按 Marjory Gordon 的功能性健康型态系统进行询问，以确定各系统或各功能型态有无发生改变或是否存在改变的危险及这些改变与本次疾病之间的关系等，从而对被评估者的健康问题做出判断。身体系统回顾的询问项目及具体内容如下：

1．一般健康状态　有无不适、疲乏无力、盗汗或发热，体重有无增加或减轻，睡眠情况如何等。

2．皮肤　有无皮肤颜色、温度或湿度的改变，有无皮疹、皮肤破溃、感染、水肿，指甲与毛发的分布、色泽情况等。

3．眼睛　有无结膜充血、发红，有无眼睛畏光、流泪、分泌物增多、疼痛或痒，有无白内障、青光眼，是否佩戴眼镜等。

4．耳　有无眩晕、耳痛、耳内流脓、耳鸣、听力减退或耳聋，是否使用助听器。

5．鼻　有无嗅觉改变，有无鼻塞、流涕、出血或鼻过敏。

6．口腔　有无口腔黏膜干燥、溃疡、齿龈肿胀、溢脓或出血，有无龋齿、义齿，有无味觉改变等。

7．乳房　乳房及乳头外形，有无疼痛、异常分泌物、肿块及被评估者自我检查的情况。

8．呼吸系统　有无咳嗽、咳痰、咯血、喘息、胸痛或呼吸困难。注意咳嗽发生的时间、频率、性质、程度及其与气候变化或体位的关系；痰液的颜色、性质、量和气味；咯血的颜色和量；胸痛的部位、性质及与呼吸、咳嗽和体位的关系；呼吸困难发生的时间、性质和程度；有无能引起喘鸣的因素，包括食物、药物等变应原。既往有无呼吸系统疾病等。

9．循环系统　有无心悸、心前区疼痛、呼吸困难、昏厥及水肿。注意心悸发生的时间与诱因；心前区疼痛的部位、性质、程度、放射部位、持续时间、发作的诱因和缓解方式；有无夜间阵发性呼吸困难，呼吸困难的程度，与体力活动、体位的关系；是否伴有咳嗽、咯血或咳粉红色泡沫痰；水肿的部位，与尿量的关系；有无腹胀、肝痛，利尿剂使用的情况；昏厥发生前是否伴有心悸。既往有无高血压、风湿热等心血管疾病病史。

10．消化系统　有无恶心、呕吐、吞咽困难、腹痛、腹胀、腹泻、便秘、黄疸，注意上述症状发生的缓急及其演变，与食物种类、性质的关系，有无精神因素的影响。注意呕吐的方式、次数、发生的时间，呕吐物的量、性质、颜色和气味；有无呕血、便血，黑便的次数、量、颜色、性状；腹痛的部位、性质、程度，有无转移痛、放射痛或节律性疼痛；腹泻的次数、量、粪便性状，有无里急后重，是否伴有失水等。

11．泌尿系统　有无尿频、尿急、尿痛、排尿困难、尿潴留、尿失禁、腹痛或水肿；注意尿量、昼夜尿量之比、尿的颜色；腹痛的部位，有无放射痛。既往有无糖尿病、高血压等病史，有无长期使用对肾有损害的药物等。

12．血液系统　有无头晕，耳鸣，乏力，记忆力下降，瘀点，瘀斑，黄疸及肝、脾、淋巴结肿大，有无输血或输液反应史。

13．内分泌及代谢系统　有无畏寒、怕热、多汗、乏力、食欲异常、口渴多饮、多尿、肥胖或消瘦，有无性格改变以及智力、体格、性器官发育的异常，有无甲状腺肿大等。既往有无精神创伤、过度紧张、产后大出血史，有无肿瘤及自身免疫系统疾病史。

14．神经系统　有无头痛、昏厥、记忆力减退、抽搐、瘫痪，有无视力、睡眠、意识、感觉及运动障碍。

15．骨骼、肌肉系统　有无肌肉疼痛、痉挛、萎缩、瘫痪，有无关节肿痛、畸形、运动障碍，有无骨折、外伤、关节脱位等。

16．精神状态　有无焦虑、紧张、抑郁等精神状态的改变。

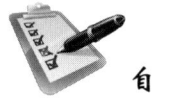

自测题

一、填空题

1. 收集健康资料的主要来源：_____。
2. 收集健康资料的方法有：_____、_____、_____。
3. 主诉是被评估者感觉_____，也是本次就诊的最主要的原因。

二、单选题

A₁型题

1. 视诊检查要求在哪种光线下进行
   A．强光
   B．避光
   C．紫光
   D．自然光
   E．灯源类
2. 收集患者客观资料的主要方法是
   A．采集病史
   B．阅读病历
   C．护理体检
   D．看护理纪录
   E．做辅助检查
3. 收集护理资料的目的
   A．为正确诊断提供依据
   B．为确认预期目标提供依据
   C．为进行正确评价提供依据
   D．为正确列出护理诊断提供依据
   E．为正确制定护理措施提供依据
4. 主观资料是指
   A．患者的主诉
   B．医生的判断
   C．护士的主观判断
   D．陪护的诉说
   E．家人的诉说
5. 触诊对全身哪个部位的检查更重要
   A．胸部
   B．腹部
   C．皮肤
   D．神经系统
   E．颈部

三、简述题

1. 简述收集健康资料的方法。
2. 问诊的注意事项有哪些？
3. 简述完整健康史的内容。

（刘继荣）

第三章 常见症状评估

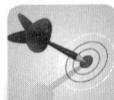

学习目标

通过本章内容的学习，学生应能：
识记：
陈述常见症状的定义。
理解：
1. 解释常见症状的临床特征和不同伴随症状的临床意义。
2. 分析常见症状的发病机制。
运用：
应用常见症状的评估方法，获取准确资料并做出正确护理诊断。

症状（symptom）是患者主观感觉到的异常不适或某些病态改变，如头痛、发热、吞咽困难等；而体征（sign）是医护人员在评估患者时的客观发现，如肺部啰音、心脏杂音、肝脾大等。广义的症状包括体征。

症状是在机体病理改变的基础上产生的，它是患者就医的动因，亦是我们认识疾病的向导，是做好护理评估、明确护理诊断、制定护理措施的重要依据。疾病的症状很多，同一症状可在多种疾病中出现，同一疾病也可有不同症状。因此，在评估时，必须全面结合临床资料，综合分析，不能单凭一个或几个症状做出错误的判断。

第一节 发 热

正常人的体温受体温调节中枢的控制，通过神经、体液因素调节产热和散热过程的动态平衡，保持体温的相对恒定。任何原因引起体温调节中枢功能障碍使体温升高超出正常范围时，称为发热（fever）。正常人体温一般为 36～37℃（腋测法），但存在个体差异且受体内、外因素影响而稍有波动。一般下午体温较早晨略高，剧烈运动、劳动或进餐后体温也可略升高，但波动幅度一般不超过 1℃；老年人因代谢率较低，体温相对低于青壮年；妇女在月经前及妊娠期体温稍高于正常；高温环境下体温也可略升高。

一、病因与发病机制

（一）病因
引起发热的病因很多，常可分为感染性和非感染性两大类，以前者多见。

1. 感染性发热 为引起发热的主要因素，各种病原体如细菌、病毒、支原体、立克次体、螺旋体、真菌、寄生虫等所引起的感染，都可导致发热。

2. 非感染性发热

(1) 无菌性坏死物质的吸收：如大面积烧伤、大手术后组织损伤、内出血、心肌梗死、恶性肿瘤等。

(2) 抗原-抗体反应：如风湿热、药物热、血清病等。

(3) 内分泌与代谢疾病：如甲状腺功能亢进、严重脱水等。

(4) 体温调节中枢功能失常：如中暑、重度安眠药中毒、脑出血、脑外伤等。

(5) 其他：如广泛性皮炎、鱼鳞病、慢性心功能不全，自主神经功能紊乱如功能性发热等。

（二）发生机制

1. 致热原性发热 多数发热为此类。致热原可分为外源性和内源性两大类。外源性致热原如细菌及其内毒素、病毒、抗原-抗体复合物等，因其分子量大，不能通过血-脑屏障直接作用于体温调节中枢引起发热，但可激发中性粒细胞、嗜酸性粒细胞和单核-吞噬细胞系统，使之释放内源性致热原如白介素、干扰素等，这些物质分子量小，能通过血-脑屏障直接作用于体温调节中枢，使体温调定点上移而引起发热。

2. 非致热原性发热 ①体温调节中枢功能失常及自主神经功能紊乱引起，如脑外伤、出血等；②内分泌代谢性疾病：如甲状腺功能亢进；③皮肤散热减少：如先天性汗腺缺乏、鱼鳞病等。

二、临床表现

（一）发热的分度

以口腔温度为准，发热可分为：低热（37.3～38℃）、中等度热（38.1～39℃）、高热（39.1～41℃）和超高热（41℃以上）。

（二）发热的临床过程与特点

1. 体温上升期 临床表现常有疲乏无力、肌肉酸痛、皮肤苍白、干燥、无汗、畏寒或寒战等。体温上升的方式有两种：

(1) 骤升型：体温在数小时内上升到39～40℃或以上，常伴有寒战，多见于大叶性肺炎、败血症、疟疾、流行性感冒、急性肾盂肾炎等。

(2) 缓升型：体温逐渐上升，数天内才达到高峰，可见于结核病、伤寒、布氏杆菌病等。

2. 高热期 体温上升达高峰后，可持续数小时（如疟疾）、数天（如大叶性肺炎、流行性感冒）或数周（如伤寒）。此期临床表现为皮肤潮红而灼热，呼吸加快加深，脉搏心率加快，可有出汗、头痛等。

3. 体温下降期 体温下降亦有两种方式：

(1) 骤降型：体温于数小时内迅速下降至正常，常伴有大汗，多见于疟疾、大叶性肺炎、输液反应等。

(2) 缓降型：体温于数日内逐渐降至正常，如伤寒、风湿热等。

（三）热型与临床意义

热型（fever type）是指按常规方法测量发热患者的体温，并标记在体温单上所形成的不同形状的体温曲线。不同的发热性疾病有不同特征的热型，临床常见的热型有以下几种：

1. 稽留热（continued fever） 体温持续维持在39～40℃达数天至数周，24h内体温波动范围不超过1℃。常见于大叶性肺炎、伤寒等疾病的高热期（图3-1）。

2. 弛张热（remittent fever） 又称败血症热、消耗热。体温在39℃以上，24h内波动范围超过2℃，但体温最低时仍高于正常。常见于败血症、脓毒血症、重症肺结核、感染性心内膜炎、风湿热等（图3-2）。

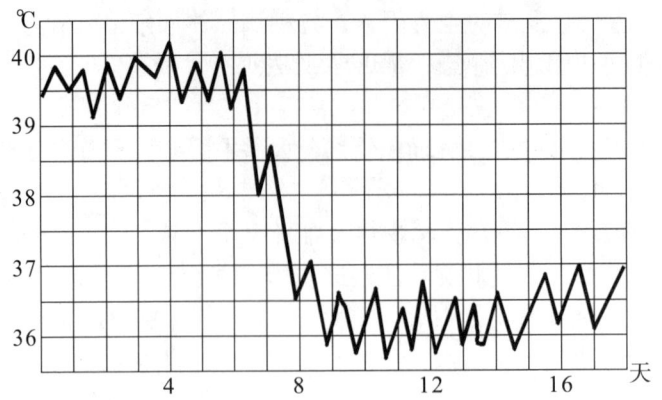

图 3-1 稽留热

3. 间歇热（intermittent fever） 体温骤然升高达 39℃ 以上，持续数小时后又迅速下降至正常范围，经过数小时或数天间歇后，体温又突然升高，如此反复交替出现。常见于疟疾、急性肾盂肾炎等（图 3-3）。

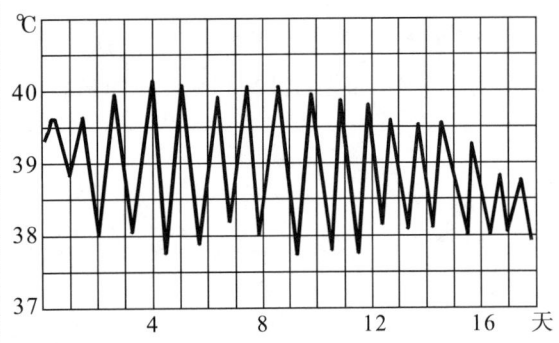

图 3-2 弛张热

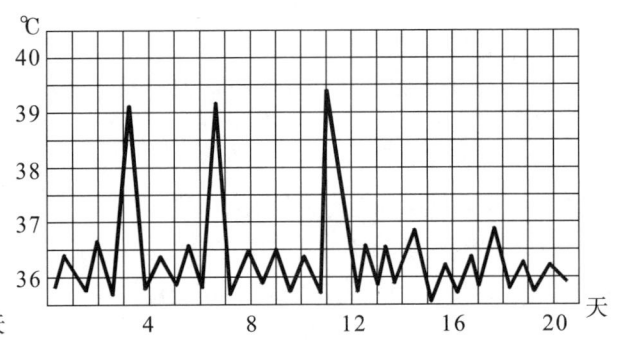

图 3-3 间歇热

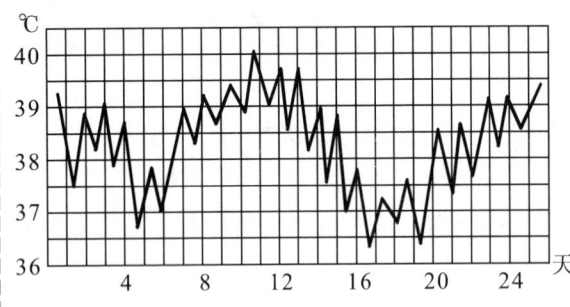

图 3-4 波状热

4. 波状热（undulant fever） 体温在数小时内逐渐上升至 39℃ 或以上，数天后逐渐下降正常，持续数天后又逐渐升高，如此反复多次。常见于布氏杆菌病（图 3-4）。

5. 不规则热（irregular fever） 发热的体温曲线无任何规律。可见于许多疾病如结核病、风湿热、支气管肺炎、渗出性胸膜炎、癌性发热等（图 3-5）。

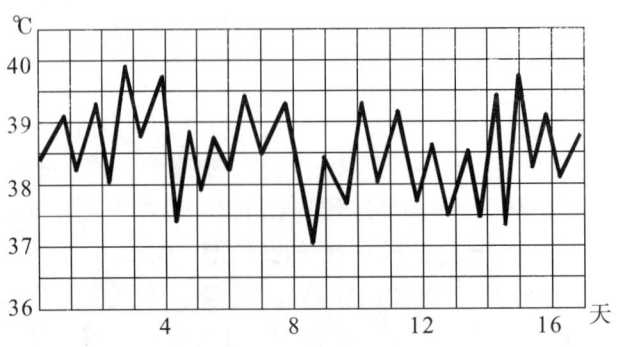

图 3-5 不规则热

(四)身心反应

1. 脱水　体温下降期由于出汗增多、皮肤及呼吸道水分蒸发也增多，易导致机体脱水。
2. 呼吸、脉率、血压的变化　呼吸频率及脉率随体温升高而增加，一般体温每升高1℃，脉率平均每分钟增加10次。少数发热性疾病脉率升高与体温升高不成比例，脉率增加少，称为相对缓脉，如伤寒高热。体温每升高1℃，呼吸频率平均每分钟增加3～4次。当有肺部、胸膜疾病时，呼吸频率增加更多。急性发热或体温上升期，由于心率加快，末梢血管收缩，血压可略有升高；反之，体温下降期由于末梢血管扩张、大量出汗，血压可轻度下降。
3. 消化系统变化　发热期由于唾液、消化液分泌减少，胃肠蠕动减弱，患者表现为口干、食欲低下或伴恶心、呕吐。
4. 泌尿系统变化　体温上升至高热时，多见尿量减少、尿比重升高。持续高热时，尿中可出现一过性蛋白和管型。
5. 心理反应　发热时，患者全身酸痛不适、头痛、头晕，因此可出现心情烦躁，尤其发热原因不明者，更会对自己的疾病有种种猜测，担心疾病预后不良，可出现焦虑、恐惧等。

三、护理评估

(一)主观资料

1. 发热情况　询问起病急缓、发热程度及体温变化规律。
2. 原因及诱因　询问患者可能的发热原因及诱因。有无传染病及其病史，有无受凉、过度疲劳等。
3. 伴随症状　如是否伴有寒战、皮疹、出血倾向及四肢关节红、肿、热、痛等。
4. 发热引起的身心反应　发热后有哪些不适，如头痛、全身酸痛、食欲减退、体重下降、尿少、心情烦躁或焦虑等。
5. 诊疗及处理情况　发热后曾做过的检查、治疗、护理情况以及应用过的药物、疗效等。
6. 既往史　有无类似发热史及慢性疾病史。

(二)客观资料

1. 身体评估　发热原因未明者应给予全面身体评估，发热原因确定者除一般评估外，重点评估患病部位。
   (1) 一般状况及皮肤、淋巴结评估：测生命体征，注意脉率及体温升高是否成比例，观察营养状况、意识状态、浅表淋巴结、全身皮肤有无出血点、皮疹和皮肤弹性减退等脱水体征。
   (2) 头、颈部：有无颜面潮红及出汗，咽及扁桃体有无红肿，评估颈部活动度、颈部血管等。
   (3) 肺部：两侧呼吸运动是否一致，两侧语颤有无增强或减弱，叩诊两侧是否一致，有无浊音、实音或过清音，听诊有无管状呼吸音或一侧肺泡呼吸音减弱甚至消失，有无干、湿啰音。
   (4) 心脏：心界大小、心音强弱、心搏速率及节律有无改变，有无心脏杂音。
   (5) 腹部：腹部外形、软硬度，有无压痛、反跳痛，肝、脾大小，有无移动性浊音，有无肠鸣音亢进或减弱。
   (6) 其他：脊柱活动度，四肢关节有无红、肿、热、痛，凯尔尼格(Kernig)征阳性或阴性。
2. 实验室检查　血、尿、便三大常规及末梢血白细胞分类，血沉测定，必要时做血培养，肝、肾功能测定，特殊体液穿刺检查，骨髓活检等。
3. 特殊检查　X线检查，腹部超声波检查等。

四、相关护理诊断

1. 体温过高　与病原体感染或手术损伤有关，也可能与环境温度过高有关等。

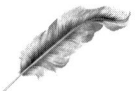

2．体液不足或有体液不足的危险　与发热后入量不足和（或）出汗过多有关。
3．营养失调：低于机体需要量　与长期发热代谢率增高及摄入不足有关。
4．口腔黏膜改变　与发热引起口腔黏膜干燥有关。
5．潜在并发症　意识障碍、惊厥等。

第二节　咳嗽与咳痰

咳嗽（cough）是机体的一种保护性反射动作。通过咳嗽反射可有效清除呼吸道内的分泌物或进入气道内的异物。但长期、频繁、剧烈的咳嗽又会影响患者的工作、休息，则失去其保护性意义。咳痰（expectoration）是通过咳嗽动作将呼吸道内分泌物排出口腔外的动作。

一、病因与发病机制

（一）病因

1．咳嗽的主要病因

（1）呼吸道疾病：呼吸道各部位受刺激时均可引起咳嗽。如气体（冷热空气、氯、溴、酸、氨等）、粉尘、异物、炎症、出血与肿瘤等刺激。

（2）胸膜疾病：各种胸膜炎或胸膜受刺激时，均可引起咳嗽。

（3）心血管疾病：如二尖瓣狭窄引起的肺淤血或肺水肿，或因右心及体循环静脉栓子脱落引起肺栓塞时，肺泡与支气管内漏出物或渗出物刺激肺泡壁及支气管黏膜而引起咳嗽。

（4）中枢神经因素：从大脑皮质发出冲动传至延髓咳嗽中枢，可随意引发咳嗽或抑制咳嗽。

2．咳痰的主要病因　当各种原因使咽、喉、支气管及肺发生炎症时，黏膜充血、水肿，黏液分泌增多，毛细血管通透性增加，浆液大量渗出，渗出物与黏液和吸入的尘埃及某些组织坏死产物，混合成痰。

（二）发病机制

咳嗽反射是位于喉、气管及支气管黏膜的感受器，将各种原因刺激所产生的冲动由迷走神经、舌咽神经和三叉神经的感觉神经纤维传入延髓咳嗽中枢引起，传出冲动经喉下神经、膈神经与脊神经分别传到咽肌、声门、膈与其他呼吸肌，引起咳嗽动作。咳嗽动作的全过程包括：快速、短促吸气，膈肌下降，声门迅速关闭，随之呼吸肌强烈收缩，使肺内压迅速升高，然后声门突然开放，肺内高压气流喷射而出，冲击声门裂隙而发生咳嗽动作与特别声响，呼吸道内的分泌物或异物亦随之被排出。

二、临床表现

（一）咳嗽性质

咳嗽无痰或痰量甚少，称干性咳嗽，见于急性咽喉炎、急性支气管炎初期、胸膜炎、肺结核初期等；咳嗽伴有痰液称湿性咳嗽，见于慢性支气管炎、肺炎、肺脓肿、支气管扩张症、空洞型肺结核等。

（二）咳嗽出现的时间与节律

急性骤然发作的咳嗽，多见于急性上呼吸道炎症、气管或支气管异物；长期反复发作的慢性咳嗽，多见于慢性支气管炎、支气管哮喘和肺结核等慢性呼吸道疾病。清晨起床或夜间睡眠时由于体位改变可引起痰液流动，往往使慢性支气管炎、支气管扩张症、慢性肺脓肿的咳嗽加剧。左心功能不全时夜间咳嗽明显，与夜间肺淤血加重及迷走神经兴奋性增高有关。

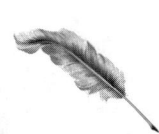

（三）咳嗽的音色

1. 咳嗽声音嘶哑，见于声带炎、喉炎、喉结核、喉癌和喉返神经麻痹等。
2. 金属音调咳嗽，见于纵隔肿瘤、主动脉瘤或支气管肺癌压迫气管等。
3. 阵发性连续剧咳伴有高调吸气回声（犬吠样咳嗽），见于百日咳、会厌及喉部疾患或气管受压。
4. 咳嗽声音低微或无力，见于极度衰弱或声带麻痹患者。

（四）痰的性质和量

痰的性质可分为黏液性、浆液性、黏液脓性、脓性、血性等。急性呼吸道炎症时痰量较少；而支气管扩张症、肺脓肿、支气管胸膜瘘时痰量较多，且多呈脓性，静置后出现分层现象：上层为泡沫，中层为浆液或浆液脓性，下层为坏死组织。

1. 脓痰有恶臭气味者，提示有厌氧菌感染。
2. 黄绿色或草绿色痰，提示铜绿假单胞菌感染。
3. 痰白黏稠、牵拉成丝难以咳出，提示有白念珠菌感染。
4. 粉红色泡沫痰见于急性肺水肿，铁锈色痰见于肺炎链球菌肺炎。

（五）身心反应

1. 肌肉疼痛　频繁而剧烈咳嗽时，呼吸肌强烈收缩，导致肌肉疲劳、酸痛，患者常因此而不敢进行有效咳嗽，造成痰液积聚。
2. 体重下降　长期频繁的咳嗽不仅增加了机体能量的消耗，而且使患者食欲下降，营养摄入减少，可使其明显消瘦。
3. 自发性气胸　剧烈咳嗽时胸膜腔内压增高，可诱发肺大泡破裂，导致气体进入胸膜腔内形成气胸。
4. 咳嗽性晕厥　表现为一阵剧烈咳嗽后，患者突然感到全身明显软弱无力，继而发生短暂的意识丧失。
5. 心理反应　长期或剧烈的咳嗽可对患者的工作、生活造成影响，如夜间频繁咳嗽会造成失眠，老年女性咳嗽会引起尿失禁等，从而引起患者精神紧张、焦虑。而常年反复发作的咳嗽与咳痰容易使患者对治疗丧失信心，产生抑郁等心理障碍。

三、护理评估

（一）主观资料

1. 咳嗽与咳痰情况　详细了解咳嗽的性质及持续的时间；发作的程度；痰的性质和量；是否容易咳出，与体位、气候变化的关系等。
2. 原因及诱因　询问有无呼吸道疾病、胸膜疾病等。诱因如吸入刺激性气体、嗅到异味或体位改变等。
3. 伴随症状　如有无发热、胸痛、咯血、呼吸困难等。
4. 咳嗽、咳痰引起的身心反应　是否引起肌肉疼痛、晕厥等。患者有无紧张、焦虑等。对长期慢性咳嗽、咳痰患者应评估其亲属对患者的关心、支持程度。
5. 诊疗及处理情况　了解患者对咳嗽、咳痰的认识，及已采取的措施及效果。如服用抗生素、止咳化痰药，应了解处方的来源、使用方法、疗效与不良反应。非药物性措施如适量饮水、改变体位等。
6. 对日常生活的影响　了解咳嗽、咳痰是否影响患者的饮食、休息、睡眠、排泄等日常生活状态。
7. 既往史与个人史　有无百日咳、麻疹、肺炎、肺结核、心脏疾病等。同时了解患者的职业及嗜好等，如有无长期粉尘接触史、吸烟史。

(二)客观资料

1. 身体评估 重点注意生命体征,尤其是体温、呼吸的节律、频率和深度;意识状态及躯体活动能力;皮肤黏膜有无脱水及发绀;两侧呼吸运动是否一致,肺叩诊音与呼吸音的变化,有无干湿啰音及其分布与数量;心音、心律及心率的改变。

2. 实验室检查 白细胞计数及分类,痰细菌学或细胞学检查。

3. 其他检查 胸部X线和纤维支气管镜检查以及肺功能测定。

四、相关护理诊断

1. 清理呼吸道无效 与肺部感染、痰液黏稠有关,与神经及肌肉疾病、极度衰竭导致咳嗽无力有关,与手术、外伤等引起的无效咳嗽有关。

2. 活动无耐力 与频繁咳嗽、营养摄入不足有关。

3. 睡眠型态紊乱 与夜间频繁咳嗽有关。

4. 知识缺乏 缺乏吸烟对健康危害方面的知识。

5. 执行治疗方案无效:吸烟 与患者不能自我约束有关。

6. 潜在并发症:自发性气胸。

第三节 咯 血

咯血(hemoptysis)是指喉部及喉部以下的呼吸道出血,经咳嗽由口腔排出。咯血首先须与口、鼻出血相鉴别,即在明确咯血前,须对口腔及鼻咽部做仔细评估。

一、病因与发病机制

(一)病因

1. 支气管疾病 常见的有支气管扩张症、原发性支气管肺癌、支气管内膜结核和慢性支气管炎等。

2. 肺部疾病 常见的有肺结核、肺炎、肺脓肿等,较少见的有肺真菌病、肺淤血、肺梗死、肺吸虫病、肺囊肿、肺血管畸形等。

3. 心血管疾病 最常见的是风湿性心脏病二尖瓣狭窄。由肺淤血所致者,表现为小量咯血;由于支气管黏膜下层静脉曲张破裂所致者出血量常较大。某些先天性心脏病如房间隔缺损、动脉导管未闭等也可以引起咯血。

4. 其他 血液病(如血小板减少性紫癜、血友病、白血病)、急性传染病(如流行性出血热、肺出血型钩端螺旋体病等)或风湿病(如白塞病、结节性多动脉炎等)等均可引起咯血。

(二)发病机制

咯血主要是由于炎症或肿瘤侵犯支气管黏膜或病灶毛细血管,使其通透性增高或黏膜下血管破裂所致。肺结核是最常见的原因之一,其出血机制为结核性病变使肺毛细血管通透性增高,血液渗出,表现为痰中带血丝、血点或小血块;如病变侵蚀小血管使其破溃时,则可引起中等量咯血;如空洞壁肺动脉分支形成的动脉瘤破裂,则引起大量咯血。

二、临床表现

(一)年龄

青少年咯血多见于肺结核、支气管扩张、风湿性心脏病二尖瓣狭窄等。40岁以上咯血且有

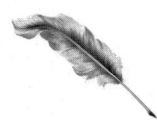

大量吸烟史（纸烟20支/日×20年以上）者，要高度警惕支气管肺癌。

（二）咯血量

24h咯血量在100ml以内者为小量咯血，100～500ml者为中等量咯血，500ml以上或一次咯血量达300ml者为大量咯血。大量咯血主要见于支气管扩张症和肺结核空洞；支气管肺癌的咯血多为持续或间断痰中带血，少有大咯血。特别注意的是，无论咯血量多少只要引起窒息者即为大咯血；大咯血容易引起窒息或休克导致死亡，应积极进行抢救处理。

（三）颜色和性状

肺结核、支气管扩张、肺脓肿等，咯血颜色鲜红；铁锈色血痰主要见于肺炎球菌肺炎和肺吸虫病；砖红色胶冻样血痰主要见于肺炎克雷白杆菌肺炎。肺淤血引起的咯血一般为暗红色，左心衰竭肺水肿时咳浆液性粉红色泡沫样血痰。

（四）身心反应

1. 窒息　窒息为咯血的重要致死原因，其表现为：在大量咯血过程中，患者咯血突然减少或中止，出现气促、表情紧张、惊恐或烦躁不安，很快发生颜面青紫、全身抽搐，如抢救不及时，继而心搏、呼吸停止，患者死亡。

2. 肺不张　血块堵塞支气管后引起肺叶或肺段不张，表现为呼吸困难、胸闷、气急、一侧呼吸音减弱或消失。

3. 肺部感染　咯血后血液滞留于支气管可继发感染，表现为发热、咳嗽加剧等。

4. 失血性休克　大量咯血可致贫血、血压下降，严重者出现休克而危及生命。

5. 心理反应　无论咯血量多少，患者均可产生不同程度的焦虑和恐惧。少量持续咯血者，常因对病因的猜疑、担心咯血不止、害怕进一步检查等而感到不安、焦虑，很多患者因此而失眠、食欲下降。大量咯血的患者常有紧张不安、恐惧等强烈的心理反应。

三、护理评估

（一）主观资料

1. 明确是否为咯血　有些患者会将上呼吸道（鼻、咽、喉）、口腔、甚至将上消化道出血（呕血）说成咯血，需加以鉴别（表3-1）。

2. 咯血情况　此次咯血持续的时间、咯出血液的颜色、程度、咯血前有无胸痛、喉痒等先兆，此次咯血是初发还是复发，若为复发还应了解以往咯血情况。

3. 原因及诱因　询问有无呼吸系统疾病、心血管系统疾病、血液病等，有无诱因。

4. 伴随症状　是否有发热及胸痛等症状。

5. 咯血引起的身心反应　如有无焦虑、恐惧等心理障碍。

6. 处理情况　已采取的措施，如应用止血药的名称、剂量及效果等。

7. 对工作与生活的影响　是否影响日常工作与生活，影响的方式与程度。

8. 既往史　如有无肺结核、支气管扩张症等。

9. 个人史　如是否长期接触粉尘，吸烟者吸烟的数量与时间，是否到过肺吸虫病流行区，咯血的女性患者则了解其咯血与月经周期的关系。

表3-1　咯血与呕血的鉴别

	咯血	呕血
病因	肺结核、支气管扩张、肺癌、肺炎、肺脓肿等	消化性溃疡、肝硬化、急性糜烂出血性胃炎、胃癌等
出血前症状	喉部痒痛、胸闷、咳嗽等	上腹不适、恶心、呕吐等
出血方式	咯出	呕出，可呈喷射状

续表

	咯血	呕血
血色	多为鲜红	多为棕黑、暗红
血中混有物	痰、泡沫	食物残渣、胃液
反应	碱性	酸性
黑便	无,如咽下可有	有,可为柏油样便,呕血停止后仍持续数日
出血后痰性质	常有血痰数日	无痰

(二) 客观资料

1. **身体评估** 重点是生命体征、意识状态、皮肤黏膜的色泽、全身营养状况、心音、肺部体征,尤其是呼吸音和啰音的变化。
2. **实验室检查** 血常规、痰细菌学、结核菌、癌细胞及寄生虫的检查等。
3. **其他检查** 胸部 X 线、CT、纤维支气管镜检查,支气管肺组织或淋巴结组织检查,支气管造影等。

四、相关护理诊断

1. **有窒息的危险** 与大量咯血有关,与咯血伴意识障碍有关,与无力咳嗽致血液滞留于气道有关。
2. **体液不足** 与大量咯血致循环血量不足有关。
3. **焦虑** 与咯血不止有关,与对进一步的检查及结果感到不安有关。
4. **恐惧** 与大量咯血有关。
5. **有感染的危险** 与血液滞留于支气管有关。
6. **潜在并发症:休克。**

第四节 呼吸困难

呼吸困难(dyspnea)是指患者主观上感觉空气不足或呼吸费力,客观上表现为用力呼吸、张口抬肩、严重时出现鼻翼扇动、发绀、端坐呼吸或点头呼吸,辅助呼吸肌参与呼吸运动,并有呼吸频率、深度和节律的异常。

一、病因与发病机制

(一) 病因

呼吸系统及循环系统疾病是引起呼吸困难的主要病因。

1. **肺源性呼吸困难** 由呼吸系统疾病引起,包括:

(1) 呼吸道阻塞:常见于支气管哮喘、慢性阻塞性肺气肿以及喉、气管、支气管的炎症、水肿、肿瘤或异物引起气管狭窄或阻塞等。

(2) 肺疾病:如肺炎、肺淤血、肺不张、肺水肿、肺气肿、肺梗死、肺间质纤维化、肺癌等。

(3) 胸廓和胸膜疾病:如严重胸廓畸形、胸廓外伤、自发性气胸、大量胸腔积液、严重胸膜肥厚粘连、急性呼吸窘迫综合征等。

(4) 各种原因引起呼吸肌功能障碍:如急性炎症性脱髓鞘性多发性神经病(吉兰巴雷综合征)、重症肌无力、膈麻痹、大量腹水、重度鼓肠、腹腔巨大肿瘤等。

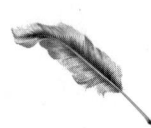

2. 心源性呼吸困难　由各种原因引起的左心、右心及全心功能不全、心包积液等所致。

3. 中毒　如尿毒症、糖尿病酮症酸中毒、吗啡及巴比妥类中毒、有机磷农药中毒等。

4. 血液病　如重度贫血、高铁血红蛋白血症及硫化血红蛋白血症等。

5. 神经精神疾病　如脑血管病、颅脑外伤、脑肿瘤、脑炎、脑膜炎、脑脓肿等所致呼吸中枢功能衰竭，以及癔症等。

（二）发病机制

1. 呼吸阻力增加　呼吸阻力包括弹性阻力和非弹性阻力，前者与胸壁和肺的顺应性有关，后者以呼吸道气流摩擦力为主。呼吸系统疾病常引起弹性阻力或者非弹性阻力增大，使呼吸肌的负担加重造成呼吸困难。

2. 气体交换障碍　肺气肿、肺纤维化、肺水肿等可影响肺泡与毛细血管间的气体交换。严重贫血或氰化物中毒等可影响组织与血液间的气体交换。

3. 呼吸中枢受刺激　各种使肺顺应性降低的疾病如肺炎、肺水肿等，可通过肺牵张感受器而兴奋呼吸中枢，出现浅而快的呼吸；各种原因使动脉血氧分压降低、二氧化碳分压增高等均可通过化学感受器兴奋呼吸中枢，使呼吸加深加快；腔静脉和右心房压力升高可反射性加强呼吸。

二、临床表现

依据临床症状和发生机制不同，将呼吸困难分为以下几种类型：

（一）肺源性呼吸困难

由于呼吸系统疾病引起的肺通气和（或）换气功能障碍，血中缺氧和（或）二氧化碳潴留所致。临床表现分为三种类型：

1. 吸气性呼吸困难　临床特点为吸气显著困难，吸气时间延长，可伴干咳及哮鸣音，严重时呼吸肌极度紧张，吸气时胸骨上窝、锁骨上窝和肋间隙明显下陷，称为"三凹征"。此型由喉、气管及大支气管的狭窄或梗阻所致。见于急性喉炎、喉痉挛、喉癌、气管异物、气管受压迫等。

2. 呼气性呼吸困难　临床特点为呼气缓慢、费力，呼气时间延长，可伴有哨笛音。由肺组织弹性减弱及小支气管狭窄所致。见于喘息型慢性支气管炎、支气管哮喘、慢性阻塞性肺气肿等。

3. 混合性呼吸困难　临床特点为吸气与呼气均困难，呼吸浅快，呼吸减弱或消失，可有病理性呼吸音。由肺呼吸面积减少或因胸部疼痛而限制呼吸所致。见于广泛性肺实质病变，如大叶性肺炎、大面积肺不张、大量胸腔积液及自发性气胸等。

（二）心源性呼吸困难

主要由左心、右心或全心功能不全引起。以左心功能不全发生的呼吸困难严重，呼吸困难是左心功能不全最早期症状。

1. 左心功能不全　发生机制为：

（1）肺淤血致使气体弥散功能降低。

（2）肺泡张力增高，刺激牵张感受器，通过迷走神经反射性兴奋呼吸中枢。

（3）肺泡弹性减退，扩张与收缩力降低，肺活量减少。

（4）肺循环压力升高反射性刺激呼吸中枢。

左心功能不全引起的呼吸困难特点：活动时出现或加重，休息时减轻或缓解，仰卧明显加重，坐位或立位时减轻。故病情较重的患者，常被迫采取半卧位或端坐位呼吸。

急性左心衰竭时，常出现阵发性呼吸困难，多发生在夜间睡眠中，因胸闷气急而憋醒，被迫坐起，惊恐不安，伴有咳嗽，轻者数分钟至数十分钟后症状逐渐减轻、消失，称夜间阵发性呼吸困难。严重者高度气喘、面色青紫、大汗、呼吸有哮鸣声、咳粉红色泡沫样痰，两肺底部有较多湿啰音，心率增快，可有奔马律，称为"心源性哮喘"。见于高血压性心脏病、冠心病、风湿性心脏瓣膜病、心肌病、心肌炎等。

2. 右心功能不全　右心功能不全的发生机制为：

（1）右心房及上腔静脉压升高，刺激压力感受器反射性兴奋呼吸中枢。

（2）血氧含量降低，酸性代谢产物增多，刺激呼吸中枢。

（3）淤血性肝大、胸腔积液、腹水致呼吸运动受限。临床上见于肺心病、心包积液等。

（三）中毒性呼吸困难

代谢性酸中毒时，血中酸性代谢产物增多，刺激颈动脉窦、主动脉体化学感受器或直接兴奋呼吸中枢，出现深而规则的呼吸，称为酸中毒深大呼吸（Kussmaul 呼吸）。某些药物和化学物质中毒，如吗啡类、巴比妥类、有机磷中毒时，呼吸中枢受抑制，致呼吸变慢变浅，可出现潮式呼吸（Cheyne～Stokes 呼吸）或比奥呼吸（Biots 呼吸）。

（四）血源性呼吸困难

各种原因导致重度贫血或血红蛋白结构异常，红细胞携氧量减少，血氧含量降低，组织缺氧均可引起呼吸困难。如一氧化碳中毒、亚硝酸盐和苯胺类中毒等。

（五）神经精神性呼吸困难

各种重症颅脑疾患时如颅脑外伤、脑出血、脑炎等，呼吸中枢因受增高的颅内压和供血减少的刺激，使呼吸变慢变深，并常伴呼吸节律的异常。癔症患者由于精神或心理因素的影响可有呼吸困难发作，临床特点为呼吸浅表而频数，常因通气过度发生呼吸性碱中毒，出现口周、四肢麻木和手足搐搦。

（六）身心反应

1. 影响日常工作、生活　严重的呼吸困难，常迫使患者用力呼吸，导致呼吸功增加。其结果不仅机体代谢随之增加，同时又增加了机体对通气的需求，使原来的呼吸困难更为加重，以致无法从事日常的工作、学习和娱乐。

2. 酸碱平衡失调　呼吸频率、节律的改变，可致肺泡通气不足，二氧化碳在体内潴留产生高碳酸血症，可产生呼吸性酸中毒。在呼吸性酸中毒的基础上可并发代谢性酸中毒，严重时可出现血压下降、心律失常、甚至心脏停搏。

3. 脱水、营养不良　较频繁的呼吸运动可使机体的水分大量丢失造成脱水。长期呼吸困难患者因呼吸功增加和食欲下降、摄入热量不足使机体处于负代谢状态，机体免疫功能降低。

4. 心理反应　患者常出现易怒、急躁、焦虑。严重呼吸困难时，患者由于喘憋加剧而有濒死感，可产生精神极度紧张、恐惧。

三、护理评估

（一）主观资料

1. 呼吸困难的程度　通过患者的描述了解呼吸困难的程度，临床常用的方法是通过了解呼吸困难与日常生活自理能力的关系来评估。

2. 呼吸困难发生的速度和持续时间　如在数分钟或数小时内发生的呼吸困难很可能是支气管哮喘、肺水肿、气胸等引起的。数天或数周内出现的呼吸困难常与心力衰竭、胸腔积液等有关。呼吸困难的时间超过数月或数年常与慢性阻塞性肺疾病、肺动脉高压等有关。

3. 原因及诱因　询问有无呼吸系统疾病、心血管系统疾病等。同时询问诱因如呼吸道感染、吸入花粉或特殊气体、劳累等。

4. 呼吸困难引起的身心反应　如脱水、营养不良、酸中毒、紧张、焦虑、恐惧等。

5. 处理情况　已采取的措施及效果。

6. 既往史　如有无哮喘、慢性阻塞性肺疾病、高血压、冠心病、糖尿病等。

（二）客观资料

1. 身体评价　评估患者神志、精神、面容等情况，观察呼吸频率、深度和节律的改变，有

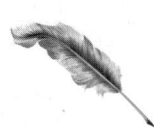

无三凹征，辅助呼吸肌是否参与呼吸运动。注意心、肺体征，尤其是两侧呼吸音是否对称，啰音的性质与分布，以及心界、心音、心律、杂音与血压。有无颈静脉怒张、肝大或下肢水肿。若为神经肌肉疾患所致呼吸困难，还应进行肌力、肌张力、腱反射、病理反射等神经系统检查。

2．实验室检查　血常规及血气分析检查。

3．其他检查　胸部X线以及肺部功能测定。有些患者还应做支气管镜、心电图、超声心动图以及头颅CT等检查。

四、相关护理诊断

1．活动无耐力　与呼吸困难有关。

2．自理能力缺陷　与呼吸困难导致活动耐力下降有关。

3．气体交换受损　与急性上呼吸道梗阻、感染、肺炎或心肺功能不全等有关。

4．语言沟通障碍　与重度喘息有关，与人工气道、机械通气有关。

第五节　发　绀

发绀（cyanosis）又称紫绀，是指血液中还原血红蛋白增多，致使皮肤黏膜呈广泛青紫状态。发绀在皮肤较薄、色素较少和毛细血管丰富的部位，如口唇、舌、口腔黏膜、鼻尖、颊部与甲床等处较为明显，易观察到。

一、病因与发病机制

（一）类型和病因

1．引起血液还原血红蛋白增多的疾病

（1）中央性发绀：由于呼吸系统和心源性疾病所致，如呼吸道梗阻、阻塞性肺气肿、肺淤血、肺纤维化、肺水肿、自发性气胸、左向右分流的发绀型先天性心脏病等。

（2）周围性发绀：由于全身或者局部血液循环障碍性疾病所致，如右心衰竭、慢性缩窄性心包炎，局部血管病变如血栓性静脉炎、上腔静脉综合征、下肢静脉曲张、血栓闭塞性脉管炎、雷诺病、肢端发绀症等。

（3）混合性发绀：见于心功能不全等。

2．引起血液中异常血红蛋白增多的疾病　常见于伯氨喹、亚硝酸盐、氯酸钾、碱式硝酸铋、磺胺类、苯丙砜、硝基苯、苯胺等中毒引起。由于大量进食含有亚硝酸盐的变质蔬菜，可引起中毒性高铁血红蛋白血症，出现发绀，称"肠源性发绀"。极少数为先天性高铁血红蛋白血症。

（二）发病机制

发绀是由于血液中还原血红蛋白绝对含量增多所致。正常人血液中血红蛋白为150g/L，主要是氧合血红蛋白，其次是脱氧血红蛋白，前者呈鲜红色，后者呈暗红色。当毛细血管血液的还原血红蛋白量超过50g/L时，皮肤黏膜即可出现发绀。特别注意的是，发绀是缺氧的表现，但缺氧不一定都引起发绀。如重度贫血患者血液中血红蛋白量低于60g/L时，即使全部变为还原血红蛋白，也不出现发绀。

二、临床表现

（一）呼吸系统和心源性疾病所致的发绀

临床特点为全身性发绀，除见于颜面、四肢和躯干皮肤外，亦见于黏膜如口腔及舌的腹面，

发绀部位皮肤温暖，局部加温和按摩发绀不消失。

（二）全身或者局部血液循环障碍性疾病所致的发绀

常见于肢体末梢与下垂部位，如肢端、耳垂与鼻尖，这些部位的皮肤发凉，若按摩或加温发绀部位使其温暖，发绀即可消退，据此可与中心性发绀相鉴别。

（三）高铁血红蛋白血症

发绀特点是急骤出现，为暂时性，病情严重，氧疗无效，一般不出现呼吸困难。抽出的静脉血呈深棕色，暴露于空气中也不能转变成鲜红色，若静脉注射亚甲蓝溶液、硫代硫酸钠或大剂量维生素C，可使青紫消退。

（四）身心反应

1. 自身形象改变　由于颜面发绀引起患者形象改变，产生自卑感。
2. 疲乏　由于长期缺氧，机体功能下降所致。
3. 心理反应　患者常出现急躁、焦虑。严重发绀时，可产生精神极度紧张、恐惧等。

三、护理评估

（一）主观资料

1. 发绀情况　询问发绀出现年龄、部位、病程。
2. 伴随症状　有无呼吸困难、意识障碍、杵状指等。
3. 处理经过　应用药物名称、剂量、效果等。
4. 既往史　询问有无心、肺疾病史，应用药物或化学制剂史，进食变质蔬菜史等。

（二）客观资料

1. 身体评估　生命体征、发绀的严重程度、部位、颜色、局部温度、有无杵状指（趾）、心肺疾病体征、水肿等。
2. 实验室检查　如血、尿常规，血气分析等。
3. 其他检查　如胸部X线检查、肺功能检查、B超检查等。

四、相关护理诊断

1. 气体交换受损　与心功能不全所致肺淤血有关，与肺部疾病所致肺氧合作用不足有关等。
2. 低效性呼吸型态　与气道阻塞致通气功能障碍有关，与气胸所致肺扩张受限有关等。
3. 活动无耐力　与肺功能不全所致低氧血症有关，与心功能不全所致氧的供需失调有关。

第六节　心　悸

心悸（palpitation）是指自觉心跳或心慌，伴有心前区不适感。评估时可发现心率增快、减慢或心律失常，也可正常。

一、病因与发病机制

（一）病因

1. 生理性因素　健康人在剧烈运动、精神过度紧张或情绪激动时以及饮酒、浓茶或咖啡后。
2. 病理性因素

（1）各种器质性心脏病：如高血压心脏病、主动脉瓣或二尖瓣关闭不全、某些先天性心脏病（动脉导管未闭、室间隔缺损）、原发性心肌病、克山病、脚气病等。

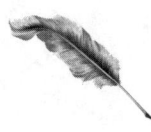

(2) 引起心脏搏出量增加的疾病：高热、贫血、甲状腺功能亢进、低血糖症、嗜铬细胞瘤引起的肾上腺素增多等。

(3) 心律失常：心动过速、过缓或心律不齐时均可出现心悸。

(4) 某些药物的影响：如肾上腺素、麻黄碱、咖啡因、阿托品、甲状腺素片等。

(5) 心脏神经症：由自主神经功能紊乱及β-肾上腺素能受体反应亢进综合征所引起，心脏本身并无器质性病变。青壮年女性多发。临床表现除心悸外，尚有心率加快、心前区或心尖部隐痛，以及疲乏、失眠、头晕、头痛、记忆力减退等表现，其发作与精神因素有关，焦虑、情绪激动时易发生，除心悸外尚有心前区刺痛、叹息样呼吸、头痛、疲乏等。

（二）发生机制

心悸发生机制尚未完全清楚，一般认为心脏活动过度是心悸发生的基础，常与心率及心搏出量改变有关。

二、临床表现

（一）患者主、客观表现

患者自觉心跳或心慌，伴有心前区不适感，部分患者可有心前区或心尖部隐痛，以及疲乏、失眠、头晕、头痛、记忆力减退等表现。检查可发现心率增快、减慢或心律不齐，也可正常。不同原因所致的心悸可伴有其原发病的表现。

（二）身心反应

1. 头晕　严重心悸患者由于心搏量减少，脑供血不足可引起一过性晕厥或抽搐。

2. 身体不适、乏力　与活动减少，机体代谢慢有关；与心搏出量减少，机体组织供血不足、新陈代谢障碍有关。

3. 生活、工作自信心不足　与焦虑、悲观等不良情绪有关。

4. 心理反应　患者常出现急躁、焦虑。严重心悸时，可产生精神极度紧张、恐惧、悲观等情绪。

三、护理评估

（一）主观资料

1. 心悸特点　发作诱因、时间、频率、病程。

2. 伴随症状　如有无心前区疼痛、头痛、晕厥、抽搐、食欲亢进等症状。

3. 心悸引起的身心反应　如胸闷、头晕、焦虑、恐惧、悲观等。

4. 诊疗及处理情况　曾做过的检查、治疗、护理情况以及应用过的药物，疗效等。

5. 既往史　既往有无高血压性心脏病、主动脉瓣或二尖瓣关闭不全、某些先天性心脏病、原发性心肌病、高热、贫血、甲状腺功能亢进等疾病及服用某些药物史。

6. 个人史　有无嗜好浓茶、咖啡、烟酒情况，有无精神刺激史。

（二）客观资料

1. 身体评估　生命体征、体重、精神及神志状态，尤其注意脉搏的频率、节律，有无脉搏增强、水冲脉或脉搏短绌等，同时注意心率、心律及心脏杂音等情况。

2. 实验室检查　血、尿常规检查，肝、肾功能，血糖、血脂、血清电解质等。

3. 其他检查　胸部X线、心电图、心脏彩超等。

四、相关护理诊断

1. 活动无耐力　与心悸发作所致不适有关。

2. 恐惧　与心悸发作时情绪紧张有关。

3. 潜在并发症：心力衰竭。

第七节 水 肿

过多的液体潴留在组织间隙中而出现肿胀时,称为水肿(edema)。水肿可表现为全身性或局部性。

一、病因与发病机制

(一)类型和病因

1. 全身性水肿

(1) 心源性水肿:主要由右心功能不全引起。有效循环血量减少,肾血流量减少,肾小球滤过率降低,继发醛固酮增多,引起钠水潴留以及静脉淤血,导致毛细血管滤过压增高,组织液回吸收减少。

(2) 肾源性水肿:常见原因是各型肾炎和肾病。多种因素引起肾排泄水钠减少,导致水钠潴留,细胞外液量增多,引起水肿。

(3) 肝源性水肿:常见原因是肝硬化失代偿期。主要是门静脉压力增高、低蛋白血症、肝淋巴液回流障碍、继发性醛固酮增多等。

(4) 营养不良性水肿:见于慢性消耗性疾病长期营养缺乏、胃肠吸收功能不良、重度烧伤等所致低蛋白血症。

(5) 其他原因引起的水肿。

2. 局部性水肿

(1) 局部静脉回流受阻:如上腔静脉或下腔静脉受压引起的上腔静脉阻塞综合征或下腔静脉阻塞综合征以及肢体静脉血栓形成、下肢静脉曲张等引起的局部水肿等。

(2) 淋巴回流受阻:如丝虫病引起的下肢象皮肿。

(3) 血管神经性水肿:为变态反应性疾病,患者多有对某些药物或食物的过敏史。

(二)发生机制

产生水肿的主要因素有:①钠与水潴留,如继发性醛固酮增多症等;②毛细血管滤过压升高,如右心衰竭等;③毛细血管通透性增高,如神经性水肿等;④血浆胶体渗透压降低,如肾病综合征等;⑤淋巴液或静脉回流受阻,如丝虫病或血栓性静脉炎等。

二、临床表现

(一)全身性水肿

1. 心源性水肿　特点是首先出现于身体下垂部分,并可随体位变化而改变。如非卧床患者的水肿先出现于踝内侧,卧床患者的水肿首先出现于腰骶部。此外,通常还有右心衰竭的其他表现,如颈静脉怒张、肝大、静脉压升高等,严重时可出现胸腔积液、腹水等。

2. 肾源性水肿　水肿特点是疾病早期晨起有眼睑与颜面水肿,以后发展为全身水肿。常伴有尿常规改变、高血压、肾损害等表现。肾源性水肿需与心源性水肿相鉴别,鉴别要点如表3-2。

表3-2　心源性水肿与肾源性水肿的鉴别

	心源性水肿	肾源性水肿
开始部位	从足部开始,向上延及全身	从眼睑、颜面开始,延及全身
发展快慢	发展较缓慢	发展常迅速

续表

	心源性水肿	肾源性水肿
水肿性质	比较坚实，移动性小	软而移动性大
伴随体征	伴有心力衰竭体征：如心脏增大、心脏杂音、肝大、肝颈静脉回流征阳性和静脉压升高等	伴有肾病其他体征：如高血压、蛋白尿、血尿、管型尿和眼底改变等

3．肝源性水肿　特征为水肿发生较缓慢，常先出现于踝部，逐渐向上蔓延，而头、面部及上肢常无水肿。肝硬化失代偿期时，最突出的表现为腹水。

4．营养不良性水肿　其特点是水肿发生前常有消瘦、体重减轻等表现。水肿常从足部开始逐渐蔓延全身。

5．其他原因引起的水肿

（1）黏液性水肿：常在眼睑、颜面及下肢出现，为非指凹性水肿，见于甲状腺功能减退症。

（2）经前期紧张综合征：其特点为月经前 7～14 天出现眼睑、踝部及手部轻度水肿，可伴乳房胀痛及盆腔沉重感，月经后水肿逐渐消退。

（3）药物性水肿：①药物过敏反应：常见于解热镇痛药、磺胺类、某些抗生素等；②药物性肾损害：见于某些抗生素、别嘌醇及某些中药成分；③药物致内分泌紊乱：见于肾上腺糖皮质激素、雄激素、雌激素、甘草制剂、钙拮抗剂等应用过程中，停药后逐渐消退。

（4）特发性水肿：水肿原因不明，常出现在身体下垂部位，站立过久或行走过多后出现，多见于女性。

（二）局部性水肿

1．局部静脉回流受阻　除有局部水肿外可伴有原发病的其他表现。

2．淋巴回流受阻　如丝虫病引起的下肢水肿，皮肤呈橘皮样改变，如反复发作，可致局部皮肤及皮下组织增厚、硬化，皮肤高度角化，形似象皮，称象皮肿。

3．血管神经性水肿　其特征为突发，水肿部位的皮肤呈苍白色或蜡样光泽，硬而有弹性，无疼痛。多发生于面、口唇或舌部。若水肿累及声门，可危及生命。

（三）身心反应

1．体重增加　由于液体在组织细胞间隙潴留，使体重增加。

2．皮肤改变　因水肿部位皮肤组织间隙液体积聚过多，造成代谢及营养障碍，使水肿部位皮肤变薄，易受损伤发生破溃，破溃后其皮肤修复能力又较弱，伤口不易愈合；再加上溃烂面有渗出物，由于水肿区皮肤抵抗力较差，易发生感染。

3．日常活动受限　如肢体水肿明显，可造成屈曲受限，运动不灵活。如有大量胸腔积液或腹水，患者可出现胸闷、气短、呼吸困难，并可使日常活动受限，生活不能自理。

4．心理反应　由于严重水肿，或大量出现胸腔积液、腹水，可导致气短、呼吸困难等症状，患者不能平卧睡眠，易产生烦躁不安、焦虑等情绪。

三、护理评估

（一）主观资料

1．水肿情况　询问水肿出现的时间、部位、程度、进展情况、水肿与活动及体位的关系等。

2．饮食情况　询问每日进食量、食盐量、液体入量、尿量等。

3．病因与诱因　了解引起水肿的原发病及诱发因素，如有无感染、过劳、大出血、食物中含盐过多、情绪激动等。

4．水肿引起的身心反应　如皮肤改变、水肿对自理能力的影响、情绪改变等。

5．处理经过　如心源性水肿常应用强心、利尿药，应询问药物名称、剂量、次数、效果、

不良反应等。

6. 既往史　如有无心脏疾病、肾疾病、肝疾病、慢性消耗性疾病；有无食物或药物过敏史、激素治疗史等。

（二）客观资料

1. 身体评估　生命体征、体重、腹围、体位、水肿部位及程度。心源性水肿患者应评估心脏大小、心率、节律、杂音、颈静脉怒张、肺部啰音等。肝源性水肿患者注意黄疸、腹壁静脉曲张、肝脾大小、腹水征等。

2. 实验室检查　血、尿常规检查，肝、肾功能，血清电解质等。

3. 其他检查　胸部 X 线、心电图、B 超等。

四、相关护理诊断

1. 体液过多　与右心功能不全有关，与肾疾病所致水钠潴留有关，与肝病变所致低蛋白血症有关等。

2. 活动无耐力　与胸腔积液、腹水所致呼吸困难有关。

3. 有皮肤完整性受损的危险　与水肿所致组织、细胞营养不良有关。

第八节　恶心与呕吐

恶心（nausea）为一种紧迫欲吐的感觉，常伴有迷走神经兴奋的症状，如皮肤苍白、头晕、流涎、血压降低及心动过缓等。常为呕吐的前奏，恶心后随之呕吐。呕吐（vomiting）是胃反射性强力收缩，迫使胃内容物经口排出体外。恶心和呕吐多伴随发生，但也可仅有恶心而无呕吐，或仅有呕吐而无恶心。

一、病因与发病机制

（一）病因

引起恶心与呕吐的病因繁多，按发病机制可归纳为下列几类：

1. 中枢性呕吐

（1）颅内压增高：引起颅内压增高的中枢神经系统疾病如下，①中枢神经系统感染性疾病，如各种原因引起的脑炎、脑膜炎；②脑血管疾病，如脑出血、脑梗死、高血压脑病等；③颅脑损伤，如脑挫裂伤或颅内血肿等；④癫痫。

（2）药物及化学毒物的作用：如各种抗生素、抗癌药、洋地黄、组胺、吗啡及有机磷农药中毒等，可因兴奋呕吐中枢而致呕吐。

（3）其他疾病：如尿毒症、肝性脑病、糖尿病酮症酸中毒或低血糖引起脑水肿、颅内压升高等而致呕吐。

2. 反射性呕吐

（1）消化系统疾病：①咽部炎症、物理及化学刺激；②胃肠疾病，如急性胃肠炎、慢性胃炎、消化性溃疡、消化道梗阻、胃癌、急性阑尾炎等；③肝胆胰疾病：急性肝炎、肝硬化、胆道蛔虫、急慢性胆囊炎或胰腺炎等；④腹膜及肠系膜疾病：如急性腹膜炎。

（2）其他疾病：如肾输尿管结石、急性肾盂肾炎、急性盆腔炎、异位妊娠破裂、急性心肌梗死、心力衰竭，眼部疾病如青光眼、屈光不正等。

（3）急性传染病。

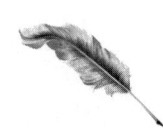

3. 前庭功能障碍　如梅尼埃病、晕动病等。
4. 神经精神性呕吐　如胃肠神经症、神经性厌食、癔症等。

（二）发病机制

呕吐中枢位于延髓，它接受来自消化道、大脑皮质、内耳前庭、冠状动脉以及化学感受器触发带的传入冲动，直接支配呕吐的动作；而化学感受器触发带不能直接引起呕吐的动作，但可受各种化学物质或药物如阿扑吗啡、洋地黄、雌激素、氮芥等所兴奋，并向延髓呕吐中枢发出神经冲动，从而引起呕吐。呕吐开始时，先深吸气，声门紧闭，随之胃和食管下段舒张，膈肌和腹肌收缩，迫使胃内容物通过食管进入口腔。呕吐时十二指肠和空肠上段运动加强，蠕动增快，并可转为痉挛。由于胃舒张而十二指肠收缩，原来的压力差倒转，使十二指肠内容物反流，故呕吐物常混有胆汁和小肠液。

二、临床表现

（一）呕吐的时间

育龄期妇女晨间呕吐见于早期妊娠；鼻窦炎患者因起床后脓液经鼻后孔刺激咽部，亦可致晨起恶心、干呕；晚上或夜间呕吐见于幽门梗阻。

（二）呕吐与进食的关系

餐后即刻呕吐，可能为精神性呕吐；餐后近期呕吐，特别是集体发病者，多由食物中毒所致；餐后较久或数餐后呕吐，多见于幽门梗阻。

（三）呕吐的特点

精神性或颅内压增高性呕吐，恶心很轻或缺如，颅内压增高表现喷射状呕吐。

（四）呕吐物的性质

如带发酵、腐败气味提示胃潴留；有粪臭味提示低位小肠梗阻；不含胆汁说明梗阻平面多在十二指肠乳头以上，含多量胆汁提示在此平面以下；含有大量酸性液体者，多见于胃泌素瘤或十二指肠溃疡；呕吐物无酸味，可能为贲门狭窄或贲门失弛缓症。

（五）身心反应

1. 水、电解质及酸碱平衡紊乱　从生理角度讲，呕吐是一种保护性反射，可将消化道内的有害物质排出，从而起到保护机体的作用。但剧烈、频繁的呕吐造成大量胃液丢失，又可引起水、电解质及酸碱平衡紊乱。
2. 营养障碍　长期呕吐不能进食，可发生营养障碍。
3. 窒息或肺部感染　有神志障碍的患者，呕吐时可发生误吸而引起窒息或肺部感染。
4. 上消化道出血　剧烈呕吐还可引起胃和食管连接处黏膜撕裂而致上消化道出血。
5. 心理反应　恶心、呕吐给患者带来明显不适感，严重、频繁呕吐则会给患者带来很大痛苦，使其产生紧张、烦躁不安、焦虑，也可因害怕呕吐而不敢进食。化疗患者甚至因惧怕呕吐而拒绝治疗。

三、护理评估

（一）主观资料

1. 呕吐情况　询问呕吐发生时间，持续时间，发生缓急，呕吐次数，呕吐物的量、颜色、气味及混合物（如胆汁、血液），呕吐方式，呕吐前是否伴有恶心，呕吐与饮食的关系等。
2. 原因及诱因　原因如中枢神经系统感染、晕车、急性胃炎、肝炎、药物等。诱因如有无乘车（船）、精神刺激及异常气味等。
3. 伴随症状　有无发热、头痛、神志障碍、眩晕、腹痛等症状。
4. 恶心、呕吐引起的身心反应　评估食欲情况及体重变化，以确定有无营养障碍；心理反

应如紧张、焦虑等。

5．处理经过　如应用抗菌药、止吐药、保肝药的名称、剂量、效果及不良反应等。

6．既往史　询问有无高血压、脑外伤、溃疡病、肝胆系统疾病、肾疾病、糖尿病等病史、月经史等。

（二）客观资料

1．身体评估　生命体征、体重、神经及神志状态、脱水征、皮肤黄疸、眼球震颤、瞳孔大小、腹部外形、肌紧张、压痛、反跳痛、胃肠型、蠕动波、肠鸣音、脑膜刺激征等。

2．实验室检查　血、尿及便常规、血清电解质，必要时做肝、肾功能、脑脊液检查。

3．其他检查　心电图、胸或腹部 X 线检查、B 超检查、纤维内镜等。

四、相关护理诊断

1．体液不足或有体液不足的危险　与呕吐引起体液丢失过多有关，与呕吐所致摄入量减少有关。

2．营养失调：低于机体需要量　与呕吐及食物摄入量不足有关。

3．潜在并发症：窒息、肺部感染。

第九节　呕血与便血

呕血（hematemesis）是指屈氏韧带以上的消化器官，包括食管、胃、十二指肠、肝、胆及胰腺等上消化道疾病或全身性疾病所致的急性上消化道出血，血液经口腔呕出。应注意与鼻腔、口腔、咽喉等部位出血或呼吸道疾病引起的咯血加以鉴别。

便血（hematochezia）是指消化道出血，血液从肛门排出。便血颜色可因出血部位、出血量及血液在消化道停留时间不同呈鲜红、暗红或黑色。少量出血不造成粪便颜色改变，需经隐血试验才能确定者，称为隐血便。

一、病因

（一）呕血常见病因

1．食管疾病　食管静脉曲张破裂、食管异物、食管炎、食管憩室炎、食管癌、食管贲门黏膜撕裂、食管裂孔疝等。

2．胃及十二指肠疾病　常见为消化性溃疡、慢性胃炎、由药物（如阿司匹林、吲哚美辛等）和应激所引起的急性胃十二指肠黏膜病变、胃黏膜脱垂症、胃癌等。

3．肝、胆道疾病　肝硬化门静脉高压、肝恶性肿瘤（如肝癌）、肝脓肿、肝动脉瘤破裂出血、胆囊与胆道结石、胆管癌及壶腹癌等。

4．胰腺疾病　急性胰腺炎合并脓肿或囊肿、胰腺癌破裂出血等。

5．全身性疾病　如血液系统疾病、感染性疾病、结缔组织病等。

（二）便血常见病因

1．小肠疾病　肠结核病、急性出血性坏死性肠炎、Crohn 病、肠伤寒、钩虫病、小肠肿瘤、小肠血管瘤、空肠憩室炎或溃疡、肠套叠等。

2．结肠疾病　急性细菌性痢疾、阿米巴痢疾、结肠癌、溃疡性结肠炎、结肠憩室炎、结肠息肉、缺血性结肠炎、血吸虫病等。

3．直肠肛管疾病　直肠息肉、非特异性直肠炎、直肠癌、痔、肛裂、肛瘘、直肠肛管损

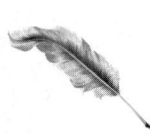

伤等。

4. 全身性疾病　白血病、血小板减少性紫癜、血友病、遗传性毛细血管扩张症、维生素C及K缺乏症、败血症、肝疾病等。

5. 可引起上消化道出血的病因。

6. 其他　流行性出血热、钩端螺旋体病、暴发型肝炎、尿毒症、呼吸功能衰竭、肝衰竭等。

二、临床表现

（一）呕血与黑便

呕血前常有上腹不适和恶心，继之呕血。出血量多且迅速，则呕出鲜红或暗红的血液或混有凝血块。若出血量少，血液在胃内停留时间较长，则呈咖啡渣样棕黑色。上消化道出血超过50ml时，可出现黑便或柏油样便。

便血的颜色可因出血部位不同、出血量多少以及血液在肠腔内停留时间的长短而异。上消化道出血时，排出的多呈柏油样黑便，在上消化道出血伴肠蠕动加速时，可排鲜红色血便；当上段结肠或下段小肠出血时，如出血量多，排出较快时，血便可呈鲜红色或带有血块；如血液在肠腔内停留时间较长，也可呈柏油样黑便。血便多为下消化道出血，如出血量大排出快，则血便呈鲜红色。若停留时间较长，则可为暗红色。粪便可全为血液或与粪便混合。

（二）失血性休克

上消化道出血可发生失血性休克。出血量为血容量的10%以下时，患者一般无临床表现；出血量为血容量的10%～20%时，除头晕、畏寒外，多无血压、脉搏等变化；出血量达血容量的20%以上时，则有冷汗、手足厥冷、心慌、脉搏增快等急性失血症状；若出血量在血容量的30%以上，则有急性周围循环衰竭的表现。

（三）血液学改变

急性出血早期无明显改变，随后因组织液的渗出及输液等，血液被稀释，血红蛋白及血细胞比容逐渐降低。

（四）身心反应

1. 急性周围循环衰竭　消化道出血患者除有呕血与黑便外，如出血量<1000ml，患者可有头晕、心悸、出汗、乏力、脉搏增快等急性失血表现。若出血量达1500～2500ml（有效循环血量的30%～50%）时，即出现急性周围循环衰竭（失血性休克），表现为脉搏细数、血压下降、皮肤湿冷及出现花斑、静脉充盈差或塌陷等，严重时可出现重要脏器的功能衰竭。

2. 贫血症状　出血早期红细胞及血红蛋白测定变化不大，3～4h以后，由于组织液渗入血管内或输液，使血液稀释，出现贫血表现。如反复或持续小量出血，也可引起贫血表现，出现头晕、耳鸣、乏力、心悸、气短、食欲缺乏等一系列症状。体征可有面色苍白、心率增快、心尖部可有收缩期吹风样杂音等。

3. 氮质血症　消化道出血后，血红蛋白的分解产物在肠道内被吸收，故可使血中尿素氮升高。一般在出血后数小时即可增高，24～28h达高峰。

4. 发热　上消化道大出血的患者，一般在24h内可出现发热，大多在38.5℃以下，可持续数日或一周左右。这可能与血液分解产物的吸收、血容量减少有关。

5. 心理反应　由于突然出现呕血或黑便，患者常非常紧张，甚至恐惧。如持续出血不止，患者常因考虑出血的原因及担心对身体产生的不利影响而产生焦虑。

三、护理评估

（一）主观资料

1. 呕血情况　询问呕血时间、次数、呕血量、颜色及有无混杂食物；黑便的次数、黑便量

等。应排除口腔、鼻、咽喉等部位的出血及咯血。此外,因进食大量动物血、铁剂等也可使呕吐物呈咖啡色或出现黑便,应注意区别。

2. 诱发因素 如暴饮暴食、进食油煎的粗硬食物、酗酒、过度劳累,或精神紧张、过度忧虑等精神因素,均可诱发呕血。

3. 伴随症状 是否伴有腹痛、黄疸、皮肤黏膜出血、发热等。

4. 呕血与黑便引起的身心反应 是否有贫血症状、发热及紧张、恐惧、焦虑等心理反应。

5. 处理经过 应用的止血措施、药物名称、剂量、效果、不良反应等。

6. 既往史 有无溃疡病史、肝病史、血液病史、服药史(水杨酸制剂、糖皮质激素、吲哚美辛等)、酗酒史及痔、肛裂、肛瘘等。已明确出血原因,还应询问既往有无类似出血史。

(二)客观资料

1. 身体评价 生命体征、神志状态、皮肤及黏膜有无黄疸、苍白、出血点或紫斑,有无淋巴结肿大,有无心脏频率、节律的改变,有无杂音、腹部压痛、腹壁静脉曲张、腹水征、肠鸣音等。

2. 实验室检查 血常规、血小板、红细胞压积、尿比重、肝功能、尿素氮、大便隐血,必要时查血清电解质、二氧化碳结合力等。

3. 其他检查 纤维内镜、X线钡餐造影。如有条件时可做血管造影及放射性核素检查,有利于活动性出血的定位诊断。

四、相关护理诊断

1. 组织灌注量改变 与出血所致血容量减少有关。
2. 活动无耐力 与出血所致贫血有关。
3. 营养失调:低于机体需要量 与消化道出血所致摄入量减少有关。
4. 知识缺乏 缺乏呕血与黑便防治知识。
5. 恐惧 与消化道出血对生命及自身健康的威胁有关。
6. 潜在并发症 失血性休克。

第十节 黄 疸

黄疸(jaundice)是指血清内胆红素浓度升高,致使巩膜、皮肤、黏膜以及其他组织被染成黄色,称之为黄疸。

一、病因、发病机制和临床表现

(一)病因分类、发病机制及临床表现

黄疸分类方法不尽一致,目前临床上较为广泛采用的分类方法,是按照黄疸的发病机制分为:溶血性黄疸、肝细胞性黄疸、胆汁淤积性黄疸及先天性非溶血性黄疸。其中,以前三型最为多见。

1. 溶血性黄疸 溶血性黄疸可由各种溶血性的疾病引起。常见溶血性疾病有:①先天性溶血性贫血:如海洋性贫血、遗传性球形红细胞增多症;②后天性获得性溶血性贫血:如自身免疫性溶血性贫血、不同血型输血后溶血、新生儿溶血、蚕豆病、阵发性睡眠性血红蛋白尿、伯氨奎啉、蛇毒、毒蕈等引起的溶血。

溶血性黄疸是由于红细胞的大量破坏,血中形成大量的非结合胆红素,超过肝代谢能力时,

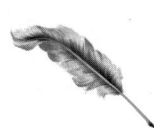

导致血中非结合胆红素潴留；同时大量溶血引起贫血、缺氧和红细胞破坏产物的毒性作用，损害了正常肝细胞对胆红素的代谢能力，加重黄疸的形成。

黄疸多为轻度，呈浅柠檬色。急性溶血时可有寒战、发热、头痛、呕吐、乏力、腰痛等。不同程度的贫血，排酱油色或茶色尿，粪色加深，严重者可有急性肾衰竭。慢性溶血多为先天性，无明显症状，可仅有轻度贫血及脾大。

2．肝细胞性黄疸　由各种使肝细胞广泛损害的疾病所引起，如病毒性肝炎、肝硬化、中毒性肝炎、肝癌、钩端螺旋体病、败血症等。

肝细胞性黄疸是由于肝细胞的损害和大面积坏死，致使肝细胞对胆红素的摄取、结合及排泄功能降低，因而血中的非结合胆红素增加。而未受损的肝细胞仍能将部分非结合胆红素转变为结合胆红素。结合胆红素一部分仍经毛细胆管从胆道排泄，但因肝细胞肿胀、汇管区渗出性病变与肿胀，以及小胆管内的胆栓形成使胆汁排泄受阻，而反流进入血循环中；一部分经已损害或坏死的肝细胞反流入血中，致使血中结合胆红素增加而出现黄疸。

因病因不同临床表现各异。病毒性肝炎引起者，在黄疸出现前多有乏力、食欲减退、恶心、呕吐、腹胀、肝大伴疼痛。肝硬化引起者，多有消瘦、肝缩小、质硬而无明显压痛，并有脾大、腹水等门脉高压症，严重者可有出血倾向。肝细胞性黄疸时，皮肤、黏膜浅黄至深黄色。

3．胆汁淤积性黄疸　此类黄疸可分为肝外阻塞、肝内阻塞及肝内胆汁淤积性黄疸三种。肝外阻塞见于急性胆囊炎、胆总管结石、肿瘤等；肝内阻塞见于肝内泥沙样结石、癌栓、寄生虫病（如华支睾吸虫病）等；肝内胆汁淤积见于病毒性肝炎、药物性胆汁淤积（如氯丙嗪、甲睾酮等）、原发性胆汁性肝硬化、妊娠期复发性黄疸等。

胆汁淤积性黄疸是由于胆道阻塞，使阻塞上方的压力升高，胆管扩张，最终导致小胆管及毛细胆管破裂，胆汁中的胆红素反流入血。而药物引起的胆汁淤积，是由于胆汁分泌功能障碍、毛细胆管的通透性增加，胆汁浓缩而流量减少，导致胆道内胆盐沉淀与胆栓形成。

不同病因引起者有原发病的不同症状和体征。出现黄疸时，皮肤呈暗黄色，完全阻塞者颜色更深，甚至呈黄绿色，并有皮肤瘙痒，尿色深，粪便颜色变浅或呈白陶土色。

4．先天性非溶血性黄疸　系由肝细胞对胆红素的摄取、结合和排泄有先天性缺陷所致，本组疾病临床上少见。

（二）身心反应

1．皮肤瘙痒　与胆红素对皮肤的刺激有关，可影响患者睡眠与休息，严重者可使患者烦躁不安。皮肤瘙痒还可造成皮肤损害。

2．形象改变　皮肤、巩膜黄染可引起患者的形象改变。

3．心理反应　长期病因不明或者反复检查可产生紧张、焦虑、忧郁等心理障碍。

二、护理评估

（一）主观资料

1．黄疸的特点　询问黄疸发生的急缓、病程长短、黄疸程度、分布范围、大小便颜色等。还要进一步询问有无进食胡萝卜、南瓜等食物以及米帕林、呋喃类药物的情况。

2．伴随症状　有无发热、头痛、腰背痛等急性溶血症状，有无乏力、食欲减退、恶心、呕吐、腹胀、肝大伴疼痛等症状，有无皮肤瘙痒、心率改变等。

3．身心反应　有无因皮肤瘙痒所致的睡眠与休息型态的改变；有无皮肤损伤，有无紧张、焦虑、忧郁等心理障碍。

4．诊疗及处理情况　曾做过的检查、治疗、护理情况以及应用过的药物，疗效、不良反应等。

5．既往史　有无肝、胆系统或者血液系统疾病史等。

（二）客观资料

1. **身体评估** 生命体征、神志状况、营养状态、皮肤黏膜颜色，有无抓痕；有无肝掌、蜘蛛痣，注意腹部外形、压痛、反跳痛及肝脾大小等情况。
2. **实验室检查** 血、尿、便常规，血脂、肝及肾功能、血清电解质等。
3. **其他检查** 心电图、胸或腹部 X 线检查、B 超检查、纤维内镜、CT、磁共振等检查。

三、相关护理诊断

1. **自我形象紊乱** 与黄疸所致皮肤、黏膜和巩膜黄染有关。
2. **有皮肤完整性受损的危险** 与皮肤瘙痒有关。
3. **焦虑** 与严重黄疸、长期病因不明有关。

第十一节 腹 泻

腹泻（diarrhea）指排便次数增多，粪质稀薄、带有黏液、脓血或未消化的食物等。腹泻可分为急性与慢性两种，持续或反复发作超过 2 个月，称为慢性腹泻。

一、病因与发病机制

（一）病因

1. **急性腹泻**

（1）肠道疾病：由病毒、细菌、真菌、原虫、蠕虫等感染所致的肠炎及急性出血性坏死性肠炎，Crohn 病或溃疡性结肠炎急性发作，急性肠道缺血等。

（2）急性中毒：服食毒蕈、河豚、鱼胆及化学药物如砷、磷、铅、汞等引起的腹泻。

（3）全身性感染：如败血症、伤寒或副伤寒、钩端螺旋体病等。

（4）其他：如变态反应性肠炎、过敏性紫癜、服用某些药物如抗癌药、抗生素、泻药等。

2. **慢性腹泻**

（1）消化系统疾病：①胃部疾病，如慢性萎缩性胃炎、胃大部切除术后等；②肠道感染，如肠结核、慢性细菌性痢疾、慢性阿米巴性痢疾、钩虫病、绦虫病等；③肠道非感染性病变，如溃疡性结肠炎、吸收不良综合征等；④肠道肿瘤，如结肠绒毛状腺瘤及小肠、结肠恶性肿瘤等；⑤胰腺疾病，如慢性胰腺炎、胰腺癌等；⑥肝胆疾病，如肝硬化、胆汁淤积性黄疸、慢性胆囊炎、胆石症等。

（2）全身性疾病：①内分泌及代谢障碍性疾病，如甲状腺功能亢进、肾上腺皮质功能减退、尿毒症及糖尿病性肠病；②其他系统疾病，如系统性红斑狼疮、硬皮病、尿毒症、放射性肠炎等；③药物副作用，如药物过敏、利舍平、消胆胺等；④神经功能紊乱，如肠激惹综合征、神经功能性腹泻。

（二）发病机制

1. **分泌性腹泻** 由各种因素使胃肠黏膜分泌过多的液体，并超过肠黏膜的吸收能力而引起腹泻。如细菌肠毒素、体液性促分泌物（血管活性肽）等刺激肠道所致。

2. **渗透性腹泻** 由于摄入大量不吸收的高渗物质，使肠腔内渗透压增高，阻碍肠内水分与电解质的吸收而引起，如乳糖酶缺乏，乳糖不能水解即形成肠内高渗，服用盐类泻剂或甘露醇等引起的腹泻。

3. **渗出性腹泻** 由于肠黏膜炎症、溃疡、浸润性病变等导致血浆、黏液、脓血渗出，见于

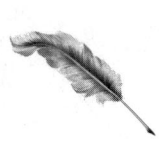

各种肠道炎症疾病。

4．动力性腹泻　由于肠蠕动过快，致使肠内食糜停留时间缩短，没有充分吸收所致的腹泻，如肠炎、胃肠功能紊乱及甲状腺功能亢进等。

5．吸收不良性腹泻　由肠黏膜的吸收面积减少或吸收障碍所引起，如小肠大部分切除、吸收不良综合征等。

二、临床表现

（一）年龄与性别

功能性腹泻多见于女性，肠结核多见于青壮年，而结肠癌多见于中老年人，血吸虫病多见于流行区农民和渔民。

（二）起病及病程

急性腹泻起病急骤伴发热，病程较短，多为感染或食物中毒所致；腹泻起病缓慢，病程较长，多见于慢性感染、非特异性炎症、吸收不良、肠道肿瘤或神经功能紊乱等。

（三）腹泻次数及粪便性质

急性细菌感染性腹泻，常有黏液血便或脓血便，每天排便可多达10次以上。阿米巴痢疾的粪便呈暗红色或果酱样。慢性腹泻，每天排便数次，可为稀便，亦可带黏液、脓血，见于慢性痢疾、炎症性肠病及结肠、直肠癌等。粪便中带黏液而无病理成分者常见于肠易激综合征。

（四）腹泻与腹痛的关系

急性腹泻常有腹痛，尤其感染性腹泻最为明显。小肠疾病的腹泻，疼痛常在脐周，便后腹痛缓解不明显，而结肠疾病则疼痛多在下腹，且便后疼痛常可缓解。分泌性腹泻往往无明显腹痛。急性感染性腹泻常有腹痛，分泌性腹泻多无明显腹痛。

（五）身心反应

1．脱水、电解质紊乱　因急性腹泻可在短时间内丢失大量水分及电解质，故易引起脱水、电解质紊乱和代谢性酸中毒，出现少尿、皮肤黏膜干燥、皮肤弹性减低、眼窝凹陷、腹胀、肌肉无力等症状和体征。严重体液丧失，还可造成低血容量性休克。

2．脱肛及肛周皮肤损害　由于频繁排便及粪便刺激可造成肛门及肛周皮肤糜烂。

3．营养障碍　长期慢性腹泻可导致营养障碍，多种维生素缺乏，体重下降，甚至发生营养不良性水肿。

4．心理反应　急性腹泻患者由于疾病痛苦，可引起焦虑、恐惧。长期慢性腹泻还可对患者工作、学习及生活造成影响，每当机体抵抗力降低，如受凉、劳累、饮食不当或情绪波动时常引起腹泻急性发作，因此患者可产生紧张、焦虑、忧郁等心理障碍。

三、护理评估

（一）主观资料

1．腹泻情况　询问起病缓急、病程、每日大便次数、大便量、性状、颜色、气味等。

2．原因及诱因　询问有无急性肠道感染、食物中毒、饮食不节制等。诱因如有无饮食不当、吃不洁食物、受凉、过劳、过度紧张等。

3．伴随症状　如有无发热、里急后重、消瘦等。

4．腹泻引起的身心反应　如有无水、电解质紊乱表现，有无肛周皮肤损害表现，有无营养障碍及情绪改变等。

5．处理情况　发病后应用过的治疗药物、剂量、效果等，如感染引起的腹泻常用抗菌药或抗原虫药，应注意其效果及不良反应。

6. 既往史　询问有无慢性胃、胰腺、肝、胆、肠道疾病，结核及甲状腺功能亢进症等病史，食物或化学毒物中毒史。

（二）客观资料

1. 身体评估　生命体征、神志状况、营养状态、口腔黏膜有无干燥、皮肤弹性、腹部压痛、肠鸣音、肛门周围皮肤等。

2. 实验室检查　腹泻患者大便常规及大便培养常作为常规检查项目，疑有电解质紊乱时应查血清电解质，必要时查肝、肾功能等。

3. 其他检查　可做X线钡餐造影、B超、内镜检查等。

四、相关护理诊断

1. 腹泻　与病原体感染有关，与溃疡性结肠炎有关，与胃大部切除有关等。
2. 体液不足或有体液不足的危险　与腹泻所致体液丢失过多有关。
3. 营养失调：低于机体需要量　与腹泻、摄入减少或消化、吸收障碍有关。
4. 有皮肤完整性受损或有皮肤完整性受损的危险　与排便次数增多及排泄物刺激有关。
5. 焦虑　与慢性腹泻迁延不愈有关。

第十二节　排尿异常

排尿异常包括膀胱刺激征与尿量异常。单位时间内排尿次数增多为尿频（frequent micturition），一有尿意急需排尿且难以控制为尿急（urgent micturition），排尿时感觉尿道内、会阴部疼痛或烧灼感为尿痛（odynuria），三者合称为膀胱刺激征。

正常成人24h尿量为1000～2000ml；＜400 ml为少尿（oliguria），＜100 ml为无尿，＞2500 ml为多尿（polyuria）。此外，每小时尿量＜17ml也为少尿，连续12h没有排尿也为无尿。本节内容主要阐述尿量异常。

一、常见病因

引起尿量异常的原因很多，常见由泌尿系统疾病引起，不同症状的病因不尽相同。

（一）少尿与无尿

包括肾前性、肾性与肾后性：

1. 肾前性

（1）心脏射血减少：心功能不全、严重的心律失常、血压下降等均可导致肾的血流减少，尿量随之减少。

（2）血容量减少：大出血、休克、大面积烧伤、脱水、肝肾综合征等引起血容量减少的疾病，也可导致肾血流量减少。

（3）肾血管病变：肾病综合征、肾动脉栓塞或血栓形成、高血压危象、狼疮性肾炎、妊高征等引起肾血管狭窄或痉挛，肾血流减少。

2. 肾性

（1）肾小管病变：严重的肾盂肾炎并发肾乳头坏死，中毒导致急性肾小管坏死，药物、感染导致急性肾间质炎症。

（2）肾小球病变：急进性肾炎、慢性肾炎加重引起急性肾衰竭。

3. 肾后性

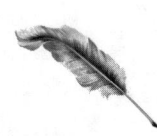

(1) 尿路梗阻：结石、炎症坏死组织、血凝块引起堵塞。
(2) 尿道受压：肿瘤、前列腺增生压迫。
(3) 其他：输尿管术后瘢痕、泌尿系统畸形、神经源性膀胱等。

（二）多尿

1. 生理性　过量饮水或进食含水多的食物，使用利尿剂后。
2. 病理性
(1) 内分泌与代谢障碍：糖尿病（渗透性利尿）、垂体性尿崩症、原发性醛固酮增多症等。
(2) 泌尿系统疾病：肾性尿崩症（对抗利尿激素反应性降低），肾小球硬化、慢性肾炎、肾盂肾炎、肾小管酸中毒、药物等对肾小管损害等损伤肾小管浓缩功能。
(3) 精神疾病：患者自觉烦渴而大量饮水引起多尿。

二、临床表现

（一）尿量改变

1. 症状开始的时间与具体尿量　什么时候开始出现尿量改变的，24h尿量是多少，全天的水摄入量是多少。
2. 原发病　有无休克、大出血、脱水或心功能不全，肾炎、尿路结石、前列腺肥大，其他慢性病史、用药史（如利尿剂）及疗效如何。

（二）身心反应

1. 水或电解质紊乱及酸碱失衡　由于尿量异常，影响水及电解质代谢，极易发生水、电解质紊乱及酸碱失衡。
2. 低蛋白血症　肾病综合征时由于大量蛋白丢失，可导致低蛋白血症。
3. 水肿　低蛋白血症及水钠潴留等因素可导致水肿发生。

三、护理评估

（一）主观资料

1. 症状开始的时间　向患者询问尿量异常发生的时间、过程、起病缓急等。
2. 液体出入量情况　询问患者每日液体摄入量及具体尿量，其他途径液体丢失情况。
3. 原因及诱因　有无休克、大出血、脱水或心功能不全，肾炎、尿路结石、前列腺肥大，其他慢性病史、用药史（如利尿剂）及疗效如何。
4. 伴随症状　如有无水肿、蛋白尿、血尿、多饮多食、消瘦等症状。
5. 意识障碍引起的身心反应　如是否有水、电解质紊乱及酸碱失衡表现，是否有水肿、低蛋白血症等。
6. 处理情况　如抗菌药、降压药等药物名称、剂量、效果，有无不良反应。
7. 既往史　既往有无高血压病、肾病、糖尿病等病史。还应询问服药情况。

（二）客观资料

1. 身体评估　生命体征、神志状态、有无心脏频率、节律的改变，有无杂音、腹部压痛、腹部血管杂音等
2. 实验室检查　血及尿常规、血糖、肝及肾功能、血清电解质、血气分析等。
3. 其他检查　心电图、腹部超声、CT等。

四、相关护理诊断

1. 意识障碍　与代谢废物不能排除有关。
2. 营养失调：低于机体需要量　与蛋白丢失过多有关，与食欲较差有关。

3. 有感染的危险　与机体抵抗力下降有关。
4. 潜在并发症：低蛋白血症，电解质紊乱。

第十三节　意识障碍

意识是大脑的高级功能，是人对自身及外部环境的认识并以语言和躯体行为等进行适宜反应的重要功能。正常人意识清醒，思维活动正常，语言准确，对周围刺激反应灵敏。当某些疾病使高级神经活动受损时，则会发生意识障碍（disturbance of consciousness）。

一、病因与发病机制

（一）病因
引起意识障碍的病因很多，可分为脑部原发性损害和全身病变两大类。

1. 颅脑疾病
(1) 颅脑感染性疾病：如各种脑膜炎、脑炎及脑型疟疾等。
(2) 脑血管病：如脑出血、蛛网膜下腔出血、脑梗死、高血压脑病等。
(3) 颅内占位性病变：如脑肿瘤、脑脓肿等。
(4) 颅脑损伤：脑震荡、脑挫裂伤、颅骨骨折、外伤性颅内血肿等。
(5) 癫痫大发作及癫痫持续状态。

2. 全身性疾病
(1) 缺氧、缺血：各种原因所致的肺泡换气不足（肺炎、肺水肿）、窒息、呼吸肌麻痹、严重心律失常、心力衰竭、心肌损害及心搏骤停等。
(2) 急性感染性疾病：如中毒性痢疾、大叶性肺炎、流行性出血热、败血症、螺旋体及立克次体感染等。
(3) 内分泌与代谢障碍性疾病：如尿毒症、肝性脑病、肺性脑病、甲状腺危象、甲状腺功能减退、糖尿病性昏迷、低血糖、妊娠中毒症、水电解质及酸碱平衡紊乱等。
(4) 外源性中毒：如安眠药、有机磷杀虫药、氰化物、一氧化碳、酒精和吗啡等中毒。
(5) 物理性及缺氧性损害：如高温中暑、溺水、触电、高山病等。

（二）发病机制
由于脑缺血、缺氧、葡萄糖供给不足、酶代谢异常等因素引起脑细胞代谢紊乱，从而导致网状结构功能损害和脑活动功能减退，均可产生意识障碍。意识有两个组成部分，即意识内容与"开关"系统。意识内容即大脑皮质功能活动，包括记忆、思维、定向力和情感活动，另有通过视、听、语言和技巧性运动的复杂反应等与外界保持紧密联系的能力；意识状态是否正常取决于大脑半球功能的完整性。当广泛性大脑半球损害或半球向下移位致使丘脑或中脑受到压迫时，就会引起不同程度的意识障碍。意识的"开关"系统包括经典的感觉传导径路（特异性上行投射系统）和脑干网状结构（非特异性上行投射系统）；意识"开关"系统可激活大脑皮质，并使其维持一定水平的兴奋性，使机体处于觉醒状态，在此基础上产生意识内容；"开关"系统的不同部位与不同程度的损害，可发生不同程度的意识障碍。

二、临床表现

（一）类型与临床表现
根据意识障碍临床表现的不同，可分为嗜睡、意识模糊、昏睡及昏迷四种不同类型。

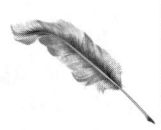

1. 嗜睡（somnolence） 是最轻的意识障碍，是一种病理性的持续睡眠状态，可被唤醒，并能正确回答和做出各种反应，如执行简单的命令性动作、叙述病情等，但当刺激去除后又很快入睡。

2. 意识模糊（confusion） 是意识水平轻度下降，较嗜睡为深的一种意识障碍。患者能保持简单的精神活动，但对时间、地点、人物的定向能力发生障碍。可有错觉、幻觉、思维紊乱、语言不连贯、记忆模糊等。

3. 昏睡（stupor） 患者处于深度睡眠状态，虽在强烈刺激下（如压迫眶上神经，摇动患者身体等）可被唤醒，但很快又进入昏睡。各种随意运动减少或消失，醒时应答含糊或答非所问。

4. 昏迷（coma） 是严重的意识障碍，表现为意识持续的中断或完全丧失。

（1）浅昏迷：意识大部分丧失，无自主运动，对声、光刺激无反应，对疼痛刺激可出现痛苦的表情或肢体退缩等反应。角膜反射、瞳孔对光反射、眼球运动、咳嗽反射、吞咽反射等存在。呼吸、脉搏、血压无明显改变。大小便失禁。

（2）深昏迷：全身肌肉松弛，对各种刺激全无反应。深、浅反射及眼球运动均消失。呼吸不规则，血压下降。

此外，还有一种以兴奋性增高为主的高级神经中枢急性活动失调状态，称为谵妄（delirium）。是在意识清晰度明显下降的情况下，出现精神异常、定向力丧失、感觉错乱（幻觉、错觉）、躁动不安、言语杂乱。谵妄常发生于急性感染的发热期，也见于某些药物中毒（如颠茄类药物中毒、急性酒精中毒）、代谢障碍（如肝性脑病）、循环障碍或中枢神经系统疾病等。

（二）身心反应

1. 发生意外 在意识障碍时，患者的感知能力和对周围环境的识别能力均发生改变，特别是处于意识模糊和谵妄状态时，出现定向力丧失、躁动不安、错觉或幻觉，故易发生意外，严重者可发生自伤或伤及他人。

2. 水或电解质紊乱及营养障碍 由于意识障碍，不能正常进食，影响营养物质及水分摄取，特别是昏迷患者，需靠静脉点滴或鼻饲维持营养，极易发生水、电解质紊乱及营养障碍。

3. 窒息 昏迷患者，吞咽及咳嗽等反射消失，极易发生窒息，危及患者生命。

4. 感染 发生意识障碍时，由于各种反射减弱或消失、长期卧床、排尿及排便不能控制、免疫功能低下等因素，故易发生各种感染，如肺部感染、泌尿系统感染、口腔炎、结膜炎等，造成患者因感染死亡。

5. 褥疮 处于昏迷状态时，患者意识丧失，无自主运动，长期卧床保持同一体位，局部组织受压，加之大小便失禁，极易使局部皮肤受损而发生褥疮。

6. 运动障碍 昏迷患者自主运动能力丧失，可造成肢体肌肉挛缩、关节强直、肢体畸形等，产生运动障碍，影响自理能力。

三、护理评估

（一）主观资料

1. 意识障碍情况 向知情者询问意识障碍发生的时间、过程、起病缓急、表现等。

2. 原因及诱因 询问有无外伤，是否服用药物或毒物，有无接触煤气或酗酒等，以分析意识障碍原因。诱因如高血压患者，由于精神紧张或情绪激动，可诱发脑出血，出现意识障碍；糖尿病患者，由于感染、饮食失调、胰岛素用量不足或停用胰岛素、精神创伤、外伤等，均可诱发酮症酸中毒昏迷；原有肝疾病者，由于上消化道出血，大量利尿、高蛋白饮食、感染等，均可诱发肝性昏迷。

3. 伴随症状 如有无发热、头痛、呕吐、肢体瘫痪等。

4. 意识障碍引起的身心反应 如是否有水、电解质紊乱及营养障碍表现，是否有感染、褥

疮、运动障碍等。

5. 处理情况　如应用抗菌药、降压药、降颅压药等药物名称、剂量、效果，有无不良反应。

6. 既往史　既往有无高血压病、心脏病、肾病、肝病、糖尿病、呼吸系统疾病、癫痫等病史。还应询问服药情况、是否首次发病、以往发生意识障碍与此次有何异同。

（二）客观资料

1. 身体评估　生命体征、意识障碍程度（做语言、疼痛刺激、瞳孔对光反应、角膜反射等检查）、头颅有无外伤及骨折、瞳孔大小、两侧是否对称、皮肤黏膜有无黄疸、出血、肢体运动情况（注意有无单瘫、偏瘫）、神经系统检查如脑膜刺激征、生理反射、病理反射等。

2. 实验室检查　血及尿常规、血糖、肝及肾功能、血清电解质、一氧化碳定量、血培养、脑脊液检查、血气分析等。

3. 其他检查　心电图、脑电图、脑CT等。

四、相关护理诊断

1. 急性意识障碍　与脑出血、糖尿病酮症酸中毒、肝性脑病等有关。
2. 清理呼吸道无效　与意识障碍致咳嗽反射减弱或消失有关。
3. 营养失调：低于机体需要量　与意识障碍不能正常进食有关。
4. 有皮肤完整性受损的危险　与意识障碍长期卧床和（或）与排泄物刺激有关。
5. 有误吸的危险　与意识丧失致咳嗽和吞咽反射减弱或消失有关。
6. 有外伤的危险　与意识障碍有关。
7. 有感染的危险　与意识障碍所致咳嗽与吞咽反射减弱或消失有关，与留置导尿管有关等。
8. 有失用综合征的危险　与意识障碍有关。
9. 潜在并发症：窒息，电解质紊乱。

第十四节　抑　郁

抑郁（depression）是一种以心境低落为主的不愉快情绪体验，是最常见的情绪状态之一。许多人会在其一生的某个时期有过抑郁的情绪体验，多有反复发作的倾向。

一、病因与发病机制

（一）病因

抑郁的常见原因有：

1. 生活事件　对生活中某些应激事件的反应，如亲人逝去、久病不愈、婚姻不幸、人际关系紧张、骨肉分离、经济上的困扰等均可导致孤独、无助、无望或内疚感而产生抑郁情绪。长期的工作及生活的压力、丧偶、骨肉分离、机体功能减退以及自理能力下降等是导致老年人抑郁发生率较高的主要原因。

2. 某些躯体疾病　某些疾病如脑血管意外、库欣综合征、甲状腺疾病、产后感染、贫血等可激发抑郁情绪。各种久病不愈的躯体性疾病也可激发抑郁。

3. 精神疾病　抑郁也可以是某些精神疾病的表现，如抑郁性神经症、其他神经症以及精神分裂症等。

4. 某些药物　某些药物如治疗高血压的药物利舍平、甲基多巴，还有避孕药、激素类、抗结核及抗癌药均可激发抑郁情绪。

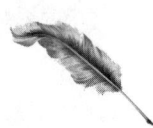

（二）发病机制

目前尚未彻底阐明，但有许多理论，可概括如下：

1. **应激与适应理论** 应激被认为是引起抑郁的重要因素之一，且常与焦虑情绪相伴发生。Engel 认为人对应激事件的反应可分为两类：一类是与焦虑、恐惧和愤怒有关的"或战或逃反应"，主要为交感神经活动增强的表现；另一类是与抑郁、悲观、失望和失助有关的"保存-退缩反应"。在"保存-退缩反应"中，下丘脑-垂体-肾上腺皮质轴活动减弱，迷走神经活动减弱，肾上腺皮质激素分泌增多，外周血管阻力增大，骨骼肌运动减少。长期持续的过度反应可造成免疫功能及再生能力下降而导致各种心身疾病的发生。事实上，人在应激状态下的生理和心理反应十分复杂，抑郁与焦虑情绪可同时出现，亦可先表现为焦虑、恐惧，而随后出现抑郁、绝望。

2. **个性倾向** 抑郁是个体在面对超出其应对能力的威胁时，处于失望、失助状态下所产生的情绪体验。研究发现抑郁性神经症患者的个性具有某些共同特点，如缺乏自信、消极悲观、易于伤感、惯于忧愁等。

3. **生物学理论**

   (1) 遗传因素：各种研究结果提示抑郁性神经症的发生与遗传因素有密切的关系。

   (2) 生理紊乱：认为抑郁是由机体的神经化学、内分泌紊乱引起的，其研究主要集中于儿茶酚胺和吲哚胺对情感的影响。

二、临床表现

（一）心理异常

由于个体的差异、不同的产生原因等，抑郁的严重程度及持续时间不同，临床表现也各不相同。

1. **情绪低落** 可表现为悲伤、沮丧、抑郁、缺乏自信、内疚、自责、无精打采，对那些曾带来快乐的事情或活动失去兴趣或乐趣。随着抑郁的加重可出现无助感、无价值感、无望感或罪恶感，对生活失去兴趣、消极厌世、表情淡漠、不爱说话，甚至产生自杀的想法或企图。

2. **思维和行动迟滞** 主要见于严重抑郁者，表现思维过程缓慢，回答问题需时较长，有时伴有记忆力下降。思维内容多为消极、悲观、不愉快的往事或联想。主动活动减少、生活被动、懒散、回避社交、行动缓慢。严重者可表现为思维困难、难以集中精力和做出决定。

（二）躯体不适

抑郁情绪可引起各种躯体症状，如睡眠障碍，表现为入睡困难、熟睡不醒、早醒、醒后难以入睡等。头痛、头晕、口干、食欲改变而导致体重减轻或增加、疲乏无力、性欲减退、慢性疼痛等。

（三）抑郁对个体的影响

抑郁对个体的影响程度取决于抑郁的严重程度、持续时间及个体的应对能力。同样感到非常抑郁，有的人可继续工作，而有些人可能无法正常工作，甚至生活不能自理。

抑郁患者缺乏自信和主动性，易于退缩而影响与他人关系的建立和维持。社会功能丧失、交流障碍、无力解决问题等均可影响患者正常的生活、工作以及社会交往能力，而这种影响则可能进一步加重抑郁的情绪反应。

三、护理评估

抑郁是一种常见的情绪症状，特别是老年人、慢性患者等更易发生。因此，护理人员在临床工作过程中，应给予足够的重视，以便及时发现，及时给予相应的治疗和护理。处于抑郁状态的人由于情绪退缩、思维过程缓慢、因而在评估过程中应注意降低交谈的语速，给予适当的停顿，

以使患者有足够的时间思考和回答,并注意观察患者的各种反应。评估内容有抑郁的表现与程度、既往病史和家族史、文化背景以及引起应激的各种生活事件等,具体包括:

1．情绪与情感　注意询问和观察有无悲观、沮丧、愁眉不展、无助、无望等情绪与情感变化。

2．躯体不适　有无疲乏无力、食欲及体重下降或增加、慢性疼痛以及睡眠障碍等躯体不适的症状和体征。

3．认知能力　注意有无思维过程缓慢、精力不集中以及决策能力下降等表现。

4．自我概念与自尊　注意有无自责、内疚、自尊下降、感觉毫无用处等表现。

5．人际关系与角色功能　包括家庭关系、社交情况等,注意有无家庭关系紧张、回避社交、对原来感兴趣的活动失去兴趣等。

6．应激与应对能力　主要了解是否存在引起抑郁的生活事件,如久病不愈、婚姻不幸、下岗、退休等,以及对有关生活事件的看法、所采用的应对措施等。

7．相关病史及用药史　注意有无引起抑郁的疾病史及用药史,如甲状腺功能减退、贫血,或服用治疗高血压、抗结核药物等。

8．个性心理特点　注意有无缺乏自信、对周围环境及未来易于采取消极的态度等个性倾向。

四、相关护理诊断

1．个人应对无效　与失业引起的抑郁反应有关,与丧偶引起的抑郁反应有关,与思维过程改变、决策困难有关。

2．焦虑　与担心疾病预后不良有关,与久病不愈有关。

3．睡眠型态紊乱　与抑郁所致悲观自责有关。

4．执行治疗方案无效　与抑郁所致的行为退缩、决策困难有关。

5．活动无耐力　与抑郁悲观的情绪有关。

6．思维过程改变　与严重抑郁所致的行为退缩有关。

7．社交障碍　与严重抑郁所致认知能力改变有关。

8．营养失调:低于机体需要量　与抑郁所致食欲下降有关。

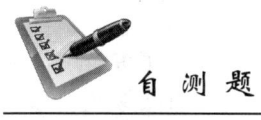

自测题

一、填空题

1．引起发热的病因分为_____和_____两大类,其中以_____发热最多见。

2．心绞痛常在_____诱发下发病,而心脏神经官能症所致的胸痛常在_____后好转。

3．腹痛多由腹腔内脏器的_____性病变或_____性障碍所致,也可因_____脏器病变引起。

4．肺源性呼吸困难分为_____性呼吸困难、_____性呼吸困难和_____性呼吸困难三种类型。

5．酸中毒深大呼吸的特点是呼吸_____、节律_____,可伴有_____。

6．咳嗽是由_____咳嗽中枢受刺激引起,咳嗽时膈肌_____,肺内压_____。

7．心源性水肿最先发生于人体的_____部位,并逐渐_____蔓延,严重者可伴有_____和(或)_____积液。

8. 血液随咳嗽由口腔排出称为_____，常伴有_____；血液由口腔呕出并伴有食物残渣称为_____。

9. 上消化道出血量较多时粪便颜色呈_____，其表面有光泽称为_____便，表示上消化道出血在_____ml以上。

10. 临床上按黄疸发生的机理不同分为_____黄疸、_____黄疸和_____黄疸三种类型。

二、单选题

A_1 型题

1. 哪项是内源性致热源
   A．细菌、病毒或细菌毒素
   B．坏死组织和炎性渗出物
   C．多糖体、淋巴细胞激活因子
   D．白细胞介素-1
   E．抗原抗体复合物

2. 波状热常见于
   A．支气管肺炎
   B．伤寒
   C．霍奇金病
   D．水痘
   E．布氏杆菌病

3. 不规则热见于
   A．结核病
   B．支气管肺炎
   C．渗出性胸膜炎
   D．急性肾盂肾炎
   E．伤寒

4. 中度发热的口腔温度是
   A．37～37.2℃
   B．37.3～38℃
   C．38.1～39℃
   D．39.1～41℃
   E．41℃以上

5. 发绀时血液中还原血红蛋白含量超过
   A．200g/L
   B．100g/L
   C．50g/L
   D．20g/L
   E．5g/L

A_2 型题

6. 患者，女，28岁。体温突然上升达39℃以上，持续数小时，然后又迅速下降至正常水平，发热与无热状态交替出现，双肺未闻及干湿啰音，你认为哪种疾病可能性大
   A．支气管肺炎
   B．伤寒
   C．肺结核
   D．疟疾
   E．布氏杆菌病

7. 若患者的痰液呈浆液性血性泡沫液痰，常提示
   A．轻症急性支气管炎
   B．肺炎球菌肺炎
   C．阿米巴肺脓肿
   D．急性肺水肿
   E．支气管扩张

8. 咳嗽、咳痰最常见的病因是
   A．呼吸道疾病
   B．胸膜疾病
   C．心血管疾病
   D．中枢神经因素
   E．全身性疾病

9. 咳脓臭痰的常见疾病是
   A．急性肺水肿
   B．支气管扩张
   C．阿米巴肺脓肿
   D．急性支气管炎
   E．肺炎球菌肺炎

10. 痰液呈恶臭味提示感染细菌为
    A．厌氧菌
    B．大肠埃希菌
    C．链球菌

D. 肺炎球菌

E. 葡萄球菌

11. 急性左心衰肺水肿患者咯血的特点是

    A. 铁锈色痰

    B. 暗红色痰

    C. 鲜红色痰

    D. 粉红色泡沫样痰

    E. 砖红色泡沫样痰

12. 大咯血致死的重要原因是

    A. 休克

    B. 窒息

    C. 感染

    D. 高热

    E. 昏迷

13. 我国最常见的咯血原因是

    A. 支气管肺癌

    B. 支气管扩张

    C. 肺结核

    D. 风湿性二尖瓣狭窄

    E. 慢性支气管炎

14. 咯血颜色鲜红主要见于

    A. 左心衰竭

    B. 肺结核

    C. 二尖瓣狭窄

    D. 肺炎球菌肺炎

    E. 支原体肺炎

15. 患者,女性,48岁。轻度水肿,以下肢为显著,月经不正常。查体:心、肝、肾未见异常,血常规及尿常规未见异常,结合上述资料应考虑

    A. 心源性水肿

    B. 肝源性水肿

    C. 肾性水肿

    D. 特发性水肿

    E. 营养不良性水肿

A_3 型题(16～17共用题干)

患者,女性,50岁。夜间突然憋醒,坐位于床上,两手支撑在床面上,双肩耸起,气喘,呼吸费力,当晚急诊。查体:口唇发绀,两肺可闻及干湿啰音,心率120次/分,下肢水肿,询问既往史,有高血压病史10余年。辅助检查:心电图 RV_5+SV_1 > 40mm,电轴左偏,T波低平,X线检查,主动脉迂曲、延长,左心室增大,两肺野模糊。

16. 上述病例最可能的诊断是( )

    A. 支气管哮喘

    B. 心源性呼吸困难

    C. 血源性呼吸困难

    D. 神经精神性呼吸困难

    E. 中毒性呼吸困难

17. 除了询问呼吸、循环系统既往史外,询问下列哪项最有意义

    A. 有无蛋白尿、血尿、水肿史

    B. 有无反酸、嗳气、腹痛、腹胀史

    C. 有无多饮、多食、多尿、怕热、多汗史

    D. 有无关节红肿热痛史

    E. 有无过敏史

三、简述题

1. 简述呕血与便血会引起哪些身心反应。
2. 简述黄疸引起的身心反应有哪些。
3. 简述抑郁的护理评估要点。

(叶文静)

第四章 身体评估

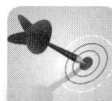

学习目标

通过本章内容的学习，学生应能：

识记：
1. 陈述身体评估的基本方法及注意事项。
2. 陈述一般状态、皮肤及淋巴结、头面颈评估内容及异常改变的主要特征。
3. 陈述胸、腹部体表标志及及各脏器评估的内容及异常改变的临床特点。
4. 陈述脊柱、四肢评估的内容及异常表现。
5. 陈述神经系统评估异常表现的临床意义。

理解：
1. 区分身体评估不同方法的适用范围。
2. 解释身体评估各部位异常表现的临床意义。
3. 分析成人身体评估的异常与疾病关系。

运用：
1. 能够运用正确的视、触、叩、听基本方法，准确判断被评估者的健康状态。
2. 正确演示一般状态、皮肤及淋巴结、头面颈评估基本方法，获取准确资料并判断被评估者健康状态。
3. 正确演示视、听、触、叩诊的基本方法，准确判断被评估者胸、腹部的正常特点及异常变化。
4. 应用脊柱及四肢的基本评估方法，获取准确资料并判断被评估者健康状态。
5. 应用神经系统的基本评估方法，获取准确资料并判断被评估者的健康状态。

第一节 身体评估的基本方法

身体评估（physical examination）是评估者运用自己的感官或借助于一些简单的评估工具（如体温表、听诊器、叩诊锤、血压计、手电筒等）了解被评估者身体健康状况的一组最基本的评估方法。身体评估一般于采集完护理病史后开始。通过系统而全面的身体评估，发现被评估者存在的体征，再结合病情可确认其存在的护理健康问题，并寻找客观依据。在身体评估时评估者应注意：

1. 评估者应举止端庄、态度和蔼、仪表整洁，尽可能当被评估者的面洗净双手。
2. 评估前应向被评估者说明自己的身份、评估的目的和要求，以取得其合作。
3. 评估的环境应具有私密性，光线柔和，室温适宜、安静舒适。评估者站在被评估者的右

侧,充分暴露被评估部位。

4. 评估时要细致、准确、全面,重点突出、操作规范、动作轻柔,力求评估结果准确。

5. 评估应按一定的顺序进行,由头到脚、由前到后、左右对比,以避免不必要的重复或遗漏。

6. 应根据病情变化随时复查,以及时发现新的体征,不断补充和修正评估结果,调整和完善护理措施。

7. 对急、慢性传染病者进行身体评估时,评估者要穿隔离衣、戴口罩和手套,并做好充分隔离、消毒工作。

8. 评估结束后应就评估结果向被评估者做必要的解释和说明。

身体评估的基本方法包括视诊、触诊、叩诊、听诊和嗅诊。要想熟练地掌握和运用这些方法,并使所获得的评估结果具有可靠的评估价值,评估者必须具备丰富的医学理论知识和临床实践经验,具有对所收集资料进行鉴别、综合、分析的能力,才能使收集的资料更精确,更好地指导临床护理工作。

一、视诊

视诊(inspection)是评估者用视觉观察被评估者全身或局部表现的一种评估方法,是身体评估的第一步。视诊可通过评估者的眼睛直接进行观察,也可以利用某些仪器进行观察。视诊方法简便易行,适用范围广,可提供重要的评估资料,但评估者须有渊博的医学知识和丰富的临床经验,并通过深入、细致的观察,才能发现有重要意义的临床征象,否则会出现"视而不见"的情况。

(一)视诊内容

1. 全身状况 注意观察全身一般状态如发育、营养、体型、意识状态、面容与表情、体位、姿势、步态等有无异常。

2. 局部状况 注意观察局部皮肤颜色、舌苔、头、颈、胸廓、腹形、四肢、肌肉、骨骼、关节外形等有无异常。

(二)视诊注意事项

1. 最好在自然光线下进行,夜间的普通灯光常不易辨别黄疸和发绀,苍白和皮疹也不易看清楚。

2. 利用侧面来的光线观察搏动、蠕动、肿物轮廓更清楚。

3. 对特殊部位如鼓膜、眼底等,则需用某些仪器如检耳镜、检眼镜等协助评估。

4. 应充分暴露被评估部位,必要时显露对侧相应部位,以便对比,注意保护被评估者的隐私。

二、触诊

触诊(palpation)是评估者通过手的感觉判断被评估者某一器官及躯体物理特征的一种评估方法。触诊可以补充视诊时未能明确或未观察到的体征,如体温、心尖冲动、摩擦感,以及包块的位置、大小、质地、硬度、压痛、波动、移动度等。手的不同部位对触觉的敏感度不同,其中以指腹和掌指关节的掌面皮肤最为敏感,手背对于温度较为敏感。触诊的适用范围很广,可用于身体各部位,以腹部最为常用。

(一)触诊方法

由于触诊的部位和目的不同,施加压力亦轻重不一,临床上可分为浅部触诊法与深部触诊法。

1. 浅部触诊法(light palpation) 评估者以一手轻轻平放在被评估的部位,利用掌指关节和腕关节的协同动作,轻柔地进行滑动触摸。浅部触诊时手指必须并拢,以右手指腹或掌指关节掌面的平展部分进行触诊(图4-1)。评估每个区域后,手都应抬起并离开腹壁,不能停留在腹

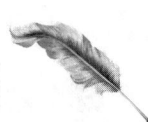

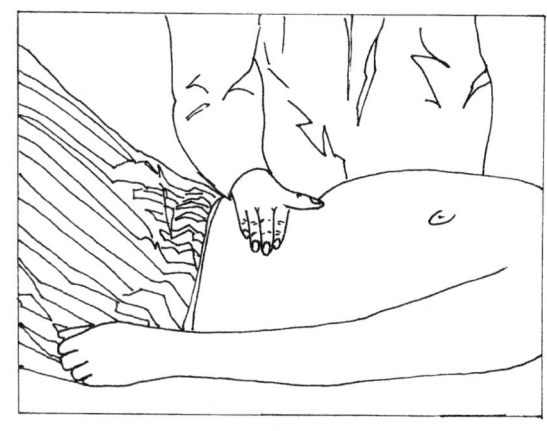
图 4-1　浅部触诊法

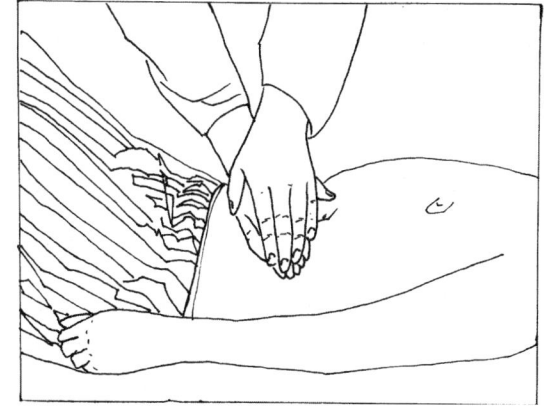
图 4-2　深部滑行触诊法

壁上进行移动，避免用指尖猛戳腹壁。此方法适用于体表浅在病变的评估，如关节、软组织、浅表血管、神经、阴囊和精索等部位；因其不引起被评估者痛苦，也不引起肌肉紧张，因而更有利于评估腹部有无压痛、抵抗感、搏动、包块和某些肿大脏器等。

2．深部触诊法（deep palpation）　评估者以一手或两手重叠，由浅入深，逐渐加压以达深部，察觉腹部异常包块和腹腔内脏器情况。根据评估的目的和手法不同，可分为以下几种：

（1）深部滑行触诊法（deep slipping palpation）：评估时嘱被评估者张口呼吸，尽量放松腹肌；评估者以并拢的 2、3、4 指末端，逐渐触向腹腔深部脏器或包块，并在其上做上下左右的滑动触摸；如为肠管或索条状包块，则应沿与其长轴相垂直的方向进行滑动触诊；也可将另一手加压重叠于触诊的手背上，逐渐压向深部，并带动其滑行触摸（图 4-2）。此方法常用于腹腔深部包块和胃肠病变的评估。

（2）双手触诊法（bimanual palpation）：评估者将左手置于被评估脏器或包块的后部，并将被评估部位或脏器推向右手方向，这样既可起到固定作用，又可使被评估脏器或包块更加接近于体表，有助于右手触诊（图 4-3）。此方法多用于肝、脾、肾和腹腔肿物的评估。

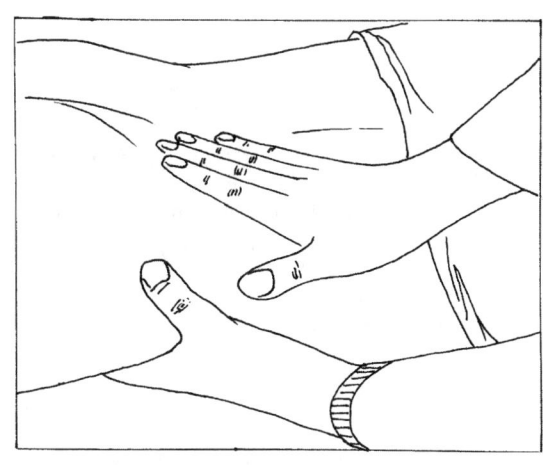
图 4-3　双手触诊法

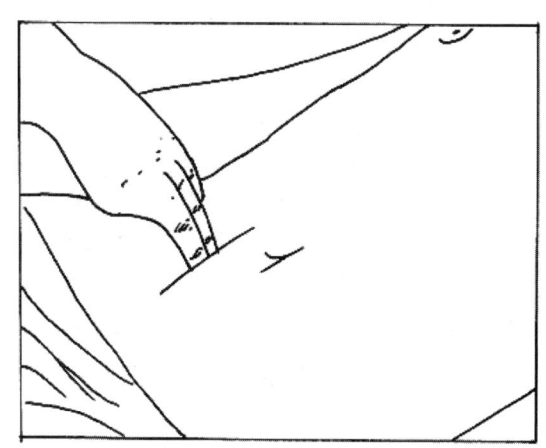
图 4-4　深压触诊法

（3）深压触诊法（deep press palpation）：评估者以右手拇指或并拢的 2～3 个手指逐渐深压，用以探测腹腔深在病变的部位或确定腹腔压痛点（图 4-4），如阑尾压痛点、胆囊压痛点等。在评估反跳痛时，即在深压的基础上迅速将手指抬起，若被评估者瞬时感觉疼痛加重或面部出现痛苦表情，则为反跳痛。

（4）冲击触诊法（ballottement）：又称浮沉触诊法。评估者以 3～4 个并拢的手指取 70°～

90°角，置于腹壁上相应的部位，做数次急速而较有力的冲击动作，在冲击后指端不离开腹壁，会感觉到腹腔内肿大的脏器或包块在指端浮沉（图4-5）。这种方法一般只适用于腹腔内有大量腹水时，肝脾难以触及者。冲击触诊法会使被评估者感到不适，操作时应避免用力过猛。

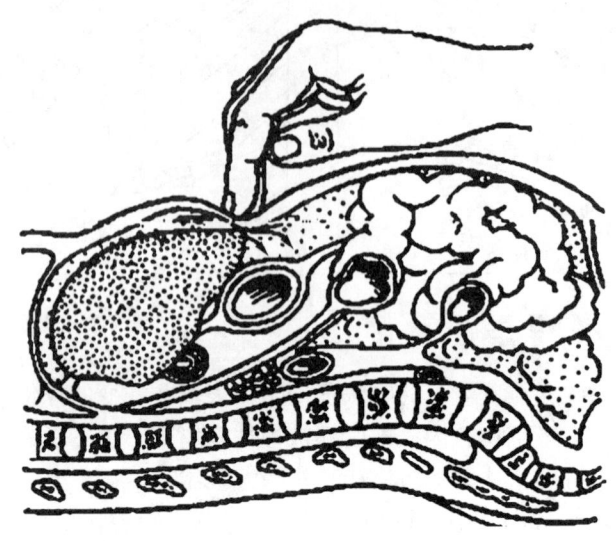

图 4-5　冲击触诊法

（二）触诊注意事项

1. 触诊前应向被评估者讲清评估的目的和怎样配合，评估时手要温暖轻柔，用力适中，避免引起被评估者精神和肌肉紧张，致使不能很好地配合而影响评估效果。

2. 评估下腹部时，应嘱被评估者排尿，以免充盈的膀胱影响深部触诊或被误认为腹腔包块。

3. 触诊时，嘱被评估者取平卧位，屈膝以松弛腹肌，嘱被评估者张口做均匀的腹式呼吸或与被评估者谈话常有助于腹肌更好地放松，以触到随呼吸而移动的脏器，评估脾时亦可嘱被评估者采取右侧卧位。

4. 评估者一般站在被评估者的右侧，面向被评估者，以便随时观察其面部表情的变化。

5. 触诊时要手脑并用，结合病史，边触边想、边想边触，以判断病变的性质和来源。

三、叩诊

叩诊（percussion）是指用手指、手掌、空拳、叩诊锤按一定的方法叩击身体表面某部，使之震动产生音响，根据听到的震动和音响特点来判断被评估部位的脏器有无异常的一种评估方法。主要用于分辨被叩诊组织或器官的位置、大小、形状及密度，在胸、腹部评估尤为重要。

（一）叩诊方法

由于叩诊的目的和手法不同，叩诊的方法可分为直接叩诊法和间接叩诊法。

1. **直接叩诊法（direct percussion）**　评估者用右手2～5个并拢的手指掌面或指端直接拍击或叩击被评估的部位，借拍击或叩击所产生的反响和指下的震动感判断病变情况。此方法适用于胸、腹部面积较广泛的病变或胸壁增厚的被评估者，如大量胸腔积液或腹水、胸膜增厚及粘连等。

2. **间接叩诊法（indirect percussion）**　评估者左手中指第2指节紧贴于叩诊部位，其他手指稍微抬起，勿与体表接触；右手指自然弯曲，以中指端叩击左手中指第2指骨的前端；叩击方向应与叩诊部位的体表垂直（图4-6）。叩诊时应以腕关节和掌指关节活动为主，避免肘关节及肩关节参与运动；叩击后右手中指应立即抬起，以免影响音响的振幅与频率；叩诊时叩击动作要灵活、短促而富有弹性；在一个部位叩诊时，每次只需连续叩击2～3下，时间间隔均等，用力大

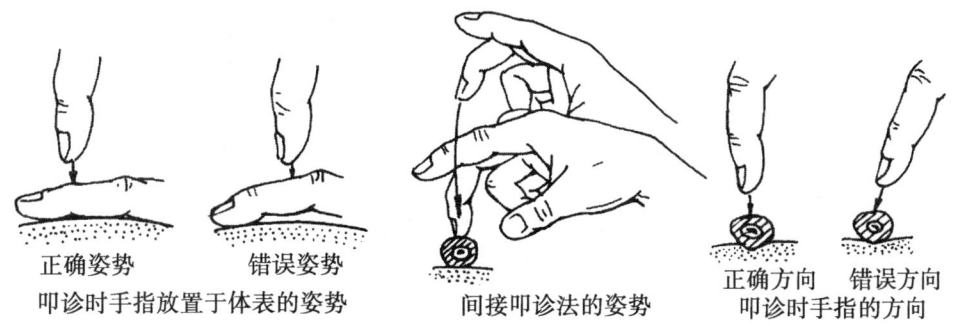

图4-6 间接叩诊法

小相同；如未获得明确印象，可再连续叩击2～3下，不间断地连续叩击，不利于对叩诊音的分辨；叩诊胸壁所产生的震动，仅能使评估者判断深达5～6cm肺组织的病变。

捶叩法也是间接叩诊法的一种。评估者将左手掌贴放在被评估的部位，右手握拳，用尺侧缘捶叩左手背。此方法用于评估深部组织或器官有无叩击痛，如评估肾区、肝区等部位有无叩击痛。

（二）叩诊音

叩诊音（percussion sound）即被叩击部位产生的音响。被叩击部位的组织或器官因其致密度、弹性、含气量及与体表间距离不同，故在叩击时可产生不同的音响。叩诊音根据音响的频率、振幅、持续时间长短的不同，临床上分为清音、鼓音、过清音、浊音和实音。

1．清音（resonance） 是一种音调较低、音响较强、震动持续时间较长的声音。是正常肺部的叩诊音，提示肺组织弹性、含气量、致密度正常。

2．鼓音（tympany） 是一种音调低、音响较清音强，震动持续时间也较长的声音。在叩诊含有大量气体的空腔器官时出现。正常情况下见于左侧前下胸部的胃泡区及腹部，病理情况下见于肺内大空洞、气胸、气腹等。

3．过清音（hyperresonance） 是介于鼓音与清音之间的病态叩诊音，音调较清音低、音响较清音强、震动持续时间更长。正常儿童由于胸壁较薄，可叩得相对过清音；临床上常见于肺组织含气量增多、弹性减弱时，如肺气肿。

4．浊音（dullness） 是一种音调较高、音响较弱、震动持续时间较短的叩诊音。正常情况下，当叩击被少量含气组织覆盖的实质脏器时产生，如心脏或肝被肺组织边缘所覆盖的部分；病理状态下，如肺炎（肺组织含气量减少）所表现的叩诊音。

5．实音（flatness） 亦称重浊音或绝对浊音。音调较浊音更高，音响更弱，震动持续时间更短的叩诊音。正常情况下，见于叩击无肺组织覆盖的实质脏器区域的心脏或肝；病理情况下，见于大量胸腔积液或肺实变等。

（三）叩诊注意事项

1．因叩诊部位不同，被评估者须采取不同的体位，如叩诊胸部时取坐位或卧位，叩诊腹部时取仰卧位。

2．叩诊时环境应安静，以免影响叩诊音的判断；应充分暴露被评估的部位，肌肉尽量放松，注意保护其隐私。

3．叩击力量的轻重应根据评估部位、病变性质、范围大小和位置深浅等具体情况而定。范围小、位置表浅的病变或脏器，宜采取轻（弱）叩诊法；范围较大、位置较深的病变或脏器，则需使用中等强度叩诊法，病灶位于体表达7cm左右时，需使用重（强）叩诊法。

4．叩诊时应自上而下，从一侧至另一侧，并比较两侧对称部位的异同，要仔细分辨不同病

变的振动所引起指下感觉的差异与叩诊音的变化。

四、听诊

听诊（auscultation）是以听觉判断发自机体各部的声音正常与否的一种评估方法。是临床上评估疾病的一项基本技能和重要手段，也是身体评估方法的重点和难点。听诊在评估心、肺疾病中尤其重要，护生只有勤学苦练，反复实践，才能逐步掌握此技术。

（一）听诊方法

1. **直接听诊法（direct auscultation）** 评估者以耳郭贴附于被评估者的体表进行听诊。用此方法所听得的体内声音很微弱，而且既不卫生也不方便，只在某些特殊或紧急情况下才偶尔采用。

2. **间接听诊法（indirect auscultation）** 评估者利用听诊器进行听诊评估的一种方法。此方法方便，可在任何体位时使用，对器官运动所发出的声音，还能起到放大作用，易于听清。此方法的应用范围很广，主要用于心脏、肺和腹部的听诊，还可以用于听取身体其他部位的血管音、皮下气肿音、骨折音等。

通常应用的听诊器由耳件、体件及连接胶管 3 部分组成（图 4-7）。体件有两种类型：一种是钟型，适于听取低调声音，如二尖瓣狭窄的隆隆样舒张期杂音；另一种是膜型，适于听取高调的声音，如主动脉瓣关闭不全的叹气样舒张期杂音等。另外，还有一种硬质听诊器，以小端接耳，大端接被评估部位，多用于听取胎心音。

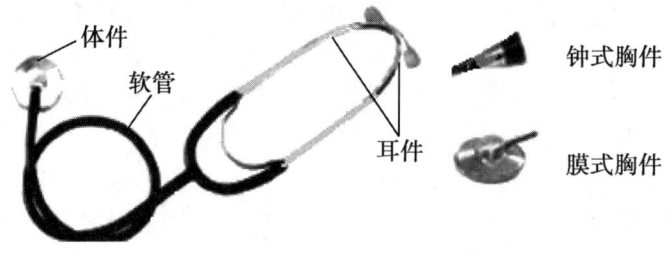

图 4-7 听诊器装置

（二）听诊注意事项

1. 听诊时环境要安静、温暖、避风，以免外界声音的干扰及寒冷时肌束震颤产生附加音，影响听诊效果；不能隔衣听诊，避免体件与衣服摩擦而产生附加音。

2. 听诊前首先应评估听诊器的耳件方向是否正确，管腔是否通畅，胶管是否破裂或漏气。

3. 应用钟型体件时，置于皮肤上不应太紧，以免体件与皮肤摩擦产生附加音；应用膜型体件时，则应紧密地置于皮肤上；因膜型体件对高频声音非常敏感，极度消瘦的被评估者应用钟型体件更为合适。

4. 听诊时注意力要集中，听呼吸音时要排除心音的干扰，听心音时要排除呼吸音的干扰。

五、嗅诊

嗅诊（smelling）是以嗅觉判断发自被评估者的异常气味与疾病之间关系的一种评估方法。这些异常气味常来自于皮肤、黏膜和呼吸道的分泌物，胃肠道的呕吐物和排泄物，以及脓液与血液等。

（一）嗅诊方法

嗅诊时评估者用手将被评估者散发的气味扇向自己的鼻部，然后仔细判断气味的特点与性质。临床工作中通过嗅诊往往能够发现对评估疾病有重要意义的线索。

（二）常见的异常气味及临床意义

1. **呼吸气味** 浓烈酒味见于大量饮酒后，刺激性大蒜味见于有机磷农药中毒，烂苹果味见

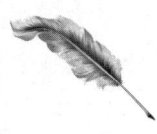

于糖尿病酮症酸中毒，氨味见于尿毒症，腥臭味见于肝性昏迷等。

2．汗液味　正常人汗液无明显气味。如闻及酸性汗味常见于发热性疾病，如风湿热或长期口服解热镇痛药物者；特殊的狐臭味见于腋臭的被评估者。

3．痰液味　血腥味见于咯血者，恶臭味见于支气管扩张或肺脓肿。

4．脓液味　一般脓液有腥味无臭。如有恶臭味应考虑气性坏疽或厌氧菌感染。

5．呕吐物味　单纯饮食性胃内容物略带酸味；幽门梗阻者因食物在胃内滞留时间过长而发酵，呕吐物呈酸臭味；饮酒后呕吐物有酒味；肠梗阻者呕吐物出现粪臭味。

6．粪便味　大便带有腐败性臭味，提示消化不良或胰腺功能障碍；细菌性痢疾，大便有腥臭味；阿米巴痢疾，大便有肝腥味。

7．尿液味　大量吃蒜或有机磷农药中毒，尿液有蒜臭味；膀胱炎时，尿液发酵可出现浓烈氨味。

8．特殊气味　被评估者身上散发出的气味如新烤的面包味见于伤寒，如禽类羽毛味见于麻风，如蜂蜜味见于鼠疫，如鼠臭味见于精神错乱者。

第二节　一般状态评估

一般状态评估是对被评估者全身状态的概括性观察，其评估方法以视诊为主。当视诊不能达到评估目的时，可配合应用触诊、听诊、嗅诊等评估。评估的内容包括：性别、年龄、生命体征、发育与营养、意识状态、面容表情、体位、姿势、步态等。

一、性别

正常人的性别（sex）根据性征特点不难判断。某些疾病可引起性发育和性征的改变。

1．某些疾病的发病率与性别有关，如甲状腺疾病和系统性红斑狼疮以女性多见，而甲型血友病多见于男性，女性罕见。

2．某些疾病会影响性征，如肾上腺皮质肿瘤或长期使用肾上腺皮质激素的被评估者，可导致女性第二性征男性化；肝硬化所致的睾丸功能受损，某些支气管肺癌患者，可使男性乳房发育及皮肤、毛发、脂肪分布及声音等改变。

3．性染色体异常会影响性发育和性征，如性染色体的数目和结构异常可导致两性畸形。

二、年龄

年龄（age）大小一般通过问诊即可了解，但在某些特殊情况下，如意识障碍、濒死或故意隐瞒真实年龄的被评估者，需通过观察判断年龄。方法是观察皮肤的光泽与弹性、肌肉的结实度、毛发的颜色和分布、面部与颈部皮肤的皱纹、牙齿的缺失等情况进行大致的判断。

随着年龄的增长，机体生长发育和生理功能会发生一系列改变，疾病的发生及预后与年龄有着密切的关系。如佝偻病、麻疹、百日咳等多发生于儿童；结核病、风湿热多发生于青少年；动脉粥样硬化、恶性肿瘤多发生于中老年。一般情况下，儿童及青少年病后恢复较快，而老年人则恢复较慢。

三、生命体征

生命体征（vital sign）是评价生命活动存在与否及其质量的重要指标，包括体温、脉搏、呼吸和血压，是身体评估的必需项目。测量方法及正常范围请参见《护理学基础》有关生命体征的

观察与护理部分。测量的体温、脉搏、呼吸、血压值应及时、准确记录于护理病历及体温单上，以监测患者的病情变化。

四、发育与体型

（一）发育

发育（development）通常以年龄、智力和体格成长状态（身高、体重及第二性征）之间的平衡关系来判断。发育正常时，年龄、智力和体格成长状态之间的关系互相适应。各年龄组的身高与体重之间存在一定的对应关系。成年以前，随着年龄增长体格不断生长，至青春期生长速度特别快，称为青春期急激生长（adolescent spurt）。

1. 成人发育正常指标　正常的生长发育与种族、遗传、内分泌、营养状况、生活条件、体育锻炼等内、外因素有密切关系。判断成人发育正常的指标为：①头部的长度等于身高的 1/7～1/8；②胸围等于身高的 1/2；③双上肢展开后，左右最长指尖间距离与身高基本一致；④坐高约等于下肢（耻骨联合上缘至足底）的长度。

2. 发育异常　临床上的病态发育与内分泌的关系最为密切。如在发育成熟前垂体前叶功能亢进，生长激素分泌过多，体格可异常高大，称为巨人症（gigantism）；当垂体功能减退时，体格可异常矮小，称为垂体性侏儒症（pituitary dwarfism）。甲状腺对体格发育具有促进作用，如小儿患甲状腺功能亢进，因代谢增强，食欲亢进，可致体格发育超过正常；甲状腺功能低下时，表现身材矮小、智力低下，称为呆小症（cretinism），也叫克汀病。性激素决定第二性征的发育，当性激素分泌受损，可导致第二性征的改变。如结核、肿瘤等某些疾病破坏性腺的分泌功能，导致男性出现阉人征（eunuochism），表现为上、下肢过长，骨盆宽大、无胡须、毛发稀少、皮下脂肪丰满、外生殖器发育不良、发音女声；女性出现乳房发育不良、闭经、体格男性化、多毛、皮下脂肪减少、发音男声。

（二）体型

体型（habitus）是身体各部发育的外观表现，包括骨骼、肌肉的成长与脂肪分布的状态等。临床上把成年人的体型分为3种类型：

1. 无力型（瘦长型）　身高肌瘦、颈细长、肩窄下垂、胸廓扁平、腹上角小于90°，常有体质性内脏下垂。

2. 超力型（矮胖型）　身短粗壮、颈粗短、面红、肩宽平、胸廓宽阔、腹上角大于90°。

3. 正力型（均称型）　身体各部分结构匀称适中，腹上角90°左右；一般正常人多为此型。

需要注意的是，超力型与无力型并不一定表示病态，正力型也非均代表健康，仅是一种相对的体型分类，一定程度地反映身体的发育和营养状况。

五、营养状态

营养状态（nutritional status）与个体食物的摄入、消化、吸收和代谢等因素有关，并受心理、社会和文化等因素的影响，是评估健康和疾病严重程度的指标之一。

（一）营养状态评估方法

临床上对营养状态的评估需结合被评估者的精神状态、饮食情况，皮肤、毛发、皮下脂肪、肌肉的发育情况，及年龄、身高和体重等指标进行综合判断，常用的方法有：

1. 通过与被评估者交谈了解每日的饮食情况、活动量、心理及精神、社会等因素，认真观察其皮肤、毛发、指甲、皮下脂肪及肌肉发育等全身状态进行综合判断，并习惯上用良好、中等、不良三个等级进行营养状态的描述，其特点见表4-1。

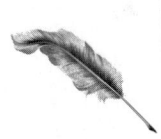

表 4-1 营养状态分级

营养状态	特点
良好	皮肤光泽、黏膜红润，皮下脂肪丰满有弹性，毛发、指甲润泽，肌肉发达、结实
不良	皮肤黏膜干燥、弹性降低，皮下脂肪菲薄，肌肉松弛无力，毛发稀疏无光泽，指甲粗糙
中等	介于两者之间

2. 测量一定时间内的体重增减情况是临床上观察营养状态最常用的方法。可根据被评估者的身高计算出理想体重，再将实际体重与标准体重进行比较。理想体重（kg）=［身高（cm）-100］×0.9（男性）或［身高（cm）-100］×0.85（女性），实际体重在理想体重±10%范围内为正常；低于理想体重的10%～20%时称为消瘦（emaciation），低于20%以上时称为明显消瘦，极度消瘦者又称为恶病质（cachexia）；实际体重高于理想体重的10%～20%时称为超重，超过20%为肥胖（obesity）。亦可计算被评估者的体重质量指数（body mass index，BMI）来衡量体重是否正常：BMI = 体重/身高的平方（kg/m²）；我国成人BMI正常范围为18.5～24；BMI＜18.5为体重过低，BMI＞24为超重，BMI＞28为肥胖。

3. 测量皮下脂肪厚度可作为评价营养状态的参考，常用测量部位如下：

（1）肱三头肌皮脂厚度测量：被评估者手臂放松下垂，掌心对着大腿侧面，评估者站在被评估者背面，以拇指与示指在肩峰和鹰嘴连线中点的上方2cm处捏起皮脂，捏时两指间的距离为3cm，用皮脂卡测量捏起皮脂的厚度，重复测量3次取其平均值。正常范围为男性青年13.1±6.6mm，女性为21.5±6.9mm。

（2）肩胛骨下皮脂厚度测量：被评估者取坐位或俯卧位，手臂及肩部放松，评估者以拇指与示指捏起肩胛下方皮脂。测量方法及标准厚度同前。

（3）脐旁皮脂厚度测量：在腹部锁骨中线平脐的部位测量。方法及标准厚度同前。

（二）异常营养状态

1. 营养不良　主要由于摄食不足或消耗增多引起。轻微或短期的疾病一般不易导致营养状态的异常，长期或严重的疾病易导致营养不良。常见原因有：①摄食障碍，多见于食管、胃肠道、肝、肾及神经系统疾病引起的严重恶心、呕吐导致摄食障碍；②消化障碍，见于胃、肠、胰腺、肝及胆道疾病引起消化液或酶的生成减少影响消化吸收；③消耗增多，长期活动性肺结核、恶性肿瘤、代谢性疾病、内分泌疾病均可引起消耗增多导致营养不良。

2. 营养过度　是由于体内脂肪过多积聚引起。常见原因为摄食过多，摄入量超过消耗量，过剩的营养物质在体内转化为脂肪所致。此外，内分泌、遗传、生活方式和精神因素对肥胖也有影响。按病因可将肥胖分为单纯性肥胖和继发性肥胖两种。

（1）单纯性肥胖：是指无明显内分泌代谢病因，全身脂肪分布均匀，身体各部位无异常表现，常有一定遗传倾向的肥胖者。儿童期表现为生长较快，青少年期可有外生殖器发育迟缓。

（2）继发性肥胖：多由某些内分泌疾病所致。如下丘脑病变引起的肥胖性生殖无能综合征（Frohlich综合征）表现为大量脂肪积聚在面部、腹部、臀部及大腿，女性有生殖器发育障碍、闭经，男性则为女性体型；肾上腺皮质功能亢进症（Cushing）表现为向心性肥胖。

六、意识状态

意识（consciousness）是大脑功能活动的综合表现，即对环境的知觉状态。正常人意识清晰，反应敏锐精确，思维和情感活动正常，语言流畅、准确、表达能力良好。凡能影响大脑功能活动的疾病均可引起不同程度的意识改变，称为意识障碍。判断意识状态多采用问诊，通过与被评估者交谈了解思维、反应、情感、计算及定向力等方面的情况，必要时进行痛觉试验、角膜反射、瞳孔对光反射及腱反射等评估，以判断意识障碍的程度。临床上根据意识障碍的程度分为嗜

睡、意识模糊、谵妄、昏睡以及昏迷，其临床表现及评估方法见第三章第十三节内容。

七、面容与表情

面容（facial features）是指面部呈现的状态，表情（expression）是面部情感的表现。健康人表情舒展，神态安怡。当机体患病时，呈现痛苦、忧虑与疲惫的病容与表情。某些疾病发展到一定程度时，还可出现特征性的面容与表情。因此，观察面容与表情对某些疾病的评估有一定的帮助。临床上常见典型的病态面容（图4-8）及临床意义如下：

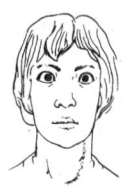 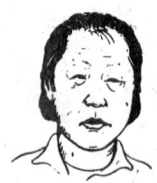 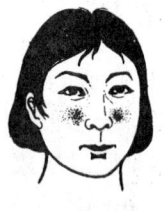 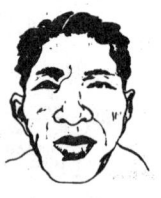 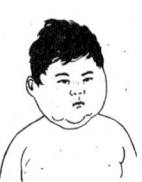

甲状腺功能亢进面容　　黏液性水肿面容　　二尖瓣面容　　肢端肥大症面容　　满月面容

图4-8　常见的病态面容

1．急性病病容　面色潮红，呼吸急促，烦躁不安，鼻翼扇动，口唇疱疹，表情痛苦等；常见于急性发热性疾病如肺炎球菌肺炎、疟疾、流行性脑脊髓膜炎等。

2．慢性病病容　面容憔悴，面色晦暗或苍白，双目无神，体弱无力；见于慢性消耗性疾病如恶性肿瘤、肝硬化、严重结核病等。

3．病危面容（Hippocrates面容）　面颊消瘦，面色苍白或铅灰，表情淡漠，目光无神，眼眶凹陷，鼻骨峭耸；见于大出血、严重休克、脱水、急性腹膜炎等。

4．醉酒样面容　又称"三红"体征。被评估者面部、颈部和上胸部显著潮红充血，似醉酒样面貌；该体征对流行性出血热的早期诊断有重要价值。

5．贫血面容　面色苍白，唇舌色淡，表情疲惫；见于各种原因所致的贫血。

6．肝病面容　面色晦暗，额部、鼻背、双颊有褐色色素沉着；多见于慢性肝疾病。

7．肾病面容　面色苍白，双睑及颜面水肿，舌色淡，舌缘有齿痕；见于慢性肾疾病。

8．甲状腺功能亢进面容　面容惊愕，眼裂增宽，眼球凸出，目光闪烁，兴奋不安，烦躁易怒；见于甲状腺功能亢进症。

9．黏液性水肿面容　面色苍黄，颜面水肿，睑厚面宽，目光呆滞，反应迟钝，眉毛、头发稀疏，舌色淡、舌体肥大；见于甲状腺功能减退症。

10．二尖瓣面容　面色晦暗、双颊紫红、口唇轻度发绀；见于风湿性心脏瓣膜病二尖瓣狭窄。

11．肢端肥大症面容　头颅增大，面部变长，下颌增大并向前突出，眉弓及两颧骨隆起，唇舌肥厚，耳鼻增大；见于肢端肥大症。

12．伤寒面容　表情淡漠，反应迟钝呈无欲状态；见于肠伤寒、脑脊髓膜炎、脑炎等高热衰竭者。

13．苦笑面容　牙关紧闭，面肌痉挛，呈苦笑状；见于破伤风。

14．满月面容　面圆如满月，皮肤发红，常伴痤疮和小须；见于库欣综合征及长期应用糖皮质激素者。

15．面具面容　面部呆板、无表情，似面具样，是由面部表情肌活动受抑制所致；见于帕金森病、脑炎等。

八、体位

体位（position）是指被评估者在休息时身体所持的姿势或位置。体位对某些疾病的评估具有一定的意义，常见的有：

1．自动体位（active position） 身体活动自如，不受限制；见于正常人、轻症或疾病早期。

2．被动体位（passive position） 被评估者不能自己调整或变换身体的位置，见于极度衰弱或意识丧失的被评估者。

3．强迫体位（compulsive position） 为了减轻疾病的痛苦，被评估者常被迫采取某种特殊体位；常见的异常强迫体位及临床意义见表4-2。

表4-2 常见异常强迫体位及临床意义

异常体位	特点	临床意义
强迫仰卧位	仰卧、双腿蜷曲，借以减轻腹肌的紧张	急性腹膜炎等
强迫俯卧位	俯卧，减轻背部肌肉的紧张程度	脊柱疾病
强迫侧卧位	多卧于患侧，可限制患侧胸廓活动而减轻疼痛，并有利于健侧代偿呼吸	一侧胸膜炎或大量胸腔积液者
强迫坐位	坐于床沿，以两手置于膝盖或扶持床边	心、肺功能不全者
强迫蹲位	在活动过程中，因呼吸困难、心悸而停止活动，并采取蹲踞位或膝胸位以缓解症状	先天性发绀型心脏病
强迫停立位	在步行时由于心前区疼痛突然发作，常被迫立刻站住	心绞痛等
辗转体位	因腹痛辗转反侧、坐卧不安	胆石症、胆道蛔虫症、肠绞痛等
角弓反张位（图4-9）	颈及背部肌肉强直，以至头向后仰，胸腹前凸，背过伸，躯干呈弓形	破伤风及小儿脑膜炎

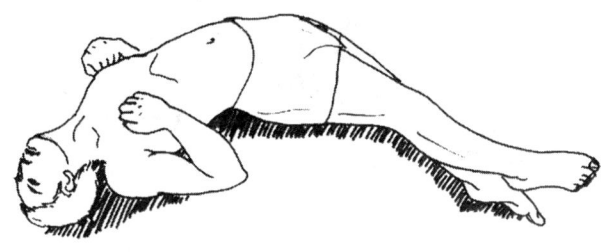

图4-9 角弓反张位

九、姿势

姿势（posture）是指行为举止的状态。健康成人躯干端正，肢体活动灵活自如，步态稳健。正常的姿势主要依靠骨骼结构和各部分肌肉组织的紧张度来保持，但亦受机体健康状况及精神状态的影响，如疲劳或情绪低沉时出现垂肩、驼背、弯腰、拖拉等蹒跚姿态。被评估者由于疾病的影响而出现一些特殊的姿势，如颈椎疾病多呈现颈部活动受限，充血性心力衰竭者多采取坐位，胃、十二指肠溃疡或胃肠痉挛性疼痛者常捧腹而行。

十、步态

步态（gait）是指走动时所表现的姿态。健康人的步态因年龄、机体状态和所受训练的影响而有不同的表现，如小儿往往急行或小跑，青壮年矫健快速，老年人则常为小步慢行。被评估者往往因疾病影响，引起异常的步态，常见的病态步态（图4-10）及临床意义有：

1．蹒跚步态（waddling gait） 走路时身体左右摇摆似鸭行，见于佝偻病、大骨节病等。

2．醉酒步态（drunken gait） 行走时躯干重心不稳，步态紊乱如醉酒状，见于小脑疾病、酒

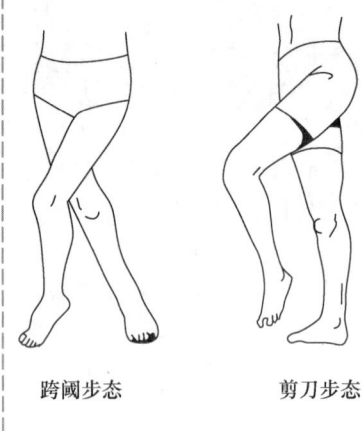

跨阈步态　　　剪刀步态

图 4-10　常见的病态步态

精中毒、巴比妥中毒等。

3. **慌张步态**（festinating gait）　起步后小步急速趋行，身体前倾，有难以止步之势，见于帕金森病。

4. **共济失调步态**（ataxic gait）　被评估者行走时犹如踩棉花的感觉，起步时一脚高抬，骤然垂落，且双目向下注视，两脚间距很宽，以防身体倾斜，闭目时则不能保持平衡，见于脊髓疾病。

5. **跨阈步态**（steppage gait）　患足下垂，行走时必须抬高下肢才能起步，见于腓总神经麻痹。

6. **剪刀步态**（scissor gait）　由于双下肢肌张力增高，尤以伸肌和内收肌张力增高明显，下肢僵直，移步时下肢内收过度，两腿交叉呈剪刀状，见于脑性瘫痪与截瘫者。

7. **间歇性跛行**（intermittent claudication）　步行中因下肢突发性酸痛乏力，被评估者被迫停止行走，休息片刻后才能继续走动；多见于高血压、动脉粥样硬化者。

身体评估时应注意评估者的准备、周围环境、患者体位、评估顺序、动作规范及恰当解释及说明等。基本方法包括视诊、触诊、叩诊、听诊和嗅诊。

第三节　皮肤、浅表淋巴结评估

一、皮肤

皮肤本身的疾病很多，许多疾病在病程中可伴随多种皮肤病变和反应，有的是局部，有的是全身。评估时主要观察皮肤的颜色、湿度、弹性、皮疹、出血点及紫癜、水肿及瘢痕等。皮肤病变的评估一般通过视诊来观察，视诊时应在良好的自然光线下进行，有时需要配合触诊评估。

（一）颜色

皮肤的颜色（skin color）与毛细血管的分布、血液的充盈度及色素量的多少、皮下脂肪的厚薄有关。正常皮肤红润有光泽，病理情况下可出现异常，常见的有：

1. **苍白**（pallor）　皮肤黏膜苍白可由贫血、末梢毛细血管痉挛或充盈不足所致。见于寒冷、惊恐、虚脱、休克及主动脉瓣关闭不全等。

2. **发红**（redness）　皮肤发红是由于毛细血管扩张充血，血流加速及红细胞量增多所致。生理情况下见于运动、饮酒后；病理情况下见于发热性疾病如肺炎球菌肺炎、肺结核、猩红热等，阿托品中毒皮肤燥而红，一氧化碳中毒皮肤呈樱红色，皮肤持久性发红可见于库欣综合征及真性红细胞增多症。

3. **黄染**（stained yellow）　皮肤呈黄色，疾病早期或轻微时出现于巩膜及软腭黏膜，较明显时见于皮肤；常见于胆道阻塞、肝细胞损害或溶血性疾病。黄疸时皮肤可呈柠檬色、橘黄色、黄绿色或暗黄色等，主要与血中胆红素增加的程度及性质有关；过多食用胡萝卜、南瓜、橘子汁等蔬菜或果汁，也可使皮肤黄染，但发黄的部位多在手掌、足底皮肤，而不在巩膜或口腔黏膜；长期服用带有黄色素的药物，如呋喃类药物，可使皮肤黄染，但以角膜周围最明显。

4. **发绀**（cyanosis）　皮肤黏膜呈青紫色，常出现于口唇、耳郭、面颊及肢端；见于还原血红蛋白或异常血红蛋白血症，临床意义见第三章第五节内容。

5. **色素沉着**（pigmentation）　是由于表皮基底层的黑色素增多以致部分或全身皮肤色泽加

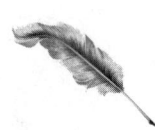

深。生理情况下，身体的外露部分，以及乳头、腋窝、生殖器官、关节、肛门周围等处色素较深，如果这些部位的色素明显加深，或者其他部位也出现了色素沉着，才具有评估意义。棕褐色至棕黑色色素沉着，常见于慢性肾上腺皮质功能减退；此外，肝硬化、肝癌晚期、肢端肥大症、黑热病、疟疾以及使用某些药物如砷剂、抗癌药等皆可引起不同程度的皮肤色素沉着；妇女在妊娠期，面颊、额部可出现棕褐色对称性色素斑片，称为妊娠斑，分娩后多可逐渐消失；老年人全身或面部散在的色素斑，称为老年斑。

6. 色素脱失（depigmentation） 正常皮肤皆含有一定量的色素。色素脱失是由于酪氨酸酶缺乏使体内的酪氨酸不能转化为多巴而形成黑色素的缘故。临床上常见的色素脱失有：①白癜，为多形性大小不等的色素脱失斑片，发生后可逐渐扩大，但进展缓慢，没有自觉症状，也不引起生理功能改变；见于白癜风，偶见于甲状腺功能亢进、肾上腺皮质功能减退及恶性贫血等；②白斑，多为圆形或椭圆形色素脱失斑片，面积一般不大，常发生在口腔黏膜和女性外阴部，部分白斑可发生癌变；③白化症，全身皮肤和毛发色素脱失，由于先天性酪氨酸酶合成障碍引起，属于遗传性疾病。

（二）温度和湿度

皮肤的温度（temperature）通常可用指背摸测被评估者的额部或全身皮肤，可粗略判断有无发热。全身皮肤温度升高见于各种发热的疾病、甲状腺功能亢进等；局部皮肤温度增高者见于疖肿、丹毒等局部炎症；全身温度降低见于休克、甲状腺功能减退等；肢端皮肤温度降低可见于雷诺病。

皮肤的湿度（moisture）与汗腺分泌功能有关，出汗多者皮肤比较湿润，出汗少者比较干燥。正常人在气温高、湿度大的环境中出汗增多是生理的调节功能。在病理情况下发生出汗增多或无汗，具有一定的评估意义。①多汗：指汗腺分泌过多，常见于风湿病、结核病、甲状腺功能亢进、布氏杆菌病、佝偻病、脑炎后遗症等；②无汗：指全身性或局限性的无汗液分泌，多见于维生素 A 缺乏症、黏液性水肿、硬皮病、尿毒症和脱水等；③盗汗：夜间熟睡后出汗，是结核病的重要征象；④冷汗：手脚皮肤发凉却大汗淋漓，常见于休克和虚脱。

（三）弹性

皮肤弹性（elasticity）与年龄、营养状态、皮下脂肪及组织间隙所含液体量的多少有关。儿童及青年皮肤紧张富有弹性；中年以后皮肤组织逐渐松弛，弹性减弱；老年人皮肤组织萎缩，皮下脂肪减少，弹性减退。评估方法是用示指和拇指将被评估者手背或上臂内侧皮肤捏起，正常人于松手后皮肤皱褶迅速平复。弹性减弱时，皱褶平复较缓慢，见于长期消耗性疾病或严重脱水者；发热时皮肤弹性增加，是由于血液循环加速，周围血管充盈。

（四）光滑度

皮肤的光滑度（smoothness）随年龄、性别、职业而异。在某些疾病如维生素 A 缺乏症者出现皮肤干燥、粗糙，且在毛囊部有角化性丘疹，大腿、臂部及臀部多见；烟酸缺乏所致的糙皮病常以手背、足面及颈项等处皮肤为明显；黏液性水肿的皮肤常增厚变粗；局部性的皮肤增厚见于皮肤慢性感染（表皮癣菌病）及局部刺激（胼胝）等。

（五）皮疹

皮疹（skin eruption）多为全身性疾病的表现之一，是临床上评估某些疾病的重要依据。皮疹的种类很多，见于传染病、皮肤病、药物及其他物质过敏等。

皮疹出现的规律和形态有一定的特异性，发现皮疹时应仔细观察和记录出现与消失的时间、发展顺序、分布部位、形态大小、颜色，压之是否褪色，平坦或隆起，有无瘙痒及脱屑等。临床上常见的皮疹及临床特点见表 4-3。

表 4-3　临床上常见的皮疹及特点

名称	特点	临床意义
斑疹	局部皮肤发红，一般不隆起皮肤表面	斑疹伤寒、丹毒等
玫瑰疹	鲜红色圆形斑疹，直径 2～3mm，由病灶周围的血管扩张导致，指压可使皮疹消退，松开后又复出现，多散在于前胸和上腹部	伤寒和副伤寒特征性改变
丘疹	局部皮肤发红，病灶凸出皮面，触之较硬，呈椭圆形、圆形或多形，直径约在 1cm 内，由表皮或真皮浅层炎细胞浸润或代谢物沉积所致	药疹、麻疹和湿疹
斑丘疹	丘疹周围有皮肤发红的底盘	药疹、猩红热和风疹
荨麻疹	稍隆起于皮面的苍白色或红色的片状丘疹，一般发生快，大小不等，形态不一，常伴瘙痒，是速发皮肤变态反应所致	药物或异质蛋白过敏

（六）皮下出血

皮下出血（subcutaneous hemorrhage）是临床上常见的体征，常见于造血系统疾病、重症感染、某些血管损害性疾病以及毒物或药物中毒等。临床上根据其直径大小及伴随情况分为：①瘀点，指皮肤黏膜下出血直径小于 2mm；较小的瘀点应注意与红色的皮疹或小红痣进行鉴别，皮疹受压时一般可褪色或消失，瘀点和小红痣受压后不褪色，但小红痣于触诊时可感到稍高于皮面，且表面发亮。②紫癜，指皮肤黏膜下出血直径在 3～5mm。③瘀斑，指皮肤黏膜下出血直径大于 5mm。④血肿，片状出血伴皮肤显著隆起者。

（七）蜘蛛痣与肝掌

蜘蛛痣（spider angioma）是皮肤小动脉末端及许多向外辐射的扩张毛细血管所形成的血管痣，形似蜘蛛，故称蜘蛛痣（图 4-11）。慢性肝病患者手掌大、小鱼际肌处皮肤常发红，加压后褪色，称为肝掌（liver palm）。

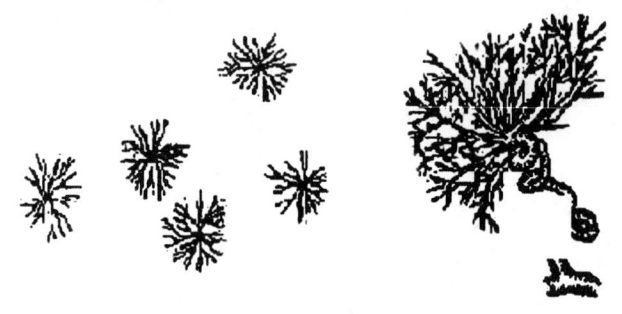

图 4-11　蜘蛛痣

1．分布区域及评估方法　蜘蛛痣多出现于上腔静脉分布的区域内，如面、颈、手背、上臂、前胸和肩部等处。评估时，用棉签或火柴杆压迫蜘蛛痣的中心（即中央小动脉干），其辐射状小血管网即消退，去除压力后又复出现。

2．临床意义　常见于急、慢性肝炎或肝硬化者，某些正常人或健康妇女在妊娠期偶见几个蜘蛛痣，不一定具有临床意义。一般认为蜘蛛痣、肝掌的出现与肝对雌激素的灭活作用减弱有关。

（八）水肿

水肿（edema）是指皮下组织细胞内及组织间隙液体积聚过多使组织肿胀。用手指加压后组织出现凹陷，称为凹陷性水肿；黏液性水肿及象皮肿（丝虫病）尽管组织肿胀明显，但受压后并无组织凹陷，称为非凹陷性水肿。水肿的评估应以视诊和触诊相结合，仅凭视诊虽可评估明显水肿，但不易发现轻度水肿。临床上根据水肿的程度可描述为轻、中、重度（表 4-4），其临床意义见第三章第八节相关内容。

表4-4 水肿的分度

程度	特点
轻度	水肿仅见于眼睑、眶下软组织、胫骨前、踝部皮下组织,指压后可见组织轻度下陷,平复较快
中度	全身组织均可见明显水肿,指压后可出现明显或较深的组织下陷,平复缓慢
重度	全身组织严重水肿,身体低位皮肤紧张发亮,甚至有胸腔、腹腔等浆膜腔积液,外阴部亦可见明显水肿

(九)压疮

压疮(pressure sore)又称压力性溃疡,为局部组织长期受压,持续性缺血、缺氧、营养不良引起的皮肤损害。易发生于枕部、耳郭、肩胛部、脊柱、肘部、髋部、骶尾部、膝关节内外侧、内外踝、足跟等身体受压较大的骨突部位。临床上常应用压疮危险度评估量表(表4-5)预测压疮发生的可能性。对已发生的压疮,根据受压皮肤的特点,分为4期:①淤血红肿期,此期皮肤红肿,有触痛;②炎性浸润期,红肿扩大、变硬,表面由红转紫,并有水疱形成;③浅表溃疡期,水泡逐渐扩大、溃破、继发感染;④坏死溃疡期,坏死组织侵入真皮下层和肌肉层,感染向深部扩展,可破坏深筋膜,继而破坏骨膜及骨质。压疮的护理措施见《护理学基础》相关内容。

表4-5 压疮危险度评估量表

病区	床号		姓名	性别		年龄		住院号		
危险因素/评分	分值	项目	日期							
意识状态	4	意识清晰								
	3	反应迟钝								
	2	意识模糊								
	1	木僵/昏迷								
活动能力	4	行动自如								
	3	辅助可行								
	2	能够坐起								
	1	长期卧床								
肢体活动度	4	完全能动								
	3	稍微限制								
	2	极度限制								
	1	不能活动								
进食情况	4	进食足够								
	3	进食不足								
	2	进食量少								
	1	不能进食								
尿失禁/皮肤受潮	4	皮肤干爽								
	3	偶有受潮								
	2	经常受湿								
	1	持续受湿								
皮肤情况	4	皮肤正常								
	3	颜色异常								
	2	温度异常								
	1	干燥(脱水/水肿)								

评分范围6～24分,总评分:
压疮危险评分等级:6～12分:高度危险
　　　　　　　　13～18分:中度危险
　　　　　　　　19～23分:低度危险
　　　　　　　　24分:无危险

(十) 皮下结节

皮下结节（subcutaneous nodules）无论大小均应触诊评估，评估时应注意皮下结节出现的部位、大小、硬度、活动度、有无压痛等。临床上常见的皮下结节有：①风湿小结，出现于关节附近长骨骺端，无压痛，绿豆大小的圆形硬质小结节；②欧氏（Osler）结节，为突起于皮肤的小结，如小米或高粱米粒大小，局部皮肤可发黄或呈粉红色，压痛明显，多发生于手指尖、足趾跖面、大小鱼际肌及足跟等处，见于感染性心肌炎；③脂肪瘤，系由分化良好的脂肪组织构成，位于皮下组织内，触之柔软，无压痛，境界清楚，多为扁平状或分叶状、可活动的局限性肿块，皮肤表面正常，结节生长缓慢。

(十一) 瘢痕

瘢痕（scar）是指皮肤外伤或病变愈合后结缔组织增生形成的斑块。外伤、感染及手术等均可在皮肤上遗留瘢痕，常作为曾患某些疾病的证据。如癫痫患者摔伤后常出现额部与面部瘢痕；患过皮肤疖疮者在相应部分可遗留瘢痕；患过天花者，在面部或其他部位有多数大小相似的瘢痕；颈淋巴结结核者常遗留颈部瘢痕。

二、淋巴结

淋巴结（lymph node）分布于全身，一般评估只能发现身体各部浅表淋巴结的变化。正常的浅表淋巴结很小，直径多在 0.2～0.5cm 之间，质地柔软，表面光滑，与毗邻组织无粘连、无压痛且不易触及。

(一) 浅表淋巴结分布

浅表淋巴结呈组群分布，一个组群的淋巴结收集一定区域内的淋巴液，局部炎症或肿瘤可引起相应区域的淋巴结肿大。全身浅表淋巴结分布部位如下：

1. 头、颈部淋巴结分布（图4-12）①耳后、乳突区的淋巴结：收集头皮范围内的淋巴液；②颈深部淋巴结上群（胸锁乳突肌上部）：收集鼻咽部淋巴液；③颈深部淋巴结下群（胸锁乳突肌下部）：收集咽喉、气管、甲状腺等处的淋巴液；④锁骨上淋巴结群：左侧多收集食管、胃等器官的淋巴液；右侧多收集气管、胸膜、肺等处的淋巴液；⑤颌下淋巴结群：收集口腔底部、颊黏膜、齿龈等处的淋巴液；⑥颏下淋巴结群：收集颏下三角区内组织、唇和舌部的淋巴液。

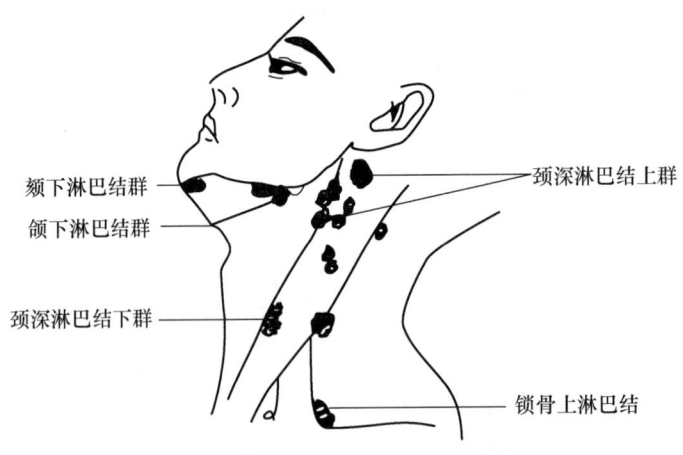

图4-12 头、颈部淋巴结分布

2. 腋窝淋巴结分布（图4-13）分为5群，主要收集躯干上部、乳腺、胸壁等处的淋巴液。①外侧淋巴结群：位于腋窝外侧壁；②胸肌淋巴结群：位于胸大肌下缘深部；③肩胛下淋巴结群：位于腋窝后皱襞深部；④中央淋巴结群：位于腋窝内侧壁近肋骨及前锯肌处；⑤腋尖淋巴结群：位于腋窝顶部。

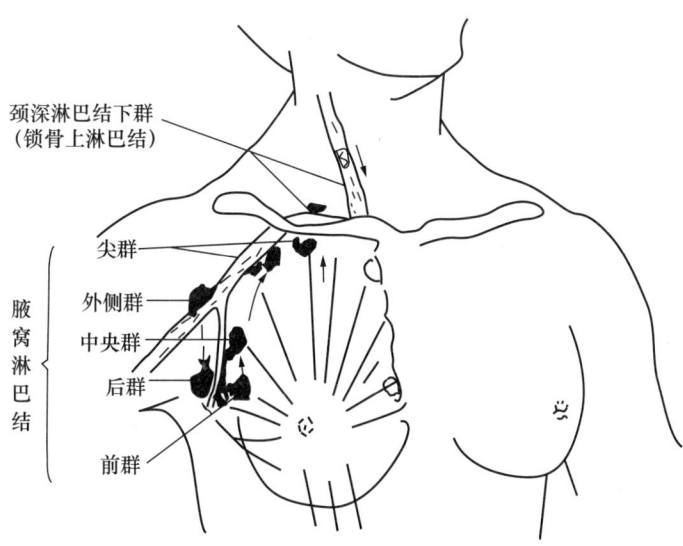

图 4-13 腋窝淋巴结分布

3. 腹股沟淋巴结群　收集下肢及会阴部回流的淋巴液。

（二）评估方法

评估浅表淋巴结时，主要应用滑行触诊法，并按一定的顺序进行，以免发生遗漏。评估时一般按耳前、耳后、乳突区、枕骨下区、颌下、颏下、颈后三角、颈前三角、锁骨上窝、腋窝、滑车上、腹股沟、腘窝等顺序进行。

1. 头、颈部淋巴结　被评估者最好取坐位，评估者面向被评估者，手指并拢紧贴评估部位，由浅入深进行滑行触摸；触诊时被评估者头稍低，或头偏向评估侧，以使皮肤和肌肉松弛，便于触摸。

2. 锁骨上淋巴结　让被评估者取坐位或仰卧位，头部稍向前屈，评估者面对被评估者或站在被评估者后面，示指与中指并拢，用双手由浅入深进行触摸（图 4-14）。

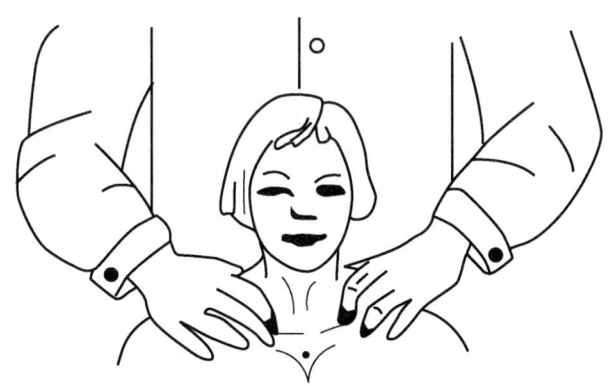

图 4-14 锁骨上淋巴结评估

3. 腋窝淋巴结　评估者面向被评估者，用一手扶持被评估者前臂并抬高约 45°，另一手手指并拢稍屈指关节进行触诊。触诊时先由近胸壁向上逐渐达腋窝顶部滑动触摸，然后依次触诊腋窝后→内→前壁，再翻掌向外，将被评估者上臂下垂，触诊腋窝外侧壁。注意右手评估左侧，左手评估右侧，由浅入深触摸直达腋窝各群淋巴结。

4. 滑车上淋巴结　评估者以左（右）手扶托被评估者左（右）前臂，以右（左）手在尺骨鹰嘴上方滑车上部位由浅入深进行触摸，分别评估两侧滑车上淋巴结。

评估时如果发现某部位淋巴结肿大时,应注意大小、数目、硬度、压痛、活动度,注意有无粘连、局部皮肤有无红肿、瘢痕、瘘管等,并应寻找引起淋巴结肿大的原发病灶。

(三) 肿大淋巴结的临床意义

1. 局限性淋巴结肿大

(1) 非特异性淋巴结炎:由引流区域的急、慢性炎症所引起,如急性化脓性扁桃体炎、齿龈炎可引起颈部淋巴结肿大。急性炎症初期,肿大的淋巴结柔软、有压痛、表面光滑、无粘连,肿大至一定程度即停止。慢性炎症时,淋巴结较硬,最终淋巴结可缩小或消退。

(2) 淋巴结结核:常发生于颈部血管周围,多发、质地稍硬、大小不等,可相互粘连或与周围组织粘连在一起,晚期破溃后可形成瘘管,时愈时破,愈合后形成瘢痕。

(3) 恶性肿瘤淋巴结转移:转移的淋巴结质地坚硬,或有橡皮样感,表面光滑,无压痛,易与周围组织粘连而固定。如肺癌可向右侧锁骨上窝或腋窝淋巴结转移;胃癌多向左侧锁骨上窝淋巴结转移,称 virchow 淋巴结,为胃癌、食管癌转移的标志。

2. 全身性淋巴结肿大 肿大的淋巴结可遍及全身,大小不等,多无压痛,无粘连;见于传染性单核细胞增多症,急、慢性淋巴结炎,淋巴瘤,各型急、慢性白血病等。

第四节 头部、面部评估

头部及其器官是人体最重要的外形特征之一。头部的评估包括头发、头皮、头颅,面部的评估包括颜面器官如眼、耳、鼻、口、腮腺等部位。头部、面部评估一般以视诊为主,必要时配合触诊进行。

一、头部评估

(一) 头发和头皮

头发(hair)评估应注意颜色、疏密度、脱发的类型及特点。头发的颜色、曲直、疏密度因种族遗传因素而不同,儿童和老年人头发较稀疏,随着年龄的增长由于毛发根部的血运和细胞代谢减退,头发可逐渐减少或色素脱失,形成秃发或白发。评估时要注意毛发改变的特点、异常分布的发生部位及形态。毛发异常增多常见于一些内分泌疾病,如库欣综合征、长期使用肾上腺皮质激素及性激素者;毛发脱落多见于斑秃、伤寒、脂溢性皮炎、黏液性水肿、垂体功能减退症及应用抗癌药物后等。头皮(scalp)评估需分开头发观察头皮颜色、有无头皮屑、头癣、疖痈、外伤、血肿及瘢痕等。

(二) 头颅

头颅(skull)的评估应注意大小、形状和活动情况。头颅的大小以头围来衡量,测量方法是用软尺自眉弓绕到颅后经枕骨粗隆测量一周的长度。头围在发育阶段的变化为:新生儿约34cm,出生后的前半年增加8cm,后半年增加3cm,第二年增加2cm,第三、四年内约增加1.5cm,4~10岁共增加约1.5cm,到18岁可达53cm或以上,以后几乎不再变化。头颅大小异常及畸形常见有以下几种(图4-15):①小颅,小儿囟门多在12~18个月内闭合,如囟门过早闭合可形成小头畸形,常伴智力障碍;②巨颅,表现为额、顶、颞、枕部突出膨大,颜面很小,头皮静脉充盈,

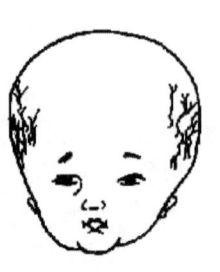

方颅 尖颅

图 4-15 头颅异常

由于颅内压增高，压迫眼球，形成双目下视，巩膜外露的特殊表情，称落日现象，常见于脑积水；③方颅，前额部左右突出，头顶平坦呈方形，多见于佝偻病或先天性梅毒；④尖颅，亦称塔颅，头顶部尖突高起，造成与颜面比例异常，这是由于矢状缝与冠状缝过早闭合所致，见于先天性尖颅并指（趾）畸形，即 Apert 综合征。

（三）头部运动异常

头部的运动异常，视诊时即可发现。如头部活动受限，见于颈椎疾患；头部不随意颤动，见于帕金森病；与颈动脉搏动一致的点头运动见于主动脉瓣关闭不全。

二、面部评估

面部（face）为头部前面不被头发遮盖的部分，除面部器官本身的疾病外，许多全身性疾病在面部及其器官上都有特征性表现，因此面部及其器官的评估对某些全身性疾病的判断具有重要的参考价值。

（一）眼

眼的评估应按由外到内、先右后左的顺序进行。

1．眼眉（eyebrow）　正常人眉毛内侧与中间部分比较浓密，外侧部分较稀疏；如果眉毛外 1/3 部位过于稀疏或脱落，多见于黏液性水肿、垂体前叶功能减低症、麻风病等。

2．眼睑（eyelids）　覆盖在眼球表面，分上、下眼睑。评估时注意眼睑有无水肿、下垂、活动受限、硬结或压痛，睑缘有无内、外翻及倒睫，睑裂有无大小异常或不对称。常见病变有：眼睑水肿见于肾炎、慢性肝病、营养不良和贫血等；双侧眼睑闭合障碍见于甲状腺功能亢进；单侧眼睑闭合障碍见于面神经麻痹等；单侧上睑下垂见于蛛网膜下腔出血、白喉、脑脓肿、脑炎及外伤等引起的动眼神经麻痹；双侧眼睑下垂见于先天性睑下垂，重症肌无力等；眼睑内翻见于沙眼。

3．泪囊（lacrimal sac）　位于泪囊窝内，顶端为盲端。注意观察泪囊部位皮肤有无红肿、压痛、瘘管及隆起，压挤泪囊有无分泌物溢出，触诊泪腺有无压痛及包块。评估方法是嘱被评估者向外上方看，评估者用一手拇指轻压其眼内眦下方，挤压泪囊，观察有无泪液或分泌物自泪点溢出；如泪点有脓性分泌物溢出，多见于慢性泪囊炎。

4．结膜（conjunctiva）　结膜分睑结膜、穹窿部结膜与球结膜三部分。评估上睑结膜时需翻转眼睑，其方法是嘱被评估者向下看，评估者以拇指和示指轻轻捏起被评估者上睑中央部皮肤，并向前下方牵拉使眼睑稍离开眼球，然后示指尖稍向下压迫睑板上缘，拇指将皮肤向上捻转，将眼睑翻开注意观察有无充血、苍白、出血点、血管模糊、乳头增生、滤泡形成、瘢痕形成等；评估后轻轻向前下牵拉上睑，同时嘱被评估者向下看，使眼睑恢复正常位置。评估下睑结膜时，嘱被评估者向上看，用示指将下眼睑向下翻开，即可暴露评估部位。

临床常见结膜病变有：结膜充血见于结膜炎、角膜炎；结膜苍白见于贫血；结膜有散在、数量不等的出血点，见于亚急性感染性心内膜炎；结膜有充血、分泌物，见于急性结膜炎；睑结膜有颗粒、滤泡、瘢痕见于沙眼；大片的结膜下出血，见于高血压病、动脉硬化等。

5．眼球（eyeball）外形与运动

（1）眼球突出（exophthalmos）：双侧眼球突出见于甲状腺功能亢进，被评估者除眼球突出外，还可出现以下眼征（图 4-16）：① Stellwag 征，瞬目减少；② Graefe 征，眼球下转时上睑不能相应下垂；③ Mobius 征，眼球集合运动减弱；④ Joffroy 征，眼球上视时无额纹出现。如单侧眼球突出，多由于局部炎症或眶内占位性病变所致。

（2）眼球下陷（enophthalmos）：双侧眼球下陷见于严重脱水，老年人由于眶内脂肪组织萎缩亦有双眼球内陷；单侧眼球下陷见于霍纳（Horner）综合征，并伴有单侧眼睑下垂、瞳孔缩小、同侧面部无汗，由该侧颈、胸交感神经麻痹或被压迫所致。

（3）眼球运动：评估者将目标物（手指尖或棉签），置于被评估者眼前 30～40cm 处，嘱被

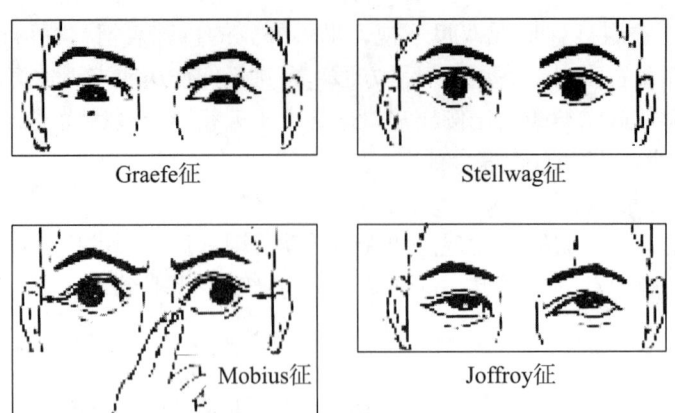

图 4-16 甲状腺亢进症眼征

评估者固定头部位置，眼球随目标物的指示移动，按左→左上→左下，右→右上→右下 6 个方向的顺序进行，每一方向代表双眼的一对配偶肌功能，如有某一方向运动受限则提示该对配偶肌功能障碍。双侧眼球可发生一系列有规律的快速往返运动，称眼球震颤，运动的方向以水平方向常见，垂直和旋转方向较少见；评估方法是嘱被评估者眼球随评估者指示的方向（水平或垂直）运动数次后停下，观察是否出现震颤；眼球震颤常见于耳源性眩晕、小脑疾患等。

眼球运动还受动眼、滑车、外展三对脑神经支配，当这些神经麻痹时，会出现眼球运动障碍，表现为斜视并伴有复视，称为麻痹性斜视；多由脑炎、脑脓肿、脑肿瘤、脑血管疾病等引起。

（4）眼内压：可采用指压法和眼压计测量。应用指压法时，嘱被评估者下视（不能闭眼），用两示指交替轻按上眼睑，判断其软硬度，如发现眼球张力异常，需用眼压计进行测量。眼压减低见于眼球萎缩或脱水，增高见于青光眼。

6. 巩膜（sclera） 正常为透明瓷白色。巩膜黄染常见于病毒性肝炎，胆总管结石，钩端螺旋体病；中年以后在内眦部可出现黄色斑块，为脂肪沉着所形成，此种斑块呈不均匀分布，应与黄疸鉴别；血液中其他黄色色素成分增多（如药物、食物等）也可引起巩膜黄染，一般出现在角膜周围或在该处最明显，应注意鉴别。

7. 角膜（cornea） 评估时观察其透明度，注意有无白斑、云翳、软化、溃疡、新生血管等。常见病变有：角膜干燥或软化见于维生素 A 缺乏；角膜周围血管增生见于严重沙眼；角膜边缘出现黄色或黄褐色的色素环，环的外缘较清晰、内缘较模糊，称为 Kayser-Fleischer（凯 - 费）环，常见于肝豆状核变性；部分老年人在角膜边缘及周围出现灰白色浑浊环，是类脂质沉着的结果，无临床意义。

8. 虹膜（iris） 注意虹膜纹理、颜色、边缘形态。常见病变有：充血、肿胀呈暗红色，纹理模糊不清，见于虹膜睫状体炎；有裂孔见于虹膜前粘连、外伤、先天性虹膜缺损等。

9. 瞳孔（pupil） 瞳孔为重危患者的重要监测项目，可提示中枢神经的一般功能状况。评估时要注意观察瞳孔大小、形状，双侧是否等大、等圆，对光反射是否敏捷、迟钝或消失，集合反射是否存在。

（1）瞳孔大小和形状：正常人两侧瞳孔等大，呈圆形，直径为 3～4mm。生理情况下，婴儿、老年人及在光亮处瞳孔较小；青少年、精神兴奋或在暗处瞳孔可见扩大。病理情况下，瞳孔缩小见于吗啡、氯丙嗪等药物过量或有机磷、毒蕈中毒；瞳孔扩大见于阿托品、可卡因等药物反应；双侧瞳孔大小不等，提示颅内病变，如脑外伤、脑肿瘤、脑疝等。

（2）瞳孔对光反射：评估时光源从侧方照入瞳孔，观察瞳孔的收缩情况。正常人瞳孔经光照射后立即缩小，移开光源后瞳孔迅速复原，称直接对光反射。当光源照射一侧瞳孔时，对侧瞳孔也立即缩小，称间接对光反射（评估时用一手挡住光源，以免对侧瞳孔受光线的直接照射）。瞳孔对光反射迟钝或消失,见于昏迷患者;两侧瞳孔散大并伴有对光反射消失见于濒死状态的患者。

(3) 集合反射（调节与会聚反射）：嘱被评估者注视1m外评估者的手指,然后将手指逐渐移近眼球约10cm处,正常人瞳孔缩小（调节反射）,同时双侧眼球向内聚合（会聚反射）。甲状腺功能亢进时集合反射减弱,动眼神经功能受损时,调节反射和会聚反射均消失。

10. 视力（visual acuity） 是指视网膜黄斑中心凹的视力；分为远视力和近视力两类。近视力通常指阅读能力,评估时用近距离视力表；被评估者在距视力表33cm处,能看清"1.0"行视标者为正常视力。远视力评估常采用国际通用的视力表进行测试：评估时让被评估者距视力表5m远,安置视力表高度为"1.0"行视标与被评估者眼同高,分别检查双眼,以能看清视力表"1.0"行视标者为正常；如在1m处不能辨认"0.1"行视标者,改为数手指测试,即辨认护士所示的手指数；如手指移动至被评估者眼前5cm处仍不能数清者,改为指动测试；如不能看到眼前手动者,再检测其光感是否存在,如光感消失,即为失明。视力评估异常临床意义见《五官科护理学》相关内容。

（二）耳

耳（ear）是听觉和平衡器官,分外耳、中耳、内耳三个部分。

1. 外耳 评估时注意耳郭外形、大小、位置和对称性,有无畸形、瘢痕、瘘口、结节；外耳道有无红肿、溢液、流脓及疼痛,皮肤有无充血、肿胀等。耳郭皮下如触及小而硬的痛性结节,多为尿酸钠沉着物,称为痛风石,对痛风的评估有重要意义；外耳道如有黄色液体流出并有痒痛者为外耳道炎；外耳道内有局部红肿疼痛并有耳郭牵拉痛则为疖肿；有脓液流出并有全身症状,则应考虑急性中耳炎；有血液或脑脊液流出,则应考虑颅底骨折。

2. 中耳 评估时将被评估者耳郭向后上方（小儿向后下方）牵拉,使外耳道成一直线,然后将耳镜插入外耳道进行观察。注意耳膜颜色,有无内陷、外凸、穿孔等；鼓膜穿孔见于外伤、中耳炎。

3. 乳突（mastoid） 乳突内腔与中耳道相连。化脓性中耳炎引流不畅时,可蔓延至乳突引起乳突炎,此时乳突有明显压痛,耳郭后方皮肤红肿,严重时可继发耳源性脑膜炎或脑脓肿。

4. 听力（audition） 听力评估方法有粗略法和精确法两种。前者是在静室内让被评估者坐于椅上,用手指堵塞非受检耳,评估者立于背后手持滴哒表或用捻指声从1m以外逐渐移向耳部,直至听到为止；约在1m处听到滴哒声或捻指声为听力正常。后者需使用规定频率的音叉或电测听器进行测试,对明确诊断有重要的价值。听力减退常见于外耳道耵聍或异物、局部或全身动脉硬化、前庭蜗神经损害等。

（三）鼻

鼻（nose）的评估注意其外形、鼻腔黏膜、鼻窦等器官的变化。

1. 鼻的外形 视诊时注意观察鼻部皮肤颜色和鼻的外形改变。鼻梁部皮肤出现红色斑块,病损处高起皮面并向两侧面颊部扩展,见于系统性红斑狼疮；鼻尖和鼻翼部皮肤发红,并有毛细血管扩张和组织肥厚,见于酒渣鼻；鼻腔完全堵塞、外鼻变形、鼻梁宽平如蛙状,称为蛙状鼻,见于肥大的鼻息肉；鞍鼻是由于鼻骨破坏、鼻梁塌陷,见于鼻骨折、鼻骨发育不良、先天性梅毒和麻风病。

2. 鼻翼扇动（flaring of alaenasi） 是指吸气时鼻孔张大,呼气时鼻孔回缩,见于大叶性肺炎、支气管哮喘和心源性哮喘发作时。

3. 鼻中隔 正常人鼻中隔多数稍有偏曲。严重的高位偏曲可压迫鼻甲,引起神经性头痛,也可引起鼻出血。鼻中隔穿孔时,可听到鼻腔中有哨声,评估时用小型手电筒照射一侧鼻孔,可见对侧有亮光透入,穿孔多为鼻腔慢性炎症、外伤等引起。

4. 鼻出血（epistaxis） 鼻出血多为单侧,见于外伤、鼻腔感染、局部血管损伤、鼻咽癌、鼻中隔偏曲等；双侧出血则多由全身性疾病引起,如高血压病、动脉硬化、流行性出血热、血小

板减少性紫癜、再生障碍性贫血、白血病、血友病、维生素 C 缺乏等。

5. 鼻腔黏膜　急性鼻黏膜肿胀多为炎症充血所致，伴有鼻塞和流涕，见于急性鼻炎；慢性鼻黏膜肿胀多为黏膜组织肥厚，见于慢性鼻炎；鼻黏膜萎缩，鼻腔分泌物减少、干燥，鼻甲缩小，鼻腔宽大，嗅觉减退或消失，见于慢性萎缩性鼻炎。

6. 鼻窦（nasal sinus）　鼻窦为鼻腔周围含气的骨质空腔，共四对（图 4-17），均有窦口与鼻腔相通，当引流不畅时易发生炎症。评估上颌窦时，双手拇指置于鼻侧左右颧部向后按压，其余四指固定在两侧耳后；评估额窦时，评估者双手拇指置于左右眶上缘内侧，用力向后向上按压，其余四指固定在头颅颞侧作为支点；评估筛窦时，双侧拇指分置于鼻根部与眼内眦之间向后按压，其余四指固定在两侧耳后；也可用中指指腹在额窦或上颌窦区叩击判断有无疼痛；因蝶窦的解剖位置较深，不能在体表进行评估。如被评估者在鼻窦部位感觉有压痛或叩击痛，提示为鼻窦炎。

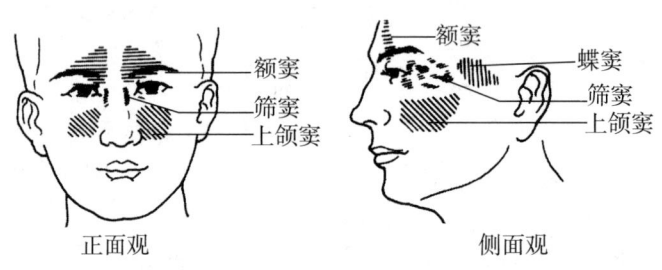

图 4-17　鼻窦解剖位置

（四）口

口（mouth）的评估包括口唇、口腔内器官及组织、口腔气味等。

1. 口唇　健康人口唇红润光泽。评估时注意观察口唇颜色、有无疱疹、口角糜烂、肿胀及唇裂。口唇苍白是由于毛细血管充盈不足或血红蛋白含量减低所致，见于贫血、虚脱及主动脉瓣关闭不全；口唇发绀为血液中还原血红蛋白增加所致，见于心力衰竭和呼吸衰竭等；口唇疱疹为口唇黏膜与皮肤交界处发生成簇的小水泡，半透明，多为单纯疱疹病毒感染所引起，常见于急性感染性疾病如大叶性肺炎、感冒、流行性脑脊髓膜炎等；口角糜烂见于维生素 B_2 缺乏；口唇突然发生非炎症性、无痛性肿胀，见于血管神经性水肿；唇裂亦称兔唇，为先天性发育畸形。

2. 口腔黏膜　正常口腔黏膜光泽呈粉红色。评估时注意观察颜色、有无出血点或瘀斑、黏膜疹、溃疡等。出现蓝黑色斑片状或点状色素沉着，见于慢性肾上腺皮质功能减退；黏膜下大小不等的出血点或瘀斑，见于出血性疾病或维生素 C 缺乏；在相当于第二磨牙的颊黏膜处出现帽针头大小白色斑点，周围绕以红晕，称为麻疹黏膜斑（Koplik's spots），为麻疹的早期特征；黏膜溃疡可见于慢性复发性口疮；鹅口疮（雪口病）为白念珠菌感染，常见于体质衰弱或长期使用广谱抗生素和抗癌药之后；黏膜充血、肿胀并伴有小出血点，称为黏膜疹，见于猩红热、风疹和某些药物中毒。

3. 牙齿及牙龈　视诊时注意牙齿的颜色、形状、数目、序列、有无龋病、缺齿、残根或义齿。有牙齿疾患时应按图 4-18 标好部位。

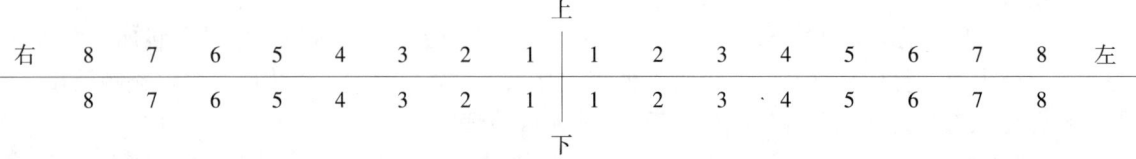

1. 中切牙　2. 侧切牙　3. 尖牙　4. 第一前磨牙　5. 第二前磨牙　6. 第一磨牙　7. 第二磨牙　8. 第三磨牙

图 4-18　牙列

如 $\underline{2|}$ 为右上侧切牙，$\overline{|3}$ 为左下尖牙，$\dfrac{5|}{|8}$ 示右上第二前磨牙及左下第三磨牙为某种病变的部位。

正常牙齿呈瓷白色。黄褐色牙齿常见于饮水中含氟量过高；若中切牙切缘凹陷呈月牙状且齿缝增宽，称哈钦森齿（Hutchinson），是先天性梅毒的重要体征之一；单纯齿缝增宽见于肢端肥大症。

正常牙龈呈粉红色，质坚韧且与牙颈部紧密贴合。牙龈的游离缘出现蓝黑色铅线为慢性铅中毒的表现，铋、汞、砷等中毒时也可出现类似的黑褐色点线状色素沉着，应结合病史予以鉴别；牙龈红肿、龈乳头变钝、刷牙时易出血见于慢性牙龈炎。

4．舌　正常人舌质淡红，表面湿润，覆有薄白苔，伸舌居中，活动自如无颤动。评估时让被评估者将舌伸出，舌尖翘起，左右侧移，以观察舌质、舌苔及舌的活动状态。舌面干燥，舌体缩小见于严重脱水、使用阿托品或放射线治疗等；舌乳头萎缩，舌面呈光滑的粉红色或红色，见于贫血或营养不良；舌呈紫色见于心肺功能不全；舌呈鲜红色，舌乳头肿胀、凸起，见于猩红热或长期发热性疾病；伸舌时有细震颤，见于甲状腺功能亢进；伸舌偏斜见于舌下神经麻痹。

5．咽及扁桃体　咽部分为鼻咽、口咽和喉咽三部分，咽部评估一般是指口咽部。口咽位于软腭平面的下方，会厌上缘的上方，前方直对口腔，软腭向下延续，形成前后两层黏膜皱襞，前为腭舌弓，后为腭咽弓，扁桃体位于腭舌弓与腭咽弓之间的腭扁桃体窝内，腭咽弓的后方称为咽后壁。评估时被评估者面向光源，头略后仰，在张口发"啊"音时，评估者用压舌板压舌前 2/3 与后 1/3 交界处，此时，软腭上抬，即可看到腭咽弓、软腭、腭垂、扁桃体及咽后壁等；注意其颜色、对称性，有无充血、肿胀、分泌物及扁桃体的大小。急性咽炎时，咽部充血、红肿、分泌物增多；慢性咽炎时，咽黏膜表面粗糙，可见呈簇状增生的淋巴滤泡；急性扁桃体炎时，扁桃体肿大、充血，表面有黄白色的分泌物，易于拭去，此可与咽白喉鉴别。扁桃体肿大分为三度（图4-19）：扁桃体未超出咽腭弓为Ⅰ度肿大，超出咽腭弓为Ⅱ度肿大，达到或超出咽后壁正中线为Ⅲ度肿大。

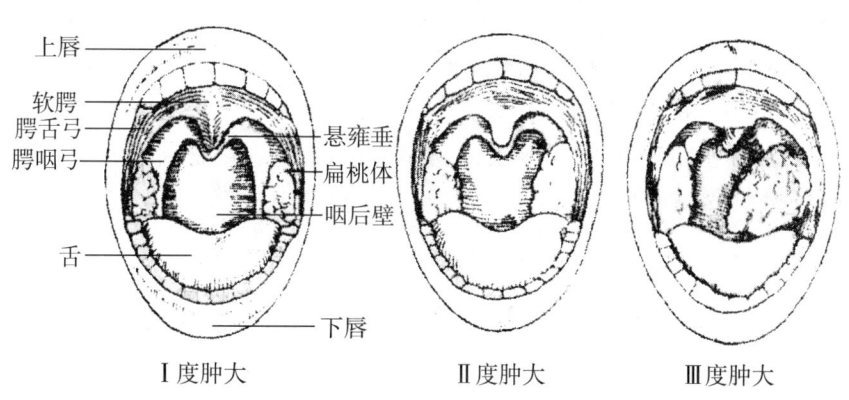

图 4-19　扁桃体肿大分度

6．口腔气味　正常人口腔无特殊气味。饮酒、吸烟的人可有烟酒味，齿龈炎、龋齿、牙周炎、牙石可产生臭味，齿槽脓肿为腥臭味，齿龈出血为血腥味，糖尿病酮症酸中毒者可有烂苹果味，尿毒症者可有尿味，有机磷农药中毒者口腔中能闻到大蒜味。

7．腮腺　腮腺（parotid）位于耳屏、下颌角、颧弓所构成的三角区内，腮腺导管开口于上颌第 2 磨牙对面的颊黏膜上。正常腮腺体薄、质软，触诊时摸不清腺体轮廓；腮腺肿大时可见到以耳垂为中心的隆起，并可触及边缘不明显的包块，评估时注意大小、质地、边缘、硬度、压痛及导管口有无分泌物。腮腺肿大常见于以下疾病：

（1）急性流行性腮腺炎：有流行病史或接触史，腮腺迅速胀大，先为单侧，继而累及对侧，评估时有压痛，伴有发热，急性期可累及胰腺、睾丸或卵巢。

（2）急性化脓性腮腺炎：发生于抵抗力低下的重症被评估者，多为单侧，以耳垂为中心肿大，质硬有压痛，导管口红肿，按压腮腺时导管口有脓性分泌物流出，多见于胃肠道术后及口腔卫生不良者。

（3）腮腺肿瘤：良性肿瘤质韧呈结节状，边界清楚，可有移动性；恶性肿瘤质硬、有痛感，发展迅速，与周围组织有粘连，可伴有面瘫。

第五节 颈部评估

颈部的评估应在平静、自然的状态下进行，让被评估者采取舒适的坐位，解开内衣，暴露颈部和肩部，以视诊、触诊为主，必要时配合听诊。触诊评估时手法应轻柔，当怀疑颈椎有疾患时应更加注意。

一、颈部的外形与分区

正常人颈部直立时两侧对称，静坐时颈部血管不显露。矮胖者颈部较粗短，瘦长者较细长。男性甲状软骨较突出，形成喉结节，女性则较平坦。转头时可见胸锁乳突肌突起。头稍后仰，易观察颈部有无包块、瘢痕和两侧是否对称。为了明确标记颈部病变的部位，根据解剖结构，颈部每侧又分为两个大三角区域。

1．颈前三角　为胸锁乳突肌前缘、下颌骨下缘与前正中线之间的区域。
2．颈后三角　为胸锁乳突肌后缘、锁骨上缘与斜方肌前缘之间的区域。

二、颈部的姿势与运动

正常情况下颈部柔软、直立，坐位时伸屈、转动自如，评估时应注意颈部静态与动态时的改变。如头不能抬起，见于严重消耗性疾病的晚期、重症肌无力、进行性肌萎缩等；头部向一侧偏斜称为斜颈，见于颈肌外伤、瘢痕收缩、先天性斜颈或颈肌挛缩；颈部运动受限并伴有疼痛者，见于软组织炎症、颈肌扭伤、肥大性脊椎炎、颈部肿瘤或结核等；颈部强直为脑膜刺激的体征，见于脑膜炎、蛛网膜下腔出血等。

三、颈部包块

颈部包块原因很多，应根据包块出现的部位、大小、质地、活动度、发生和增长的特点以及全身的情况综合判断。如有淋巴结肿大、质地不硬、轻度压痛，可能为非特异性淋巴结炎；如质地较硬，且伴有纵隔、胸腔或腹腔病变的症状或体征，应考虑恶性肿瘤淋巴结转移；如为全身性、无痛性淋巴结肿大，多见于血液系统疾病；如包块圆形、表面光滑、有囊性感、压迫能使其缩小，可能为囊状瘤；若颈部包块有弹性，可能为囊肿。

四、颈部血管

1．颈静脉　正常人立位或坐位时，颈外静脉常不显露，平卧时可稍见充盈，充盈的水平仅限于锁骨上缘至下颌角距离的下 2/3 以内。若被评估者取 30°～45° 的半卧位时静脉充盈度超过正常水平，称为颈静脉怒张；提示静脉压升高，见于右心功能不全、缩窄性心包炎或上腔静脉阻塞综合征。正常状态下无颈静脉搏动，在三尖瓣关闭不全伴有颈静脉怒张时，可看到颈静脉搏动。一般颈静脉搏动柔和，范围弥散，触诊时无搏动感。

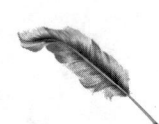

2. 颈动脉 正常人颈部动脉的搏动,在安静时不易看到,只在剧烈活动后心脏搏出量增加时,可见到颈动脉微弱的搏动。如在安静状态下出现颈动脉的明显搏动,多见于主动脉瓣关闭不全、高血压病、甲状腺功能亢进及严重贫血的被评估者。

3. 血管杂音 正常人在颈部大血管区听不到血管性杂音。若听到血管性杂音,应考虑颈动脉或椎动脉狭窄,音量可大可小。如在收缩期听诊明显,多为大动脉炎或动脉硬化所引起;在锁骨上窝处听到杂音,则可能为锁骨下动脉狭窄;若在右锁骨上窝处听到"嗡鸣"样静脉音则可能为颈静脉流入上腔静脉口径较宽的球部所产生,这种杂音用手指压迫颈静脉后即可消失,以此可与伴有甲状腺功能亢进的血管性"嗡鸣"音相区别。

五、甲状腺

甲状腺(thyroid)位于颈前部,呈"H"形,由两个侧叶和连接两侧叶之间的峡部组成,贴于甲状软骨和气管软骨环的前面及两侧,上端达甲状软骨中部,下端平第六气管软骨环(图4-20)。甲状腺正常15～25g,表面光滑,柔软不易触及,做吞咽动作时可随吞咽上下移动,以此可与颈前其他肿块鉴别。

(一)评估方法及内容

1. 视诊 观察甲状腺的大小和对称性。正常人甲状腺外观不突出,女性在青春发育期可略增大。评估时嘱被评估者做吞咽动作,可见甲状腺随吞咽上下移动。如不易辨认时,可嘱被评估者两手放于枕后,头向后仰,再进行观察。

2. 触诊 是甲状腺评估的基本方法,通过触诊甲状腺峡部和侧叶,进一步明确甲状腺的性质。评估方法包括前面触诊法和后面触诊法二种(图4-21)。

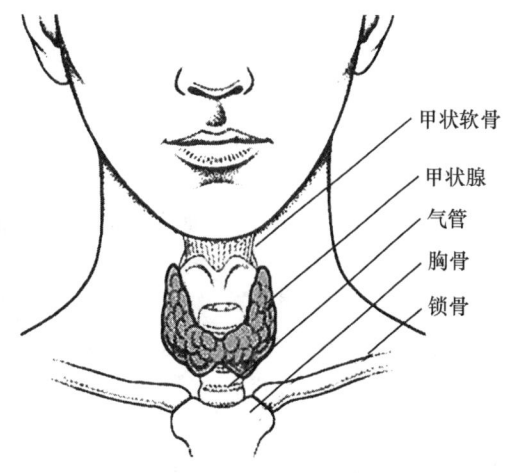

图4-20 甲状腺位置

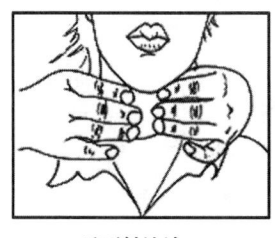 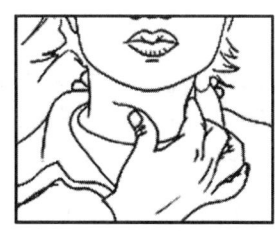 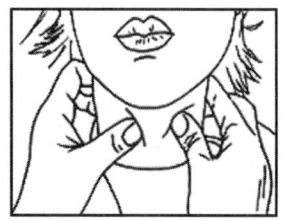

后面触诊法　　　　　　前面触诊法　　　　　　甲状腺峡部触诊

图4-21 甲状腺评估方法

(1)前面触诊法:被评估者取坐位,颈部放松。评估者站在被评估者的前面,触诊甲状腺峡部时,评估者用拇指由胸骨上切迹向上触摸;触诊甲状腺右侧叶时,评估者先将右手拇指施压于左侧甲状软骨上,并将甲状软骨及气管推向对侧,而后将左手示、中指在对侧胸锁乳突肌后缘向前推挤甲状腺,拇指则在胸锁乳突肌前缘进行触摸。用同样方法评估另一侧。配合吞咽动作重复评估。

(2)后面触诊法:被评估者取坐位,颈部放松,头稍前屈。评估者站在被评估者背后,双手拇指放在颈后,用其他手指从甲状软骨峡部及两旁进行触摸。触诊甲状腺右叶时,评估者首先将左手示、中指施压于左侧甲状软骨上,并将甲状腺及气管推向对侧,然后将右手拇指在对侧胸锁乳突肌后缘向前推甲状腺,示指、中指则在胸锁乳突肌前缘进行触摸,用同样方法评估另一侧甲状腺，配合吞咽动作，重复评估。疑甲状腺功能亢进时，触诊时不要用力挤压。

触到肿大的甲状腺要注意肿大的程度、硬度、是否对称，表面是否光滑，有无结节、压痛和震颤，与周围组织有无粘连。

3．听诊　当触到肿大的甲状腺后，用钟型听诊器在肿大的甲状腺上进行听诊，可听到低调的连续的静脉"嗡鸣"音，对评估甲状腺功能亢进很有帮助。另外，弥漫性甲状腺肿伴功能亢进者还可听到收缩期动脉杂音。

（二）临床意义

1．甲状腺肿大的分度　甲状腺肿大可分为三度：不能看出肿大但能触及者为Ⅰ度，能看到肿大又能触及但在胸锁乳突肌前缘以内者为Ⅱ度，超过胸锁乳突肌者为Ⅲ度。

2．临床常见甲状腺疾病特点

（1）甲状腺功能亢进：肿大的甲状腺质地柔软、表面光滑、无压痛，触诊时可有震颤，或能听到"嗡鸣"样血管杂音。

（2）单纯性甲状腺肿：腺体肿大很突出，可为弥漫性，也可为结节性，不伴有甲状腺功能亢进体征。

（3）甲状腺癌：肿块多为单发，触诊时包块可有结节感，不规则，质地坚硬，易粘连固定，往往将颈总动脉包绕在癌组织内，触诊时摸不到颈总动脉搏动。

（4）慢性淋巴性甲状腺炎（桥本甲状腺炎）：呈弥漫性或结节性肿大，峡部更明显，可因病变程度不同，两叶大小相差悬殊，硬韧有压痛，一般不与周围组织粘连。由于肿大的炎性腺体可将颈总动脉向后方推移，因而在腺体后缘可以摸到颈总动脉搏动。

（5）甲状腺腺瘤：多为单发、数厘米大小的圆形或椭圆形实质性肿块，部分可呈囊性，包膜完整，表面光滑，质韧，无压痛。

（6）甲状旁腺腺瘤：甲状旁腺位于甲状腺之后，发生腺瘤时可使甲状腺突出，评估时也随吞咽移动，需结合临床表现加以鉴别。

六、气管

正常人气管居于颈前正中部。评估气管有无移位时，让被评估者取端坐位或仰卧位，两上肢下垂，使颈部处于自然正中位置，评估者将示指与无名指分别置于两侧胸锁关节上，然后将中指置于气管之上，观察中指是否在示指与无名指中间，或以中指置于气管与两侧胸锁乳突肌之间的间隙，根据两侧间隙是否等宽来判断气管有无偏移。如气管向健侧移位，常见于大量胸腔积液、胸腔积气、纵隔肿瘤及单侧甲状腺肿大；气管向患侧移位，常见于肺不张、肺纤维化或胸膜粘连肥厚；气管向下曳动，见于主动脉弓动脉瘤，由于心脏收缩时瘤体膨大将气管压向后下，随心脏搏动可以触到气管的向下曳动。

（田莉梅）

第六节　胸部评估

胸部是指颈部以下腹部以上的区域。胸部评估的目的是判断胸腔脏器的生理和病理状态。胸壁、胸廓和乳房评估主要通过视诊和触诊来完成，心肺评估则需按视诊、触诊、叩诊、听诊的顺序进行。胸部评估应尽量暴露整个胸廓，患者一般取坐位，也可取仰卧位，根据需要也可取特殊体位（如左侧卧位、前倾坐位等）。一般评估顺序为从前胸部开始到侧胸部，最后评估背部。评估过程中应尽量减少变动患者体位的次数，以减轻其痛苦和劳累。

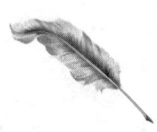

一、胸部的体表标志

胸部评估时可恰当地利用胸廓一些体表的自然标志（图4-22、23）进行画线和分区，通常把这些画线和分区概括为一突、二角、三区、四窝、七线。

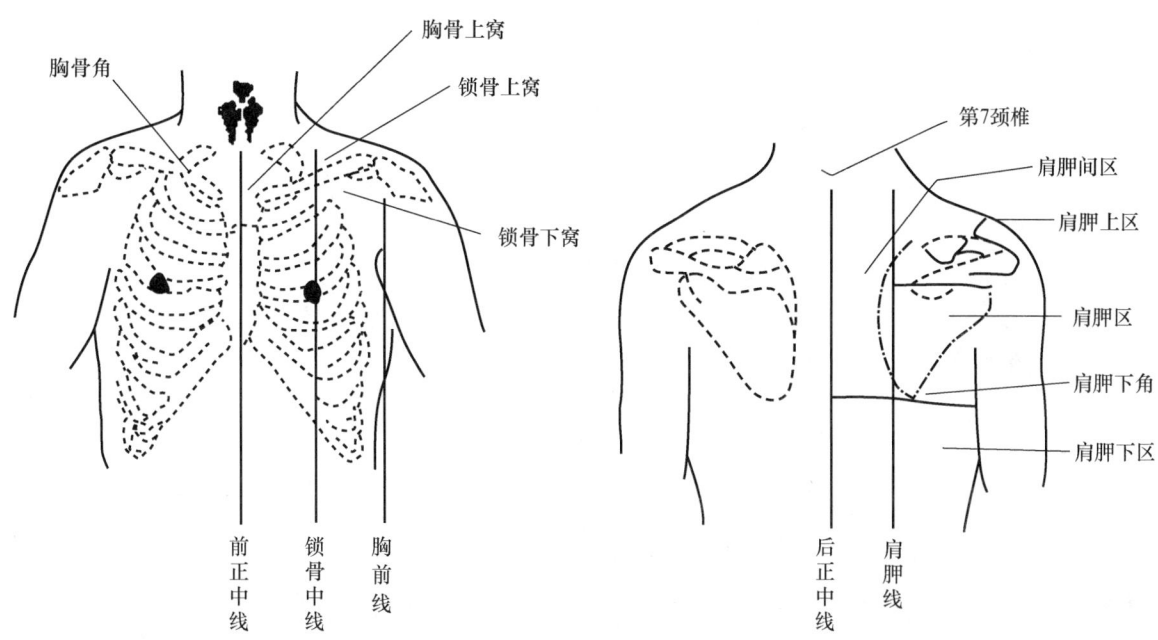

图4-22 胸部体表标志线及分区（正面）　　　图4-23 胸部体表标志线及分区（背面）

（一）一突

指第7颈椎棘突，当低头时更易触及，其下为第1胸椎，它是计数椎体的明显标志。

（二）二角（胸骨角和肩胛下角）

1．胸骨角　又称路易斯角（Louis），在胸骨柄和胸骨体的连接处，形成向前突出的一道横嵴，第2肋软骨在此与胸骨相连，依此计数前胸肋骨和肋间隙（图4-22）。胸骨角相当于气管分叉处、主动脉弓和第4胸椎的水平。它是计数肋间隙的重要标志。

2．肩胛下角（左右）　当人体直立、两臂下垂时，其肩胛下角相当于第7肋骨与第8胸椎水平。

（三）三区

1．肩胛上区（左右）　为肩胛冈以上的区域，相当于上叶肺尖的下部。

2．肩胛下区（左右）　背部两肩胛下角连线与第12胸椎水平线两者之间的区域。后正中线将此区分为左右两区。

3．肩胛间区（左右）　为两肩胛骨内缘之间的区域。后正中线将此区分为左右两区（图4-23）。

（四）四窝（胸骨上窝、锁骨上窝、锁骨下窝和腋窝）

1．胸骨上窝　是指胸骨上方的凹陷部位，气管位于其正中。

2．锁骨上窝（左右）　锁骨上方的凹陷部位，相当于两肺上叶肺尖的上部。

3．锁骨下窝（左右）　锁骨下方的凹陷处，下界为第3肋骨下缘，相当于两肺上叶肺尖的底部。

4．腋窝（左右）　上肢内面与胸壁相连的凹陷部。

（五）七线（前正中线、锁骨中线、腋前线、腋中线、腋后线、肩胛下角线、后正中线）

1．前正中线　通过胸骨正中所做的垂直线。

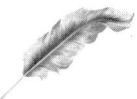

2. 锁骨中线（左右） 锁骨的肩峰端与胸骨端两者连线中点向下所做的垂直线，此线为胸部的重要标志线。

3. 腋前线（左右） 通过腋窝前皱襞所做的垂直线。

4. 腋中线（左右） 通过腋窝顶部的垂直线，即腋前线与腋后线等距离的平行线。

5. 腋后线（左右） 通过腋窝后皱襞的垂直线。

6. 肩胛下角线（左右） 坐位两臂下垂时通过肩胛下角的垂直线。

7. 后正中线 即脊柱中线，通过椎骨棘突的垂直线。

二、胸廓、胸壁与乳房

（一）胸廓

胸廓评估时患者取坐位或立位，裸露全部胸廓，平静呼吸。评估者从前、后、左、右对患者胸廓形态进行全面、详细的视诊评估，必要时可配合触诊，要两侧对比观察。正常胸廓两侧对称，断面呈椭圆形。

成人胸廓前后径短于左右径（横径），前后径与左右径之比约为 1∶1.5（图 4-24a）；小儿和老年人前后径略小于或等于左右径。

1. 扁平胸 胸廓扁平，前后径短于左右径的一半；见于慢性消耗性疾病如长期患肺结核的患者，亦可见于瘦长体型者（图 4-24b）。

2. 桶状胸 胸部前后径增大，与左右径几乎相等，呈圆桶状，两侧肋骨平行，肋间隙增宽饱满；见于支气管哮喘、慢性支气管炎所致的肺气肿，亦可发生于老年或矮胖体型者（图 4-24c）。

3. 佝偻病胸 是佝偻病所致的胸廓病变，多见于儿童。其特点为胸廓前后径略长于左右径，肋骨下缘明显向前突出，胸廓侧壁向内凹陷，状似鸡胸。沿胸骨两侧各肋软骨与肋骨交界处常隆起，形成串珠状，称之为佝偻病串珠。若胸骨前下肋骨向外突出，自胸骨剑突沿膈附着的部位向内陷，形成一沟，称肋膈沟，又称 Harrison（哈里逊）沟。胸骨下端与剑突处明显内陷，称为漏斗胸。

4. 胸廓单侧或局限性变形 胸廓单侧膨隆见于大量胸腔积液、气胸或胸腔肿瘤等，两侧对比，健侧较平坦。胸壁局限性隆起见于心脏扩大、心包积液、主动脉瘤、胸内或胸壁肿瘤等。胸廓单侧或局限性凹陷，可见于肺不张、肺萎缩、肺纤维化、胸膜粘连肥厚等，健侧有代偿性肺气肿时则较患侧隆起。

5. 胸廓畸形 因脊柱畸形所致，严重时出现脊柱前凸、后凸、侧凸或侧后凸，使胸部两侧不对称，肋间隙增宽或变窄。胸腔内器官与体表标志关系改变。严重脊柱畸形者，可引起呼吸、循环功能障碍。常见于脊柱结核，发育畸形，佝偻病等（图 4-24d）。

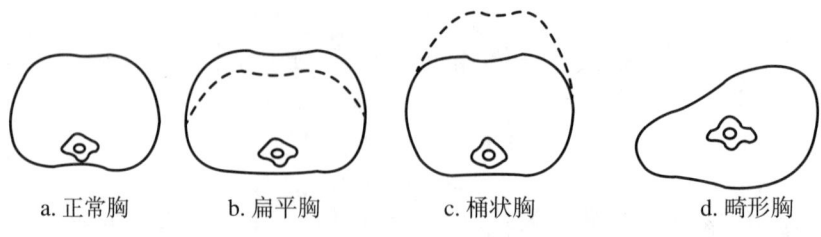

a. 正常胸　　b. 扁平胸　　c. 桶状胸　　d. 畸形胸

图 4-24　胸廓前后径与横径示意图

（二）胸壁

胸壁评估主要通过视诊和触诊来完成，病情允许时，以坐位为好。被评估者面对亮光，与评估者对面正坐。评估背部时，被评估者上身稍前倾，两手抱肘。

评估胸壁时除应注意营养状态、皮肤颜色、淋巴结及肌肉发育等外，还应注意以下内容：

1. 静脉 正常胸壁的静脉不易见到，如有明显的静脉充盈或曲张，则为病态。当血流方向自上而下时，为上腔静脉梗阻，反之为下腔静脉梗阻。

2. 皮下气肿 气体存积于皮下时，称为皮下气肿。用手按压时有握雪感或捻发感，用听诊器听诊时，可听到类似捻头发的声音。胸壁皮下气肿是由肺、气管、胸膜损伤或病变后，气体逸出存积于疏松的皮下所致，也可由产气杆菌感染而引起。

3. 胸壁压痛 正常胸壁无压痛，在肋间神经炎、肋骨软骨炎、胸壁软组织炎及肋骨骨折时，可有局部压痛。急性白血病时，胸骨有压痛。

4. 肋间隙 肋间隙有无狭窄或饱满。吸气时肋间隙回缩提示呼吸道阻塞使吸气时气体不能顺利地进入肺内。肋间隙膨隆见于大量胸腔积液、张力性气胸或严重肺气肿患者。此外，胸壁肿瘤、主动脉瘤及婴儿和儿童心脏明显增大者，其局部相应的肋间隙亦常膨出。

（三）乳房

乳房位于前胸部胸大肌和胸筋膜的表面，乳头在乳房前中央突起，呈圆形柱状，大约位于锁骨中线第4肋间隙。正常儿童和男性的乳房多不明显。男性乳房在乳头下方有少量的乳房组织，但与其他皮下组织非常相似，较难分辨。女性乳房在青春期后逐渐长大，呈半球形，乳头也较大，乳头和乳晕色泽较深。成年女性乳房位于第2肋骨至第6肋骨之间，内侧至胸骨线旁，外侧可达腋中线，乳房的外上部向腋窝呈角状延伸。妊娠和哺乳期乳腺腺体增生，乳房明显增大，乳晕扩大，颜色加深。停止哺乳后，乳腺萎缩，老年妇女乳房萎缩更加明显。乳房评估应在光线明亮处，患者取坐位或仰卧位，解开上衣，使双侧乳房充分暴露，两臂下垂、叉腰或双臂高举，主要做视诊和触诊：

1. 视诊 应注意双侧乳房的形状、大小、是否对称、有无皮肤色泽异常和乳头内陷、溢液，乳房有无水肿、瘘管、溃疡及皮肤回缩等。

（1）乳房局限性隆起或凹陷：皮肤呈橘皮样改变，乳头上牵或内陷，表浅静脉扩张，为乳腺癌表现。

（2）乳房红、肿、热、痛：严重时破溃或形成瘘管，常为乳腺炎表现。

（3）乳房瘘管及溃疡形成：可为乳房结核或脓肿。

（4）男性乳房发育：见于体内雌激素增多及灭活减低，如肝硬化、肾上腺皮质激素分泌过多、睾丸功能不全、肺癌等疾病。

观察乳房后，还应仔细观察腋窝和锁骨上窝有无变色、包块、水肿、溃疡、瘘管及瘢痕等。

2. 触诊 为便于评估和记录，通常以乳头为中心分别做一垂直线和水平线，将乳房分为外上、外下、内上、内下4个象限。触诊时，先评估健侧，后评估患侧。评估者的手指和手掌应平放在乳房上，轻施压力，依次按外上、外下、内下、内上4个象限的顺序由浅入深进行滑动触摸，最后评估乳头。对乳房的质地、弹性、有无压痛及肿块等应加倍注意。

（1）质地与弹性：硬度增加、弹性减退，提示局部皮下组织浸润，可为炎症或癌肿所致。如乳头弹性减退，应考虑为乳腺癌的可能性。

（2）压痛：明显压痛多为炎症，月经前乳房可有压痛，乳腺囊性增生亦可有压痛，但乳腺癌很少有压痛。

（3）包块：正常乳房腺体可以触及，应与乳腺囊性增生及肿块相鉴别。触及肿块时应注意其部位、外形、大小、数目、质地、活动度以及有无压痛、边缘是否清楚、与周围皮肤及组织是否有粘连等。如肿块边缘光滑、外形整齐、质软、呈囊性、可伴压痛、无粘连多为良性肿瘤；如肿块不光滑、边界不清、与周围组织粘连、质硬、移动度差、无压痛，多为恶性肿瘤。

三、肺和胸膜

肺和胸膜的评估是胸部评估的重点之一，评估环境要温暖，被评估者一般取仰卧位或坐位，充分暴露胸部。仰卧位时，光线应从上方直接照射在患者的胸部，其他部位如背部、侧胸部亦要求上方光线直接照射。坐位评估时，最好请患者端坐在评估椅上，肌肉松弛，双上肢自然下垂。肺和胸膜的评估一般包括视诊、触诊、叩诊和听诊四部分。

（一）视诊

视诊的内容为呼吸运动、呼吸频率、节律及深度的变化。重点掌握呼吸类型、频率、节律、深度的变化及其临床意义。

1．呼吸运动

（1）胸式呼吸与腹式呼吸：正常人呼吸时胸廓起伏两侧对称。根据呼吸运动类型，又分为胸式呼吸和腹式呼吸。男性及儿童的呼吸以膈肌运动为主，胸廓下部及上腹部的动作比较明显，形成腹式呼吸；女性的呼吸则以肋间的运动为主，形成胸式呼吸。胸式呼吸减弱而腹式呼吸增强，可见于肺炎、肺水肿、重症肺结核、大量胸腔积液和气胸、肋间神经痛和肋骨骨折等。腹式呼吸减弱而胸式呼吸增强见于腹膜炎、大量腹腔积液、肝脾重度增大、腹腔内巨大肿瘤及妊娠晚期。

（2）胸腹矛盾呼吸：正常人吸气时胸廓扩张伴有腹壁膨隆。当膈肌麻痹时，吸气相因膈肌收缩无力，被胸腔负压吸引上升，使腹壁下陷，此种呼吸运动称为"胸腹矛盾呼吸"。

（3）三凹征：当上呼吸道及大气管部分梗阻时，气流进入肺内受阻，呼吸肌收缩，肺内负压极度增高，出现胸骨上窝、锁骨上窝及肋间隙向内凹陷，称为"三凹征"。常见于气管异物、气管肿瘤等。

2．呼吸频率　正常人呼吸频率为 12～22 次/分，呼吸频率低于 12 次/分，为呼吸过缓，见于麻醉剂或镇静剂过量、颅内压增高等。呼吸频率超过 24 次/分，称为呼吸过速，见于剧烈运动、强体力劳动、情绪激动时以及发热、贫血、甲状腺功能亢进、心功能不全和肺部广泛炎症等。

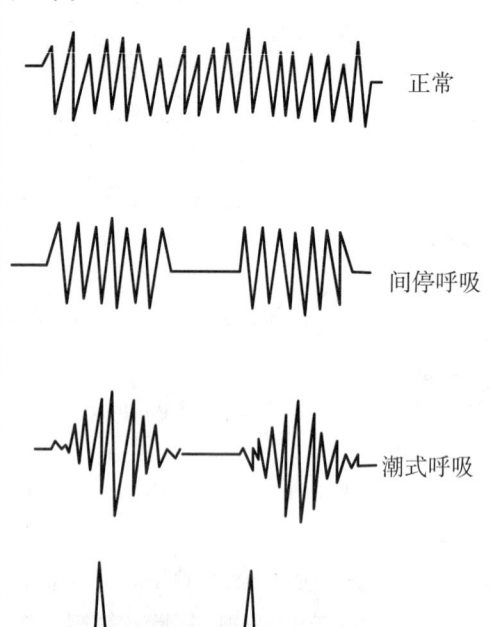

图 4-25　呼吸周期性节律改变示意图

3．呼吸节律（图 4-25）：

（1）潮式呼吸：又称 Cheyne-Stokes 呼吸，是一种由浅慢逐渐变为深快，再由深快到浅慢，此期持续 30s 至 2min，随后经过 5～30s 呼吸暂停，如此周而复始。多见于颅内压增高、中毒及危重患者。另外，有些老年人在深睡时，亦可出现潮式呼吸，为脑动脉硬化表现。

（2）间停呼吸：又称 Biots 呼吸，其表现为有规律地呼吸几次之后突然停止呼吸，间隔一个短时间后又开始呼吸，如此周而复始。此种呼吸反映病情更严重，多为临终呼吸。

（3）双吸气呼吸：又称抽泣样呼吸，是连续两次吸气，类似哭后的抽泣，见于颅内高压和脑疝前期。

（4）叹息样呼吸：患者自觉胸闷，表现在一段正常呼吸节律中插入一次深大呼吸，并常伴有叹息声，亦称叹气样呼吸，见于神经官能症。

4．呼吸深度

（1）呼吸变浅：见于呼吸中枢抑制或呼吸肌无力，如麻醉剂过量和吉兰巴雷综合征，也可见于腹腔积液、胸腔积液、广泛肺炎等。

（2）呼吸变深：见于糖尿病酮症酸中毒和尿毒症的患者。当有重度代谢性酸中毒时出现深而快的呼吸，又称 Kussmaul 呼吸，此呼吸是使机体代偿性地排出过多的二氧化碳，以调节血中的酸碱平衡。

（二）触诊

触诊既能对视诊的异常发现做进一步评估，也可弥补视诊所不能发现的异常体征。除了触诊皮肤温度、湿度、压痛及肿块外，还要重点评估胸廓扩张度、语音震颤及胸膜摩擦感。

1．胸廓扩张度　测量被评估者在平静呼吸时及深呼吸时两侧胸廓动度是否对称，常在胸廓前下部及背部评估。当触诊前胸时，双拇指分别沿两侧肋缘指向剑突，拇指尖在正中线两侧对称部位，指间距 2cm，手掌和其余伸展的手指置于前侧胸壁。触诊背部时，双拇指在第 10 肋水平，对称地放于被评估者后正中线两侧数厘米处，同样使拇指之间留出松弛的皮皱，其余手指对称地置于胸廓两侧。嘱被评估者做深呼吸，观察拇指随胸廓扩张而分离的距离，并感觉呼吸运动的范围和对称性。

正常人平静呼吸或深呼吸时，两侧拇指随胸廓活动而对称性的离合，两侧胸廓呈对称性的舒缩。正常人两侧呼吸动度一致，两手移动距离相等。移动距离大小与肺活量有关。双侧呼吸动度减弱，可见于肺气肿或两侧对称性病变。当一侧运动减弱，而另一侧正常或增强时，则减弱的一侧为病变所在，如肋骨病变、胸膜炎、胸腔积液、气胸、胸膜肥厚、肺不张、大叶性肺炎及膈肌病变等。

2．语音震颤　被评估者发出声音时所产生的声波振动，沿着气管、支气管及肺泡传到胸壁，可用手掌触知，称为语音震颤，又称触觉语颤。

（1）评估方法：评估者将两手掌或手掌尺侧缘平贴在患者胸壁的对称部位，嘱被评估者用同样强度的低频音重复发"一"长音，注意对比两侧语音震颤是否相同。

（2）语音震颤的特点：语音震颤的强弱与发音强弱、音调高低、胸壁厚薄、支气管是否通畅、邻近脏器及组织等有密切关系，故正常人语音震颤的强弱与性别、年龄、体型、部位有关，其特点是：①男性较女性强；②成人较儿童强；③瘦者较胖者强；④右上胸较左上胸强；⑤前胸上部较下部强；⑥后胸下部较上部强。语音的传导必须有气管及支气管畅通和胸壁的传导。语颤的强弱与发音的强弱（发音强则强）、音调的高低（音调低则强）、胸壁的厚薄（薄则强）等有密切的关系。

（3）语音震颤增强：①肺实变：肺炎链球菌肺炎实变期、肺梗死等，因实变的肺组织声音传导良好，故语颤增强；②肺内大空洞：近胸壁处肺内空洞与支气管相通，如肺结核空洞等，声音在空洞内产生共鸣，空洞周围有炎性浸润，声波传导较好，使语颤增强。

（4）语音震颤减弱或消失：①肺泡内含气过多，如肺气肿；②支气管阻塞，如阻塞性肺不张；③胸腔积液或气胸，胸膜粘连或肥厚；④胸壁水肿或皮下气肿。

3．胸膜摩擦感　当胸膜有炎症时，纤维蛋白沉着于胸膜而变得粗糙，呼吸时脏、壁两层胸膜互相摩擦，可在病变部位的胸壁上，触到好似两片皮革相互摩擦的感觉，称为胸膜摩擦感。在腋下第 5～7 肋间，深呼吸时较易触及。见于纤维素性胸膜炎、渗出性胸膜炎早期或积液吸收后。

（三）叩诊

胸部叩诊可用直接叩诊法或间接叩诊法，正常前胸部叩诊音有清音、鼓音、浊音和实音（图 4-26）。

1．叩诊方法　胸部叩诊有直接叩诊与间接叩诊两种方法，以后者较为常用。叩诊前胸时，板指平贴在肋间隙，并与肋骨

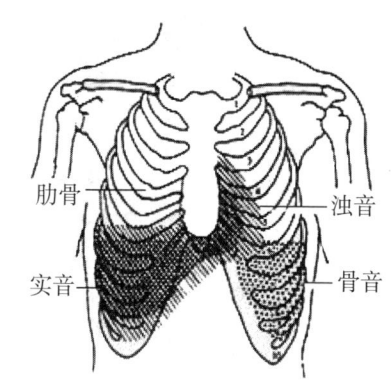

图 4-26　正常前胸部叩诊音

平行；叩诊肩胛间区时，板指与脊柱平行；肩胛角以下叩诊时，板指仍与肋骨平行。患者可取坐位或卧位。坐位时，两臂下垂，或上举双手置于枕部。评估前胸时，胸部稍向前挺；评估侧胸时，可采取上肢抱头；评估背部时，上身稍前倾，头稍低，双手抱头或交叉抱肘。

2．顺序 按自上而下的顺序进行，从肺尖开始向下，逐个肋间隙进行叩诊。坐位时，先叩前胸，再叩侧胸及背部。卧位时，可先仰卧位叩前胸，再侧卧位叩背部及侧胸部，然后转到另一侧对比评估。

3．注意事项 叩诊时注意以下几点：①环境要安静、温暖；②呼吸要平静、均匀；③要进行左右对称部位对比、同侧上下对比，注意叩诊音的轻微改变；④叩击力量要均匀，轻重要适宜；⑤卧位时，靠床面部分的音响较浊，分析叩诊结果时，要考虑在内。

4．影响叩诊音的主要因素 ①胸壁组织增厚：如皮下脂肪层厚、肌肉发达、乳房较大、胸壁水肿等，会使叩诊音变浊；②胸壁的骨骼支架改变：如肋软骨钙化、胸廓变形、变大，失去弹性，共鸣作用增强，使叩诊的振动向周围扩散面积增大，因而叩诊定界较难；③肺泡的含气量、张力、弹性的改变：可影响叩诊，如深吸气时，肺泡张力增加，叩诊音音调增高。

5．正常胸部叩诊音的分布

（1）清音：正常肺部叩诊音均为清音。其响度受肺泡内含气量、胸壁的厚薄及邻近器官的影响。一般右肺上部较左肺上部稍浊，背部较前胸稍浊，右腋下部较左腋下部稍浊。

（2）浊音：在肺与肝或肺与心交界之重叠区域，叩诊为浊音，又称肺肝或肺心相对浊音界。

（3）实音：叩诊未被肺组织遮盖的心或肝时，叩诊为实音，又称心或肝的绝对浊音界。

（4）鼓音：沿左腋前线向下叩诊，有一半月状鼓音区（Traube区）。为胃泡所在位置。其鼓音区的大小，随胃内含气量的多少而变化。

6．肺界的叩诊

（1）肺上界：即肺尖的上界。叩诊方法是自斜方肌前缘中央部开始叩出清音，逐渐向外叩，当清音变浊时用笔做一记号，然后转向内侧叩诊，直到清音变为浊音时为止，并再做一记号，测量两者之间的距离，为清音带宽度，即肺尖宽度（又称Kronig峡）。正常为4～6cm，右侧较左侧稍窄。若肺尖有结核病变，清音可变浊或清音带变窄；肺气肿时此清音带增宽。

（2）肺前界：正常肺前界左缘相当于心脏的绝对浊音界，右缘相当于胸骨右缘。心脏增大、心包积液或纵隔肿瘤等，可使肺前界间的浊音区增大；肺气肿时缩小。

（3）肺下界：两侧肺下界大致相同。平静呼吸时，自上而下进行叩诊，当清音变为浊音时，可定为肺下界。正常人于锁骨中线第6肋间隙，腋中线第8肋间隙，肩胛下角线第10肋间隙。肺下界的位置可因体型、发育不同而有差异。矮胖者的肺下界可上升一肋间隙，瘦长者可下降一肋间隙，妊娠时肺下界上移。

病理情况下，肺下界降低见于肺气肿，肺下界上升可见于肺萎缩、胸腔积液、腹腔积液、气腹、肝大、脾大、腹腔肿瘤等。

（4）肺下界移动范围：肺下界移动范围也可表示膈移动范围。叩诊方法是依上法叩出肺下界，再让患者深吸气后，屏住呼吸，重新叩出肺下界，用笔做出标记，继之让患者做深呼气，屏住呼吸，叩出上升的下界，做出标记，测得两个标记间的距离，即为肺下界移动的范围（图4-27）。正常人此范围为6～8cm。如小于4cm即为肺下界移动度减小。可见于：①肺组织弹性减弱，如肺气肿；②肺组织萎缩，如纤维性变、肺不张等；③肺组织炎症和水肿；④局部胸膜粘连；⑤胸腔大量积液及胸膜广泛粘连等。

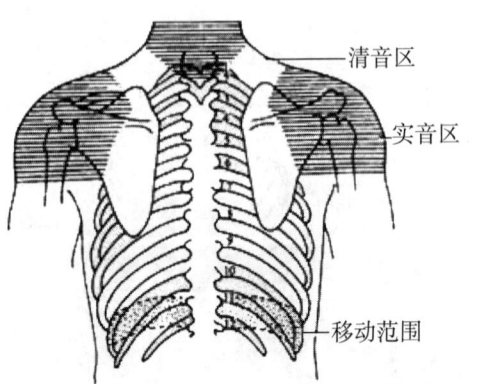

图4-27 正常肺尖清音区与肺下界移动范围

（5）侧卧位叩诊音：侧卧位时一侧胸部靠近床面，叩诊音也随着改变，近床面部位叩诊呈现一条状水平浊音区，靠床侧的膈肌可因腹部脏器压迫而上升，又可出现一浊音区，此浊音区与床侧水平浊音区相垂直。由于侧卧时脊柱略向床侧弯曲，而朝上的一侧肩胛下角区的肋间隙变窄，又可出现一浊音区，评估时应做交替两侧卧位叩诊，以避免体位的影响。

7. 病理性叩诊音　正常肺的清音区，如出现浊音、实音、过清音或鼓音时，即为异常叩诊音，提示肺、胸、膈肌或胸壁的病理改变。

（1）浊音或实音：产生浊、实音的病理基础是肺含气量减少，或是不含气的病变组织，见于肺炎链球菌肺炎、肺结核、肺脓肿、肺不张、肺梗死、肺癌、肺纤维化、肺囊肿及胸腔积液、胸壁水肿、胸壁肿物等。

（2）过清音：过清音为音响较强、音调较低、持续时间较长、带有某些鼓音性质的叩诊音，见于慢性阻塞性肺气肿等。

（3）鼓音：鼓音为中等或较强音响、音调较高、持续时间较长、有回响的声音，见于气胸、直径大于3～4cm浅表肺空洞等。

（四）听诊

听诊时，被评估者取坐位或卧位，充分暴露胸背部。听诊的顺序一般由肺尖开始，自上而下分别评估前胸部、侧胸部和背部，而且要在上下左右对称的部位进行对比。被评估者微张口做均匀的呼吸，必要时可做较深的呼吸或咳嗽数声后立即听诊，这样更有利于察觉呼吸音及附加音的改变。

1. 正常呼吸音　正常人呼吸时，气流通过呼吸道和肺泡，产生湍流引起振动，发出声响，通过肺组织及胸壁传至体表的声音，即为呼吸音。根据呼吸音的强度、音调高低、性质、时相的长短及听诊部位，将其分为三种（图4-28）。

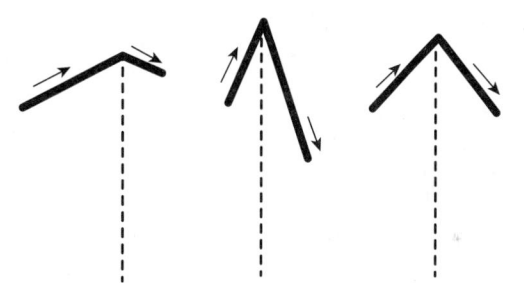

肺泡呼吸音　支气管呼吸音　支气管肺泡呼吸音

图4-28　呼吸音示意图

（1）支气管呼吸音：①产生机制：支气管呼吸音是由口鼻吸入或呼出的气流，在声门、气管及主支气管形成湍流所产生的声音；②声音特点：似将舌抬高后，呼气时所发出的"哈——"音，此音音响强、音调高、呼气相较吸气相长，因为吸气为主动运动，吸气时声门增宽气流通过快；而呼气为被动运动，声门变窄，气流通过较慢，同时呼气音比吸气音音调高而强（吸气时短而弱，呼气时长而强）；③听诊部位：在喉部、胸骨上窝、背部6、7颈椎及1、2胸椎附近，且越靠近大气管音响越强、音调越低。

（2）肺泡呼吸音：①产生机制：在吸气时，气流由气管经支气管进入肺泡，冲击肺泡壁，使肺泡由松弛变为紧张状态，而呼气时肺泡由紧张变为松弛，因此，肺泡的弹性变化及气流的振动，形成了肺泡呼吸音；②声音特点：该呼吸音似将上齿咬下唇，吸气时发出的"呋——"音。声音呈柔和的吹风样。吸气音音响较呼气音强、音调较高、时相较长。这是因为吸气是主动运动，单位时间内吸入肺泡的气流量较大，流速较快，肺泡维持紧张的时间较长，故吸气时间较长，音响较强；而呼气则是被动运动，呼出的气流逐渐减弱，肺泡随之转为松弛，音响逐渐变弱，在呼气相终止前声音即消失。因此，呼气音较弱，时相较短（吸气时长而强，呼气时短而弱）；③听诊部位：除支气管呼吸音和支气管肺泡呼吸音分布区域外，肺部其余部位均呈肺泡呼吸音。

肺泡呼吸音的强弱与呼吸的深浅、胸壁的厚薄、肺组织的弹性以及年龄、性别等有关：①呼吸越深越快，呼吸音越强；②年龄越小，胸壁越薄，肺组织的弹性越好，呼吸音越强，所以儿童强于成人，更强于老年人；③男性强于女性，系因男性呼吸运动力量较强，皮下脂肪较少之故；

④肺泡组织较多、肌肉较薄的部位如乳房下部、肩胛下部、腋窝下部呼吸音较强，而肺尖、肺底则弱。

（3）支气管肺泡呼吸音：①产生机制：此种呼吸音系支气管呼吸音与肺泡呼吸音的混合音，兼有两种呼吸音的特点，所以又称混合性呼吸音；②声音特点：吸气音近似肺泡呼吸音，但音响较强，音调略高；呼气音近似支气管呼吸音，但音响较弱，音调较低，吸气相与呼气相大致相等；③听诊部位：正常人在胸骨角附近及肩胛间区的第3、4胸椎水平可以听到。在右锁骨上、下窝处，因右肺上叶支气管较短、直而粗，接近体表，距声门较近，且右肺尖含气量较少，亦可听到类似的支气管肺泡呼吸音。

2．异常呼吸音

（1）异常肺泡呼吸音：是由于肺的病理性改变，使肺泡呼吸音性质发生变化。①肺泡呼吸音减弱或消失见于：呼吸中枢功能障碍，如颅内压增高、脑疝及中毒等，全身极度衰竭、呼吸无力，胸廓活动受限如胸痛、肋软骨骨化、肋骨骨折等，呼吸肌疾病如重症肌无力、膈肌瘫痪或痉挛等，支气管阻塞如支气管哮喘、支气管肺癌等，肺疾病如肺气肿、肺不张等，胸腔疾病如胸腔积液、气胸、胸膜肥厚及粘连，腹部疾病如腹腔积液、腹腔巨大肿瘤等；②肺泡呼吸音增强见于：运动后、发热或新陈代谢亢进时，因机体需氧量增加，呼吸深快，肺泡呼吸音增强。酸中毒时，血中 CO_2 增加，刺激呼吸中枢使呼吸深长，呼吸音增强。一侧肺部或胸腔病变时，健侧发生代偿性肺泡呼吸音增强；③呼气延长：指呼气时间较吸气长，是由于下呼吸道有部分阻塞或狭窄，如炎症、痉挛、痰栓等，使呼出气流阻力增加或肺组织弹性减弱，失去应有的紧张度，如支气管哮喘、慢性阻塞性肺气肿。

（2）异常支气管呼吸音：在正常肺泡呼吸音或支气管肺泡呼吸音的部位听到支气管呼吸音，则为异常支气管呼吸音。见于下列情况：①肺组织实变，当肺组织实变时（把实变的肺组织比拟为固体，声波的传导为：固体＞液体＞气体），该部位的音响传导较好，支气管呼吸音可通过较致密的肺实变部分，传到胸壁体表而易于听到。如肺炎链球菌肺炎实变期及肺梗死等，前者的特点是音响强、音调高，听诊时如近在耳边。②肺内大空腔，当肺内有大空腔与支气管相通，空腔周围组织又有实变时，音响在空腔内产生共鸣而增强且有利于音响传导。见于肺脓肿、肺结核或肺癌形成空洞时。③压迫性肺不张，胸腔积液时，压迫肺发生肺膨胀不全，肺组织较致密，有利于支气管音响的传导，可听到支气管呼吸音，但其特点是声音较弱，听诊时犹如来自远方。

（3）异常支气管肺泡呼吸音：是在正常肺泡呼吸音部位听到的混合性呼吸音。可见于：①小部分肺实变与正常肺组织互相掺杂存在，实变区为支气管呼吸音，正常肺组织为肺泡呼吸音，两者掺杂产生异常的支气管肺泡呼吸音。②深部肺实变病灶被正常肺组织遮盖，也可以听到此种呼吸音，见于支气管肺炎、肺结核或肺炎链球菌肺炎的初期等。有时在胸腔积液的液面上方有肺膨胀不全时，也可听到支气管肺泡呼吸音。

3．啰音　啰音是呼吸音以外的附加音。在肺部听诊区任何部位听到的啰音，均为病理性改变。根据啰音性质不同，分为干啰音和湿啰音两种。

（1）干啰音：发生机制是由于气管或支气管狭窄或部分阻塞，气流通过时发生湍流所产生的音响。病理基础为气管、支气管壁上有炎症、黏膜肿胀、充血、分泌物增多及黏稠的痰液、支气管平滑肌痉挛；管腔内肿瘤侵入、异物或分泌物阻塞，或管壁被肿大淋巴结压迫而狭窄。干啰音分两种：①鼾音，是低调而响亮的干啰音（频率100～200Hz），很像人在熟睡时的鼾声，多发生在气管或主支气管；②哨笛音，是一种高调的干啰音（频率500Hz以上），常被描述为哨笛音、鸟鸣、箭鸣音等，多发生在支气管或细支气管。

干啰音特点：①是一种音调高而连续的声音，音响持续时间较长；②呼气时声音最响；③易变性大，其性质、部位、数量容易发生变化，咳嗽后可增多、减少或消失。

干啰音发生在两侧肺部，见于慢性支气管炎、支气管哮喘、支气管肺炎等，也可见于心源性

哮喘。持续存在的局限性干啰音,见于支气管内膜结核或肿瘤。

(2) 湿啰音:又称水泡音,是由于气管或支气管内有较稀薄的液体,如渗出液、痰液、血液、黏液、脓液等,呼吸时气流通过液体,形成水泡破裂所产生的声音。①湿啰音分类:按支气管口径的大小不同,湿啰音分为:大水泡音(粗湿啰音)发生在气管、主支气管或空洞内,见于肺结核空洞、肺水肿、昏迷或濒死的患者;中水泡音(中等湿啰音)发生在中等支气管,见于支气管肺炎、肺梗死、肺结核、支气管炎等;小水泡音(细湿啰音)发生在小支气管或肺泡内,常见于细支气管炎、早期肺结核、肺淤血、肺炎球菌肺炎、传染性非典型肺炎等;捻发音是一种极细而均匀一致的声音,在吸气末期听到,调高,听诊好像在耳旁用手指捻搓一束头发所产生的声音,故称捻发音。一般认为捻发音是由于未展开的或液体渗出而互相粘合的肺泡,在吸气时被气流冲开而产生的细小声音,可发生在早期肺结核、肺炎早期、肺淤血、纤维性肺泡炎等。老年人或长期卧床的患者,可在肺底听到捻发音,在数次深呼吸或咳嗽后消失,一般无临床意义;②部位与病变:湿啰音呈局限性、恒定性的分布,常提示该部局限性病变,如肺炎、支气管扩张等。如发生在肺尖(肺上部),多见于肺结核;如发生在两侧肺底,多见于心功能不全所致的肺淤血、支气管肺炎等;如满布两肺野,多见于急性肺水肿、严重支气管炎;③湿啰音特点:常出现于吸气时,以吸气末时更清楚;同一吸气过程中,一连串出现多个声音,呈断续的水泡破裂声音;大、中、小水泡音可同时存在;部位较固定,存在时间较长;易变性小。

4. 语音共振 被评估者发长音"一",声波沿气管、支气管、肺泡传至胸壁,用听诊器可听到柔和而不清楚的弱音,称为语音共振。要注意在胸部两侧对称部位,比较其强弱及性质。其产生机制及临床意义与语音震颤基本相同。与语音震颤不同的是并非用手触胸壁振动,而是用听诊器听声音。在病理情况下,语音共振的性质发生变化,根据听诊音的差异可分为以下几种。

(1) 支气管语音:被评估者用平时说话的声音发长音"一",当肺实变、肺内空洞与支气管相通时,语音传导增强,则语音共振响亮,字音清楚,称为支气管语音增强;当肺气肿、阻塞性肺不张时,语音传导障碍,则支气管语音减弱。支气管语音增强或减弱与语音震颤增强或减弱的发生及病变相同。

(2) 胸耳语音:被评估者用耳语反复发"一"音,在胸壁上听诊,正常人在肺部只能听到微弱的声音。但在肺实变的部位,则可清楚地听到增强的耳语音,且音调较高,此音对诊断肺实变有一定的价值。耳语音减弱或消失见于支气管阻塞、胸腔积液、气胸、肺气肿、胸壁增厚或水肿等。

(3) 羊鸣音:不仅语音的强度增加,而且其性质发生改变,带有鼻音性质,颇似"羊叫声"。常在中等量胸腔积液的上方肺受压的区域听到,亦可在肺实变伴有少量胸腔积液的部位听及。

5. 胸膜摩擦音 正常胸膜表面光滑,胸膜腔内有少量浆液润滑,呼吸时不产生音响。当胸膜发生炎症时,有纤维素样物质渗出,表面粗糙,呼吸时可听到脏、壁两层胸膜互相摩擦的声音,称为胸膜摩擦音。此音特点有:

(1) 声音性质与胸膜病变的性质有关,犹如丝织物摩擦声、踏雪或握雪声,听诊时如近在耳边。

(2) 吸气及呼气时皆可听到,一般在吸气之末时较为明显,屏住呼吸时摩擦音消失。

(3) 深呼吸及加压听诊器体件时,声音常更清楚。

(4) 在短期内摩擦音可以出现、消失或再出现,亦可持续数日或更久。

(5) 胸膜摩擦音可发生于胸膜的任何部位,但最常见于肺活动范围较大的部位,如腋中线第5~7肋间处。

(6) 摩擦音的出现多同时伴有胸痛,有时并可触到摩擦感。

胸膜摩擦音常见于胸膜炎症(结核性、化脓性等),也可见于肺炎、肺梗死、胸膜原发或继发性肿瘤、胸膜高度干燥及尿毒症等。

四、呼吸系统常见疾病的主要表现

（一）大叶性肺炎肺实变

大叶性肺炎是以大叶分布的肺部炎性病变。其病原菌主要为肺炎链球菌。病理改变可分为三期：充血期、实变期及恢复期。病变期的不同，其临床表现各异。

1. 症状　患者多为青壮年，受凉、疲劳、酗酒常为诱因，起病多急骤，先有寒战，而后高热，体温可达39～40℃，多呈稽留热，患者诉头痛，全身肌肉酸痛，患侧胸痛，呼吸增快，咳嗽，咯铁锈色痰，病程1～2周。

2. 体征

视诊：急性病容，面色潮红，呼吸急促，鼻翼扇动，口周疱疹及发绀。患侧呼吸动度减弱。

触诊：患侧胸廓扩张度减弱，语音震颤增强。

叩诊：病变区域呈浊音或实音。

听诊：病变区域可听到异常支气管呼吸音、支气管语音及胸耳语音，并可闻及湿啰音。病变若累及胸膜，可闻及胸膜磨擦音。

（二）支气管哮喘

支气管哮喘是以变态反应为主的气道慢性炎症，其气道对刺激性物质具有高反应性。发作时支气管平滑肌痉挛，黏膜充血水肿，腺体分泌增加。

1. 症状　多在幼年或青少年发病，反复发作，有一定季节性。发作时常有鼻咽发痒、喷嚏、流涕或干咳等先兆，继之突然出现呼气性呼吸困难，伴有喘鸣和咳嗽。

2. 体征

视诊：表情痛苦，端坐体位，张口呼吸，双手前撑，两肩高耸，大汗淋漓，口唇发绀，为呼气性呼吸困难。胸廓饱满，双侧呼吸动度减弱。

触诊：双侧胸廓扩张度缩小，语音震颤减弱。

叩诊：呈过清音，肺下界降低，肺下界移动度减弱；心浊音界缩小。

听诊：两肺满布哮鸣音，呼气延长；语音传导减弱；合并感染时可闻及湿啰音。

（三）慢性阻塞性肺气肿

慢性阻塞性肺气肿（简称肺气肿），是由于气管、支气管慢性炎症，气道阻力增加，导致终末细支气管远端气道，包括呼吸细支气管、肺泡管、肺泡囊和肺泡，过度膨胀并破裂所引起的疾病。

1. 症状　有长期咳嗽、咳痰或伴喘息史。主要症状是逐渐加重的呼吸困难。最初仅出现在较重体力劳动时，随着病情发展，平地行走、甚至静息时也感气短、胸闷。

2. 体征

视诊：桶状胸，双侧呼吸动度减弱。

触诊：双侧胸廓扩张度及语音震颤减弱。

叩诊：两肺过清音，肺下界下移、移动幅度变小，心浊音界缩小，肝浊音界下移。

听诊：呼吸音普遍减弱，呼气延长。并发感染时，双肺底可有干、湿啰音。心音遥远。

（四）胸腔积液

胸腔积液是胸膜腔内积聚的液体增多的一种表现。胸腔积液的性质按其病因的不同可分为渗出液和漏出液两种。

1. 症状　主要症状为胸闷、胸痛及呼吸困难。症状有无及轻重与病因、积液性质及形成速度有关。

2. 体征

视诊：喜患侧卧位或端坐位，患侧胸廓饱满，呼吸动度减弱或消失。

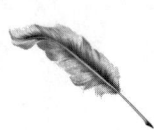

触诊：气管向健侧移位，语音震颤减弱或消失。

叩诊：积液区呈浊音或实音，大量积液或脓性积液伴胸膜增厚叩诊呈实音。患侧心界可叩不出，积液量多时心界向健侧移位。

听诊：积液区呼吸音减弱或消失，语音共振减弱或消失。积液上方可听到异常支气管呼吸音或支气管肺泡呼吸音。

（五）气胸

气胸是指空气进入胸膜腔内而言。常因慢性呼吸道疾病，使肺和支气管内气体进入胸膜腔而形成的气胸，称为自发性气胸。用人工方法将过滤的空气注入胸膜腔，以诊治疾病者为人工气胸。此外，胸部外伤或针刺治疗所引起者，称为外伤性气胸。

1. 症状　症状的轻重与发病的缓急、积气量的多少、原发病的性质以及肺功能状态有关。少量积气或起病缓者，症状不明显；起病急、积气量多者，可突然胸痛和呼吸困难，严重者，高度呼吸困难和发绀，并可有大汗、烦躁不安，甚至休克。

2. 体征

视诊：患侧胸廓饱满，肋间隙变宽，呼吸动度减弱。

触诊：气管向健侧移位。患侧语音震颤减弱或消失。左侧气胸时，心尖冲动触不到。

叩诊：患侧呈鼓音，左侧气胸时，左心界叩不出，右侧气胸时，肝浊音界下移。

听诊：患侧呼吸音减弱或消失，语音共振减弱或消失。左侧气胸时，心音遥远。

五、心脏评估

心脏评估是本章中的难点，更是需要掌握的重点。心脏评估对判断有无心脏病，了解其性质、部位、程度有很大帮助。评估时环境要安静，要充分暴露胸部，以规范的评估手法进行操作，按照视、触、叩、听诊的物理评估程序进行，这对于心脏评估尤为重要。

（一）视诊

1. 心前区外形　正常人前胸左右对称，无隆起或下陷。儿童时期患心脏病致心脏显著扩大时，由于胸壁骨骼尚软可使心前区隆起，见于某些先天性心脏病，升主动脉或主动脉弓部动脉瘤，可在胸骨右缘第二肋间隙或其附近隆起。凹陷胸是指胸骨向后移位，可见于马方综合征及部分二尖瓣脱垂患者。

2. 心尖冲动　心脏收缩时，心尖向前冲击前胸壁相应部位，使肋间软组织向外搏动称为心尖冲动。

（1）正常心尖冲动：正常人心尖冲动一般位于第五肋间左锁骨中线内 0.5～1.0cm 处，搏动范围直径 2.0～2.5cm。

（2）心尖冲动位置的改变：影响心尖冲动位置改变有生理性和病理性两方面因素。①生理因素：心尖冲动位置可因体位改变和体形不同有所变化。例如，正常仰卧时心尖冲动略上移；左侧卧位，心尖冲动向左移 2～3cm；右侧卧位可向右移 1.0～2.5cm；肥胖体型、小儿及妊娠时，横膈位置较高，使心脏呈横位，心尖冲动向上外移，可在第四肋间左锁骨中线外；体型瘦长，横膈下移，心脏呈垂位，心尖冲动移向内下，可达第六肋间；②病理因素：左心室增大，心尖冲动向左向下移位；右心室增大心尖冲动向左移位，甚至略向上，但不向下移位；左右心室均增大，心尖冲动向左下移位，但常伴有心浊音界向两侧扩大；右位心，心尖冲动位于右侧与正常心尖冲动相对应的部位；③胸部疾病：凡能使纵隔及气管移位的胸部疾病，均可使心脏及心尖冲动移位；如一侧胸膜粘连或肺不张，可将纵隔拉向患侧，心脏也移向患侧，心尖冲动也随之移位；一侧胸腔积液或气胸，可将纵隔推向健侧，心脏随之移向健侧，心尖冲动也移向健侧；严重的肺气肿则使横膈下移，心脏呈垂位，心尖冲动移向内下；胸廓或脊柱畸形时，心脏位置发生改变，心尖冲动亦相应改变；④腹部疾病：凡能影响横膈位置的疾病，均可影响心尖冲动的位置；如大量腹腔

积液、腹腔巨大肿瘤等致横膈抬高，心脏横位，心尖冲动上移。

(3) 心尖冲动强度与范围的改变：心尖冲动强弱与胸壁的厚薄、血流速度及心脏收缩力的强弱有关。①生理因素：胸壁肥厚（肥胖、乳房悬垂）或肋间隙窄时心尖冲动较弱，搏动范围也减小；胸壁薄或肋间隙宽时心尖冲动相应增强，范围也较大；剧烈运动与情绪激动时，由于血流加速和心肌收缩有力，心尖冲动增强；②病理因素：如高热、严重贫血、甲状腺功能亢进与左心室肥大时，心尖冲动增强呈抬举样，范围亦较大；扩张型心肌病和急性心肌梗死由于心肌收缩力减弱，心包积液、缩窄性心包炎由于心脏与前胸壁距离增加，以及肺气肿、左侧大量胸腔积液或气胸等均可致心尖冲动减弱；心功能不全患者的心尖冲动常较弥散，范围增大。

(4) 负性心尖冲动：粘连性心包炎与周围组织有广泛粘连时，心脏收缩时心尖冲动反而内陷，呈负性心尖冲动；右心室明显肥大时，由于心脏顺钟向转位，左心室向后移位，亦可出现负性心尖冲动。

(二) 触诊

心脏触诊的主要内容是评估心尖冲动和心前区异常搏动、震颤及心包摩擦感。触诊方法：评估者先用手掌开始评估，置于心前区，然后逐渐缩小到用手掌尺侧（小鱼际）或示指、中指指腹，由外向内逐步移动触诊。以确定心尖冲动的准确位置、强度和有无抬举性。对震颤、心包摩擦感的评估应注意手掌按压胸壁力量要适度，不宜过大。

1. 心前区搏动　通常用右手全手掌、手掌尺侧或指腹触诊法，触诊可进一步证实视诊发现的心尖冲动的位置、范围、节律、频率及强度。心尖冲动冲击手指的时间标志着心室收缩期开始，故可利用心尖冲动的触诊来确定心音、震颤及杂音出现的时期。当用手指触诊时，手指可被强有力的心尖冲动抬起，称为抬举样心尖冲动，为左心室肥大的可靠体征。

2. 震颤（猫喘）　震颤是用手在心前区触及到的一种细微颤动的感觉，与在猫的喉部摸到的呼吸震颤相似，故又称为猫喘，是器质性心脏病的特征性体征之一。它的产生机制是血流经过狭窄瓣膜口或异常通道流至较宽广的部位时发生旋涡、引起瓣膜、心壁或血管壁的振动传至胸壁所致。一般情况下，震颤的强弱与瓣膜狭窄程度、血流速度和心脏腔室之间的压力差呈正相关。

发现震颤后应确定其部位、时期（收缩期、舒张期或连续性），据此分析其临床意义。心前区震颤的评估及常见相关疾病见表 4-6。

表 4-6　心前区震颤的评估及常见相关病变

触诊部位	时期	常见病变
胸骨右缘第 2 肋间	收缩期	主动脉瓣狭窄
胸骨左缘第 2 肋间	收缩期	肺动脉瓣狭窄
胸骨左缘 3、4 肋间	收缩期	室间隔缺损
胸骨左缘第 2 肋间	连续性	动脉导管未闭
心尖区	舒张期	二尖瓣狭窄

3. 心包摩擦感　与胸膜摩擦感一样，当心包发生炎症变化时，其表面有纤维蛋白沉着而变粗糙。当心脏跳动时心包脏层与壁层间引起摩擦，可在胸骨左缘第 4 肋间触及收缩期和舒张期连续性摩擦振动感。坐位或深呼气末更易触及。心包腔内有较多渗出液时，则摩擦感消失。

(三) 叩诊

叩诊可确定心界大小、形状及其在胸腔中的位置。心脏左右缘被肺遮盖的部分叩诊呈相对浊音；而不被肺遮盖的部分则叩诊呈绝对浊音（实音）；叩诊心界是指心脏相对浊音界，反映心脏的实际大小（图 4-29，4-30）。

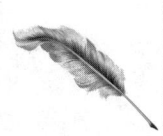

1. 叩诊方法 被评估者仰卧位或坐位,平静呼吸。评估者用间接叩诊法,以左手中指中节作为板指(其余四指抬起),以右手中指末节作为叩指,用右腕关节活动叩击板指中节远端 1/3 处,用力要均匀,叩左侧心浊音界时用轻叩诊法较为准确,叩右侧心浊音界则用较重的叩诊法,但对肺气肿或肥胖患者则宜用较重的叩诊法。平卧位时,板指与肋间平行;坐位时,板指应与心脏边缘平行并紧贴胸壁,以免在肋骨上架空。先叩心左界,后叩心右界,由下而上,由外向内。左侧在心尖冲动外 2～3cm 处开始,逐个肋间向上叩,直至第 2 肋间。右侧叩诊时先叩出肝上界,然后于其上一肋间由外向内,逐一肋间向上叩诊,直至第 2 肋间。

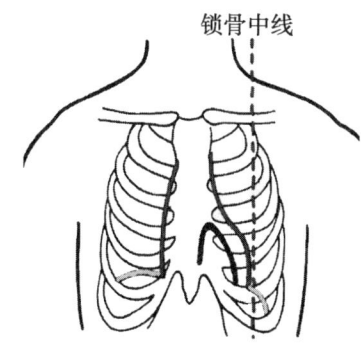

图 4-29 心相对浊音界与绝对浊音界示意图

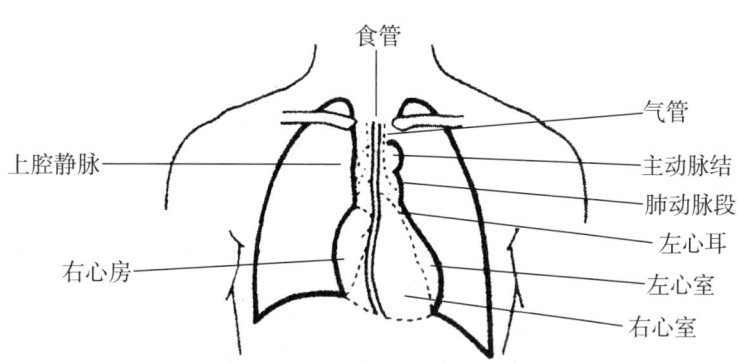

图 4-30 心界各部分在胸壁的投影

2. 正常心浊音界 正常心脏浊音界以前正中线至心浊音界缘的垂直距离(cm)表示。正常人心脏相对浊音界见表 4-7。

表 4-7 正常人心脏相对浊音界

右界(cm)	肋间	左界(cm)
2～3	Ⅱ	2～3
2～3	Ⅲ	3.5～4.5
3～4	Ⅳ	5～6
	Ⅴ	7～9

正常成人左锁骨中线距前正中线的距离为 8～10cm。

3. 心浊音界改变及其临床意义 心脏浊音界的大小、形态、位置,可受多种因素的影响而发生改变。

(1)心脏本身病变:包括房室增大与心包积液等。①左心室增大:心浊音界向左下增大,心腰部由正常的钝角变为近似直角,心界似靴形,常见于主动脉瓣病变或高血压性心脏病(图 4-31)。②右心室增大:轻度增大时仅使绝对浊音界扩大,而相对浊音界无明显改变;显著增大时,叩诊心界向左右两侧增大,由于同时有心脏顺钟向转位,因此向左增大显著,但虽向左却不向下增大,常见于肺心病或单纯二尖瓣狭窄等。③左心房及肺动脉扩大:使心腰部饱满或膨出,心界似梨形,常见于二尖瓣狭窄,故又称二尖瓣型心脏(图 4-32)。④左、右心室增大:心浊音界向两侧增大,且左界向左下扩大,呈普大型,常见于扩张型心肌病、重症心肌炎、全心衰竭。⑤心包积液:心界向两侧增大且随体位改变。坐位时心浊音界呈三角形烧瓶样,卧位时心底部浊

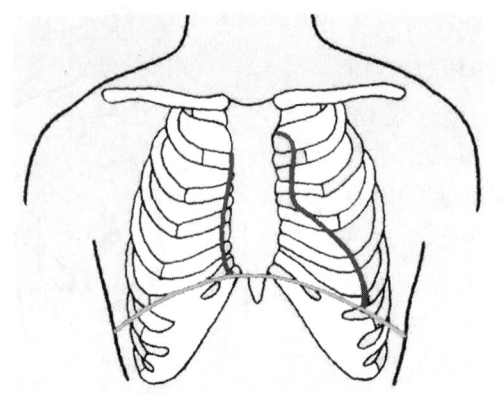
图4-31 靴形心浊音界

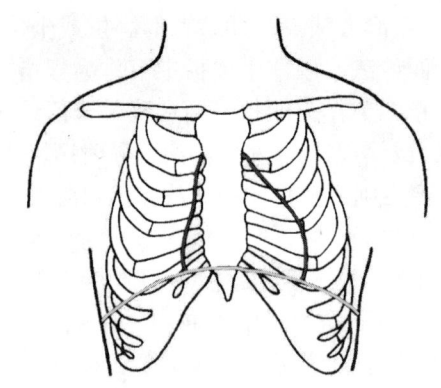
图4-32 梨形心浊音界

音界增宽,为心包积液的特征性体征。

(2) 心外因素:如大量胸腔积液或气胸可使心界移向健侧,胸膜肥厚粘连与肺不张则使心界移向患侧;大量腹腔积液或腹腔巨大肿瘤可使横膈抬高,心脏横位,以致心界向左增大等。

(四) 听诊

听诊是心脏评估中较复杂而又重要的内容。心脏听诊时,被评估者可采取坐位或仰卧位,必要时可使被评估者改变体位,或在病情许可的情况下做适当活动,或嘱被评估者在深呼气末屏住呼吸等方法,均有助于听清和辨别心音或杂音。

1. 心瓣膜听诊区　心脏各瓣膜开启与关闭时所产生的声音,沿血流方向传至前胸壁的不同部位,听诊最清楚的部位,即为该瓣膜听诊区。常用的瓣膜听诊区有:

(1) 二尖瓣区:位于心尖部,即第五肋间左锁骨中线内侧,心脏增大时,心尖向左下移位,这时可选择心尖冲动最强点为二尖瓣听诊区。

(2) 主动脉瓣区:有两个听诊区,即胸骨右缘第2肋间隙与胸骨左缘第3、4肋间隙处,后者称为主动脉瓣第二听诊区。主动脉瓣关闭不全时的杂音在主动脉瓣第二听诊区最响亮。

(3) 肺动脉瓣区:在胸骨左缘第2肋间隙处。

(4) 三尖瓣区:在胸骨体下端近剑突稍偏左处。

心瓣膜的听诊顺序通常按瓣膜病变好发部位的顺序进行,即二尖瓣区、主动脉瓣区、主动脉瓣第二听诊区、肺动脉瓣区和三尖瓣区。亦可由二尖瓣区开始,沿逆钟向方向,依次为肺动脉瓣区、主动脉瓣区、主动脉瓣第二听诊区、三尖瓣区的顺序进行。

2. 听诊内容　包括心率、心律、心音、额外心音、心脏杂音及心包摩擦音。

(1) 心率:指每分钟心跳的次数。正常成人心率范围为60～100次/分,老年人稍慢,儿童稍快,3岁以下儿童多在100次/分以上。凡成人心率超过100次/分,婴幼儿心率超过150次/分称为心动过速。心率低于60次/分称为心动过缓。心动过速与过缓均可由生理性、病理性或药物性因素引起。

(2) 心律:指心脏跳动的节律。正常人心律规整,部分青年人或儿童可随呼吸而略有不整,一般吸气时心率增快,呼气时减慢,称呼吸性窦性心律不齐。听诊所能发现的心律失常最常见的有期前收缩和心房颤动。①期前收缩:是指在规则心律基础上,突然提前出现一次心跳,其后有一较长间歇;根据其发生频率的多少可分为频发(≥6次/分)与偶发(＜6次/分);根据期前收缩发生的来源可分为房性、交界性和室性三种,听诊难以区分,可通过心电图等辨认;②心房颤动:简称房颤,听诊有三大特点:一是心律绝对不规则;二是第一心音强弱不等;三是心率和脉率不一致,心率快于脉率时称脉搏短绌。

(3) 心音:心音有四个,依次称第一、二、三、四心音。正常情况下只能听到第一和第二心

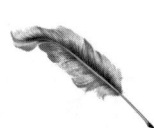

音。第三心音可在部分儿童和青少年闻及，而第四心音一般听不到，如听到多为病理性。

1）正常心音：①第一心音（S_1）：产生主要是房室瓣（二尖瓣和三尖瓣）关闭时瓣膜的振动而引起，同时半月瓣（主动脉瓣和肺动脉瓣）的开放、心室肌的收缩振动、血流的冲击等因素也参与了第一心音的形成，它的出现标志着心室收缩期的开始；在心前区各部均可听到，但以心尖部最强且清晰。②第二心音（S_2）：产生主要是半月瓣的关闭时的振动而引起，同时房室瓣的开放、心室肌的弛张、血流的冲击所产生的声音也参与了第二心音的形成，它的出现标志着心室舒张期的开始；在心前区各部均可听到，但以心底部最强。第一心音与第二心音的区别见表4-8。

表4-8　第一心音与第二心音的区别

	第一心音	第二心音
出现的时间	标志收缩期开始	标志舒张期开始
音调	较低	较高
时间	较长	较短
最响部位	心尖部	心底部
距下一心音间隔	短	长
与心尖冲动关系	同时出现	在心尖冲动之后出现

2）心音强度改变：影响心音强度的主要因素为心室收缩力与心排血量、瓣膜位置的高低、瓣膜的活动性等情况。此外，胸壁厚度、肺含气量多少等心外因素亦影响心音强度的改变。

第一心音的改变：第一心音强度的改变与心肌收缩力的强弱、心室的充盈度、瓣膜的弹性和位置有关。①第一心音增强：在二尖瓣狭窄时，左心室充盈减少，在舒张晚期二尖瓣位置较低，又由于左心室血容量减少，收缩期相应缩短，则左心室内压力迅速上升，致低位的二尖瓣突然紧张并关闭，因而产生高调而清脆的第一心音，但狭窄的瓣膜发生硬化或钙化后，则第一心音可不增强甚至减弱；也可见于完全性房室传导阻滞、高热、甲状腺功能亢进、心室肥大尚未衰竭时、期前收缩或应用加快心率的药物（如异丙基肾上腺素、阿托品）等。②第一心音减弱：二尖瓣关闭不全时，因左心室舒张时过度充盈及瓣膜损害而不能完全关闭房室瓣口，使第一心音减弱；主动脉瓣关闭不全时，左心室过度充盈，心室收缩前房室瓣的游离缘已接近房室瓣口，则关闭时引起的振动减小，致第一心音减弱；也可见于心肌炎、心肌梗死等，因心肌收缩力减弱使第一心音低钝。

第二心音的改变：影响第二心音强度改变的因素主要有主动脉与肺动脉内压力及半月瓣情况：①主动脉瓣区第二心音增强，是由于主动脉内压力增高所致，可见于高血压、主动脉粥样硬化；②肺动脉瓣区第二心音增强，是由于肺动脉高压所致，可见于二尖瓣狭窄、左心功能不全、左至右分流的先天性心脏病及肺心病；③主动脉瓣区第二心音减弱，是由于主动脉内压力降低所致，可见于主动脉瓣狭窄或关闭不全；④肺动脉瓣区第二心音减弱，是由于肺动脉内压力降低所致，可见于肺动脉瓣狭窄或关闭不全、右心功能不全等。

第一、第二心音同时增强多见于运动、情绪激动、贫血、甲状腺功能亢进症等使心脏活动增强时。第一、第二心音同时减弱多见于心肌严重受损、休克、肥胖者、心包积液、左侧胸腔大量积液、肺气肿、胸壁水肿等。

3）心音性质的改变：当心肌有严重病变时，第一心音失去其原有的特征而与第二心音相似，同时心搏加速，且舒张期与收缩期的时限几乎相等，类似钟摆声，称为钟摆律。钟摆律伴有心动过速每分钟120次以上时，酷似胎儿心音者，称为胎心律。以上两者可见于心肌炎、心肌梗死等。

4）心音分裂：第一心音或第二心音，于听诊时出现一个心音分成两个声音的现象，称为心音分裂。

(4)额外心音：在原有两个心音之外，又出现一个额外的附加心音，与第三心音、心脏杂音不同，多数为病理性，大部分出现在第二心音之后，与原有的第一、二心音构成三音律。如喷射音、喀喇音、奔马律、开瓣音及心包叩击音等。按其出现的时期不同，又可分为收缩期额外心音和舒张期额外心音两种。下面仅介绍几种常见的舒张期额外心音。①奔马律：出现在第二心音之后的附加心音，与原有的第一、第二心音组成的韵律酷似马奔跑时的蹄声。奔马律是心肌严重损害和心力衰竭的重要体征；②开瓣音：又称二尖瓣开放拍击音，当二尖瓣狭窄时，舒张早期血液自左心房迅速流入左心室时，弹性尚好的瓣叶迅速开放后又突然停止引起瓣叶张帆性振动所致。开瓣音的出现表示二尖瓣狭窄但瓣膜尚具有一定的弹性，可作为二尖瓣分离术适应证的重要参考条件；③心包叩击音：见于缩窄性心包炎，为舒张早期心室急速充盈时，由于心包增厚，阻碍心室舒张以致心室在舒张过程中被迫骤然停止导致室壁振动而产生的声音，在心尖部和胸骨下段左缘最易闻及。

(5)心脏杂音：是指心音和额外心音之外，出现的一种具有不同频率、不同强度、持续时间较长的夹杂声音。它可与正常心音分开或相连续，也可完全遮盖正常心音。杂音是心血管疾病诊断的重要依据，常可依此做出定位及定性诊断。因此，杂音的听诊，对某些心脏病的诊断具有重要意义。

1）杂音产生的机制：杂音是血流加速、血液通过异常通道或血流管径异常以及血液黏度改变等使层流转变为湍流或旋涡而冲击心壁、大血管壁、瓣膜、腱索等使之振动所致（图4-33）。

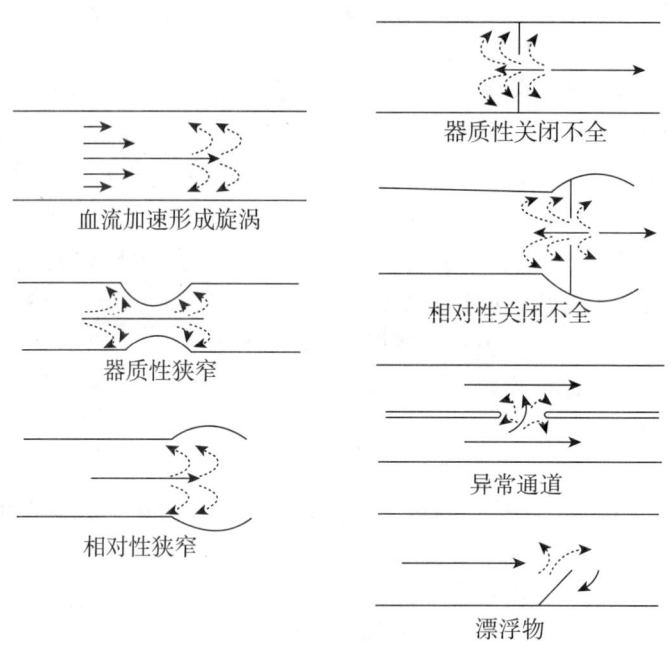

图 4-33 杂音的产生机制示意图

产生机制如下：①血流加速：血流速度越快，就越容易产生旋涡，杂音也越响；②瓣膜口径或大血管通道狭窄：血流通过狭窄处再流到宽阔处形成湍流而产生杂音；③瓣膜关闭不全：心脏瓣膜由于器质性病变形成的关闭不全或心腔扩大导致的相对性关闭不全，血流经过关闭不全的部位会产生旋涡而出现杂音；④异常血流通道：在心腔内或大血管间存在异常通道，如室间隔缺损、动脉导管未闭或动、静脉瘘等，血流经过这些异常通道时会形成旋涡而产生杂音；⑤心腔异物或异常结构：心室内假腱索或乳头肌、腱索断裂的残端漂浮，均可扰乱血液层流而出现杂音。

2）杂音的听诊要点：听到杂音时，应注意以下特点。①最响部位：一般而言，杂音在某瓣膜听诊区最响，提示病变在该区相应的瓣膜。②发生的时期：心脏杂音发生在第一心音与第二心音之间者，称为收缩期杂音（systolic murmur，SM）。发生在第二心音与下一心动周期的第一心音之间者，称为舒张期杂音（diastolic murmur，DM）。杂音在收缩期和舒张期连续出现称为连续性杂音（continuous murmur）。收缩期和舒张期均出现杂音时，称为双期杂音。无论收缩期和舒张期杂音，按其出现的早晚，持续时间的长短，均可分为早期、中期、晚期和全期杂音。③杂音性质：由于病变及部位不同，杂音性质也不同，可为吹风样、隆隆样、叹气样、机器声样、乐音样、海鸥鸣样等。一般器质性杂音常是粗糙的，而功能性杂音则常为柔和的。④杂音的强度：收缩期杂音的强度一般分为六级，见表4-9；舒张期杂音的强度一般不分级，可分为轻、中、重三度。⑤杂音的传导：杂音常沿着血流方向传导，亦可借周围组织向外扩散，依据杂音的传导方向可判断杂音的来源及其病理性质，如二尖瓣关闭不全的杂音向左腋下传导，主动脉瓣狭窄的杂音向颈部传导，二尖瓣狭窄的心尖区隆隆样杂音则较局限。

表4-9 杂音强度分级

级别	听诊特点	震颤
1/6	很弱、占时很短、须仔细听诊或运动、改变体位时才能听到	无
2/6	较易听到，不太响亮	无
3/6	容易听到，中等响亮	无或有
4/6	较响亮的杂音	有
5/6	很响亮，只要用听诊器体件的一侧边缘接触胸壁即可听到	明显
6/6	极响亮，甚至当听诊器体件稍离开胸壁仍能听到	强烈

3）常见杂音的临床意义

收缩期杂音：①二尖瓣区器质性杂音，主要见于风湿性二尖瓣关闭不全、二尖瓣脱垂综合征等；杂音性质较粗糙、吹风样、响亮高调、强度在3/6级以上、持续时间长，可占全收缩期、甚至遮盖第一心音、并向左腋下传导；②二尖瓣区功能性杂音，常见于运动、发热、贫血与甲状腺功能亢进等；杂音性质柔和、吹风样、强度2/6级以下、时限短、较局限；③二尖瓣区相对性杂音，见于左心增大引起的二尖瓣相对关闭不全，如高血压性心脏病、冠心病、贫血性心脏病和扩张型心肌病等；④主动脉瓣区器质性杂音，多见于各种病因的主动脉瓣狭窄；杂音为喷射性、响亮而粗糙、向颈部传导、常伴有震颤、且主动脉瓣第二心音减弱；⑤主动脉瓣区相对性杂音，见于升主动脉扩张，如高血压和主动脉粥样硬化，杂音柔和，常有主动脉瓣第二心音亢进；⑥肺动脉瓣区生理性杂音，较多见，尤其在青少年及儿童中，呈柔和、吹风样、强度在2/6级以下、时限较短；⑦三尖瓣区相对性杂音，多见于右心室扩大的患者，如二尖瓣狭窄伴右心衰竭、肺心病，因右心室扩大导致三尖瓣相对性关闭不全；杂音为吹风样、柔和、一般在3/6级以下，可随病情好转、心腔缩小而消失。

舒张期杂音：①二尖瓣区器质性杂音，主要见于风湿性二尖瓣狭窄；听诊特点为心尖部第一心音亢进，局限于心尖部位的舒张中、晚期低调、隆隆样、递增型杂音，常伴震颤；②二尖瓣区相对性杂音，主要见于较重度主动脉瓣关闭不全，在舒张期，从主动脉反流入左心室的血流将二尖瓣前叶冲起，使之开放受阻，导致两个瓣叶中只有后叶开放，形成相对性二尖瓣狭窄而产生杂音，此杂音称奥斯汀·费林特（Austin-Flint）杂音；③主动脉瓣区杂音：可见于各种原因的主动脉瓣关闭不全，杂音为舒张早期开始、递减型、柔和、叹气样的特点，常向胸骨左缘及心尖部传导，在主动脉瓣第二听诊区前倾坐位最清楚；常见原因为风湿性或先天性主动脉瓣关闭不全、特发性主动脉瓣脱垂、梅毒性升主动脉炎和马方综合征所致主动脉瓣关闭不全；④肺动脉瓣区杂音：多由于肺动脉扩张导致相对性关闭不全。杂音呈递减型、吹风样、柔和，常合并肺动脉瓣第二心

音亢进，称格雷厄姆·斯蒂尔（Graham-Steell）杂音，常见于二尖瓣狭窄伴明显肺动脉高压。

连续性杂音：动脉导管未闭时，可在胸骨左缘第2肋间隙及其附近区域听到连续的、粗糙的类似机器转动的声音，故又称机器声样杂音。

（6）心包摩擦音：指脏层与壁层心包由于生物性或理化因素致纤维蛋白沉积而粗糙，以致在心脏搏动时产生摩擦而出现的声音。此声音音质粗糙、音调高，似用指腹摩擦耳郭声或搔抓样，近在耳边、与心搏一致、收缩期与舒张期均可听到，与呼吸无关、屏住呼吸时摩擦音仍存在。临床上常见于各种感染性心包炎，也可见于风湿性病变、急性心肌梗死、尿毒症和系统性红斑狼疮等非感染性疾病。

六、血管评估

全身的血管包括动脉、静脉和毛细血管，血管评估属于心脏（心血管）评估中的一部分。

（一）手背浅静脉充盈度

让被评估者取坐位或仰卧位，将一手保持与右心房同一水平（坐位时平第4肋软骨，仰卧位时平腋中线），然后以肩关节为轴心将该手逐渐上举至一定高度时，即可见原充盈的手背静脉下陷，将手上举的距离大约为静脉压的高度。此种方法对于静脉压高于正常的某些疾病，如右心功能不全、心包炎及上腔静脉梗阻等，估计其静脉压是否增高有一定的临床参考价值。

（二）血管紧张度

血管的紧张度与动脉收缩压的高低有关。触诊桡动脉时，以近端的手指指腹按压桡动脉，并逐渐用力使远端手指触不到脉搏，则近端手指完全阻断动脉搏动所需的压力，即为桡动脉的紧张度。

（三）肝-颈静脉回流征

右心衰竭引起肝淤血增大时，压迫肝区观察颈静脉怒张程度可粗略估计右心功能。评估时嘱被评估者仰卧，床头垫高枕、张口呼吸，评估者右手掌面轻贴于肝区，逐渐加压，持续10s，同时观察颈静脉怒张程度。正常人颈静脉不扩张（或施压之初可有轻度扩张，但迅即恢复）。右心衰竭患者则明显怒张，称肝-颈静脉回流征阳性，亦可见于缩窄性心包炎和心包积液；其机制系因压迫淤血的肝使回心血量增加，已淤血的右心房不能接受回心血流而使颈静脉压被迫上升。

（四）周围血管征

当脉压增大时，周围血管可出现下列一些征象：

1. 枪击音　患有主动脉瓣关闭不全、甲状腺功能亢进和严重贫血等疾病时，在外周较大的动脉表面，如股动脉听诊时可闻及与心跳一致的Ta-Ta的声音，称为枪击音。

2. 毛细血管搏动征　又称毛细血管舞，用手指轻压患者指甲末端或以玻片轻压患者口唇黏膜，可使局部发白，如出现随心脏搏动而有规律的红、白交替现象即为毛细血管搏动征，主要见于主动脉瓣重度关闭不全等。

3. 水冲脉、交替脉、奇脉　见有关章节。

七、循环系统常见疾病的主要表现

（一）二尖瓣狭窄

二尖瓣狭窄是常见的心脏瓣膜病，主要为风湿性，极少数为先天性。随着风湿热发病的减少，近年来患病率已有降低趋势。

1. 症状　劳力性呼吸困难为最早出现的症状，以后可以发展为夜间阵发性呼吸困难甚至肺水肿。

2. 体征

视诊：可出现双颊暗红，心尖冲动可向左移。

触诊：心尖部可触及舒张期震颤。

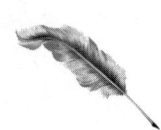

叩诊：轻度狭窄者，心界正常。随着狭窄加重，左心房、肺动脉及右心室增大，胸骨左缘第三肋间心浊音界增宽，心腰消失，心浊音界呈梨形。

听诊：特征性变化为心尖部闻及舒张中晚期隆隆样杂音，呈递增型，较局限，左侧卧位时更清晰。第一心音亢进，音调高，早期病变可闻及开瓣音，肺动脉瓣第二心音亢进、分裂，在肺动脉瓣区可闻及舒张期杂音，称 Graham Steell 杂音，由于慢性肺淤血，肺底部可出现湿啰音。

（二）二尖瓣关闭不全

二尖瓣关闭不全可由多种病因引起，包括风湿性和非风湿性。

1．症状　早期可无症状，随后由于左心容量负荷过重而出现心悸及劳力性呼吸困难等。

2．体征

视诊：心尖冲动向左下移位，冲动强，发生心力衰竭后减弱。

触诊：心尖冲动有力，可呈抬举样，在重度关闭不全患者可触及收缩期震颤。

叩诊：心浊音界向左下扩大。

听诊：特征性变化为心尖部闻及 3/6 级以上全收缩期吹风样杂音，性质粗糙，传导广泛，向左腋下或左肩胛下区传导。单纯二尖瓣关闭不全者心尖第一心音减弱。

（三）主动脉瓣狭窄

主动脉瓣狭窄的主要病因有风湿性、先天性及老年退行性主动脉瓣钙化。

1．症状　由于心肌供血不足及脑缺血常出现头晕、晕厥反复发作或心悸、心绞痛发作以及由于左心功能减退而发生劳力性呼吸困难和夜间阵发性呼吸困难。

2．体征

视诊：心尖冲动增强，位置可稍移向左下。

触诊：心尖冲动有力，呈抬举样。胸骨右缘第二肋间可触及收缩期震颤。

叩诊：心浊音界正常或可稍向左下扩大。

听诊：特征性变化为胸骨右缘第 3 肋间收缩期喷射性杂音，粗糙响亮，常在 3/6 级以上，向颈部传导；主动脉瓣区第二心音减弱，伴第二心音反常分裂；可闻及第四心音。

（四）主动脉瓣关闭不全

主动脉瓣关闭不全可由风湿性与非风湿性病因（先天性、瓣膜脱垂、感染性心内膜炎等）引起。

1．症状　心悸、头晕，晚期可有左心衰竭症状。

2．体征

视诊：心尖冲动向左下移位，部分重度关闭不全者颈动脉搏动明显，并可有随心搏出现的点头运动。

触诊：心尖冲动移向左下，呈抬举样搏动。有水冲脉及毛细血管搏动征等周围血管征。

叩诊：心界向左下扩大而心腰不大，因而心浊音轮廓似靴形。

听诊：特征性变化为主动脉瓣区或主动脉瓣第二听诊区可闻及柔和叹气样杂音，以前倾坐位最易听清。如有相对性二尖瓣狭窄则心尖区可闻及舒张中期隆隆样杂音，称 Austin-Flint 杂音。周围血管可听到枪击声和 Duroziez 双重杂音。

（五）心包积液

心包积液是指心包腔内积聚过多液体（正常心包液约 50ml），包括浆液性、浆液纤维蛋白性、脓性和血性等。

1．症状　心前区闷痛、呼吸困难或腹胀，以及原发病的症状，心包压塞时可出现休克。

2．体征

视诊：心尖冲动明显减弱甚至消失。

触诊：心尖冲动弱而不易触到，如能明确触及则在心相对浊音界之内侧。

叩诊：心浊音界向两侧扩大，且随体位改变；卧位时心底部浊音界增宽，坐位则心尖部增宽。

听诊：少量积液时可听到心包摩擦音，大量积液时心音弱而遥远。

（六）心功能不全

心功能不全是心脏排出的血液不足以维持组织代谢需要的一种病理状态。临床上以心排出量不足、组织血流量减少、肺循环和（或）体循环静脉淤血为特征，又称充血性心力衰竭。根据发病的急、缓，可分为急性和慢性；根据临床表现，又可分为左心功能不全、右心功能不全和全心功能不全。

1．左心功能不全　主要病理变化为肺循环淤血，严重者发生肺水肿。常见于高血压性心脏病、冠状动脉粥样硬化性心脏病、主动脉瓣及二尖瓣关闭不全等。

（1）症状：呼吸困难，为最早出现和最常见的症状，早期仅在体力活动时出现，严重时呈端坐呼吸，有时出现夜间阵发性呼吸困难；咳痰，痰中带血，肺水肿时咳大量粉红色泡沫样痰。

（2）体征：多有发绀及端坐呼吸；左心室扩大，心率增快，肺动脉瓣区第二心音亢进，心尖部可闻及舒张期奔马律，以及原有心脏病的体征；两肺底部可闻及湿啰音，肺水肿时，全肺可满布大、中水泡音。

2．右心功能不全　主要病理变化为体循环及门脉循环淤血。多继发于左心功能不全及肺源性心脏病等。

（1）症状：水肿首先出现于身体最低部位，严重者可出现全身水肿，由于胃肠道淤血（水肿）出现恶心、呕吐、食欲缺乏等消化道症状。

（2）体征：颈静脉充盈或怒张，发绀，右心室扩大；除原有心脏病的体征外，三尖瓣区可出现因相对性三尖瓣关闭不全所引起的收缩期杂音，肝大并有压痛，肝颈静脉回流征阳性，水肿；重症患者可有腹腔和胸腔积液。

3．全心功能不全　主要病理变化是肺循环与体循环均淤血。大多数是由于左心功能不全发展所致。其临床表现为左心和右心功能不全表现的综合，但二者的程度可能不同，常以一侧（左心或右心）为主。

4．心功能分级　心功能分级对劳动力鉴定及治疗均有一定的指导意义。

（1）心功能Ⅰ级（心功能代偿期）：无症状，体力活动不受限制。

（2）心功能Ⅱ级（Ⅰ度心功能不全）：较重体力活动则有症状，体力活动稍受限制。

（3）心功能Ⅲ级（Ⅱ度心功能不全）：轻微体力活动即有明显症状，休息后稍减轻，体力活动大受限制。

（4）心功能Ⅳ级（Ⅲ度心功能不全）：即使在安静休息状态下亦有明显症状，体力活动完全受限。

第七节　腹部评估

腹部位于胸廓与骨盆之间，包括腹壁、腹膜腔和腹腔脏器等内容。腹腔脏器很多，各脏器不仅解剖位置互相交错重叠，且各脏器之间生理功能、病理反应又相互关联，正常脏器与异常肿块之间也容易混淆。因此要准确地判断其病变部位，不仅需要一定的医学理论知识，还需要有熟练的、正确的基本技巧。

腹部评估应用视诊、触诊、叩诊、听诊四种基本评估方法，其中尤以触诊最重要，触诊中又以脏器触诊较难掌握，必须勤学苦练，才能不断提高触诊水平。触诊可引起胃肠蠕动增加，使肠鸣音发生改变，因此腹部检查的顺序是视、听、触、叩，但记录时为了统一格式仍按视、触、叩、听的顺序。

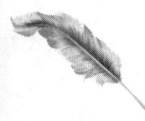

一、腹部的体表标志及分区

腹部范围广,所含脏器多,为了便于准确记录腹部症状和体征出现的部位,常借助腹部的天然体表标志,可人为地将腹部划分为几个区,以便熟悉脏器的位置和其在体表的投影。

(一)体表标志

常用的体表标志有:肋弓下缘、腹上角、脐、髂前上棘、腹直肌外缘、腹中线(腹白线)、耻骨联合、肋脊角等。记述体征时,应详细具体地描述体征部位及与体表标志间的距离、方位。

1. 肋弓下缘 肋弓由第8～10肋软骨连接形成的肋缘和第11、12浮肋构成,其下缘为体表腹部上界。常用于腹部分区及肝、脾的测量。

2. 剑突 通过软骨连接于胸骨下端的骨性三角。是腹部体表的上界,常作为肝测量标志。

3. 腹上角(又称胸骨下角) 为左右肋弓在胸骨下端会合所形成的夹角。因体型不同而有差异,瘦长体型者较锐,矮胖体型者较钝,适中体型者约为90°。其后为肝左叶、胃及胰腺的所在投影区域。

4. 脐 为腹部中心,平第3～4腰椎,为腹部四区分法、阑尾压痛点及腰椎穿刺的定位标志。

5. 髂前上棘 髂嵴前上方的突出点,为腹部九区分法及常用骨髓穿刺部位。

6. 腹直肌外缘 相当于锁骨中线在腹部的延续,常为手术切口位置,右侧腹直肌外缘与肋弓下缘交界处为胆囊点。

7. 腹中线(又称腹白线) 为前正中线的延续,是腹部四区分法的垂直线,此处易发白线疝。

8. 耻骨联合 为腹中线最下部的骨性标志。

9. 肋脊角 背部两侧第12肋骨与脊柱构成的夹角,为检查肾区叩击痛的位置。

(二)腹部分区

临床上,常用腹部体表标志及若干人工画线将腹部划分为若干个区域。目前常用以下两种划分法:

1. 四区法 通过脐划一条水平线与一条垂直线,两线相交,将腹部分为右上腹、右下腹、左上腹和左下腹四个区(图4-34)。各区所包含的主要脏器如下:

(1) 右上腹部:肝、胆囊、胰头、幽门、十二指肠、小肠、腹主动脉、右肾上腺、右肾、结肠肝曲、部分横结肠等。

(2) 右下腹部:盲肠、阑尾、部分升结肠、小肠、充盈的膀胱、增大的子宫、女性的右侧卵巢和输卵管、男性的右侧精索、右输尿管。

(3) 左上腹部:肝左叶、脾、胃、小肠、胰体、胰尾、左肾、左肾上腺、腹主动脉、结肠脾区、部分横结肠。

(4) 左下腹部:小肠、部分降结肠、乙状结肠、充盈的膀胱、增大的子宫、女性的左侧卵巢和输卵管、男性的左侧精索、左输尿管。

四区分法简单易行,但较粗略,难以准确定位,为其不足之处。

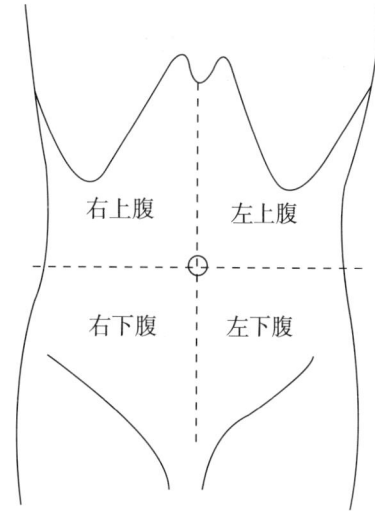

图4-34 腹部体表分区示意图(四区法)

2. 九区分法 用两条水平线和两条垂直线将腹部分为九个区。两条水平线为:①连接两侧肋弓下缘的肋弓线;②连接两侧髂前上棘的髂棘线;③两条垂直线是通过左、右髂前上棘至腹中线连线的中点所做的垂线。四线相交将腹部分为左、右季肋部,左、右腹(腰)部,左、右髂窝部及上腹部、脐部和下腹部九个区域(图4-35)。

各区的主要脏器分布情况如下:

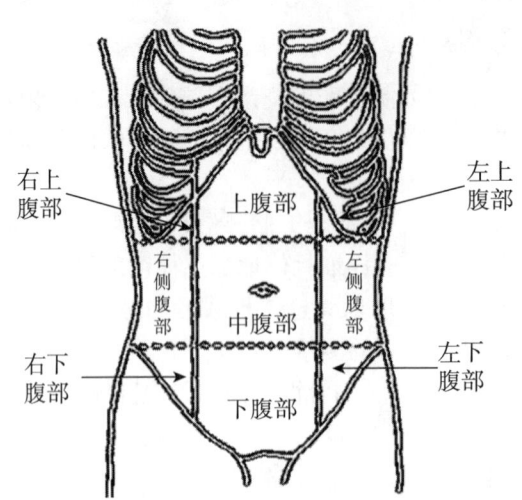

图 4-35　腹部体表分区示意图

(1) 左上腹部（左季肋部）：脾、胃、胰尾、结肠左曲、左肾、左肾上腺。
(2) 左侧腹部（左腰部）：降结肠、空肠或回肠、左肾。
(3) 左下腹部（左髂部）：乙状结肠、女性左侧卵巢及输卵管、男性左侧精索及淋巴结。
(4) 右上腹部（右季肋部）：肝右叶、胆囊、右肾、右肾上腺、结肠右曲。
(5) 右侧腹部（右腰部）：升结肠、空肠、右肾。
(6) 右下腹部（右髂部）：盲肠、回肠下端、阑尾、女性右侧卵巢及输卵管、男性右侧精索及淋巴结。
(7) 上腹部：胃、肝左叶、胰头和胰体、十二指肠、横结肠、腹主动脉、大网膜。
(8) 中腹部（脐部）：十二指肠下部、空肠及回肠、横结肠、输尿管、大网膜、腹主动脉、肠系膜及其淋巴结。
(9) 下腹部：回肠、乙状结肠、输尿管、充盈的膀胱、增大的子宫。

二、视诊

进行腹部视诊时，应在温暖的环境内进行，被评估者取仰卧位，充分暴露全腹，但时间不宜过长，以免腹部受凉。光线宜充足而柔和，最好是自然光（如果是电灯下评估，应特别注明），评估者站于被评估者的右侧，自上而下按一定的顺序视诊腹部外形、呼吸运动、腹壁皮肤、腹壁静脉有无曲张、有无胃肠型及蠕动波等。

（一）腹部外形

应注意腹部是否对称，有无隆起或凹陷，有腹水或腹部包块时，还应测量腹围的大小。

健康成年人平卧时，前腹壁大致处于肋缘至耻骨联合平面或略低凹，称为腹部平坦；肥胖者及小儿腹部外形稍凸，可高于肋缘及耻骨平面，呈饱满状；老年人腹肌松弛，但皮下脂肪较多，腹形略大；消瘦者皮下脂肪少，腹部下凹呈低平状，以上腹部外形均属于正常范围。若腹外形明显膨隆或凹陷，应视为异常。

1. 腹部膨隆　平卧时前腹壁明显高于上述水平，外观呈凸起状，称腹部膨隆。生理性膨隆见于妊娠、肥胖等，病理性膨隆见于以下两种情况：

(1) 全腹膨隆：弥漫性腹部膨隆呈球形或扁圆形。常见下列情况：①腹腔积液，腹部因液体下沉积于腹腔两侧呈蛙状腹；常见于肝硬化门脉高压症、心力衰竭、缩窄性心包炎、腹膜癌转移、肾病综合征、胰源性腹水或结核性腹膜炎等。腹膜有炎症或肿瘤浸润时，腹部常呈尖凸型，称为尖腹；②腹内积气，在胃肠道内大量积气可引起全腹膨隆，使腹部呈球形，移动体位时其形态无明显改变,见于各种原因的肠梗阻或肠麻痹。若腹腔内积气称为气腹,见于胃肠穿孔或治疗性人工气腹;③腹内巨大包块如巨大卵巢囊肿、畸胎瘤等。

全腹膨隆时,为观察其程度和变化,常需测量腹围来观察病情的变化。测量的方法是:让被评估者排尿后平卧,用软尺经脐绕腹一周,测得的周长即为腹围,通常以厘米为单位,还可以测其腹部最大周长(最大腹围),同时记录。定期在同样条件下测量比较,可以观察腹腔内容物(如腹水)的变化。

(2)局部膨隆:腹部的局限性膨隆常见于脏器肿大、腹内肿瘤或炎症性包块、胃或肠胀气、腹壁上的肿物或疝等。如肝癌、其他原因引起的肝大、胆囊肿大、胃扩张、胃癌、胰腺肿瘤或囊肿、子宫增大(妊娠、肌瘤等)、多囊肾、卵巢癌或囊肿以及胀大的膀胱(排尿后可消失)、回盲部结核或肿瘤、Crohn病及阑尾周围脓肿、降结肠及乙状结肠肿瘤,或干结粪块所致等。

局部膨隆可由腹腔肿物与腹壁肿物引起。鉴别方法是:嘱被评估者从枕头上抬头,使腹壁肌肉紧张,如肿块更加明显,说明是在腹壁上;反之不明显或消失,则说明肿块在腹腔内,被收缩变硬的腹肌所掩盖。

局部膨隆近圆形者,多为肿瘤、囊肿或炎性包块;呈长形者,多为肠管病变如肠梗阻、肠套叠、肠扭转或巨结肠症等;膨隆有搏动者,可能是动脉瘤或其上面的脏器或肿块传导其搏动;膨隆随体位而移位者,可能是游走的脏器(脾、肾等)、带蒂肿物(卵巢囊肿)或大网膜、肠系膜上的肿块,腹壁或腹膜后肿物(纤维肉瘤、神经纤维瘤等)一般不随体位变更而移位;随呼吸移动的局部膨隆多为膈下脏器或其肿块;在腹白线、腹股沟、脐或手术瘢痕部位增加腹压时出现膨隆,而取卧位或减低腹压后消失者,为该部位的疝。

2.腹部凹陷 仰卧位时前腹壁明显低于肋缘至耻骨的水平面,称腹部凹陷。全腹凹陷,主要见于显著消瘦和严重脱水者。严重时前腹壁明显凹陷几乎贴近脊柱,肋弓、髂嵴和耻骨联合显露,腹外形如舟状,称舟状腹(scaphoid abdomen),见于恶病质。局部凹陷较少见,多由手术后腹壁瘢痕收缩所致。

(二)呼吸运动

正常人呼吸时,腹壁上下起伏即为腹式呼吸运动。男性及小儿以腹式呼吸为主;成年女性则以胸式呼吸为主,腹壁起伏不明显。腹式呼吸减弱或消失常见于腹膜炎、急性腹痛、腹水、腹腔内巨大肿物或妊娠等。

(三)腹壁皮肤

除应注意有无苍白、发红、黄染等,还应检查下列内容:

1.皮疹 麻疹、猩红热、斑疹伤寒等传染病及药物过敏等不同的疾病可出现不同种类的皮疹。紫癜或荨麻疹可能是过敏性疾病全身表现的一部分,带状疱疹常沿脊神经走行分布。

2.色素 正常情况下,腹部皮肤颜色较暴露部位稍淡。腰腹部不规则斑片状色素沉着,见于多发性神经纤维瘤;左腰部皮肤呈蓝色,可见于急性出血性胰腺炎;皮肤皱褶处有褐色素沉着,可见于肾上腺皮质功能减退(Addison病);脐周或下腹壁皮肤呈蓝色,为腹腔内大出血的征象,可见于宫外孕破裂或急性出血性坏死型胰腺炎。

3.腹纹 多分布于下腹部。条纹处皮肤较薄,在妊娠中呈淡蓝色或粉红色,产后则转为白色而长期存在(又称妊娠纹),是由于真皮层的结缔组织因张力增高而断裂所致,也可见于肥胖者。紫纹是皮质醇增多症的一个征象。

4.瘢痕 腹部瘢痕多为外伤、手术或皮肤感染的遗迹,有时对诊断和鉴别疾病很有帮助,特别是某些特定部位的手术瘢痕,常提示患者的手术史。

5.疝 腹部疝可分为腹内疝和腹外疝两大类,以后者多见。为腹腔内容物经腹壁或骨盆壁的间隙或薄弱部分向体表突出而成,如白线疝、脐疝、切口疝、腹股沟疝、股疝等。如有嵌顿则可引起急性腹痛。

(四)腹壁静脉

正常人腹壁皮下静脉一般不明显,皮肤较薄而松弛的老年人或皮肤白皙的人隐约可见静脉暴露于皮肤,但无迂曲与扩张征象。

腹壁静脉曲张最常见于门静脉循环障碍或上、下腔静脉回流受阻。由于静脉回流受阻时,侧支循环形成,腹壁静脉可显而易见,甚至迂曲变粗。评估腹壁曲张静脉的血流方向,有助于判定静脉阻塞的部位。

评估血流方向时可选择一段没有分支的腹壁静脉,评估者将右手示指和中指并拢压在静脉上,然后一手指紧压静脉向外滑动,排空该段静脉内的血液,至一定距离放松该手指,另一手指压紧不动,看静脉是否迅速充盈,用同法放松另一手指即可看出血流方向。如果被挤空的静脉迅速充盈,表示血流方向是从放松手指的一端流向紧压手指的一端(图4-36a、b、c)。

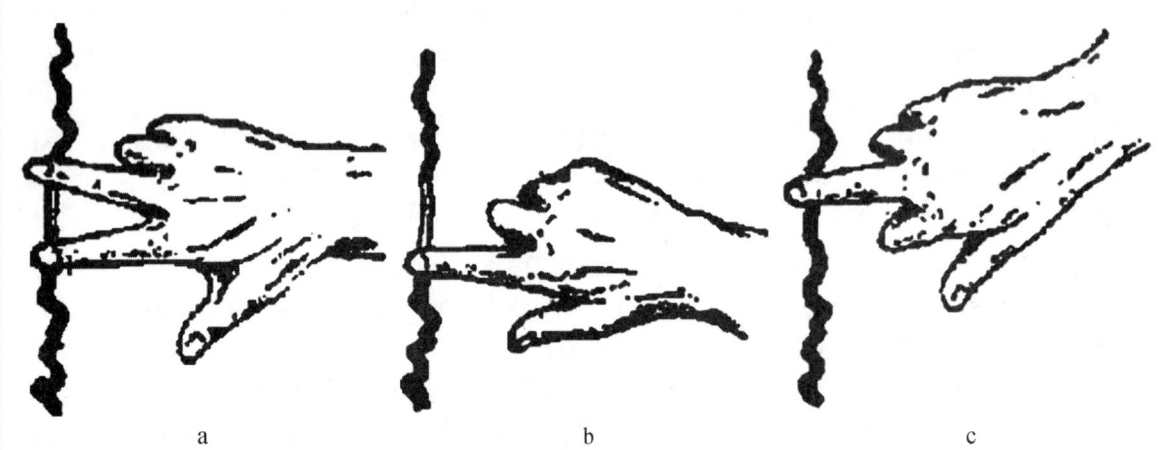

图4-36 评估腹壁静脉血流方向

正常时,脐水平以上的腹壁静脉,血流方向为自下而上经胸壁静脉和腋静脉流入上腔静脉;脐水平线以下的腹壁静脉,血流方向为自上而下经大隐静脉流入下腔静脉。

门静脉高压时,血流的方向与正常相同。下腔静脉梗阻时,无论脐水平线以上或脐水平线以下,血流方向均自下而上;上腔静脉梗阻时,无论脐水平线以上或脐水平线以下,血流方向均自上而下。

(五)胃肠型和蠕动波

正常人腹部一般看不到胃和肠的轮廓及蠕动波形,但在腹壁菲薄或松弛的老年人、经产妇或极度消瘦者可见到。胃肠道发生梗阻时,梗阻上端的胃或肠段,由于胀气膨隆,可显示出各自的轮廓称为胃型或肠型。为克服下端梗阻,梗阻上端增强蠕动,可在腹壁上见到蠕动波。胃蠕动波自左肋缘下开始,缓慢地向右推进,到达右腹直肌旁消失,此为正蠕动波。有时还可见到自右向左的逆蠕动波。观察蠕动波时,从侧面观察更易查见,亦可用手轻拍腹壁诱发之。

(六)上腹部搏动

上腹部搏动大多由腹主动脉搏动传导而来,可见于正常人体型较瘦者。腹主动脉瘤及二尖瓣或三尖瓣关闭不全引起右心室增大者均可见上腹部明显搏动,鉴别的方法可用拇指指腹贴于剑突下部,于吸气时指尖部感到搏动为右心室增大,于呼气时指腹感到搏动明显,则为腹主动脉搏动。

三、触诊

触诊是腹部评估的主要方法,对腹部体征的认知和疾病的诊断具有重要意义。要求被评估者排尿后取仰卧位,头垫低枕,两手自然放在躯干两侧,两腿屈曲并稍分开,做缓慢深呼吸。评估者站在被评估者右侧,前臂应与其腹部表面在同一水平。触诊时,手要温暖,动作要轻柔。一般自左下腹开始逆时针方向评估。原则是先触诊正常的部位，逐渐移向病变部位。边触诊边观察被评估者的反应与表情，同时与被评估者交谈，转移其注意力而减少腹肌紧张，以保证顺利完成评估。

腹部触诊内容主要有：腹壁紧张度、压痛和反跳痛、波动感、腹部肿块及肝、胆囊、脾、肾等主要脏器。

（一）腹壁紧张度

正常人腹壁有一定张力，但触之柔软，较易压陷，称腹壁柔软。若触诊时评估者手过凉或被评估者怕痒而发笑可使腹肌反射性痉挛，称肌卫增强。在适当诱导或转移注意力后可消失，无病理意义。某些病理情况可使全腹或局部腹肌紧张度增强或减弱。

1. **腹壁紧张度增强** 某些病理情况可使全腹或局部腹肌紧张度增加，全腹壁紧张见于以下几种情况：①炎症或化学性物质可刺激腹膜引起腹肌反射性痉挛；②结核性腹膜炎时，炎症发展较慢，腹膜中度紧张，且有腹膜增厚和肠管、肠系膜粘连，触诊时有揉面感或柔韧感，亦可见于癌性腹膜炎；③急性胃肠穿孔或脏器破裂所致急性弥漫性腹膜炎，因腹膜受刺激而引起腹肌痉挛，腹壁常有明显紧张，硬如木板称板状腹；④局部腹壁紧张常因该处腹内脏器炎症波及腹膜而引起，如右下腹肌紧张常见于急性阑尾炎；右上腹肌紧张常见于急性胆囊炎等。

2. **腹壁紧张度减弱** 多因腹肌张力减弱或消失所致。表现为触诊时腹壁松弛无力，失去弹性。见于大量放腹水后、慢性消耗性疾病、严重脱水者或年老体弱者。

（二）压痛及反跳痛

1. **压痛** 正常人腹部触摸时不引起疼痛，在深压时有一种压迫感。当腹部脏器有炎症、肿瘤、淤血、扭转、破裂以及腹膜的病变、受刺激等均可出现相应部位的压痛。如胃炎或溃疡病，在剑突下有压痛；急性胆囊炎时，常在右上腹有压痛；阑尾炎时，右下腹有压痛；脐部压痛，见于小肠、肠系膜、横结肠或输尿管病变，也可能是各种寄生虫病；左、右下腹部压痛常见于膀胱、女性生殖器官及其周围组织病变。此外，胸部病变如下叶肺炎、胸膜炎、心肌梗死等也常在上腹部或季肋部出现压痛。

2. **反跳痛** 当触诊腹部出现压痛后，手指可于原处稍停片刻，然后迅速将手抬起，如此时被评估者感觉腹痛骤然加重，并有痛苦表情，称为反跳痛。反跳痛提示炎症已累及腹膜壁层，多见于腹内脏器病变累及邻近腹膜时，也见于原发性腹膜炎。当腹内脏器炎症尚未累及壁层腹膜时，可仅有压痛而无反跳痛。

压痛点标志着病变部位，反跳痛的出现提示病变已累及腹膜。压痛、反跳痛、腹肌紧张是腹膜炎症病变的可靠体征，三者统称为腹膜刺激征。

（三）腹部肿块

腹部肿块常常是腹腔内肿大或异位的脏器、囊肿、炎症性包块、肿大的淋巴结以及肿瘤、胃内结石、肠内粪块等引起。正常人，尤其是体形消瘦者腹腔内某些正常器官可能被触及，应与病理性包块区别。

常被触及的正常脏器有：腰椎椎体及骶骨岬、腹主动脉、右肾下极、乙状结肠粪块、子宫、膀胱等。

如在腹部触及上述内容以外的包块，应注意其位置、形态、大小、质地、搏动、压痛、移动度等特征，以鉴别其来源及性质。如是炎症性的还是非炎症性的；是否为肿瘤，是良性的还是恶性的；在腹腔内还是腹壁上。若用手捏起该处的皮肤和皮下组织，不但捏不起反而出现牵缩的凹窝，则表示该包块与腹壁之间有粘连；如局部皮肤或包块能单独捏起，则表示该包块与腹内脏器无关。腹膜前的包块，一般较易触及，并可推动；而腹膜后包块，由于部位较深，一般不易触及，也不能推动。如包块与邻近组织粘连，压痛明显，活动度小，炎症性的可能性大；如包块边界清楚，表面光滑，压痛不明显，活动度较大，可能为良性肿瘤；如包块边界不清楚，表面凸凹不平，质地坚硬，活动度差，应考虑恶性肿瘤的可能性。

(四) 肝触诊

嘱被评估者取仰卧位，两膝关节屈曲，使腹肌放松，并做均匀深呼吸动作以使肝上下移动。评估者立于被评估者右侧，常用触诊方法有：单手触诊法、双手触诊法或钩指触诊法。

触诊肝时，应重点注意下列内容：

1．大小　正常人的肝，一般在肋缘下触不到。当腹壁松软、体形较瘦的人，在深吸气时可分别于肋弓下及剑突下触及肝下缘，但分别不超过 1cm、3cm。若超过上述标准，应考虑肝下移或肝大，此时可用叩诊法叩出肝上界，如肝上界也相应降低，肝上下径正常，则为肝下移；如肝上界正常或升高，则提示肝大。

肝下移常见于内脏下垂、肺气肿、右侧胸腔大量积液等。肝大可见于感染性疾病（如急性与慢性肝炎、肝脓肿、肝血吸虫病等）、肝淤血、脂肪肝、早期肝硬化、白血病、肝肿瘤或囊肿等。肝缩小见于急性和亚急性肝坏死，门脉性肝硬化晚期。

2．质地　肝质地一般分为三级：质软、质韧和质硬。正常肝质地柔软，如触口唇；急性肝炎及脂肪肝时质地稍韧，慢性肝炎及肝淤血质韧如触鼻尖；肝硬化、肝癌质地坚硬，如触前额。肝脓肿或囊肿有液体时呈囊性感，大而表浅者可能触到波动感。

3．表面形态和边缘　正常肝表面光滑，边缘整齐，且薄厚一致。边缘钝圆常见于脂肪肝或肝淤血；肝表面不光滑，呈不均匀的结节状，边缘厚薄也不一致者见于肝癌、多囊肝和肝包虫病；肝表面不光滑呈均匀的结节状，边缘不整且较锐者，见于肝硬化；肝表面呈大块状隆起者，见于巨块型肝癌或肝脓肿。

4．压痛　正常肝无压痛，如肝包膜有炎性反应或因肝大受到牵拉，则肝有压痛。轻度弥漫性压痛见于肝炎、肝淤血等，局限性剧烈压痛见于较表浅的肝脓肿，叩击痛见于深部肝脓肿。

5．搏动　正常肝以及因炎症、肿瘤等原因引起的肝大并不伴有搏动。

如果触到肝搏动，应注意其为传导性抑或扩张性。较大的腹主动脉瘤时，肝可有传导性搏动；严重三尖瓣关闭不全时，肝可有扩张性搏动。

（五）脾触诊

正常情况下脾位于左季肋部，不能被触及。由于内脏下垂、胸腔积液等原因使脾下移或脾大时可在左肋下触及。

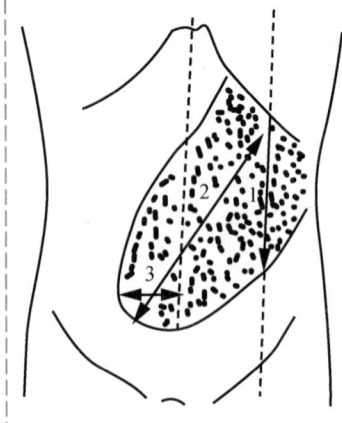

图 4-37　脾大的测量

1．触诊方法　脾明显肿大而位置又较表浅时，用右手单手触诊稍用力即可查到。如果肿大的脾位置较深，应用双手触诊法进行评估。方法为被评估者取仰卧位，两腿稍屈曲，评估者左手绕过被评估者前方，手掌置于其左腰部第 7～10 肋处，试将其脾从后向前托起，右手掌平放于上腹部，与肋弓大致成垂直方向，嘱其深呼吸，以手指弯曲的力量下压腹壁，随腹部起伏自下而上触诊。在脾轻度肿大而仰卧位不易触到时，可嘱被评估者取右侧卧位，右下肢伸直，左下肢屈曲进行触诊，则较易触到。

2．脾大的测量与记录方法　脾大的测量法有以下几种（以厘米表示）（图 4-37）：

（1）1 线（甲乙线）：指左锁骨中线与左肋缘交点至脾下缘的距离。

（2）2 线（甲丙线）：指左锁骨中线与左肋缘交点至脾最远点的距离。

（3）3 线（丁戊线）：指脾右缘与前正中线的距离。如脾高度增大向右越过前正中线，则测量脾缘至前正中线的最大距离，以"+"表示；如未超过正中线，则测量脾右缘与前正中线的最短距离，以"-"表示。临床上，又常将脾大分为轻、中、高三度。深吸气时，脾缘不超过肋下 2cm 为轻度肿大；超过 2cm 至脐水平线之间，为中度肿大；超过脐水平线或前正中线则为高度肿大,即巨脾。

3. 临床意义　触诊脾除应注意大小外,还要注意它的质地,表面情况,有无压痛及摩擦感等。

脾轻度肿大常见于急慢性肝炎、伤寒、粟粒型结核、急性疟疾、感染性心内膜炎及败血症等;中度肿大常见于肝硬化、慢性淋巴细胞性白血病、淋巴瘤、系统性红斑狼疮等;高度肿大,脾表面光滑者见于慢性粒细胞性白血病、黑热病、慢性疟疾等;表面不平滑而有结节者见于淋巴肉瘤和恶性组织细胞病。脾压痛见于脾脓肿、脾梗死等。

(六) 胆囊触诊

正常胆囊不能触及。胆囊肿大时,在右肋缘下腹直肌外缘可触到一梨形或卵圆形、张力较高的包块,随呼吸而上下移动,质地视病变性质而定。如胆囊肿大,有囊性感和明显压痛者,见于急性胆囊炎;进行性肿大且无压痛者,见于壶腹周围癌;如胆囊肿大,有实体感者,见于胆囊结石,或胆囊癌。

胆囊触痛征,又名 Murphy 征,阳性可见于急性胆囊炎。胆囊触痛征评估法:评估者以左手掌平放于被评估者的右肋缘部,左手拇指放在腹直肌外缘与肋弓交界处(胆囊点),首先以拇指用力按压腹壁,然后让被评估者缓慢深吸气,如在吸气过程中因疼痛而突然屏气,则称 Murphy 征阳性。

Courvoisier 征,又称无痛性胆囊增大征。表现为进行性加重的梗阻性黄疸,胆囊显著增大,但无压痛,多由于胰头癌压迫胆总管所致。

(七) 肾触诊

1. 触诊方法　一般用双手触诊法评估。嘱被评估者取仰卧位,两腿屈曲并做深呼吸。评估者位于被评估者右侧,触诊右肾时,以左手掌托住其右腰部向上推起,右手掌平放在右上腹部,手指方向大致平行于右肋缘,于被评估者吸气时双手相对挤压。如触到光滑钝圆的脏器,可能为肾下极,且极易从触诊者手中滑脱。如能在双手间握住更大部分,则略能感知其蚕豆状外形,握住时被评估者常有酸痛或类似恶心的不适感。触诊左肾时,左手绕过被评估者前方而托住左腰部,右手掌横置于被评估者左上腹部,依前法进行触诊。

2. 临床意义　正常人肾一般不易触及,有时可触到右肾下极。身材瘦长者、肾下垂、游走肾或肾代偿性增大时,较易触及。在深吸气时能触到二分之一以上的肾即为肾下垂。如肾下垂明显并能在腹腔各个方向移动时称为游走肾。肾肿大见于肾盂积水或积脓、肾肿瘤、多囊肾等。当肾盂积水或积脓时,肾的质地柔软而富有弹性,有时有波动感。多囊肾时,肾为不规则形增大,有囊性感。肾肿瘤则表面不平,质地坚硬。

当肾和尿路有炎症或其他疾病时,可在一些部位出现压痛点。①季肋点:在第 10 肋骨前端;②上输尿管点:在脐水平线上腹直肌外缘;③中输尿管点:在髂前上棘水平腹直肌外缘,相当于输尿管第二狭窄处;④肋脊点:背部第十二肋骨与脊柱的夹角(肋脊点)的顶点;⑤肋腰点:背部第十二肋骨与腰肌外缘的夹角(肋腰角)顶点(图 4-38)。

四、叩诊

腹部叩诊的主要目的在于叩知某些脏器的大小,有无叩击痛,胃肠道充气情况,膀胱充盈的程度,腹腔内有无积气、积液和包块等。腹部叩诊一般多采用间接叩诊法。

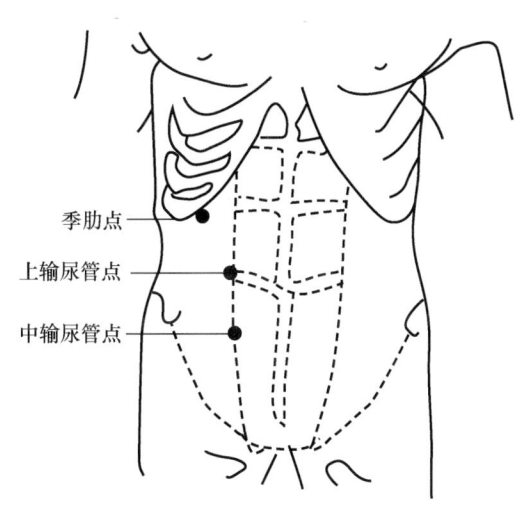

图 4-38　肾病压痛点示意图

(一)腹部叩诊音

正常腹部叩诊除肝、脾所在部位及增大的膀胱和子宫占据的部位为浊音外,其余大部分部位均为鼓音。明显的鼓音可见于胃肠高度胀气、人工气腹和胃肠穿孔等。如果肝、脾或其他脏器极度肿大,腹腔内肿瘤或大量腹水时,鼓音范围缩小,病变部位可出现浊音或实音。

(二)肝叩诊

肝大小的叩诊,一般都是沿右锁骨中线,由肺部向下叩诊。当由清音转为浊音时,即为肝上界。此处相当于被肺遮盖的肝上缘,故又称肝相对浊音界。在向下叩1~2肋间,则浊音变为实音,此处的肝不再为肺遮盖而直接贴近胸壁,称肝绝对浊音界。确定肝下界时,最好由腹部鼓音区沿右锁骨中线向上叩,由鼓音转为浊音处即为肝下界。匀称体型者的肝正常在右锁骨中线上,其上界在第5肋间,下界位于右季肋下缘。二者之间的距离正常为9~11cm。体型矮胖者肝浊音界上移一个肋间,体型瘦长者则可下移一个肋间。

肝浊音界扩大见于肝癌、肝脓肿、肝炎、肝淤血和多囊肝等;肝浊音界缩小见于急性重型肝炎、肝硬化和胃肠胀气等;肝浊音界消失代之以鼓音者,多由于肝表面覆有气体所致,是急性胃肠穿孔的一个重要征象,也可见于间位结肠、全内脏翻转;肝浊音界上移,见于右肺纤维化、右肺不张等;肝浊音界下移,见于肺气肿、右侧气胸等疾病。

肝区叩击痛对于肝炎、肝脓肿的诊断有一定意义。

(三)胃泡鼓音区

胃泡鼓音区(Traube区)位于左前胸下部,约呈半圆形,为胃内含气导致。其上界为横膈及肺下缘,下界为肋弓,左界为脾,右界为肝左缘。其大小则受胃泡含气量的多少和周围器官组织病变的影响。此区明显缩小或消失可见于脾大、左侧胸腔积液、心包积液、肝大等。

(四)移动性浊音

腹腔内有较多的液体存留时,因重力关系,液体多积存于腹腔的低处,故在此处叩诊呈浊音。评估时先让被评估者取仰卧位,腹中部由于肠管内有气体而在液面浮起,叩诊呈鼓音,两侧腹部因腹水积聚叩诊呈浊音。被评估者向一侧卧位时,位置低的一侧腹部因腹水积聚呈更大范围的浊音,而在上面的另一侧腹部转为鼓音。再向另一侧卧位时,浊音侧转为鼓音,而浊音移至靠床的另一侧腹部。这种因体位不同而出现浊音区变动的现象,称移动性浊音(shifting dullness),这是诊断腹水常用的重要评估方法之一。当腹腔内游离腹水在1000ml以上时,即可叩出移动性浊音(图4-39)。

腹部外形呈蛙腹状或膨隆呈球状,脐部外突,有波动感,移动性浊音阳性,统称为腹水征。其中以移动性浊音较为灵敏、可靠。

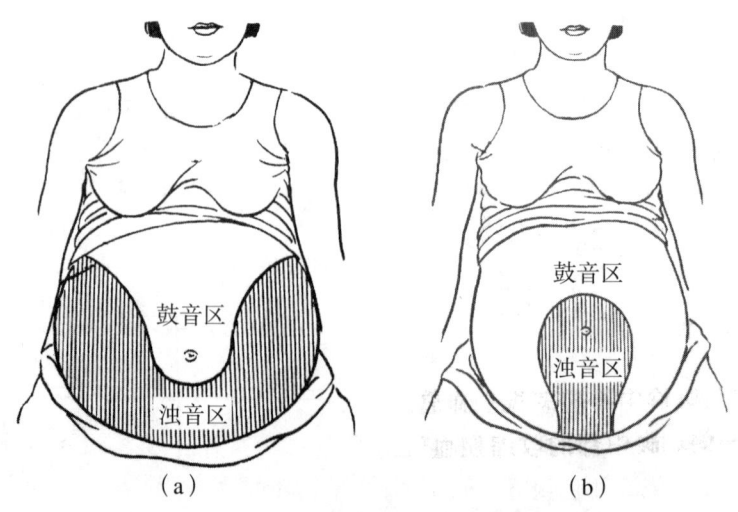

图4-39 腹水与卵巢囊肿叩诊音鉴别示意图

腹水的常见病因有肝硬化、结核性腹膜炎、肾病综合征、心功能不全、原发性或继发性腹膜癌等。

（五）肾区叩痛

嘱被评估者取坐位或侧卧位，评估者用左手掌平放在其肋脊角处（肾区），右手握拳用由轻到中等的力量叩击左手背。正常时肋脊角处无叩击痛，如有肾炎、肾盂肾炎、肾结石、肾结核及肾周围炎时，肾区有不同程度的叩击痛。

（六）膀胱叩诊

当膀胱充盈时，在耻骨联合上方可叩得浊音。当尿液排出后，则叩诊为鼓音。妊娠子宫、卵巢囊肿或子宫肌瘤时，均可在膀胱区叩得浊音，应注意鉴别。

五、听诊

腹部听诊的内容主要有肠鸣音、振水音、血管杂音等。妊娠5个月以上的妇女还可在脐下方听到胎心音。听诊时重点注意上腹部、脐部、侧腹部及肝、脾区。

（一）肠鸣音

肠蠕动时，肠管内气体和液体随之而流动，产生一种断续的咕噜声或气过水声，称为肠鸣音。

正常情况下，肠鸣音每分钟4~5次。当肠蠕动增强时，肠鸣音达每分钟10次以上，称肠鸣音亢进。常见于急性胃肠炎、服泻药后或胃肠道大出血时；如次数多且肠鸣音响亮、高亢甚至呈叮当声或金属音，见于机械性肠梗阻。偶尔听到或持续3~5分钟以上才听到一次或听不到者，称为肠鸣音减弱或消失。见于急性腹膜炎或麻痹性肠梗阻等。

（二）血管杂音

正常腹部无血管杂音，若闻及则有病理意义。腹部血管杂音常见于腹主动脉瘤或腹主动脉狭窄，肾动脉狭窄、左叶肝癌压迫肝动脉或腹主动脉时；门静脉高压有侧支循环形成时，于脐周或上腹部常出现连续的静脉性"营营"音。

（三）振水音

被评估者取仰卧位，评估者用并拢的手指在其上腹部连续迅速的冲击，若听到水振荡的声音，称为振水音。

正常人饮大量水后，可出现振水音。若在空腹或饭后6h以上仍有振水音，表示胃液潴留，见于幽门梗阻、胃扩张等。

六、腹部常见疾病的主要表现

（一）急性胆囊炎

急性胆囊炎多发生于中年以上女性，发病常与感染、结石嵌顿、胆汁潴留和胰液反流等有关。

1. 症状　主要症状为右上腹持续性疼痛，阵发性加剧，可有右肩胛部牵涉痛。常伴恶心、呕吐和发热。感染严重时，伴有黄疸。患者既往可有类似发作史。

2. 体征　呈急性病容，烦躁不安，体温一般在39℃左右。出现轻度或明显黄疸，提示并发胆管结石或间质性肝炎。检查右上腹部有肌紧张和压痛Murphy征阳性。右肋缘下可触及具有压痛并随呼吸上下移动的肿大胆囊；感染继续发展可形成胆囊积脓、坏疽、穿孔，导致弥漫性腹膜炎。

（二）急性阑尾炎

急性阑尾炎系指阑尾管腔堵塞，细菌侵入管壁所引起的炎症。

1. 症状　腹痛起始于上腹部或脐周（通过内脏神经反射而呈上腹或脐周痛），数小时后转移至右下腹痛为其特点。当炎症累及浆膜、刺激壁层腹膜时，疼痛即限于右下腹部。腹痛性质可分为隐痛、胀痛、跳痛或剧痛等。此外，可有恶心、呕吐、发热、便秘或腹泻等。

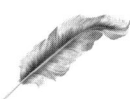

2. 体征　体温常轻、中度升高，一般在 37.5～38.5℃之间，病程早期尚未累及壁层腹膜时，右下腹可无压痛，而是上腹或脐周有位置不定的压痛，数小时后，右下腹部麦克伯尼点有明显而固定的压痛和反跳痛。随着阑尾位置的变异压痛点亦随之改变，但仍固定于一个位置。在左下腹加压并突然松手时，可引起右下腹痛，这是由于内脏移动和结肠内气体倒流而刺激发炎的阑尾所致。嘱患者左侧卧位，右下肢向后过伸时引起右下腹痛，称腰大肌试验阳性，提示炎性阑尾位置较深，贴近腰大肌。当阑尾穿孔后，右下腹压痛和反跳痛更明显，伴有局部腹壁紧张；形成阑尾周围脓肿时，可触及有明显压痛的肿块。

（三）肠梗阻

肠内容物在肠道内通过发生障碍时，称为肠梗阻。肠梗阻的分类对诊断与治疗具有指导意义。

1. 症状　尽管肠梗阻的原因、部位、病变程度、发病急缓不同，可有不同的临床表现，但肠内容物在肠道内通过发生障碍则是一致具有的。其共同表现是腹痛、呕吐、腹胀和停止自肛门排粪排气。

2. 体征　患者呈重症痛苦病容，脱水貌，呼吸急促，脉搏增快，甚至休克。腹部膨隆，腹肌紧张，有压痛。机械性肠梗阻时可见肠型及蠕动波，听诊肠鸣音亢进，呈金属音。麻痹性肠梗阻时无肠型，肠鸣音减弱或消失。

（四）急性腹膜炎

当腹膜受到细菌感染或化学性物质如胃液、胆汁、血液等刺激时，所发生的急性炎症，称为急性腹膜炎。

1. 症状

（1）腹痛：一般都很剧烈，且呈持续性，常因变换体位而加剧。疼痛多自原发病变部位开始，炎症扩散后可延及全腹，但仍以原发病灶部位明显。胃肠穿孔产生突发的全腹剧痛，常是急性腹膜炎的典型症状。

（2）恶心、呕吐：开始时因腹膜受到刺激，引起反射性恶心呕吐，呕吐物为胃内容物。当发生麻痹性肠梗阻时，呕吐物中含有胆汁甚至粪便样物。

（3）全身症状：常有发热、衰弱，严重者可发生休克。

2. 体征　急性弥漫性腹膜炎患者呈急性危重症面容，冷汗，表情痛苦，皮肤及舌面干燥，脉搏频数而无力，呼吸表浅而加快，腹式呼吸明显减弱或消失；当腹腔渗出液增多或肠管麻痹时，视诊腹部膨隆，触诊有典型的腹膜刺激征——压痛、反跳痛及腹肌紧张，且较广泛；胃、十二指肠溃疡穿孔时由于胃酸的强烈刺激，可出现板状腹；当腹腔内有较多的游离液体时，可叩出移动性浊音；胃肠穿孔时，由于胃肠内气体逸入腹腔内，叩诊肝浊音界缩小或消失，听诊有肠鸣音减弱或消失。急性局限性腹膜炎时，病灶部位有典型的腹膜刺激征，尤以压痛明显，伴有反跳痛及局限性腹肌紧张；如因炎症使附近的大网膜及肠袢粘连成团，或局部已形成脓肿，则可触及有明显压痛的肿块。

（五）消化性溃疡

胃与十二指肠溃疡是一种常见的消化系统疾病。一般认为胃液的消化作用是溃疡形成的基本因素，故称消化性溃疡。

1. 症状　为慢性、周期性、节律性、局限性上腹痛，伴有嗳气、流涎、反酸、恶心、呕吐等症状。

2. 体征　患者多数体形瘦长、腹上角锐。溃疡活动期时，上腹部常有压痛点，与疼痛部位一致。并可在背部 10～12 胸椎段有椎旁压痛。胃溃疡在上腹部偏左侧，十二指肠溃疡在上腹部偏右侧压痛。缓解期则不明显。后壁溃疡穿孔，可有明显背部压痛。出血时可见皮肤及结膜苍白。

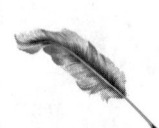

（六）肝硬化

肝硬化是一种常见的慢性进行性肝病。引起肝硬化的病因很多，主要有病毒性肝炎、慢性酒精中毒、血吸虫病、营养不良、药物及工业中毒和慢性心功能不全等。据其病理特征分为小结节性、大结节性、混合性及不完全分隔性肝硬化。

1．症状　肝硬化起病隐匿，进展缓慢，肝又有较强的代偿功能，所以在肝硬化发生后一段较长时间，甚至数年内并无明显症状及体征。

临床上肝硬化可分为代偿期（早期）和失代偿期（中、晚期），两期之间的界限可不明显或有重叠。

代偿期肝硬化症状不明显，可有食欲缺乏、消化不良、腹胀、恶心、大便不规则等消化系统症状及乏力、头晕、消瘦等全身症状。这些均非特异性。

失代偿期时上述症状加重，并可出现水肿、腹腔积液、黄疸、皮肤黏膜充血、发热、肝性脑病、无尿等。

2．体征　肝硬化患者面色灰暗，缺少光泽，皮肤、巩膜多有黄疸，于面部、颈部、上胸部可见毛细血管扩张或蜘蛛痣，手掌大小鱼际肌及末端指腹发红称为肝掌，男性患者乳房发育、压痛。肝由大而变缩小，质地变硬，表面不光滑。脾轻度至中度大，下肢可出现水肿。

失代偿期患者均出现肝功能障碍及门静脉高压的表现：①腹腔积液；②静脉侧支循环的建立与开放；③脾大及功能亢进。

（邓　瑞）

第八节　脊柱及四肢评估

一、脊柱评估

脊柱是维持正常姿势的主要支柱。疼痛、姿势及形态的异常以及活动受限是脊柱病变的主要表现。评估时以视诊为主，结合触诊和叩诊进行。

（一）脊柱弯曲度

正常人脊柱有四个生理弯曲，即颈、腰段向前凸，胸、骶段向后凸，近似"S"形。评估脊柱有无侧弯时，嘱被评估者双足并拢站立或坐正，双臂自然下垂，从背部视诊脊柱有无侧弯畸形，或用手指沿脊柱棘突以适当压力从上向下划压，划压后皮肤即出现一条红线，借此观察脊柱有无侧弯。

1．脊柱侧凸　脊柱离开正中线偏向两侧为脊柱侧凸，侧凸可分姿势性和器质性两种。前者见于儿童发育期坐、立姿势不端正等，此类侧凸早期脊柱弯曲度不固定，改变体位可使弯曲纠正；器质性侧凸见于脊柱损伤后、佝偻病、胸膜粘连、慢性胸膜肥厚及肩部畸形等，改变体位不能使侧凸得到纠正。

2．脊柱前凸　脊柱过度向前凸出弯曲，可见于腹腔内巨大肿瘤、大量腹腔积液、髋关节结核及先天性髋关节后脱位等，亦可见于晚期妊娠。脊柱前凸多见于腰椎段，被评估者腹部明显向前突出，臀部明显向后突出。

3．脊柱后凸　脊柱后凸多见于胸椎段。儿童脊柱后凸，多由佝偻病引起；儿童、青少年脊柱后凸，多为胸椎结核所致，病变常发生于胸椎下段，由于椎体破坏，棘突向后明显突出，称为成角畸形；成年人胸段呈弧形后凸，见于强直性脊柱炎；老年人脊柱后凸，是由于骨质退行性变，

导致胸椎椎体压缩而成。

(二) 脊柱活动度

正常人脊柱有一定活动度，但各部分的活动范围明显不同，颈椎段和腰椎段活动范围较大，胸椎段活动范围较小，骶椎和尾椎已融合成骨块状，几乎无活动性。评估时嘱被评估者做前屈、后伸、侧弯、旋转等动作，以观察脊柱活动情况。已有脊柱外伤可疑骨折或关节脱位时，应避免脊柱活动，以免损伤脊髓。脊柱活动受限见于颈椎病、颈肌韧带或腰肌韧带劳损、颈部肌纤维组织炎、腰部肌纤维组织炎及韧带劳损、脊柱骨折、脱位及椎间盘脱出、脊柱结核或肿瘤等。

(三) 脊柱压痛与叩击痛

1. 评估方法　压痛评估方法：被评估者取坐位，身体稍向前倾。评估者用右手拇指自上而下逐个按压脊椎棘突，观察有无压痛。叩击痛评估法有两种：直接叩击法是用叩诊锤或手指直接叩击脊柱棘突。间接叩击法，又称传导痛或冲击痛，方法是嘱被评估者取端坐位，评估者左手掌放置于被评估者头顶，右手半握拳以小鱼际肌部叩击左手，观察被评估者有无疼痛。

2. 临床意义　正常人脊椎及椎旁肌肉无压痛及叩击痛。脊椎有病变，受损部位可出现压痛及叩击痛，见于骨折、椎间盘突出及脊柱结核等。

二、四肢评估

四肢评估以视诊和触诊为主。评估内容主要包括软组织状态、四肢及其关节的形态、肢体位置、活动度或运动情况等。正常人的四肢和关节左右对称，形态正常，无肿胀及压痛，活动自如。

(一) 形态异常

1. 匙状指　亦称反甲。特点为指甲中心部凹陷，边缘翘起，呈匙状。病变指甲变薄、表面有条纹、粗糙。见于缺铁性贫血和高原病，偶见于风湿热及甲癣。

2. 杵状指 (趾)　表现为指 (趾) 节末端增生、肥厚呈杵状膨大，也称为槌状指。杵状指 (趾) 的发生，认为与肢端缺氧、代谢障碍和中毒损害有关。常见于：支气管扩张、慢性阻塞性肺气肿、支气管肺癌、慢性肺脓肿、肺性肥大性骨关节病、青紫型先天性心脏病、亚急性感染性心内膜炎、肝硬化等。

3. 指关节变形　常见于类风湿性关节炎，多为双侧性，关节呈梭状畸形，活动受限，疾病活动期关节可有肿痛。

4. 膝关节变形　膝关节红、肿、热、痛及运动障碍，见于风湿性关节炎等炎症的急性发作期。也可见于老年性骨关节病、外伤性关节炎、痛风等。当关节腔有积液时可出现浮髌现象。评估方法是评估者以一手的拇指和其余手指分别固定在肿胀的关节上方两侧，另一手拇指和其余手指分别固定在肿胀关节的下方两侧，目的是使关节腔内液体不致来回流动而影响浮力，然后用一手示指将髌骨连续按压数次，压下时髌骨与关节面有碰触感，松开时髌骨则有浮起感，即为浮髌试验阳性。

5. 膝内、外翻畸形　正常人两脚并拢直立时双膝和双踝可以靠拢，如双膝靠拢时，两内踝分离，呈 X 形腿，称为膝外翻，见于佝偻病；若直立时双踝可以并拢，而双膝关节却远远分离，呈 O 形腿，则称膝内翻，多见于小儿佝偻病和大骨节病。

6. 足内、外翻畸形　正常人足部作内、外翻动作时均可达 35°，复原时足掌、足跟可完全着地。而足内、外翻畸形者则足呈固定型的内翻、内收位或固定的外翻和外展位，多见于先天性畸形及脊髓灰质炎后遗症患者。

7. 肌肉萎缩　为中枢或周围神经病变、肌炎或肢体废用所致的部分或全部肌肉组织体积缩小、松弛无力。常见于脊髓灰质炎后遗症、偏瘫所致肢体长期不能活动、外伤性截瘫、周围神经损伤、多发性神经炎等。

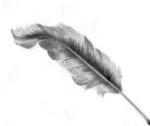

8. 下肢静脉曲张 表现为小腿静脉呈蚯蚓状弯曲、怒张，重者感腿部肿胀、局部皮肤颜色暗紫或有色素沉着，可形成经久不愈的溃疡。见于栓塞性静脉炎患者或从事站立性工作者。

9. 水肿 可呈单侧或双侧肢体水肿，指压凹陷或无凹陷，由局部或全身因素所致。具体评估方法见第三章相关内容。

（二）运动功能障碍

主要评估四肢伸屈、外展、内收、旋转运动及抵抗能力。嘱被评估者做主动或被动运动，观察其关节的活动幅度，有无活动受限或疼痛。四肢的运动是在神经肌肉的协调下由肌肉、肌腱带动关节来完成的，其中任何一个环节病变或损害，均会引起运动功能障碍或异常。

第九节 肛门、直肠和生殖器评估

肛门、直肠及生殖器的评估是全身体格评估中不可缺少的一部分，对临床诊断有重要意义。在临床工作中，常由于种种原因，如被评估者不愿接受，而被忽略，以至发生误诊、漏诊或延误治疗，造成严重后果。因此，对有指征的被评估者应说明评估目的、方法和重要性，得到被评估者的配合，做到全面评估。对女性进行评估时，需有女医务人员或第三者在场。

一、肛门、直肠评估

（一）常用的体位

1. 左侧卧位 被评估者取左侧卧位，左腿伸直，右腿向腹部屈曲，臀部靠近检查台右边，评估者位于其背后进行评估（图4-40）。此体位适用于病重、年老体弱或女性患者。

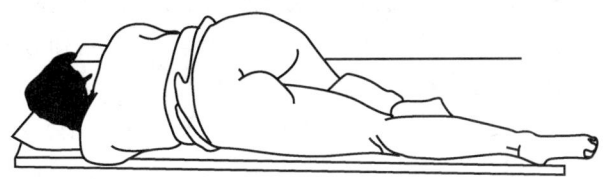

图4-40 左侧卧位图

2. 肘膝位 被评估者两肘关节屈曲，置于检查台上，胸部靠近检查台，两膝关节屈曲成直角跪于检查台上，抬高臀部，头偏于一侧（图4-41）。此体位用于检查前列腺、精囊及进行直肠内镜检查等。

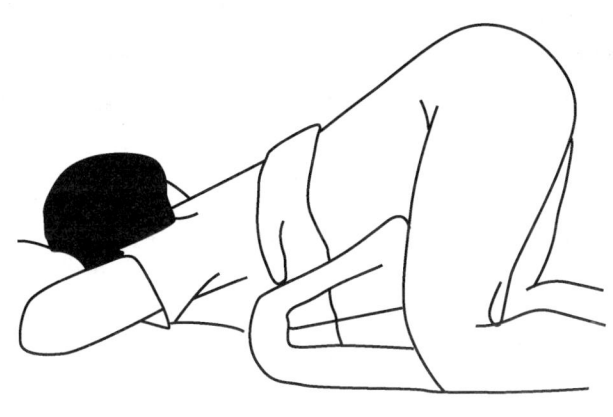

图4-41 肘膝位图

3．仰卧位或截石位　被评估者仰卧于检查台上，臀部垫高，两腿屈曲、抬高并外展。适用于膀胱直肠窝评估及直肠双合诊。

4．蹲位　被评估者下蹲呈排便的姿势。适用于评估直肠脱出、内痔及直肠息肉等。

（二）评估方法

肛门与直肠的评估方法以视诊、触诊为主，辅以内镜检查。评估结果及病变部位按顺时针方向记录。

1．视诊　正常肛门周围皮肤颜色较深、皱褶呈放射状。评估时注意以下情况：

（1）肛门闭锁与狭窄：多见于新生儿先天性畸形。

（2）肛门外伤与感染：肛门有创口或瘢痕，见于外伤或术后。肛门周围有局限性红肿及压痛，见于肛门周围炎症或脓肿。

（3）肛裂：肛门黏膜有裂伤，可伴有梭形或圆形多发性小溃疡，排便时疼痛且出血，常因惧痛而抑制便意，以致粪便干燥，加重症状，评估时有明显触压痛。

（4）痔：是直肠下端痔静脉丛淤血的结果。根据发生部位分为：①外痔，见于肛门外口（齿状线以下）有紫红色肿物，触之柔软，为直肠下静脉扩张所致。局部有压痛及组织水肿。②内痔，见于肛门内口（齿状线以上）黏膜下有紫红色肿物，为直肠上静脉扩张所致。排便时可脱出肛外，严重时粪便带血。内痔发生血栓或嵌顿时出现剧痛、肿胀、淤血加重。③混合痔，同时存在内痔和外痔的特点。

（5）肛瘘：是肛管与肛门周围皮肤相通形成的瘘管，经久不愈。多继发于肛门直肠周围脓肿，少数为结核性。

（6）直肠脱垂：又称脱肛。评估时嘱被评估者下蹲，用力屏气做排便动作，如在肛门外看到紫红色球状突出物即为直肠部分脱垂（直肠黏膜脱垂），如突出部分为椭圆形块状物，表面有环行皱襞，即为直肠完全脱垂（直肠壁全层脱垂）。

2．触诊　对肛门或直肠的触诊，称为肛诊或直肠指诊。直肠指诊不仅对肛门直肠的局部病变如直肠息肉、直肠脓肿、直肠癌等具有重要的诊断价值，而且对盆腔疾病，如阑尾炎、髂窝脓肿、前列腺与精囊病变、女性生殖器疾病等也具有诊断意义。

（1）方法：根据具体病情及评估的目的，被评估者可选用不同体位。触诊时评估者右手示指戴指套或手套，并涂以润滑剂，如凡士林、肥皂、液状石蜡等，先将探查的示指指腹置于肛门外口轻轻按摩，等被评估者肛门括约肌松弛后，探查示指再徐徐插入肛门、直肠内做直肠全周评估。注意不能用手指指尖直接顶入。

（2）内容：肛门与直肠指诊的评估内容包括肛门及括约肌的紧张度、肛管及直肠的内壁。注意有无压痛及黏膜是否光滑，有无肿块及波动感；男性还可触诊前列腺及精囊，女性则应评估子宫颈、子宫、输卵管等，必要时配用双合诊进一步评估。

（3）临床意义：①剧烈触痛，见于感染及肛裂；②触痛伴有波动感见于肛门、直肠周围脓肿；③触及柔软、光滑而有弹性的包块，多为直肠息肉；④触及坚硬凹凸不平的包块，应考虑直肠癌；⑤指诊后指套表面带有黏液、脓液或血液，说明有炎症或伴有组织破坏，必要时应取其涂片镜检或进行细菌学评估，以助诊断。

二、生殖器评估

（一）男性生殖器

1．阴茎　为前端膨大的圆柱体，由3个海绵体构成，分头、体、根三部分。评估内容包括：

（1）包皮：成人包皮不应掩盖尿道口，上翻可露出阴茎头。如包皮上翻不能露出尿道口或阴茎头者称包茎。包皮长过阴茎头但上翻后能露出尿道口和阴茎头称包皮过长。包皮过长或包茎易引起炎症和包皮嵌顿；污垢在阴茎颈部易于残留，常被视为致癌的重要因素之一。

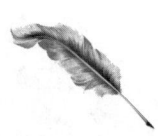

(2) 阴茎头与冠状沟：正常阴茎头与冠状沟红润、光滑，无红肿及结节。评估时应观察表面色泽、有无充血、分泌物、水肿糜烂及结节，如发现阴茎头部有硬结并伴有暗红色溃疡、易出血或融合成菜花状，应考虑阴茎癌可能。冠状沟处出现单个椭圆形硬质溃疡称为下疳，愈合后遗留瘢痕，见于梅毒。阴茎头部如出现淡红色小丘疹融合成蕈样，呈乳头状突起，应考虑为尖锐湿疣。

(3) 尿道口：正常尿道口黏膜红润、清洁、无分泌物黏附。评估时以中指和环指夹住阴茎，用拇指和示指轻轻挤压龟头使尿道口张开。如尿道口发红，附有分泌物或溢脓，并有触痛及排尿疼痛为尿道炎。尿道口位于阴茎腹面时，称尿道下裂。

(4) 阴茎大小：正常成年人阴茎长 7～10cm。成年人阴茎过小呈婴儿型阴茎，见于垂体功能或性腺功能减退者，儿童阴茎过大呈成年人型阴茎，见于性早熟，如促性腺激素过早分泌。假性性早熟见于睾丸间质细胞瘤患者。

2．阴囊　被评估者取站立位或仰卧位，两腿稍分开，评估时先观察阴囊皮肤及外形，后进行阴囊触诊。评估者将两手拇指置于阴囊前面，其余四指放在阴囊后面，起托护作用，拇指做来回滑动触诊，可双手同时进行，也可用单手触诊。

(1) 精索：位于附睾上方，正常时为柔软条索状圆形结构，无挤压痛。如出现挤压痛，并有局部皮肤发红，多为精索的急性炎症；呈串珠样肿胀者，见于输精管结核；触诊如蚯蚓团状感觉时，则为精索静脉曲张；靠近附睾的精索触及硬结，常由丝虫病所致。

(2) 睾丸：正常睾丸表面光滑柔韧，有弹性。评估时应两侧对比，并注意其大小、形状、硬度、有无压痛等。睾丸急性肿痛，压痛明显者，见于急性睾丸炎，可由外伤、流行性腮腺炎、淋病等引起；睾丸慢性肿痛多为结核所致；一侧睾丸肿大、质硬并有结节，应考虑睾丸肿瘤或白血病细胞浸润；睾丸过小常为先天性或内分泌异常引起，如肥胖性生殖无能症。在阴囊中未能触及睾丸时，应触诊腹股沟管内或阴茎根部等处，或做超声检查腹腔。如睾丸隐藏在以上部位，称为隐睾症。隐睾以一侧发生多见，也可双侧发生，如双侧隐睾未在幼儿时发现并手术复位，常常影响生殖器官和第二性征发育，并可丧失生育能力。睾丸鞘膜积液，表现为阴囊肿大，触诊有水囊感，透光试验阳性。

(3) 附睾：是储存精子和促进精子成熟的器官，位于睾丸的后外侧，上端膨大为附睾头，下端细小如囊锥状为附睾尾。慢性附睾炎时，附睾肿大且有压痛，触诊可摸到结节。附睾肿胀而无自觉症状，且无明显挤压痛，但触诊有结节性硬块时，伴有输精管增粗且呈串珠状，应考虑附睾结核可能。晚期，结核病灶破溃后可形成瘘管，经久不愈。

(4) 水肿：阴囊水肿多由全身性疾病引起，如右心功能不全、慢性肾小球肾炎、肾病综合征、重度营养不良等；局部因素如炎症、下腔静脉阻塞、过敏反应等也可引起。阴囊象皮肿为阴囊皮肤粗糙、增厚如橡皮样，见于丝虫病所致的淋巴管炎或淋巴管阻塞。透光试验评估方法：用不透光的纸片卷成圆筒，一端置于肿大部位，将手电筒置于对侧照射，如有鞘膜积液，被遮处阴囊呈橙红色均质半透明状；如不透明则考虑睾丸肿瘤或腹股沟斜疝等。

3．前列腺　评估时被评估者取肘膝位，跪卧于检查台上，也可采用右侧卧位或站立弯腰位，评估者带指套或手套，涂适量润滑剂，以示指徐徐插入肛门，向腹侧触诊。前列腺位于膀胱下方、耻骨联合后约 2cm 处，距肛门约 4cm，包绕在尿道根部。左右各一，两叶之间有一正中沟，质坚实而有弹性，腺体的排泄管开口于尿道内。前列腺肥大时，指诊正中沟消失、平滑，无压痛及粘连。前列腺肿大且有明显压痛，见于急性前列腺炎；如有波动感，提示化脓性感染；腺体质地坚硬、肿大，无压痛，表面不光滑呈结节状，应考虑前列腺癌可能。

4．精囊　位于前列腺外上方，质地柔软，正常不易触及。如触到条索状肿胀并有压痛，见于精囊炎；如精囊表面呈结节状，多为精囊结核。精囊疾病多为前列腺疾病所累及。

（二）女性生殖器

一般女性被评估者不常规进行生殖器评估，如有适应证或疑有妇科疾病时应进行此项评估。女性生殖器官分为两部分：一部分为外生殖器，包括阴阜、大阴唇、小阴唇、阴蒂和阴道前庭；另一部分为内生殖器，包括阴道、子宫和子宫附件。子宫附件由输卵管和卵巢组成。

女性生殖器评估包括视诊、触诊和阴道窥器检查。

1. **外阴** 首先通过视诊，观察阴毛的多少及分布，阴蒂的大小、长短，大小阴唇有无畸形或水肿、湿疹、炎症，观察外阴部有无溃疡、白癜、赘生物、生殖器疱疹、尖锐湿疣、损伤等情况，然后注意处女膜是否与婚史、产史相符。

2. **阴道壁和子宫颈** 通过阴道窥器进行观察，注意黏膜的色泽：如为红色且有出血点，表示有炎症的可能，如为紫蓝色，则可能与妊娠有关。同时应注意阴道分泌物的量与性质。正常阴道有少许分泌液，为酸性。泡沫样分泌物见于滴虫性阴道炎。色白含有小片豆腐样分泌物，多是真菌感染所致。此外，还要观察阴道壁上有无赘生物、溃疡或瘘管，也可做涂片检查或活组织检查，明确诊断。进一步检查子宫颈，要注意子宫颈的位置和方向，正常宫颈口应朝下、朝后（向阴道后穹窿）。还要注意子宫颈的大小，黏膜的颜色及有无因产伤引起的撕裂。子宫颈炎时，子宫颈充血、糜烂、肥大，有时子宫颈管腺体增生，呈红色颗粒状，或变成息肉，质脆易出血。对严重子宫颈炎患者，应取活组织做病理检查，特别警惕癌变。

3. **双合诊** 是盆腔评估中最重要的项目。评估者用一手的两指或一指放入阴道内，另一手在腹部配合检查，称为双合诊。目的在于扪清阴道、附件、宫颈、宫旁、结缔组织及盆腔内其他各组织有无异常。

评估方法：戴好消毒手套，首先检查阴道通畅度和深度，有无先天畸形、瘢痕、结节或肿块；再扪触宫颈大小、质地，有无接触性出血，若上抬或左右摆动宫颈时患者感疼痛称宫颈举痛，是盆腔器官有病变的表现。评估子宫应了解其大小、形状、位置、质地、活动度和有无压痛。多数妇女子宫呈前倾前屈位；"倾"指宫体纵轴与身体纵轴的关系。宫体朝向耻骨称前倾，朝向骶骨称后倾。"屈"指宫体与宫颈间的关系。若两者间的纵轴形成的角度朝向前方为前屈，朝向后方为后屈。正常输卵管不能扪及。正常卵巢偶可扪及，约为3cm×2cm×1cm可活动的块状物，触之略有酸胀感。

4. **三合诊** 即腹部、阴道、直肠联合检查，目的在于弥补双合诊的不足。检查时，一手示指放入阴道，中指放入直肠，其余步骤同双合诊。根据此评估方法，可扪清后倾后屈子宫的大小，发现子宫后壁、直肠子宫陷凹或宫骶韧带及双侧盆腔后部的病变，估计病变范围，尤其是癌肿浸润范围以及阴道直肠隔、骶前方或直肠有无病变等。

5. **直肠腹部诊** 一手示指伸入直肠，另一手在腹部配合检查，称直肠腹部诊。一般适用于未婚、阴道闭锁或因其他原因不宜行双合诊的患者。

6. **记录** 通过盆腔检查，将检查结果按解剖部位的先后顺序记录：

外阴：发育情况及婚产式（未婚式、已婚未产式或经产式）及异常情况描述。

阴道：是否通畅，黏膜情况，分泌物量、色、性状以及有无臭味。

宫颈：大小，硬度，有无糜烂、息肉、撕裂、赘生物，有无接触性出血、举痛等。

宫体：位置、大小、硬度、活动度、有无压痛等。

附件：有无块状物、增厚或压痛。若扪及块状物，记录其位置、大小、硬度、表面光滑与否、活动度，有无压痛以及与子宫及盆壁的关系。左右两侧情况分别记录。

未婚患者不做阴道检查，必要时做直肠、腹部检查。

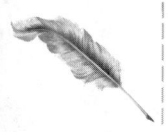

第十节 神经系统评估

神经系统评估包括运动功能评估、感觉功能评估、神经反射、脑膜刺激征及自主神经评估等方面。评估时，要求被评估者充分合作，评估者要耐心细致，尽可能避免遗漏体征。不准确的神经系统评估会导致对神经系统疾病的错误判断。

一、运动功能评估

运动功能分随意运动和不随意运动两种。随意运动由锥体束管理，不随意运动由锥体外系和小脑支配。

（一）肌力

肌力（muscle power）是指肌肉运动时的最大收缩力。评估时嘱被评估者作肢体伸屈运动，评估者从相反的方向测试被评估者克服阻力的力量，应注意两侧肢体的对比。肌力可分为6级（表4-10）。

表4-10　肌力的评估

分级	患者反应	分级	患者反应
0级	完全瘫痪	3级	肢体能抬离床面但不能拮抗阻力
1级	仅见肌肉轻微收缩，无肢体运动	4级	能拮抗阻力运动
2级	肢体可水平移动但不能抬离床面	5级	正常肌力

肌力减退称不完全性瘫痪，肌力消失称完全性瘫痪。瘫痪因部位不同、形式不同，分别称为：①单瘫，为单一肢体瘫痪，多见于脊髓灰质炎等；②偏瘫，为一侧上、下肢体瘫痪，常伴有同侧脑神经损害，见于脑梗死、脑出血、脑肿瘤等；③截瘫，多为双侧下肢或四肢瘫痪，见于炎症、脊髓外伤等所致脊髓横贯性损伤；④交叉瘫，为一侧脑干损害所致的同侧周围性脑神经麻痹及对侧肢体的中枢性偏瘫。

（二）肌张力

肌张力（muscle tone）是指静息状态下的肌肉紧张度。评估时，可通过触诊被评估者肌肉的硬度及肌肉完全松弛时关节被动运动时的阻力来判断，注意对比。

1．肌张力增加　肌肉坚实，被动伸屈肢体时阻力增加。见于锥体束及锥体外系损害。

2．肌张力减小　肌肉松软，被动伸屈肢体时肌张力减小，可表现为关节过伸。见于下肢运动神经元病变（如脊髓前角灰质炎、周围神经炎等）、小脑病变和肌源性病变等。

（三）不自主运动

不自主运动是指患者意识清楚的情况下，随意肌不自主收缩产生的无目的异常动作，多为锥体外系损害的表现。常见的有：

1．震颤（tremor）　是两组拮抗肌交替收缩所引起的不自主动作。①静止性震颤在静止时表现明显，做意向运动时可减轻或消失，常伴肌张力增加，见于震颤麻痹；②老年性震颤多见于老年动脉硬化者，表现为点头或摇头，一般不伴肌张力的改变；③运动性震颤在运动时出现，愈接近目的物时愈明显，静止时减轻或消失，见于小脑疾患；④姿势性震颤出现于身体主动保持某种姿势时，运动及休息时消失，震颤细而快，见于甲状腺功能亢进、肝性脑病所致的扑翼样震颤。

2．手足搐搦　发作时手足肌肉呈紧张性痉挛，上肢呈现为腕部屈曲、手指伸展、掌指关节屈曲、拇指内收靠近掌心并与小指相对；下肢表现为踝关节与趾关节皆呈屈曲状，见于低钙血

（四）共济失调

机体正常随意运动有赖于一定肌群协调一致的运动，这些肌群的协调一致主要依靠小脑的功能。此外，前庭神经、视神经、深感觉、锥体外系亦参与协调作用。当上述部位发生病变，协调动作出现障碍时，称共济失调。评估方法如下：

1. **指鼻试验** 被评估者将前臂外旋、伸直，用示指触自己的鼻尖，由慢到快，先睁眼后闭眼，重复进行。正常人可准确完成，小脑半球病变时同侧指鼻不准；如睁眼时指鼻准确，闭眼时无法完成，则为感觉性共济失调。

2. **指指试验** 被评估者伸直示指，以示指触碰对面评估者的示指，先睁眼后闭眼。正常人可准确完成，如总是偏向一侧，提示同侧小脑或迷路有病变。

3. **轮替动作** 被评估者伸直手掌并反复作快速旋前、旋后动作，共济失调者动作缓慢、不协调。

4. **跟-膝-胫试验** 被评估者仰卧，先抬起一侧下肢，然后将足跟置于另一侧膝盖下部，并沿胫骨徐徐下滑到足背。正常人可准确完成，共济失调者出现动作不稳或失误。

5. **闭目难立征** 被评估者双脚并拢直立，两臂平伸。仅闭目时出现身体站立不稳提示下肢感觉障碍，睁眼闭眼时均出现身体站立不稳提示小脑病变。

二、感觉功能评估

评估感觉功能时，被评估者必须意识清晰，评估前说明评估目的和评估方法，以取得被评估者合作。感觉功能评估主观性强，易产生误差。因此评估时必须注意嘱被评估者闭目，以避免主观或暗示作用。评估时可由感觉障碍区向正常部位移行，并注意两侧、上下部位的对比。

（一）浅感觉

包括痛觉、触觉、温度觉。

1. **痛觉** 评估者用大头针的针尖轻刺被评估者的皮肤，询问感受，并记录感觉类型（正常、过敏、减退、消失）与范围，痛觉障碍见于脊髓丘脑侧束损害。

2. **触觉** 用棉签轻触被评估者的皮肤或黏膜，询问有无感觉。正常人对轻触觉灵敏。触觉障碍见于脊髓丘脑前束和后索病变。

3. **温度觉** 用盛有热水（40~50℃）及冷水（5~10℃）的玻璃试管交替接触被评估者皮肤，让其陈述自己的感受。正常人能明确辨别冷热的感觉。温度觉障碍见于脊髓丘脑侧束损伤。

（二）深感觉

包括关节觉、震动觉。

1. **关节觉** 关节对被动运动的感觉和位置觉。让被评估者闭眼，评估者手指轻持被评估者的手指或足趾两侧做被动伸或屈的动作，让被评估者说出"向上"或"向下"。也可将其肢体放置在某种位置上，询问被评估者能否回答肢体的位置。关节觉障碍见于后索病损。

2. **震动觉** 用震动的音叉柄放置在被评估者的内、外踝，手指、桡尺骨茎突等骨突起处。正常人有共鸣性震动感。震动觉障碍见于脊髓后索损害。

（三）复合觉

包括皮肤定位觉、两点辨别觉、实体觉和体表图形觉。复合感觉是大脑综合分析和判断的结果，又称皮质感觉。正常人闭目情况下可正确辨别，皮质病变时发生障碍。

三、神经反射

反射是神经活动的基本形式，是通过反射弧完成的。反射弧包括感受器、传入神经元、中枢、传出神经元及效应器五部分，并受高级神经中枢控制。反射弧的任何一部分及高一级中枢的

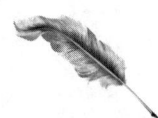

病变，均可导致反射异常。表现为反射亢进、减弱或消失。反射包括生理反射和病理反射。评估时，应分散被评估者的注意力，使其放松肢体，并进行两侧对比。

（一）生理反射

正常人可引出的反射称为生理反射。在某些病理情况下这些反射可以增强、减弱或消失。根据刺激的部位，又可分为浅反射和深反射。

1. 浅反射　刺激皮肤、黏膜或角膜等引起的反射称为浅反射。包括以下几种：

（1）角膜反射：嘱被评估者眼睛注视内上方，评估者用细棉签毛由角膜外缘处轻触被评估者角膜，避免触及睫毛。正常时可见被刺激侧眼睑迅速闭合，称为直接角膜反射；如刺激一侧角膜，对侧也出现闭合反应，称为间接角膜反射。角膜反射的感受器为角膜，传入神经为三叉神经眼支，中枢为脑桥，传出神经为面神经，效应器为眼轮匝肌。临床上直接与间接角膜反射皆消失，见于被评估侧的三叉神经病变（传入障碍）；直接反射消失，间接反射存在，见于被评估侧的面神经病变（传出障碍）。被评估者双侧角膜反射均消失则见于深昏迷。

（2）腹壁反射：被评估者取仰卧位，双下肢屈曲使腹壁放松，然后用钝头竹签迅速由外向内分别沿肋缘下、脐平及腹股沟上轻划两侧腹部皮肤，正常在受刺激的部位可见腹肌收缩。上腹壁反射消失为胸髓7～8节病变，中腹壁反射消失为胸髓9～10节病变，下腹壁反射消失为胸髓11～12节病变。一侧上、中、下反射均消失，为同侧锥体束损害；双侧上、中、下反射均消失，见于昏迷或急腹症（图4-42）。

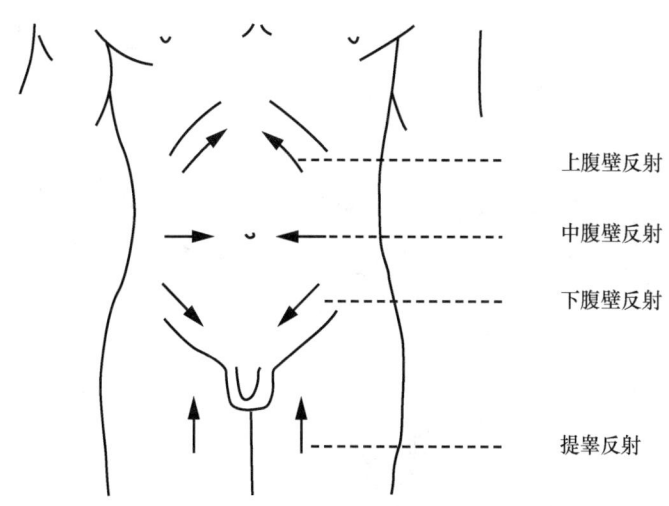

图4-42　腹壁反射和提睾反射

（3）提睾反射：嘱被评估者取仰卧位，用钝头竹签由下向上轻划股内侧上方皮肤，可引起同侧提睾肌收缩，使睾丸上提。其中枢为腰髓1～2节。一侧反射消失为锥体束损害，双侧反射消失见于腰髓1～2节病变或昏迷患者。另外，腹股沟疝、阴囊水肿等被评估者也难引出。

（4）足跖反射：用钝头竹签由后向前划足底外侧至小趾掌关节处再转向趾侧，正常表现为足趾向跖面屈曲（即巴宾斯基征阴性）。反射中枢为骶髓1～2节。

2. 深反射　刺激骨膜、肌腱引起的反射称为深反射。包括以下几种：

（1）肱二头肌反射：被评估者肘部半屈曲，前臂稍内旋，评估者以左手拇指按住其肘关节上方的肱二头肌肌腱，其余四指托住肘关节，然后用右手持叩诊锤直接叩击置于肱二头肌肌腱的左手拇指。正常反应为肱二头肌收缩，前臂快速屈曲。反射中枢为颈髓5～6节（图4-43）。

（2）肱三头肌反射：评估者以左手托起被评估者的肘部，嘱被评估者肘部屈曲，然后用叩诊锤直接叩击尺骨鹰嘴突上方的肱三头肌肌腱。正常反应为肱三头肌收缩，前臂稍伸展。反射中枢为颈髓6～8节（图4-44）。

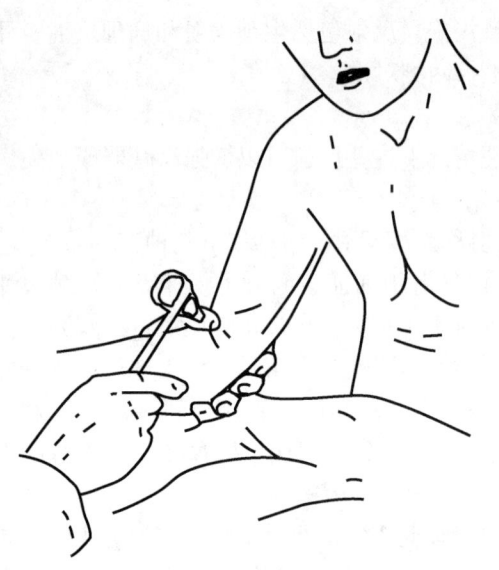

图 4-43 肱二头肌反射评估法示意图

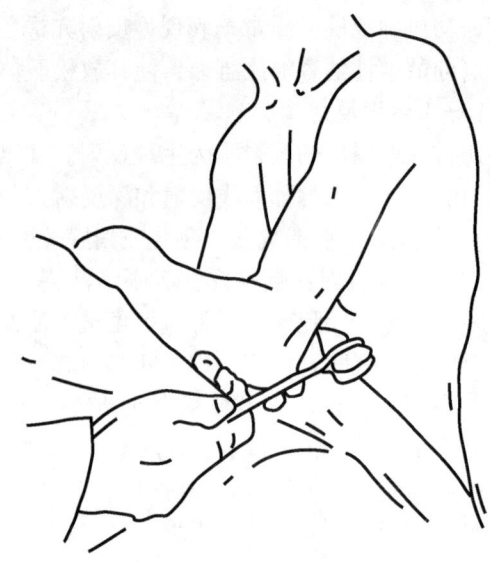

图 4-44 肱三头肌反射评估法示意图

(3) 膝腱反射：嘱被评估者取坐位或仰卧位评估。坐位评估时被评估者小腿完全松弛下垂（或被评估侧下肢置于另一侧下肢上），卧位时评估者以左手在其腘窝处托起下肢，使髋、膝关节均稍屈曲，足跟不要离开床面，然后用叩诊锤叩击髌骨下方的股四头肌肌腱。正常反应为小腿伸展。反射中枢为腰髓 2～4 节（图 4-45）。

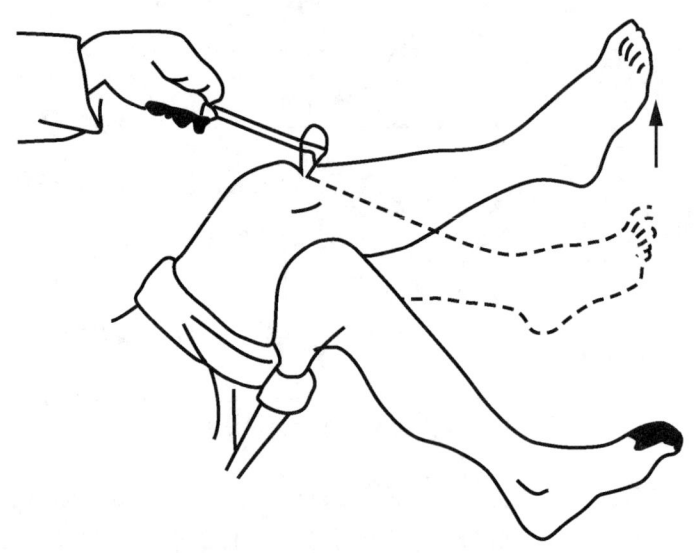

图 4-45 膝腱反射评估法示意图

(4) 跟腱反射：被评估者取仰卧位，髋、膝关节稍屈曲，一侧下肢取外旋、外展位。评估者用左手托起被评估者的足掌，使其足呈背屈位。然后用叩诊锤叩击跟腱，正常反应为腓肠肌收缩，足向跖面屈曲。如卧位不能引出，可让被评估者跪于凳上，双足自然下悬，再叩击跟腱，反应同前。反射中枢为骶髓 1～2 节。

深反射减弱或消失多由于反射弧遭受损害等器质性病变引起，如末梢神经炎、神经根炎、脊髓前角灰质炎等。临床上深反射常因被评估者精神紧张而出现可疑性减弱或消失。这时，应在转移其注意力之后重新评估。

当脑、脊髓有急性病变时，可致脑、脊髓处于休克状态，由于损伤病灶的超限抑制，致使低级反射弧受到抑制，也可引起深反射减弱或消失，见于脑血管病、脊髓炎的急性期等。休克状态结束后即可出现腱反射亢进的表现。

深反射亢进多因锥体束受损，如脑血管病后遗症、高位脊髓病损的恢复期等。

（二）病理反射

病理反射是指锥体束损害时，大脑失去了对脑干和脊髓的抑制作用而呈现出的一组正常人不能引出的反射。1岁半以内的婴幼儿由于锥体束尚未发育完善，可出现此类反射，且多为两侧。常见病理反射如下：

1. 霍夫曼征（Hoffmann sign） 评估者用左手持被评估者腕关节上方，使其腕关节稍背屈，右手以中指及示指挟持被评估者中指，稍向上提，并用拇指迅速弹刮被评估者的中指指甲，若出现被评估者拇指及其他四指掌屈动作，为阳性表现。此征为上肢锥体束征，多见于颈髓的病变。

2. 巴宾斯基征（Babinski sign） 评估方法同跖反射。阳性表现为趾背伸，其余四趾呈扇形展开。此为锥体束损害的重要表现之一（图4-46，图4-47）。

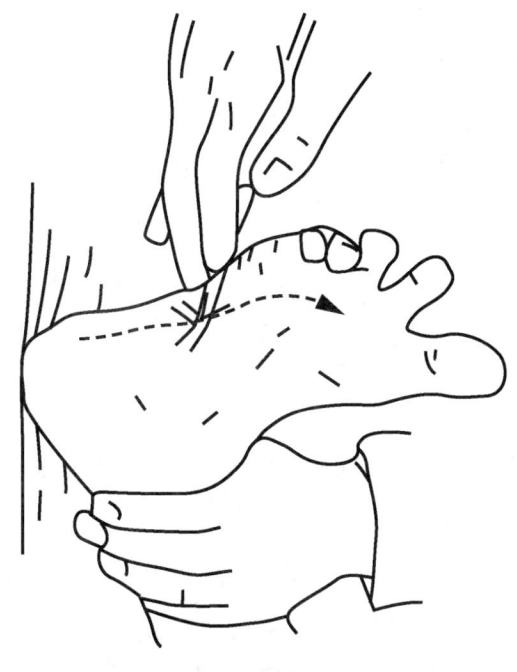

图4-46 巴宾斯基征阳性示意图

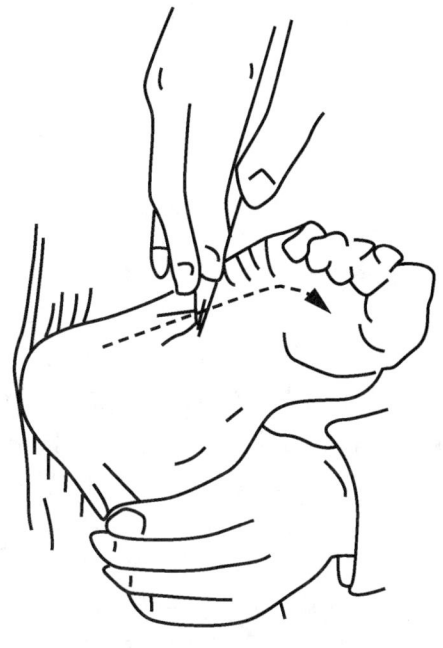

图4-47 巴宾斯基征阴性示意图

3. 奥本海姆征（Oppenheim sign） 评估者用拇指及示指沿被评估者的胫骨前缘由上向下推移，阳性表现同巴宾斯基征。

4. 戈登征（Gordon sign） 评估者用拇指和其他四指分置于腓肠肌两侧，以适当的力量捏压，阳性表现同巴宾斯基征。

5. 查多克征（Chaddock sign） 用钝头竹签由后向前划外踝下方及足背外缘，阳性表现同巴宾斯基征。

6. 阵挛 在深反射亢进时，用一持续力量使被评估者的肌肉处于持续伸展状态后，产生的一连串有节律的肌肉舒缩运动称为阵挛。当它与病理反射同时存在或仅出现于单侧时，才有病理意义。常见的有两种：

（1）髌阵挛：被评估者取仰卧位，下肢伸展，评估者用拇指及示指捏住髌骨上缘，突然用力向下推动数次，然后保持一定推力，阳性反应为股四头肌节律性收缩，使髌骨上下快速运动。见于锥体束损害（图4-48）。

（2）踝阵挛：被评估者取仰卧位，使髋、膝关节放松并稍屈曲，评估者左手托住被评估者胭

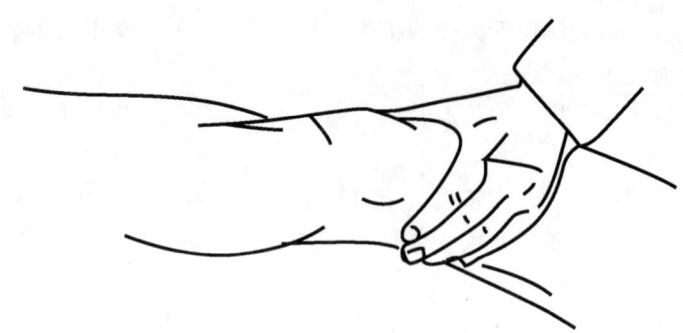

图 4-48　髌阵挛评估法示意图

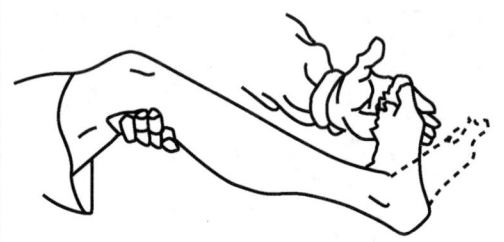

图 4-49　踝阵挛评估法示意图

窝部，右手托被评估者足底前端，突然快速有力的推足呈背屈位数次，并保持一定推力，阳性表现为踝关节出现节律性反复屈伸运动（图 4-49）。

四、脑膜刺激征

脑膜或其附近病变波及脑膜时，刺激脊神经根，使相应的肌群发生痉挛，这种现象称为脑膜刺激征。见于各种脑膜炎、蛛网膜下腔出血和颅压增高等。

（一）颈强直

被评估者去枕仰卧，双下肢伸直，评估者左手托被评估者枕部做被动屈颈动作以测试其颈肌抵抗力，若下颏不能贴近前胸和（或）有明显阻力时，提示为颈强直。在除外颈椎或颈部软组织病变时，即可认为有脑膜刺激征。

（二）凯尔尼格征（Kernig sign）

被评估者取仰卧位，一腿伸直，另一腿屈髋、屈膝成直角。评估者抬高其小腿，正常人膝关节可伸达 135° 以上。若在 135° 以内伸膝受限并伴有疼痛，或引起对侧下肢屈曲，即为阳性。

（三）布鲁津斯基征（Brudzinski sign）

（1）被评估者取仰卧位，双下肢自然伸直，评估者右手置于被评估者胸前，左手托被评估者枕部，使头部被动前屈。阳性表现为双侧膝关节和髋关节屈曲，此为布鲁津斯基征。

（2）体位同上，将一侧下肢屈曲推向腹部，另一侧下肢也自动屈曲者为布鲁津斯基腿征阳性。

（3）体位同上，按压耻骨联合时引起两下肢屈曲者为布鲁津斯基耻骨征阳性。

五、自主神经功能评估

自主神经可分为交感神经与副交感神经两种。在大脑皮层及下丘脑的调节下，主要功能是调节内脏、血管舒缩及腺体分泌等活动，从而达到维持机体内、外环境的平衡。临床常用以下方法评估：

（一）眼心反射

被评估者取仰卧位，眼睑自然闭合，先计数其 1min 的脉率，然后评估者用示指和中指置于眼球两侧，逐渐加压一侧眼球，以被评估者不痛为限。加压 20～30s 后再计数 1min 脉搏次数，与加压前进行比较。正常人加压后每分钟脉搏减少 4～12 次。减少 12 次 / 分以上者为阳性，提示迷走神经兴奋性增高；加压后脉搏不减少反而增加者，称为倒错反应，提示被评估者交感神经功能亢进，迷走神经兴奋性降低。需注意，不可同时压迫两侧眼球，以防发生心搏骤停危险。

（二）卧立试验

先测被评估者卧位时的 1min 脉搏数，然后迅速转为立位，立即计数 1min 脉搏数。立位时

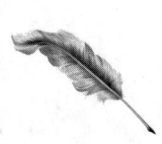

因交感神经兴奋，故脉搏明显增快，正常人可增加 10～12 次/分；如增加 12 次/分以上则为阳性，表示交感神经兴奋性增高。由立位到卧位为立卧试验，先测被评估者立位脉搏数，然后再测卧位脉搏数，正常人脉搏减慢 10～12 次/分，如减慢 12 次/分以上则为阳性，提示迷走神经兴奋性增高。

（三）皮肤划痕症

用钝头竹签适度加压快速地划过皮肤，经数秒钟后，因血管收缩，皮肤出现白色划纹，称皮肤划痕症。正常时持续 1～5min 即自行消失。如果超过 5min 则为阳性，表示皮肤血管收缩反应增强，提示交感神经兴奋性增高。

若经钝头竹签划过后，数秒后很快出现红色划纹，持续时间较长，且基底逐渐增宽或皮肤隆起，表示皮肤血管扩张反应增强，提示副交感神经兴奋性增高。

（叶文静）

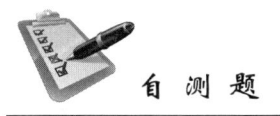

自 测 题

一、填空题

1．触诊腹部时，被评估者一般取＿＿＿＿＿位，＿＿＿＿＿以松弛腹肌，并张口做均匀的＿＿＿＿＿，以触到随呼吸而移动的脏器；评估脾时可取＿＿＿＿＿位。

2．叩诊音根据音响的频率、振幅、持续时间长短的不同，临床上分为＿＿＿＿＿、＿＿＿＿＿、＿＿＿＿＿和＿＿＿＿＿。

3．成年人的体型临床上分为＿＿＿＿＿、＿＿＿＿＿和＿＿＿＿＿三种。

4．佝偻病时出现＿＿＿＿＿步态，帕金森病时出现＿＿＿＿＿步态，腓总神经麻痹时出现＿＿＿＿＿步态，脑瘫时出现＿＿＿＿＿步态。

5．小颅畸形常见于＿＿＿＿＿，方颅常见于＿＿＿＿＿和＿＿＿＿＿，巨颅常见于＿＿＿＿＿。

6．正常人两侧瞳孔＿＿＿＿＿，直径＿＿＿＿＿。

7．正常牙齿呈＿＿＿＿＿。黄褐色牙齿常见于＿＿＿＿＿，哈钦森齿是＿＿＿＿＿的重要体征之一，单纯齿缝增宽见于＿＿＿＿＿。

8．皮肤或黏膜下出血，直径小于 2mm 为＿＿＿＿＿，直径在 3～5mm 为＿＿＿＿＿，直径大于 5mm 为＿＿＿＿＿，片状出血伴皮肤显著隆起为＿＿＿＿＿。

9．正常人气管居于＿＿＿＿＿，大量胸腔积液时气管向＿＿＿＿＿移位，肺不张时气管向＿＿＿＿＿移位。

10．正常人胸廓前后径与左右横径的比例为＿＿＿＿＿，呈椭圆形；小儿和老年人胸廓呈＿＿＿＿＿；肺气肿的胸廓外形为＿＿＿＿＿。

11．正常肺部叩诊音为＿＿＿＿＿，在左侧腋前线下方由于胃泡的存在，叩诊音呈＿＿＿＿＿。

12．支气管哮喘患者视诊为＿＿＿＿＿呼吸困难。触诊语音震颤＿＿＿＿＿，叩诊呈＿＿＿＿＿，听诊两肺满布＿＿＿＿＿。

13．心脏瓣膜听诊区有＿＿＿＿＿、＿＿＿＿＿、＿＿＿＿＿、＿＿＿＿＿和三尖瓣区。

14．第一心音主要由＿＿＿＿＿引起震动所产生，标志着＿＿＿＿＿的开始。

15．主动脉瓣狭窄触诊心尖冲动呈＿＿＿＿＿，叩诊心浊音界可稍向＿＿＿＿＿扩大，听诊可闻及＿＿＿＿＿杂音。

16. 用拇指指腹贴于剑突下部,于吸气时指尖部感到搏动为_____,于呼气时指腹感到搏动明显,则为_____。

17. _____、_____、_____是腹膜炎症病变的可靠体征,三者统称为腹膜刺激征。

18. 当腹腔内游离腹水在_____以上时,即可叩出移动性浊音。

19. 正常情况下肠鸣音大约每分钟_____次。当肠蠕动增强时,肠鸣音达每分钟_____次以上,称肠鸣音亢进。偶尔听到或持续_____分钟以上才听到一次或听不到者,称为肠鸣音减弱或消失。

20. 肛门齿状线以上的紫红色包块称为_____,齿状线以下的紫红色包块称为_____痔。

21. 检查前列腺时应取_____位,进行直肠双合诊时应取_____位,检查直肠脱垂时应取_____位。

二、单选题

A₁型题

1. 关于腹部触诊法,下列哪项不正确
   A. 双合诊
   B. 深部滑行触诊法
   C. 双手触诊法
   D. 浅部触诊法
   E. 深压触诊法

2. 鼻黏膜萎缩,分泌物减少,鼻甲缩小,鼻腔宽大,嗅觉减退,见于
   A. 急性鼻炎
   B. 慢性鼻炎
   C. 慢性萎缩性鼻炎
   D. 过敏性鼻炎
   E. 鼻息肉

3. 关于舌苔与疾病的描述正确的是
   A. 镜面舌见于猩红热
   B. 毛舌见于真菌感染
   C. 牛肉舌见于发热性疾病
   D. 地图舌见于烟酸缺乏
   E. 草莓舌见于核黄素缺乏

4. 皮肤黏膜呈现樱桃红见于
   A. 大叶性肺炎
   B. 运动后
   C. 猩红热
   D. 库欣综合征
   E. 一氧化碳中毒

5. 蜘蛛痣的形成是由于
   A. 皮肤毛细血管扩张
   B. 皮肤小静脉末端扩张
   C. 皮肤小动脉瘤
   D. 皮肤小静脉瘤
   E. 皮肤小动脉末端分支扩张

6. 胃癌易向下列何处淋巴结转移
   A. 颈部淋巴结
   B. 左锁骨下淋巴结
   C. 左锁骨上淋巴结
   D. 左腋淋巴结
   E. 左腹股沟淋巴结

7. 颈部强直可见于
   A. 蛛网膜下腔出血
   B. 颈肌损伤
   C. 重症肌无力
   D. 甲状腺功能亢进
   E. 颈椎结核

8. 佝偻病胸所致的胸廓改变常不包括
   A. 鸡胸
   B. 漏斗胸
   C. 扁平胸
   D. 佝偻病串珠
   E. 肋膈沟

9. 正常肺部叩诊音为
   A. 清音
   B. 浊音
   C. 鼓音
   D. 过清音
   E. 实音

10. 确定第一心音最有意义的是
    A. 音响比第二心音强

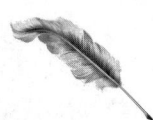

B．音调较第二心音高
C．持续时间较第二心音长
D．在心尖部最强
E．与心尖冲动凸起冲动同时出现

11．胸膜摩擦音与心包摩擦音最主要的区别是
    A．听诊部位不同
    B．粗糙程度不同
    C．音调高低不同
    D．产生机制不同
    E．屏气后是否消失

12．干啰音听诊的主要特点为
    A．易变性小
    B．呼气时较多而明显
    C．吸气时更容易听到
    D．较恒定
    E．咳嗽后增多或减少

13．脉搏短绌是指
    A．脉搏增快
    B．心室率大于心房率
    C．心室率大于脉率
    D．心房率大于脉率
    E．心房率大于心室率

14．腹水患者触诊腹部时，最好采用
    A．浅部触诊法
    B．深压触诊法
    C．深部滑行触诊法
    D．冲击触诊法
    E．双手触诊法

15．正常人 Traube 区叩诊呈
    A．鼓音
    B．清音
    C．过清音
    D．实音
    E．浊音

16．Murphy 征阳性见于
    A．消化性溃疡
    B．急性胆囊炎
    C．胃出血
    D．结核性腹膜炎
    E．急性胰腺炎

17．Courvoisier 征提示
    A．消化性溃疡
    B．胰头癌
    C．胃出血
    D．急性胆囊炎
    E．急性胰腺炎

18．空腹或饭后 6h 以上仍可闻及振水音表示
    A．幽门梗阻
    B．胃肠穿孔
    C．胃出血
    D．结核性腹膜炎
    E．胃癌

A₂ 型题

19．宋某，男性，34 岁，不明原因突然发生大量呕吐，且呕吐物呈明显酸臭味，应考虑的疾病是
    A．急性胃炎
    B．肠梗阻
    C．急性阑尾炎
    D．幽门梗阻
    E．急性胆囊炎

20．张某，女性，45 岁，尿液及汗液呈大蒜味，提示该患者可能是
    A．肝性脑病
    B．泌尿系感染
    C．阻塞性胆管炎
    D．有机磷农药中毒
    E．糖尿病酮症酸中毒

21．某女性患者，面色晦暗，双颊紫红，口唇轻度发绀，该患者为
    A．病危面容
    B．肝病面容
    C．肾病面容
    D．二尖瓣面容
    E．慢性病面容

22．某男性青年患者右侧大量胸腔积液，患者休息时应采取何种体位
    A．仰卧位
    B．强迫右侧卧位
    C．端坐卧位
    D．左侧卧位
    E．自动体位

23．男性，24 岁，畏寒，发热 10 天，体温

39℃，全身不适，乏力，腹胀，曾用青霉素治疗无效，检查发现胸腹部皮肤有数个淡红色圆形皮疹，约2mm大小，压之褪色，该患者的皮疹可能为
A．丹毒斑疹
B．伤寒玫瑰疹
C．猩红热丘疹
D．风疹丘疹
E．食物过敏荨麻疹

24．某患者15岁，左颈部有2个淋巴结肿大，中等硬度，其中一个破溃形成瘘管，该患者患哪种疾病的可能性大
A．急性淋巴结炎
B．慢性淋巴结炎
C．淋巴结结核
D．淋巴瘤
E．恶性肿瘤淋巴结转移

25．男，72岁，吸烟20余年。近期咳嗽、咳痰症状加重，查体病侧胸廓饱满，语颤消失，叩诊呈鼓音，呼吸音消失，气管移向健侧，应考虑为
A．肺气肿
B．气胸
C．胸腔积液
D．胸膜增厚
E．肺部感染

26．患者，女性，50岁，腹胀2年。查体：全腹膨隆，叩诊中腹部呈浊音，两侧呈鼓音，浊音区不随体位改变，考虑
A．肝硬化腹水
B．结核性腹膜炎
C．盆腔积液
D．巨大卵巢囊肿
E．肝癌

27．患者，47岁，农民，关节局部反复发作性红、肿和疼痛，检查发现，双手指关节变形呈梭状，指关节及掌关节活动受限，最可能的诊断是
A．腱鞘滑膜炎
B．风湿性关节炎
C．类风湿性关节炎
D．红斑狼疮
E．肢端肥大症

28．患者，男，50岁，在脱穿衣服或劳动时肘肩部疼痛，检查发现当肩关节外展在150°～180°之间，疼痛明显，活动被迫终止，最为可能的疾病是
A．颈神经根受压
B．肩关节前脱位
C．风湿性关节炎
D．肩袖病
E．肩锁关节病

29．男性，41岁，一年前发现阴茎头部有硬结，并有暗红色溃疡，触之出血，近日病变处呈菜花状糜烂，伴有恶臭，最可能的诊断是
A．尖锐湿疣
B．包皮嵌顿伴感染
C．阴茎癌
D．梅毒
E．阴茎结核

30．某男性患者，50岁。高血压病史8年，突发眩晕、恶心、呕吐意识清楚，2h来诊。急查头颅CT显示右侧小脑出血。下列体征描述哪项是错误的
A．左侧指鼻不准
B．右侧指鼻不准
C．双侧指鼻不准
D．右侧跟-膝-胫试验动作不准
E．眼球震颤

31．患者45岁，双下肢凹陷性水肿半月，无发热。查体：颈静脉怒张，心尖部可闻及4/6级舒张期杂音。最可能引起的原因是
A．肝源性
B．肾源性
C．营养不良性
D．右心功能不全
E．左心功能不全

A₃型题
（32～33题共用题干）
某患者70岁，咳嗽，咳痰20年，气促5年。近日因受凉病情加重，呼吸困难、不能平卧，下肢明显水肿，入院诊断：诊断慢性支气管炎，阻塞性肺气肿，肺心病，心功能Ⅳ级。

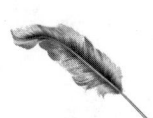

32. 评估该患者可能呈何种面容
    A．病危面容
    B．肝病面容
    C．肾病面容
    D．二尖瓣面容
    E．急性病面容
33. 护士应安排何种体位
    A．自主体位
    B．被动体位
    C．强迫仰卧位
    D．端坐呼吸
    E．右侧卧位

(34～35题共用题干)

女性，26岁，半年前鼻梁部位出现红色斑块，皮损处高起皮面并向两侧面颊部扩展，形状似蝶形。

34. 近期患者在外出时面颊皮损加重，考虑发生
    A．系统性红斑狼疮
    B．黑热病
    C．酒渣鼻
    D．妊娠斑
    E．二尖瓣面容
35. 护士接诊时考虑患者存在的最主要的护理诊断是
    A．皮肤完整性受损
    B．疼痛
    C．焦虑
    D．自我形象紊乱
    E．潜在并发症：感染

(36～37题共用题干)

女性，28岁，现妊娠8个月，颈部出现一直径为4mm的红色斑块，呈辐射状血管网，中央有一小红点，压之褪色，应诊断为
    A．玫瑰疹
    B．小红痣
    C．瘀点
    D．斑疹
    E．蜘蛛痣
36. 此种皮肤改变与下列哪种激素有关
    A．孕激素
    B．雌激素
    C．雄激素
    D．肾上腺素
    E．甲状腺激素
37. 此患者有可能还会出现哪种皮肤的改变？
    A．色素沉着
    B．发绀
    C．皮下结节
    D．荨麻疹
    E．小动脉瘤

(38～40题共用题干)

女，18岁，活动后心慌、气急反复发作10年。口唇青紫，心尖区舒张期隆隆样杂音，开瓣音明显，X线右前斜位吞钡发现食管有压迹。

38. 该患者主要的医疗诊断是
    A．急性风湿热
    B．严重贫血
    C．高血压性心脏病
    D．扩张性心肌病
    E．风湿性心脏病二尖瓣狭窄
39. 目前最宜选择的治疗是
    A．不作处理
    B．利尿剂
    C．二尖瓣分离术
    D．洋地黄强心治疗
    E．二尖瓣置换
40. 目前存在的主要护理诊断是
    A．呼吸型态改变
    B．活动无耐力
    C．焦虑
    D．相关知识缺乏
    E．潜在并发症：心搏骤停

三、问答题

1. 简述身体评估的注意事项。
2. 简述评估营养状态的方法及判断标准。
3. 判断成人发育正常指标有哪些?
4. 简述瞳孔评估的内容,如何检查对光反射?
5. 简述咽部评估的临床意义。
6. 简述皮肤湿度改变的临床意义。
7. 简述甲状腺评估的方法,肿大如何分度?
8. 简述正常呼吸音的听诊特点及部位。
9. 心房颤动的听诊特点有哪些?
10. 简述肌力评估的方法。

(田莉梅 邓 瑞 叶文静)

第五章 心理与社会评估

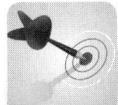

学习目标

通过本章内容的学习,学生应能:

识记:
1. 描述心理评估的内容及注意事项。
2. 复述社会评估的内容及注意事项。

理解:
1. 分析心理方面资料评估结果的意义。
2. 分析社会方面资料评估结果的意义。

运用:
1. 运用心理评估方法对被评估者进行心理方面资料的评估。
2. 运用社会评估方法对被评估者进行社会方面资料的评估。

第一节 心 理 评 估

人不仅是生理的人,还是心理、社会、文化的人。但人的生理健康与其心理社会功能是密切相关的。因此,在健康评估的学习与护理实践中,不仅要重视身体评估,还应对人的心理、社会等方面进行评估,才能获得全面、系统、准确的资料,以利于整体护理。

一、心理评估的目的、方法及注意要点

(一)目的

1. **评估个体的心理活动** 特别是疾病发展过程中的心理活动,如自我概念、认知、情绪情感等方面现存的或潜在的健康问题。

2. **评估个体的个性心理特征** 使评估者对被评估者的心理特征形成印象,作为心理护理和选择护患沟通方式的依据。

3. **评估个体的压力源、压力反应及其应对方式** 为制订有针对性的护理计划提供依据。

(二)方法

心理评估是给评估对象的心理品质做出全面的鉴定,常需采用一套方法,包括观察法、会谈法、心理测量学方法、身体评估等,其中会谈是心理评估的基本方法之一。综合应用多种方法,会使收集到的资料更完整、全面,评估结果更科学、可信。常用的心理评估方法见表5-1。

表 5-1　心理评估常用方法

方法	分类	评价
观察法	自然观察法	在自然条件下对表现心理现象的外部活动进行观察
	标准情形下观察法	在特殊的实验环境下观察患者对特定刺激的反应
会谈法	正式会谈	事先通知对方，按照问题提纲有目的、有计划、有步骤的交谈
	非正式会谈	日常生活或工作中两人间的自然交谈
心理测量学方法	心理测量法	在标准情形下，用统一的测量手段测试患者对测量项目所做出的反应
	评定量表法	用一套预先已标准化的测试项目（量表）来测量某种心理品质
医学检测法		包括身体评估和实验室检查，作为对会谈法和心理测量学方法收集到的心理主观资料的补充，对资料真实性和准确性的验证

（三）注意要点

1. **明确心理评估在健康评估中的意义**　在制定护理措施过程中，心理评估的资料是十分重要的。如评估个体的认知水平，有利于评估者选择合适的健康教育方式；评估个体的情感情绪可明确其是否处于接受教育和学习的良好心理状态等。因此，心理评估必须及时、全面、准确，切勿因过分强调身体评估而被忽略或仅仅一带而过。

2. **以目前的心理状态为重点，可与身体评估同时进行**　在心理评估过程中，应着重于个体目前的心理状况。而且，心理评估不应与身体评估截然分开。评估者可在生理评估的同时，观察被评估者心理方面的语言和非语言行为，提高健康评估效率。

3. **应注意主、客观资料的比较**　评估者应同时收集主、客观资料并进行比较以推论被评估者的心理功能。如评估焦虑时，护士应观察被评估者的行为有无颤抖、快语、面色潮红等进行判断，不能仅依赖于被评估者的主诉如"我很担心"，"我很着急"下结论。

4. **避免评估者的态度、观念、偏见等对评估结果的影响**　相对身体评估，心理评估具有较强的主观性，评估方法和技巧尚处于探索和发展中，远不如身体评估技能成熟和易于掌握，评估者的态度、观念、偏见等均会直接影响到心理评估的结果。因此，评估时应特别注意所选评估手段的针对性和有效性，充分考虑到被评估者的个性差异，尽量避免评估者自身的偏见，才能做出有意义的评估。

二、心理评估的内容

（一）自我概念评估

1. **自我概念的定义、组成、形成与变化**　自我概念是人们通过对自己的内在、外在特征以及别人对他/她的反应的感知与体验而形成的对自我的认识与评价，是每个人在与其心理、社会环境相互作用过程中形成的动态的、评价性的身心社会"自我肖像"。

在护理专业中，自我概念包括个体的身体自我（即体像）、社会认同、自我认同和自尊四部分。①体像是自我概念主要组成部分之一，为个体对自己身体外形以及身体功能的认识与评价；②社会认同是个体对自己的社会人口特征，如年龄、性别、职业、政治学术团体会员资格以及社会名誉、地位的认识与估计；③自我认同则指个体对自己智慧、能力、性格、道德水平等的认识与判断；④自尊为人们尊重自己、维护自己的尊严和人格，不容他人任意歧视、侮辱的一种心理意识和情感体验。

自我概念是个体与他人相互作用的"社会化产物"，并非与生俱来。美国社会心理学家菲斯汀格在"社会比较理论"中指出，个体对自己的价值判断是通过与他人的条件、能力和成就相比较而形成的。库利的"镜中我"理论则更具体地阐明了自我概念形成特点。他认为，个体的自我

概念是在与他人的交往中产生的，对自己的认识是他人关于自己看法的反映，即"他人对我是明镜，其中反映我自身"。事实上，在婴儿期，人就有了对身体的感受。随年龄增长，在与周围人的交往过程中，逐渐把自己观察和感知到的自我和他人对自己的态度与反应，内化到自己的判断中形成自我概念。

2．自我概念的评估方法与内容　通常应用交谈、身体评估、问卷等方法对个体体像、社会认同、自我认同以及自尊等方面综合评估。①交谈与观察，对体像、社会认同、自我认同与自尊的交谈内容见表5-2，观察的具体内容见表5-3。②画人测验，该方法常用于评估不能很好表达自己的儿童。即请被评估者画人像并对其解释，从中了解被评估者对体像改变的内心体验；③量表测评，每个量表有其特定的适用范围，应用时应仔细斟酌。常用的有Pieer-Harries儿童自我概念量表、Tennessee针对有中级以上阅读能力的人设计的自我概念量表、Sears自我概念48项目量表、Michigan青少年自我概念量表以及Coopersmith青少年自尊量表等。

表5-2　体像、社会认同、自我认同与自尊评估的主要交谈内容

	评估的具体内容
体像	(1) 对你来说，身体哪一部分最重要？为什么？ (2) 你最喜欢你身体哪些部位？ (3) 最不喜欢的是哪些部位？ (4) 外表方面，你最希望自己什么地方有所改变？ (5) 他人希望你什么地方有所改变？ (6) 体像改变对你有哪些影响？ (7) 你认为这些改变使他人对你的看法有何改变？
社会认同	(1) 你从事什么职业？ (2) 你是政治或学术团体成员吗？ (3) 你的家庭、工作情况如何？ (4) 你最引以为豪的个人成就有哪些？
自我认同与自尊	(1) 你觉得你是怎样的一个人？ (2) 如何描述你自己？ (3) 你的朋友、同事、领导如何评价你？ (4) 你对你的个性特征、心理素质和社会能力满意吗？不满意的是哪些方面？ (5) 与多数人比较，你处理工作和日常生活问题的能力如何？ (6) 你对自己满意吗？ (7) 你是否常有"我不错的感觉"？

表5-3　自我概念评估的观察内容

具体内容
1．外表是否整洁？穿着打扮是否得体？身体哪些部位有改变？ 2．是否与评估者有目光交流？面部表情如何，是否与其主诉一致？ 3．是否有不愿见人、想隐退、不愿照镜子、不愿与他人交往、不愿看体貌有改变的部位、不愿与别人讨论伤残或不愿听到这方面谈论等行为表现？ 4．是否有"我真没用"等语言流露？

（二）认知评估

1．认知的定义　认知是个体推测和判断客观事物的心理过程，是在对过去经验及有关线索

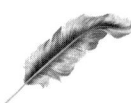

分析的基础上形成的对信息的理解、分类、归纳、演绎以及计算。认知活动包括思维、语言和定向。①思维：思维是人脑对客观现实间接的、概括的反应，是认识事物本质特征及内部规律的理性认知过程。人的思维能力可通过三方面反映，即抽象思维、洞察力和判断力。抽象思维又称逻辑思维，是以注意、记忆、理解、概念、判断、推理的形式反映事物本质特征与内部联系的精神现象。洞察力是识别与理解客观事物真实性的能力，与精确的自我感知有关。判断力则指人们比较和评价客观事物及其相互关系并做出结论的能力。②语言：语言是人们进行思维的工具，是思维的物质外壳。词的意义是语言的概括，语法规则是逻辑思维的表现。思维和语言不可分割，共同反映人的认知水平。没有语言就不可能有理性思维，而没有思维也就不需要作为承担工具和手段的语言。③定向：定向是个体对现实的感觉，对过去、现在、将来的察觉以及对自我存在的意识，包括时间定向、地点定向、空间定向和人物定向等。

2．评估方法与内容　认知的评估主要包括思维能力、语言表达能力及定向力的评估。

（1）思维能力：可通过抽象思维能力、洞察力和判断力三方面进行评估。

①抽象思维能力评估：包括对记忆、注意、概念、理解和推理能力的逐项评估。记忆是个体经历过的事物在人脑中的反映，分为短时记忆和长时记忆。注意是心理活动对一定对象的指向和集中，分无意注意和有意注意两种。无意注意是没有预定目的，也不需作努力的注意。有意注意是有预定目的，需作一定努力的注意，受意识的调节与支配。概念是人脑反映客观事物本质特性的思维形式，在抽象概括的基础上形成。理解是指示评估对象做一些从简单到复杂的动作，观察其能否理解和执行。推理是由已知判断推出新判断的思维过程，包括演绎、归纳两种形式。归纳是从特殊事例到一般原理的推理，演绎则恰恰相反。抽象思维能力评估的内容与方法见表5-4。

表5-4　抽象思维能力评估的内容与方法

评估项目	评估方法
长时记忆	长时记忆的牢固与否取决于记忆信息的意义重大与否。评估时，可让患者说出其家人的名字，当天进食的食品或叙述其孩童时代等
短时记忆	让患者重复一句话或一组由5~7个数字组成的数字串
有意注意力	指派一些任务让被评估者完成，如请被评估者叙述入院前的治疗经过，填写入院记录，观察其执行任务时的专注程度
无意注意力	通过观察患者对周围环境的变化，如所住病室来新患者、开关灯有无反应进行判断
概念化能力	在护理活动过程中进行评估，如数次健康教育后，请患者总结概括其所患疾病的特征、所需的自理知识等，从中判断患者对这些知识进行概念化的能力
理解力	请患者按指示做一些从简单到复杂的动作，如要求患者关上门，坐在椅子上，将右手放在左手的手心里，然后按顺时针方向搓擦手心，观察患者能否理解和执行指令
推理能力	评估者必须根据患者年龄特征提出问题，如针对6~7岁的儿童可问他，"一切木头做的东西丢在水中都会浮起来，现在有个东西丢在水里浮不起来，这个东西是什么做的"？如果儿童能回答"不是木头做的"，表明他的演绎推理能力已初步具备；如果儿童回答"是铁或石头"，表明他的思维尚不具备演绎推理能力

②洞察力评估：可让被评估对象描述所处情形，再与实际情形作比较看有无差异，如请患者描述他/她对病房环境的观察。对更深层洞察力的评估则可让患者解释格言或谚语，如解释"每朵云彩都用金边勾勒"这句谚语的含义。洞察力较弱的人会按字面解释为"每朵云彩周围都有一条金边"，而具有较强洞察力的人会将其与生活体验联系起来解释，即"任何貌似普通的事物都存在不同凡响的方面"。

③判断力评估：判断是肯定或否定某事物具有某种属性或某行为方案具备可行性的思维方式。判断可以现实为基础，也可以超离现实；可以社会常模为根据，也可违背社会常模。评估

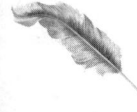

时，可通过展示实物请患者说出其属性，也可通过评价患者对未来打算的现实性与可行性进行评估，如问患者："你出院后准备如何争取别人的帮助？""出院后经济上遇到困难你将怎么办？"等。由于个体的判断能力受其情绪、智力、受教育水平、社会经济状况、文化背景的影响，评估时应尽量充分考虑并排除这些因素的干扰。

（2）语言能力评估：常通过提问、复述、自发性语言、命名、阅读和书写等方法检测被评估者语言表达和对文字符号的理解。语言能力的评估方法见表5-5。对语言能力异常者，应根据表5-6的标准进一步明确语言障碍类型。

表5-5 语言能力评估方法

方法	内容
提问	评估者提出一些由简单到复杂，由具体到抽象的问题，观察患者能否理解及回答是否正确
复述	评估者说一个简单词句，请被评估者重复说出
自发性语言	请被评估者陈述病史，观察其陈述是否流利，用字遣词是否恰当
命名	评估者取出一些常用物品，请被评估者说出其名称
阅读	请被评估者诵读单个或数个词、短句或一段文字，或默读一段短文或一个简单的故事，然后说出其大意。评价其读音和理解程度
书写	包括自发性书写、默写和抄写。自发性书写是要求被评估者随便写出一些简单的字、数码、自己的姓名、物品名称或短句。默写是请被评估者写出评估者口述字句。抄写是让被评估者抄写一段文字

表5-6 语言障碍的类型及评价

类型	评价
感受性失语	自述流利，但内容不正常，不能理解他人的语言，也不能理解自己所言，发音用词错误，严重时别人完全听不懂
运动性失语	不能说话，或只能讲一两个简单的字，并用词不当，但对他人的言语和书面文字能理解
命名性失语	称呼原熟悉的人名、物品名的能力丧失，但他人告知名称时，能辨别对、错，能说出物品使用方法
失读	丧失对视觉符号的认识能力，因此不识词句、图画，常与失写同时存在
失写	能听懂他人语言及认识书面文字，但不能书写或写出的句子有错误，抄写能力尚存
构音困难	表现为发音不清，但用词准确，由发音器官病变或结构异常所致

（3）定向力：定向力包括时间、地点、空间和人物定向力。评估时间定向力时，可询问被评估者"现在是几点钟？今天是星期几？今年是哪一年？"。评估地点定向力时，可问"你现在住在什么地方？"。评估空间定向力时，可让被评估者找到一个参照物，描述环境中某物品的位置，如"床旁桌在床的左边还是右边？呼叫器在哪儿？"。评估人物定向力时，可问"你叫什么名字？你知道我是谁？"。定向力障碍者不能将自己与时间、空间、地点联系起来。定向力障碍的先后顺序依次为时间、地点、空间和人物。

（三）情绪和情感评估

1. 情绪、情感的定义　情绪和情感是个体对客观事物的体验，是人的需求是否被满足的反映。情绪和情感通过体验来反映客观事物与人的需求之间的关系，因此，"体验"是情绪和情感的基本特征。通常需求获得满足引起积极的情绪和情感，反之则导致消极的情绪和情感。

2. 情绪与情感的区别与联系　情绪和情感既有联系，又有区别。情感是在情绪稳定的基础上建立发展起来的，是与社会性需求满足与否相联系的人类特有的心理活动，具有较强稳定性、深刻性和持久性。而情绪则是暂时性的、与生理需求满足与否有关的心理活动，具有情境性、激动性和暂时性。情感通过情绪表达，在情绪发生过程中，往往含着情感因素。

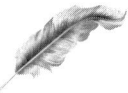

3. 情绪与情感的分类　分为5种。①基本情绪情感：是最基本、最原始的情绪，包括满意、喜悦、快乐、紧张、焦虑、抑郁、愤怒、恐惧、悲哀、痛苦、绝望等。②与接近事物有关的情绪情感：包括惊奇、兴趣以及轻蔑、厌恶。惊奇与兴趣是有接近事物倾向的情绪体验，是增长知识的基础。轻蔑和厌恶有远离事物倾向的情绪体验。③与自我评价有关的情绪情感：包括犹豫、自信和自卑。这三种情绪是个体在社会中按照社会及个人的要求对自己及自己的行为进行评价时产生的自我不太肯定、自我肯定和自我否定的情绪，具有社会性。④与他人有关的情感体验：分为肯定和否定两种，其中爱是肯定情感的极端，恨是否定情感的极端。⑤正情绪情感与负情绪情感：凡能提高人的工作效能，增强人的体力和精力的积极情绪与情感为正情绪情感，如满意、喜悦、快乐、惊奇、兴趣、自信等。凡是抑制人的活动效能，削弱人的体力和精力的消极情绪与情感为负情绪情感，如抑郁、痛苦、绝望、厌恶、自卑等。

4. 评估方法与内容　①交谈，是评估情绪情感最常用的方法，用于收集有关情绪情感的主观资料。可通过问题进行：如何描述您此时和平时的情绪？最近有什么事情使您感到特别高兴、忧虑或沮丧？这样的情绪存在多久了？②观察与测量，呼吸频率、心率、血压、皮肤颜色和温度、食欲及睡眠状态等可随情绪改变而变化。对这些变化的观察与测量可作为评估情绪情感的客观资料以及对收集到的主观资料的印证。观察时应重点注意有无面色苍白、呼吸和心率加速、血压升高、出冷汗、食欲减退、体重下降等表现。③量表评定法，是评估情绪情感较为客观的方法，常用的有Avillo情绪情感形容词检表（表5-7），Zung的焦虑状态量表（表5-8）和Zung的抑郁状态量表（表5-9）。

表5-7　Avillo情绪情感形容词检表

	1	2	3	4	5	6	7	
变化的								稳定的
举棋不定的								自信的
沮丧的								高兴的
孤立的								合群的
混乱的								有条理的
漠不关心的								关切的
冷淡的								热情的
被动的								主动的
淡漠的								有兴趣的
孤僻的								友好的
不适的								舒适的
神经质的								冷静的

使用指南：该表有12对意思相反的形容词，让患者从每一组形容词中选出符合目前情绪与情感的词，并给予相应得分。总分在84分以上，提示情绪情感积极；否则，提示情绪情感消极。该表特别适用于不能用语言表达自己情绪情感或对自己的情绪情感定位不明者。

表5-8　焦虑自评量表

项目	偶尔	有时	经常	持续
1. 你觉得最近比平常容易紧张、着急吗？	1	2	3	4
2. 你无缘无故地感到害怕吗？	1	2	3	4
3. 你是否感到心烦意乱或觉得惊慌？	1	2	3	4
4. 你是否有将要发疯的感觉？	1	2	3	4

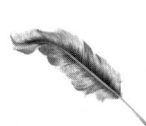

项目	偶尔	有时	经常	持续
5. 你是否感到不如意或觉得其他糟糕的事将发生在你的身上？	1	2	3	4
6. 你是否感到自己发抖？	1	2	3	4
7. 你是否感到头痛、胃痛？	1	2	3	4
8. 你是否感到疲乏无力？	1	2	3	4
9. 你是否发现自己无法静坐？	1	2	3	4
10. 你是否感到心跳得很厉害？	1	2	3	4
11. 你是否感到头晕？	1	2	3	4
12. 你是否有过晕厥或觉得要晕倒似的？	1	2	3	4
13. 你是否感到气不够用？	1	2	3	4
14. 你是否感到四肢或唇周发麻？	1	2	3	4
15. 你是否感到心里难受、想吐？	1	2	3	4
16. 你是否常常要小便？	1	2	3	4
17. 你手心是否容易出汗？	1	2	3	4
18. 你是否感到脸红发烫？	1	2	3	4
19. 你是否感到无法入睡？	1	2	3	4
20. 你是否常做噩梦？	1	2	3	4

使用指南：请被评估者仔细阅读每一条，读懂后根据最近1周的实际情况在相应的方格里"√"。如果被评估者文化程度太低看不懂内容，则由评估者逐条念给被评估者听，然后由被评估者自己做出评定。每个条目均按1、2、3、4四级评分。评定完后将20项评分相加，得总分，然后乘以1.25，取其整数部分，得到标准总分。正常标准总分值为50分以下。50～59分，轻度焦虑；60～69分，中度焦虑；70～79分，重度焦虑。

表5-9 抑郁自评量表

项目	偶尔	有时	经常	持续
1. 你感到闷闷不乐、情绪低沉吗？	1	2	3	4
2. 你要哭或想哭吗？	1	2	3	4
3. 你早晨醒来心情好吗？	1	2	3	4
4. 你入睡困难吗？	1	2	3	4
5. 你最近饭量减少了吗？	1	2	3	4
6. 你感到体重下降了吗？	1	2	3	4
7. 你是否对异性感兴趣？	1	2	3	4
8. 你的排便习惯有何改变？常为便秘苦恼吗？	1	2	3	4
9. 你感到心跳得厉害吗？	1	2	3	4
10. 你容易感到疲劳吗？	1	2	3	4
11. 你是不是总感到无法平静？	1	2	3	4
12. 你是否感到你做事的动作越来越慢了？	1	2	3	4
13. 你是否感到思路混乱无法思考？	1	2	3	4
14. 你是否感内心空荡荡的？	1	2	3	4
15. 你对未来充满希望吗？	1	2	3	4

续表

项目	偶尔 1	有时 2	经常 3	持续 4
16．你是否感到难以做出决定？	1	2	3	4
17．你容易发脾气吗？	1	2	3	4
18．你对以往感兴趣的事还感兴趣吗？	1	2	3	4
19．你是否感到自己是无用之辈？	1	2	3	4
20．你是否有轻生的念头？	1	2	3	4

使用指南：同焦虑状态量表。每个条目评分方法按1、2、3、4（正性陈述）或4、3、2、1（负性陈述）四级评分。正常标准总分值为50分以下。50～59分，轻度抑郁；60～69分，中度抑郁；70～79分，重度抑郁。

（四）个性评估

人的个性心理特征主要指性格，现代心理学家将性格分为功能类型、内外倾向型等。个性为具有一定倾向性心理特征的总和，具有整体性、独特性、稳定性和社会性。整体性是指个性的心理全貌，是能力、气质、性格构成的有机整体。独特性是指个性特有的个性倾向性和个性心理特征。稳定性则指个体比较稳定的心理趋向和心理特征，个性行为中偶然表现出来的心理趋向和心理特征并不能代表他（她）的个性。社会性是指个性形成过程中，既有生物遗传因素的作用，更受到后天社会因素如生长环境、他人的关爱培育等影响，因此个性既有生物学属性，也有社会属性。

1．功能类型　指观察理智、情绪、意志三种心理功能中哪一种占优势来确定性格类型。理智型者处事稳定，明事理、讲道理，能理智地看待一切并以此支配自己的行动。情绪型者情绪体验深刻，较冲动、脆弱，言行举止易受情绪左右。意志型者顽强执着，行为活动有较强的目的性、主动性、持久性和坚定性。

2．内外倾向型　外向型者开朗、活泼、感情外露、善于社交、反应快，但较轻率，难于批评与自我批评；内向型者则感情深藏、待人接物谨慎、不善交际，但一旦下决心，却能锲而不舍，善于自我分析与自我批评。

3．评估方法与内容　评估方法包括观察、交谈、作品分析等方法综合评估。评估内容有：①观察个体的言行情感意志的外部表现，开朗还是活泼、感情外露还是内藏、意志脆弱还是坚强、作决定和事情依赖别人还是独立完成；②与被评估者交谈了解其在各种情况下的态度和行为表现，如询问患者"通常情况下，面对困难，你采取什么态度和行动？遇到不愉快或伤心的事，你是尽量说出来还是闷在自己心里？"；③收集被评估者的作品，如书信、日记，分析对事物所持观点、态度；④询问与被评估者有重要意义的他人了解他们对被评估者性格特征的看法。最后，综合分析收集到的资料，从中鉴别出被评估者的性格类型。

（五）压力与压力应对评估

1．压力的定义　心理行为中的压力是指内外环境中的各种刺激作用于机体时所产生的非特异性反应，是机体对刺激的反应状态，而不是刺激本身。

2．压力源　一切使机体产生压力反应的因素均称为压力源。包括：

（1）生理性压力源：任何机体功能失调或组织结构残缺都可成为压力源，如饥饿、疼痛、疲劳、失眠、疾病、手术、外伤、内分泌失调、衰老等。

（2）心理性压力源：各种心理冲突或心理挫折，如孤独、无助、缺乏自信、焦虑、恐惧等。

（3）环境性压力源：寒冷、炎热、噪声、空气污染、射线、生活环境改变等。

（4）社会文化性压力源：缺乏家庭支持与照顾、职业压力、经济困难、角色改变、文化差异等。

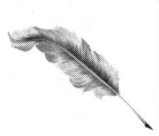

3. 压力反应 压力反应是压力源导致的机体的非特异反应，包括生理、情绪、认知和行为等方面的反应（表5-10）。

表5-10 对压力产生的反应

反应	评价
生理反应	有无疲乏、头痛、气短、失眠、睡眠过多、畏食或多食、心率增加、血压升高等
认知反应	有无记忆力下降、感知能力下降、思维混乱、解决问题能力下降等
情绪反应	有无抑郁、焦虑、无助和愤怒等，可根据面部表情、言语表达及其行为加以判断
行为反应	有无暴力倾向或自杀与行为

4. 压力应对 即个体处理压力的认知与行为过程。常用的压力应对方式有两种，即情感式应对和问题式应对（表5-11）。①情感式应对指向压力反应，倾向于采用心理防御，如否认饥饿或过度进食、用药、饮酒、远离压力源等行为，回避和忽视压力源，用于处理压力所致的情感问题；②问题式应对指向压力源，倾向于有计划地采取行动，寻求排除或改变压力源所致影响的方法，把握压力情境中的积极特征，用于处理导致压力的情境本身。

表5-11 应对方式表

情感式应对方式	问题式应对方式
希望事情会变好	努力控制局面
进食，吸烟，嚼口香糖	进一步分析研究所面临的问题
紧张	客观地看待问题
祈祷	寻求处理问题的其他办法
担心	尝试并寻找解决问题的最好方法
向朋友或家人寻求安慰和帮助	回想以往解决问题的办法
一笑了之	将问题化解
独处	试图从情境中发现新的意义
置之不理	设立解决问题的具体目标
幻想	接受现实
做最坏的打算	和相同处境的人商议问题解决方法
疯狂，大喊大叫	努力改变当前情形
睡一觉，认为第2天事情就会变好	能做什么就做些什么
不担心，任何事到头来终会有好结果	让别人来处理这件事
回避	
干些体力活	
将注意力转移至他人或他处	
饮酒	
认为事情已经无望而听之任之	
认为自己命该如此而顺从	
埋怨他人	
沉思	
用药	

个体应对压力的有效性受多种因素影响,包括压力源数量、压力源强度与持续时间、压力应对经验,家庭、社会、经济资源以及人格特征。一般而言,同时面临的压力越多、压力源强度越大、持续时间越长,所产生的压力反应越难应对。有成功应对经验,良好家庭、社会、经济资源以及自信、意志顽强的人更能努力适应和正确处理压力。

如何判断应对有效?不管采用什么应对方式,只要能提高机体对压力的适应水平和耐受性,就可以说应对有效。其判断标准包括:①压力反应维持在可控制的限度内;②希望和勇气被激发;③自我价值感得到维持;④人际关系及社会经济处境改善;⑤生理功能康复得以促进。

5.评估方法与内容

(1)交谈法,可通过下列问题与被评估者交谈收集资料:

通常情况下,你采取哪些措施减轻压力?

过去碰到类似的情况(压力源)时,你是如何应对的?有效吗?

你觉得你惯用的应对压力的方式上需做哪些改进?

当你遇到困难时,你的家人、亲朋好友或同事中有谁能帮助你?

在应对压力方面,你觉得你目前需要护士为你做什么?

(2)评定量表测验法,常用量表为 Jaloviee 评估应对方式(表5-12)。该表罗列了40种常用的压力应对方式。使用时,请被评估者仔细阅读,选择其使用各种应对方式的频率。

表5-12 Jaloviee 应对方式评定量表

应对方法	从不	偶尔	有时	经常	总是
1.担心					
2.哭泣					
3.干体力活					
4.相信事情会变好					
5.一笑了之					
6.寻求其他解决问题办法					
7.从事情中学会更多东西					
8.祈祷					
9.努力控制局面					
10.紧张,有些神经质					
11.客观、全面地看待问题					
12.寻找解决问题的最佳办法					
13.向家人朋友寻求安慰或帮助					
14.独处					
15.回想以往解决问题的办法并分析是否仍有用					
16.吃食物,如甜瓜子、嚼口香糖					
17.努力从事情中发现新的含义					
18.将问题暂时放在一边					
19.将问题化解					
20.幻想					
21.设立解决问题的具体目标					
22.做最坏打算					

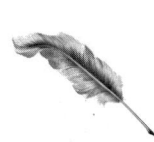

续表

应对方法	从不	偶尔	有时	经常	总是
23. 接受事实					
24. 疯狂、大喊大叫					
25. 与相同处境的人商讨问题解决办法					
26. 睡一觉，相信第二天事情就会变好					
27. 不担心，凡事终会有好结果					
28. 主动寻求改变处境的方式					
29. 回避					
30. 能做什么就做些什么，即使并无效果					
31. 让其他人来处理这件事					
32. 将注意力转移至他人或他处					
33. 饮酒					
34. 认为事情已经无望而听之任之					
35. 认为自己命该如此而顺从					
36. 埋怨他人使你陷入此困境					
37. 静思					
38. 服用药物					
39. 绝望、放弃					
40. 吸烟					

（3）观察与身体评估，重点观察与检查内容见表5-13。

表5-13　压力与应对评估观察与体格检查内容

项目	内容
一般状态和行为	观察有无压力的生理反应，如疲乏、厌食、多食、胃痛、失眠、睡眠过多、头痛等；有无压力的认知反应，如感知能力下降、记忆力下降、解决问题能力下降、思维紊乱等；有无压力的情绪反应，如焦虑、抑郁、愤怒等；有无自杀或暴力倾向与行为
呼吸系统	评估呼吸频率、呼吸节律，观察有无过度通气、气短等表现
心血管系统	评估心率、心律、血压，注意有无血压升高、心悸、胸痛等情况
消化系统	注意有无厌食或暴食、腹痛、腹泻等表现
肌肉骨骼系统	评估肌张力和身体活动情况，注意有无全身肌肉紧张、颤抖等表现

第二节　社 会 评 估

人不仅是自然存在物，也是社会存在物，人的属性包含有更重要的社会属性。要全面认识和衡量个体的健康水平，除生理心理功能外，还应评估他/她的社会状况。

一、社会评估的目的、意义及方法

(一)目的及意义

1. 评估服务对象的角色功能,了解有无角色功能紊乱、角色适应不良,尤其是患者角色适应不良。
2. 评估服务对象的文化,对其文化特征形成印象,以便提供符合服务对象文化需求的护理,避免在护理过程中发生文化强加。
3. 评估服务对象的家庭,找出影响其健康的家庭因素,制订有针对性的家庭护理计划。
4. 评估服务对象的环境,明确现存的或潜在的环境危险因素,指导制定环境干预措施。

(二)方法

心理评估中的交谈、观察、量表评定等方法均可用于社会评估。环境评估时,还应进行实地观察和抽样检查。

二、社会评估的内容

(一)角色与角色适应评估

1. **角色的定义** 角色是指社会所规定的一系列与社会地位相对应的行为模式,以及社会对处于某一特定位置的个体的行为期待。

2. **角色的种类** 可分为以下三类:

(1) 第一角色:也称基本角色,决定个体的主体行为,是由年龄、性别决定的角色,如妇女角色、老人角色等。

(2) 第二角色:又称一般角色,系个体为完成每个生长发育阶段中的特定任务所必须承担的,由所处社会情形和职业所确定的角色,如母亲角色、护士角色等。

(3) 第三角色:也称独立角色,是为完成某些暂时性发展任务而临时承担的角色,如学会会员、患者角色等。

上述三种角色的分类是相对的,可在不同情况下相互转换。如患者角色,因为疾病是暂时的,可视为第三角色,然而当疾病变成慢性病时,患者角色也就随之成为第二角色。

3. **角色的形成** 角色的形成经历了角色认知和角色表现两个阶段。角色认知是个体认识自己和他人的身份、地位以及各种社会角色的区别与联系的过程。模仿是角色认知的基础,先对角色产生总体印象,然后深入角色的各个部分认识角色的权利和义务,角色表现则是个体为达到自己所认识的角色要求而采取行动的过程,也是角色的成熟过程。

4. **角色适应不良** 是当个体的角色表现与角色期望不协调或无法达到角色期望的要求时发生的身心行为反应。角色适应不良常见的类型见表 5-14。角色适应不良会给个体带来一系列不良反应:①生理反应可有头痛、头晕、睡眠障碍、心律失常,血清肾上腺素、胆固醇、三酰甘油升高等;②心理反应可产生紧张、伤感、焦虑、易激惹、自责、抑郁、甚至绝望等不良情绪。

表 5-14 角色适应不良常见类型

类型	评价
角色冲突	角色期望与角色表现间差距太大使个体难以适应而发生的心理冲突与行为矛盾
角色模糊	指个体对角色期望不明确,不知承担这个角色应该如何行动而造成的不适应反应
角色匹配不当	指个体的自我概念、自我价值观或自我能力与其角色期望不匹配
角色负荷过重	指个体角色行为难以达到过高的角色期望
角色负荷不足	对个体的角色期望过低而使其能力不能完全发挥

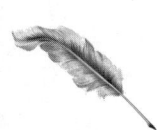

5．患者角色 当个体患病后，均无可选择地进入患者角色，原有的社会角色部分或全部被患者角色所代替。患者角色的特点有：①脱离或部分脱离日常生活中的其他角色，免除平日所承担的责任与义务；②对自己的病情无直接责任，处于一种需要照顾的状态；③有积极配合医疗护理、恢复自身健康的义务；④有享受知情同意、健康服务、治疗护理、寻求健康保健信息和要求保密的权力。

由于患者角色的不可选择性，所以当人们从其他角色过渡到患者角色时，常常会发生角色适应不良。常见的患者角色适应不良的类型见表 5-15。

表5-15 常见的患者角色适应不良类型

类型	评价
患者角色冲突	指个体在适应患者角色过程中与其常态下的各种角色发生心理冲突和行为矛盾
患者角色缺如	是没有进入患者角色，不承认自己有病或对患者角色感到厌倦，也就是对患者角色的不接纳和否认。多见于初次生病，初次住院，尤其是初诊为癌症的患者
患者角色强化	指当个体已恢复健康，需从患者角色向常态角色转变时，仍沉溺于患者角色，对自我能力怀疑，对原承担的角色恐惧
患者角色消退	某些原因使一个已适应了患者角色的个体迅速转入常态角色，在承担相应的义务与责任时使已具有的患者角色行为退化、甚至消失

患者角色适应与否受一些因素的影响，如与其年龄、性别、个性、家庭背景、文化背景、经济状况等因素有关。年轻人对患者角色相对淡漠，而老年人由于体力减弱容易发生角色强化。女性患者相对容易发生强化、消退、冲突等角色适应不良反应。家庭支持系统强的患者适应患者角色快些。经济状况差的患者往往容易产生患者角色消退或缺如。另外，患者角色适应还与环境、人际关系、病室气氛等有关。融洽的护患关系、优美的病室环境、愉悦的病室气氛是适应患者角色的有利因素。

6．评估方法与内容 主要可通过交谈、观察两种方法收集资料。

（1）交谈：可通过以下问题进行。

你从事何种职业？担任何种职务？

目前在家里、单位上、社会上你承担的角色与任务有哪些？

你觉得这些角色是否现实、合理？

你是否感到角色任务过多、过重或不足？你感到太困还是休息、娱乐的时间不够？

你对自己的角色期望有哪些？他人对你的角色期望又有哪些？

患病住院后，你认为你的角色发生了哪些改变？对你有哪些影响？是否感到期望的角色受挫？

作为患者，你是否安于养病，积极配合治疗、护理并努力使自己尽快康复？

（2）观察：主要观察有无角色适应不良的身心行为反应，如经常头疼、疲乏、心悸、抑郁、焦虑、忽略自己的疾病、缺乏对治疗护理的依从性等。

通过以上评估，可明确被评估者对角色的感知、对承担的角色是否满意、有无角色适应不良、尤其患者角色适应不良。

（二）文化评估

1．文化的定义 是指一个社会及其成员所特有的物质和精神财富的总和，即特定人群为适应社会环境和物质环境而共有的行为和价值模式。文化具有民族性、继承性和累积性、获得性、共享性、复合性和双重性等特征。

2．文化要素 文化就是生活，是一种文明所形成的生活与行为方式，其要素有价值观、意义体系（如语言）、信念信仰、规范、习俗等，其中价值观、信念信仰、习俗为核心要素并与健

康密切有关。

(1) 价值观：是指一个社会或群体中的人们在长期社会化过程中通过后天学习逐步形成的、所共有的对于区分事物的好与坏、对与错、符合或违背人的愿望、可行与不可行的观点、看法与准则。它是信念、态度和行为的基础，通过形成人的思想、观点、立场、建立目标与需要的优先顺序来指导人的行动。对人的社会生活起着重要作用。

价值观与健康保健密切相关。表现在：①影响人们对健康问题的认识并左右人们对解决健康问题急缓的决策，如面对疼痛，注重绅士风度的英国人会尽量忍，不轻易为解除疼痛而求医，而意大利人则认为疼痛影响他的安宁，即使疼痛不重也会立即求医；②影响人们对治疗手段的选择，如风湿性心瓣膜病患者需换瓣膜时，西方人会选择尽早换瓣，而在我国，人们不到万不得已不会接受换瓣；③影响人们对医疗保密措施的选择，如是否将病情真相告诉癌症患者，不同的文化有不同的回答。在美国，几乎所有情况下都将癌症告诉患者本人，我国则比较强调对癌症患者保密。

(2) 信念与信仰：信念是自己认为可以确信的看法。信仰则是人们对某种事物或思想、主义的极度尊崇和信服，并把它作为自己的精神寄托和行为准则。信仰的形成是一个长期的过程，是人们在接收外界信息的基础上沿着认识、情感、意志、信念和行为的轨道持续发展，融合而成。所以，信念是信仰形成过程的终结和最高阶段，是认识的成熟阶段或情感化了的认识。

对"健康"、"疾病"的定义就是一种信念。与人的健康密切相关的信念是人的健康信念。但不同社会、文化的人，对健康和疾病的理解各异。Koos 发现美国 Regioonville 地区，低收入人群中很多中年人有腰背痛，但求医者寥寥无几，因为他们认为腰背痛是随年龄增长而必然出现的现象。我国多数人相信中医，把疾病看作阴阳失衡，治疗上取阴阳互补的办法进行。

人的信仰有多种，尤其精神健康关系较为密切的信仰为宗教信仰。目前世界上存在有三大派别：佛教、基督教和伊斯兰教。西方人多信基督教，我国以佛教、道教为主。宗教信仰是个体精神生活的一部分，虽然带有唯心色彩，但在使人们精神有所寄托方面有一定作用。

综上所述，个体对健康和疾病所持的信念可直接影响其健康行为和就医行为，不同信仰又与人的精神健康关系密切，是健康评估中不可缺少的内容之一。

(3) 习俗：指的是一个民族的人们在生产、居住、饮食、沟通、婚姻、家庭、医药、丧葬、节日、庆典、礼仪等物质文化生活上的共同喜好、禁忌。在一定程度上反映着各民族的生活方式、历史传统和心理感情，是民族特点的一个重要方面。与健康有关的习俗主要有饮食习惯、沟通、医药、居住、婚姻与家庭等。

3．评估方法与内容　主要采用交谈与观察。

(1) 价值观的评估：价值观存在于潜意识中，不能直接观察，又很难言表，评估比较困难，目前尚无现成的评估工具。评估者可通过以下问题获取被评估者的价值观。

通常情况下，什么对你最重要？
你本人的人生观如何？生活信念有哪些？
你信奉的做人原则是什么？行为准则是什么？
遇到困难时你是如何看待的？
患病后，你以上的价值观念有无改变？有哪些改变？

(2) 健康信念的评估：目前应用最为广泛的是 Kleinman 等人提出的评估模式，包括以下的问题：

对你来说，健康指什么？不健康又指什么？
通常你在什么情况下才认为自己有病并就医？
你认为导致你健康问题的原因是什么？
你怎样、何时发现你有该健康问题的？

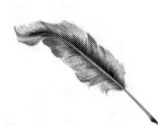

该健康问题对你的身心产生了哪些影响？严重程度如何？
发作持续时间是长还是短？
你认为你该接受何种治疗？
你希望通过治疗达到哪些效果？
你的病给你带来的主要问题有哪些？
对这种病你最害怕什么？

（3）习俗的评估：习俗的评估主要是饮食习俗和语言沟通。评估常可通过交谈的方式，从食物种类、食物烹调方式、进食等，对饮食与健康关系的认识等评估个体的饮食习俗。常用于评估的问题如下：
你平常进食哪些食物？主食为哪些？喜欢的食物又有哪些？有何食物禁忌？
你常用的食物烹调方式有哪些？常用的调味品是什么？
你每日进几餐？都在哪些时间？
你认为哪些食物对健康有益？哪些食物对健康有害？
哪些情况会刺激或降低你的食欲？
你讲何种语言？
喜欢的称谓是什么？

（三）家庭评估

1. **家庭的定义** 家庭是以一定的婚姻、血缘或收养关系而形成的社会共同体。其特征是家庭至少应包括2个或2个以上的成员；婚姻是家庭的基础；组成家庭的成员应共同生活，有较密切的经济和情感交往。

2. **家庭结构** 包括家庭人口结构、权利结构、角色结构、沟通过程和家庭价值观。

（1）人口结构：即家庭类型，由家庭人口结构决定。按规模和人口特征可分为：①核心家庭，夫妻及其婚生或领养的子女；②主干家庭，核心家庭成员加上夫妻任何一方的直系亲属如祖父母、外祖父母、叔姑姨舅等；③单亲家庭，夫妻任何一方及其婚生或领养的子女；④重组家庭，再婚夫妻与前夫和（或）前妻的子女及其婚生或领养的子女；⑤无子女家庭，仅夫妻俩；⑥同居家庭，无婚姻关系而长期居住在一起的夫妻及其亲生或领养的子女。

（2）权利结构：权利结构指家庭中夫妻间、父母与子女间在影响力、控制权和支配权方面的相互关系。主要是了解谁是家庭的决策者。可通过下列问题与被评估者或其家庭成员交谈进行评估：
家里大事小事通常由谁做主？
家里有问题时，通常由谁提出意见和解决办法？

（3）角色结构：角色结构指家庭对每个占有特定位置的家庭成员所期待的行为和规定的家庭权利、责任与义务。如父母有抚养未成年子女的义务，也有要求成年子女赡养的权利。

（4）沟通过程：沟通作为人与人之间传递信息的过程。沟通形式最能反映家庭成员间的相互作用与关系，也是家庭和睦与家庭功能正常发挥的保证。良好的沟通过程为：①家庭成员对家庭沟通充满自信，能进行广泛的情感交流；②沟通过程中尊重对方的感受和信念；③家庭成员能坦诚讨论个人与社会问题；④不宜沟通的领域极少。

（5）价值观：是指家庭成员对家庭生活的行为准则和生活目标的共同态度和基本信念。它决定家庭成员的行为方式，并可影响家庭的权利结构、角色结构和沟通方式。

3. **家庭生活周期** 是指从家庭单位的产生、发展到解体的整个过程。但每个周期都有特定的任务需要家庭成员协同完成，使家庭逐步完善成熟。根据Duvall模式，家庭生活周期分为8个阶段（表5-16）。

表 5-16 Duvall 家庭生活周期表

周期	定义	主要任务
新婚	男女结合	沟通与彼此适应，性生活协调及计划生育
有婴幼儿	最大孩子 0～30 个月	适应父母角色，应对经济及照顾初生孩子的压力
有学龄前儿童	最大孩子 2.5～6 岁	孩子入托、上幼儿园或小学，抚养和教育孩子，促进健全人格发展
有学龄儿童	最大孩子 6～13 岁	孩子上学及教育问题，使孩子身心得到健康发展
有青少年	最大孩子 13～20 岁	青少年教育与沟通，青少年与异性交往
有孩子离家创业	最大孩子离家至最小孩子离家	接纳和适应孩子离家，发展夫妻共同兴趣，继续给孩子提供支持
空巢期	父母独处至退休	适应仅夫妻俩的生活，巩固婚姻关系
老年期	退休至死亡	正确对待和适应退休、衰老、丧偶、孤独、生病死亡等

4．**家庭功能** 主要是满足家庭成员和社会的需求，具体包括了生育、经济、情感、社会化、健康照顾等方面的功能。即生儿育女使家族得以延续、社会持续存在；满足家庭成员衣、食、住、行、育、乐等方面的基本生活需求；建立家庭关爱气氛，使每个成员充分享受家庭的温馨、快乐，有归属感、安全感、亲密感和家庭幸福感；培养家庭成员的社会责任感，社会交往意识与技能，促进健全人格发展；维护家庭成员的安全与健康，为健康状态不佳成员提供良好的支持与照顾。

5．**家庭危机** 对于多数人来说，家庭既是获取支持的重要资源，又是压力的主要来源。家庭压力指可引起家庭生活发生重大改变、造成家庭功能失衡的所有刺激性事件。主要压力源有：①家庭状态的改变，如失业、搬迁、破产；②家庭成员关系的改变与终结，如离婚、分居、丧偶；③家庭成员角色的改变，如初为人夫、人父、收养子女、退休等；④家庭成员道德颓废，如酗酒、赌博、吸毒、乱伦；⑤家庭成员生病、残障、无能等。

6．**评估方法与内容** 评估常采用观察、交谈和量表评定的方法。

(1) 观察：观察内容包括家庭居住条件，家庭成员衣着、饮食、家庭气氛、家庭成员间的亲密程度，是否彼此关心照顾，尤其对老、小、患病家庭成员的照顾。

(2) 交谈：交谈的内容见表 5-17。

表 5-17 家庭角色和家庭关系评估交谈表

项目	交谈内容
人口结构	询问患者其家庭的人口组成，确定其家庭人口结构类型
角色结构	询问家庭中各成员所担当的正式与非正式角色，注意是否有人扮演有损自身或家庭健康的角色
权利结构	询问家庭的决策过程。如大事小事谁做主？家里由谁提出意见和解决办法？
沟通过程	询问"家庭和睦、快乐吗？"了解家庭内部沟通是否良好等
家庭价值观	询问家庭最主要的日常生活规范有哪些？是否将成员的健康看作头等大事？如何看待吸烟、酗酒等不良生活行为等？
家庭功能	询问家庭收入能否满足衣、食、住、行等基本生活需求？家庭是否和睦、快乐？对孩子培养与成长是否满意？家庭成员之间能否彼此照应？

(3) 量表评定：以 Smilkstein 的家庭功能量表（表 5-18）和 Procidano 和 Heller 的家庭支持量表（表 5-19）较常用。

表 5-18 Smilkstein 的家庭功能量表

家庭功能	经常	有时	很少
1. 当我遇到困难时，可从家人得到满意帮助 补充说明：			
2. 我很满意家人与我讨论和分担问题的方式 补充说明：			
3. 当我从事新的活动或希望发展时，家人能接受并给我支持 补充说明：			
4. 我很满意家人对我表达感情的方式以及对我情绪（如愤怒、悲伤、爱）的反应 补充说明：			
5. 我很满意家人与我共度时光的方式 补充说明：			

评分方法："经常"为 3 分、"有时"为 2 分、"很少"为 1 分。评价：总分在 7～10 分，表示家庭功能良好；4～6 分表示家庭功能中度障碍；0～3 分表示家庭功能严重障碍。

表 5-19 Procidano 和 Heller 的家庭支持量表

项目	是	否
1. 我的家人给予我所需的精神支持		
2. 遇到棘手的事时，我的家人帮我出主意		
3. 我的家人愿意倾听我的想法		
4. 我的家人给予我情感支持		
5. 我与我的家人能开诚布公地交谈		
6. 我的家人能分享我的爱好与兴趣		
7. 我的家人能时时感觉到我的需求		
8. 我的家人善于帮助我解决问题		
9. 我与家人感情深厚		

评分说明：是 =1 分、否 =0 分。评价：总得分越高，家庭支持度越高。

（四）环境评估

环境是人类赖以生存、发展的社会物质条件的总和，分为物理环境和社会环境。

1. **物理环境** 是指一切存在于机体外环境的物理因素的总和，包括空间、声音、温度、采光、通风、气味、整洁、室内装饰、布局以及各种与安全有关的因素，如大气污染、水污染和各种机械性、化学性、温度性、放射性、过敏性、医源性损伤因素等。以上环境因素必须被控制在一定范围内，否则不仅于健康无益甚至还可威胁到人类安全、导致疾病。

2. **社会环境** 社会是个庞大系统，包括制度、法律、经济、文化、教育、人口、民族、职业、生活方式、社会关系、社会支持诸多方面。其中尤以民族、职业、经济、文化、教育、生活方式、社会关系、社会支持等与健康直接相关，为社会环境评估重点。本节着重于评估经济、教育、生活方式、社会关系和社会支持。

（1）经济：社会环境因素中，影响健康最为明显的就是经济，因为经济基础是保障衣、食、住、行等基本需求和享受健康服务的条件。

（2）教育水平：教育水平对健康也有明显影响。良好的教育有助于人们认识疾病、获取健康保健信息、改变不良传统习惯以及提高卫生服务的有效利用。

（3）生活方式：是由经济、文化、政治等因素相互作用所形成的人们在衣、食、住、行、乐等方面的社会行为。吸烟、酗酒、吸毒、赌博、娼淫等均为对健康有害的不良生活方式。

(4) 社会关系与社会支持：社会关系为社会环境非常重要的一面。个体的社会关系网越健全，人际关系越亲密融洽，越容易得到所需的信息、情感、物质方面的支持。这些从社会关系网获得的支持，称社会支持，是社会环境于健康的一大重要功能。

3．评估方法与内容　通常从两方面进行评估：

(1) 物理环境评估：常用交谈及实地观察等方法综合评估，评估内容包括：

家庭：①居住环境，是否整洁、明亮，有无灰尘、蜘蛛网、昆虫等，灰尘来源及如何控制。居住环境有无取暖设施，如空调、暖气、电暖器、碳炉，使用是否安全。室内空气是否流通、新鲜、无异味，是否有通风设备，如门、窗、厨房浴室厕所换气装置等，使用情况如何。家中是否有人吸烟，供水系统是否符合卫生标准，是否有潜在污染。室内有无噪声、强度如何。家中是否备置冰箱保存食物，有无食物过敏等；②家庭安全方面，电源是否遮盖安全，家庭中化学物品贮藏是否妥当，如清洁剂、杀虫剂、油漆、汽油等。药品有无标记，使用者是否熟悉药物的剂量、用途。居住环境是否有儿童活动安全地带，有无其他安全妨碍因素存在，如楼梯窄小、门窗破损、墙面剥落、开裂、光线昏暗等。

工作场所：是否整洁、宽敞、明亮、愉悦、舒适，有无刺激物，如粉尘、化学物、石棉、烟雾等，有无污染源，如废水、废气。是否存在安全危害因素，如强噪声、放射线、重型机器、高温、高压电、裸露电源、电线，有无安全作业条例以及是否被大家理解执行，工作中是否采用防护措施。

病室：是否干净、整洁，无尘、无异味、无臭味，温度、湿度是否适宜，有无空调或其他取暖设备，婴儿室有无恒温设备，光线是否适度，噪声控制是否在允许范围内，有无噪声监测，地面是否干燥、平整、防滑，电源是否妥善安置，使用是否安全，用氧时氧气瓶有无防火、防油、防震标记，药物储藏是否安全可靠等。

(2) 社会环境评估：重点包括经济、教育、生活方式、社会关系和社会支持等方面的评估。

经济：通过询问以下问题与被评估者及其家属交谈：①能否告诉我你的经济来源有哪些？收入够用吗？②你的家庭经济来源有哪些？是否有失业、待业人员？③医疗费用支付的形式是什么？有何困难？

教育水平：通过询问了解被评估者及其主要家庭成员的受教育程度以及是否具备健康照顾所需的知识与技能。

生活方式：不仅应明确被评估者的生活方式，还应了解其家人、同事、朋友的生活方式。可通过：①与被评估者及其亲朋好友交谈，询问饮食、睡眠、活动、娱乐等方面的习惯与爱好以及有无吸烟、酗酒等不良嗜好；②直接观察被评估者及其亲朋好友的饮食、睡眠、活动、娱乐方式与习惯，有无吸烟、酗酒等。若有不良生活方式，应进一步了解对被评估者的影响。

社会关系与社会支持：可通过交谈与观察两种方法了解被评估者是否有支持性的社会关系网络，如家庭关系是否稳定、家庭成员是否相互尊重，与同事、领导的关系如何，家庭成员及同事是否能提供被评估者所需的支持与帮助，被评估者在家中和单位是否有被控制的感觉，甚至感到孤立无援、失望、绝望等。对住院患者，应了解患者同病室的人员数，与病友、医生、护士的关系如何，是否获得及时有效的治疗，是否得到应有的尊重与关怀，各种合理需求是否被及时满足，病室护士、医师数量与质量是否能保证所提供的服务安全有效，工作常规和制度是否向患者解释并合理灵活应用，体现"以患者为中心"。

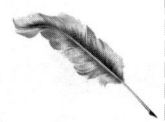

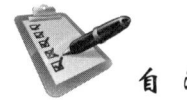

自 测 题

一、填空题

1. 心理评估的方法有_____、_____、_____和_____。
2. 心理评估内容包括_____、_____、_____、_____和_____等。
3. 自我概念主要评估内容有_____、_____、_____、_____等。
4. 人的思维能力反映在_____、_____、_____三个方面。
5. 最常见、最需要护理干预的情绪状态包括_____和_____。
6. 社会评估的方法有_____、_____、_____、_____。
7. 社会评估的内容包括_____、_____、_____、_____。
8. 社会环境评估内容有_____、_____、_____、_____。
9. 家庭生活周期是指_____的产生、发展到_____的整个过程，根据 Duvall 模式，可将家庭周期分为_____个阶段。
10. 个体社会环境的评估内容包括生活方式、_____、_____、_____四个方面。

二、单选题

A₁型题

1. 心理评估最基本的方法是
 A．会谈法
 B．自然观察法
 C．心理测量法
 D．医学检测法
 E．量表法
2. 认知活动评估不包括哪项
 A．思维能力
 B．语言能力
 C．想象能力
 D．定向能力
 E．洞察力
3. 能反映个体思维能力的是
 A．自我概念
 B．认知
 C．情绪情感
 D．压力应对
 E．特异注意
4. 在特殊的实验环境下观察患者对特定刺激的反应，这种心理评估方法称为
 A．心理测量法
 B．评定量表法
 C．自然观察法
 D．非正式会谈
 E．标准情形下观察法
5. 个体对自己身体外形以及身体功能的认识和评价，属于自我概念中的
 A．体像
 B．自尊
 C．自信
 D．社会认同
 E．自我认同
6. 请患者按指示做一些从简单到复杂的动作，观察患者能否理解和执行指令，旨在评估患者的
 A．记忆力
 B．理解力
 C．推理能力
 D．概念化能力
 E．有意注意力
7. 不属于语言能力评估方法的是
 A．提问
 B．反问
 C．复述
 D．命名
 E．书写
8. 请患者陈述病史，观察期陈述是否流利，用字遣词是否恰当，此种语言能力评估方法属于

A. 提问
B. 命名
C. 阅读
D. 复述
E. 自发性语言

9. 用于处理导致压力的情境本身的压力应对方式是
   A. 情绪式应对
   B. 情感式应对
   C. 问题式应对
   D. 消极式应对
   E. 防御式应对

10. 焦虑状态自评量表测得某人标准分为65分,则该患者有
    A. 轻度焦虑
    B. 中度焦虑
    C. 重度焦虑
    D. 极重度焦虑
    E. 不能确定

11. 下列属于第一角色的是
    A. 女性
    B. 护士
    C. 护理学会的会员
    D. 母亲
    E. 患者

12. 角色冲突是指
    A. 对角色期望过低
    B. 角色期望不明确
    C. 对角色期望过高
    D. 角色期望与角色自我能力不匹配
    E. 角色期望与角色表现差距太大

13. 文化的核心要素不包括下列哪项
    A. 价值观
    B. 道德
    C. 信仰
    D. 习俗
    E. 信念

14. 在社会环境因素中,对健康影响最大的是
    A. 教育水平
    B. 经济
    C. 生活方式
    D. 社会关系
    E. 社会支持

15. 由个体所处的社会情形和职业所确定的角色属于
    A. 一般角色
    B. 基本角色
    C. 主要角色
    D. 独立角色
    E. 固有角色

16. 角色形成必须经历的两个阶段是
    A. 角色认知、角色模仿
    B. 角色认知、角色成熟
    C. 角色认知、角色深入
    D. 角色认知、角色表现
    E. 角色模仿、角色成熟

17. 模仿行为属于角色形成过程中的
    A. 角色表现阶段
    B. 角色认知阶段
    C. 角色深入阶段
    D. 角色成熟阶段
    E. 角色强化阶段

18. 角色期望太复杂、角色改变速度太快等产生的角色适应不良属于
    A. 角色冲突
    B. 角色模糊
    C. 角色匹配不当
    D. 角色负荷过重
    E. 角色负荷不足

19. 当个体需要同时承担2个或2个以上在时间和精力上互相冲突的角色时通常可发生
    A. 角色冲突
    B. 角色模糊
    C. 角色匹配不当
    D. 角色负荷过重
    E. 角色负荷不足

20. 造成住院患者文化休克的原因下列哪项除外
    A. 对环境的陌生感
    B. 对检查治疗恐惧感
    C. 对疾病的担忧感
    D. 对责任护士熟悉感
    E. 对饮食的不适应感

三、简述题

1. 试述心理评估的注意要点。
2. 自我概念的形成与变化可受哪些因素影响?
3. 试述认知、个性主要评估内容与方法。
4. 如何理解情感式压力应对和问题式压力应对?
5. 试述角色与角色适应、文化、家庭的主要评估内容与方法。

（姚本丽）

第六章　心电图检查

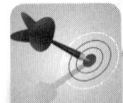

学习目标

通过本章内容的学习，学生应能：
识记：
1. 描述心电图各波段的组成与命名、特点。
2. 陈述正常心电图的特点及其意义。
3. 列举常见异常心电图的心电图特征。

理解：
1. 分析心电图常用导联体系。
2. 解释临床心电学的基本知识。

运用：
学会运用心电图测量方法，正确分析和判断常见异常心电图。

第一节　心电图基础知识

心脏在机械性收缩之前，先产生电活动，心房和心室的电活动可经人体组织传到体表。利用心电图机从体表记录心脏每一心动周期所产生电活动变化的曲线图形，称为心电图（electorcardiogram，ECG）。

一、心电产生的原理

心肌细胞在静息状态时，细胞膜外排列阳离子（带正电荷），膜内排列同等比例的阴离子（带负电荷），保持平衡的极化状态，不产生电位变化。当细胞任一点受到刺激（阈刺激），其通透性发生改变，使细胞内外正、负离子的分布发生逆转，受刺激部位的细胞膜出现除极化，由于该处细胞膜外带负电荷，而其邻近细胞膜尚未除极仍带正电荷，从而形成一对电偶（dipole）。电源（正电荷）在前，电穴（负电荷）在后，电流自电源流入电穴，并沿着一定的方向迅速扩展，直到整个心肌细胞除极完毕。此时心肌细胞膜内带正电荷，膜外带负电荷，称为除极（depolarization）状态。然后，细胞膜又逐渐复原到极化状态，这种恢复过程称为复极（repolarization）。复极与除极过程方向相同，但复极化的电偶是电穴在前，电源在后，并较缓慢向前推进，直至整个细胞全部复极为止。

就单个细胞而言，在除极时，检查电极面向电源（即面对除极方向）产生向上的波形，背向电源（即背离除极方向）产生向下的波形，在细胞中部则记录出双向波形。复极过程与除极过程

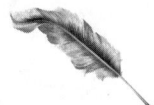

方向相同，但因它们的电偶相反，因此记录的复极波方向与除极波相反（图6-1）。

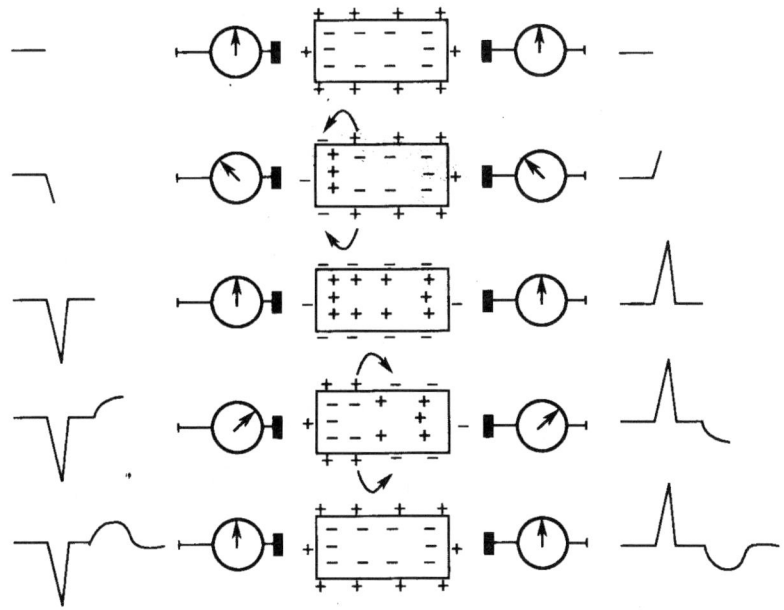

图6-1 心肌细胞除极和复极示意图

需要注意的是，在正常人的心电图中，记录到的复极波方向常与除极波主波方向一致，与单个心肌细胞不同。这是因为正常人心室的除极从心内膜向心外膜推进，而复极则从心外膜开始，向心内膜方向推进，其确切机制仍未完全清楚。

由体表所采集到的心脏电位强度与下列因素有关：①与心肌细胞数量（心肌厚度）呈正比关系；②与探查电极位置和心肌细胞之间的距离呈反比关系；③与探查电极的方位和心肌除极的方向所构成的角度有关，夹角愈大，心电位在导联上的投影愈小，电位愈弱（图6-2）。这种既具有强度，又具有方向性的电位幅度称为心电"向量"（vector），通常用箭头表示其方向，而其长度表示其电位强度。心脏的电激动过程中产生许多心电向量。由于心脏的解剖结构及其电活动相当错综复杂，致使诸心电向量间的关系亦较复杂，然而一般均可按下列原理合成为"心电综合向量"（resultant vector）：同一轴的两个心电向量的方向相同者，其幅度相加；方向相反者则相减。两个心电向量的方向构成一定角度者，则可应用"合力"原理将二者按其角度及幅度构成一个平行四边形，而取其对角线为综合向量（图6-3）。可以认为，由体表所采集到的心电变化，乃是全部参与电活动心肌细胞的电位变化按上述原理所综合的结果。

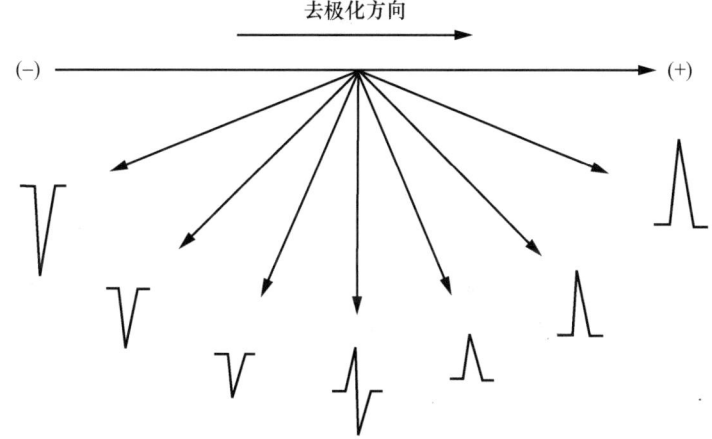

图6-2 检测电极电位和波形与心肌除极方向的关系

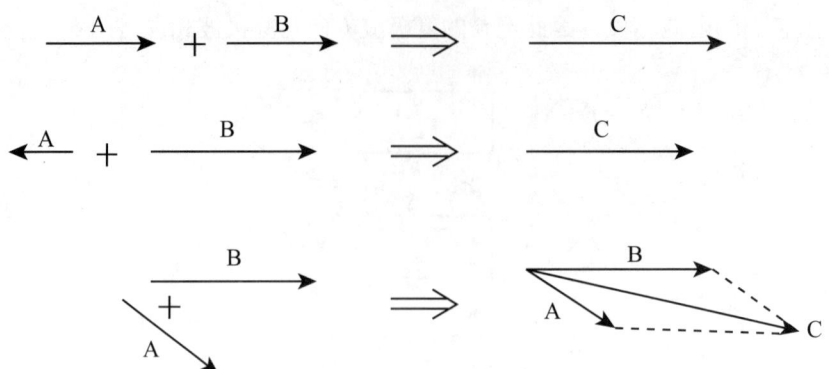

图 6-3 综合向量的形成原则

二、心电图各波段的组成及命名

心脏的特殊传导系统由窦房结、结间束（包括前、中、后结间束）、房间束（起自前结间束，称 Bachmann 束）、房室交界区（房室结、房室束）、束支（分为左、右束支，左束支又分为前分支和后分支）以及浦肯野纤维（Pukinje fiber）构成。心脏的传导系统与每一心动周期顺序出现的心电变化密切相关（图 6-4）。

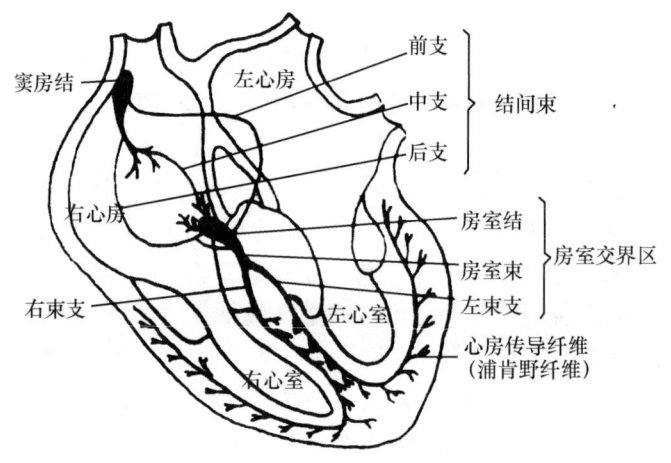

图 6-4 心脏特殊传递系统示

正常心电活动始于窦房结，兴奋心房的同时经结间束传导至房室结（激动传导在此处延迟 0.05～0.07s），然后循房室束→左、右束支→浦肯野纤维顺序传导，最后兴奋心室。这种先后有序的电激动的传播，引起一系列电位改变，形成了心电图上相应的波段（图 6-5）。临床心电学对这些波段规定了统一的名称（见表 6-1）。

表 6-1 心电图各波段的形成及意义

波段	意义
P 波	代表左右两心房除极时的电位和时间的变化
P-R 间期	代表心房开始除极至心室开始除极的时间
QRS 波群	反映左右心室除极过程电位和时间的变化
ST 段	反映心室早期复极过程电位和时间的变化，是从 QRS 波群终点到 T 波起点的线段

续表

波段	意义
T波	反映晚期心室复极过程电位的变化
Q-T间期	反映心室除极和复极的总时间,是从QRS波群起点到T波终点的时间
U波	发生机制不明,多认为是心肌活动的"激后电位"

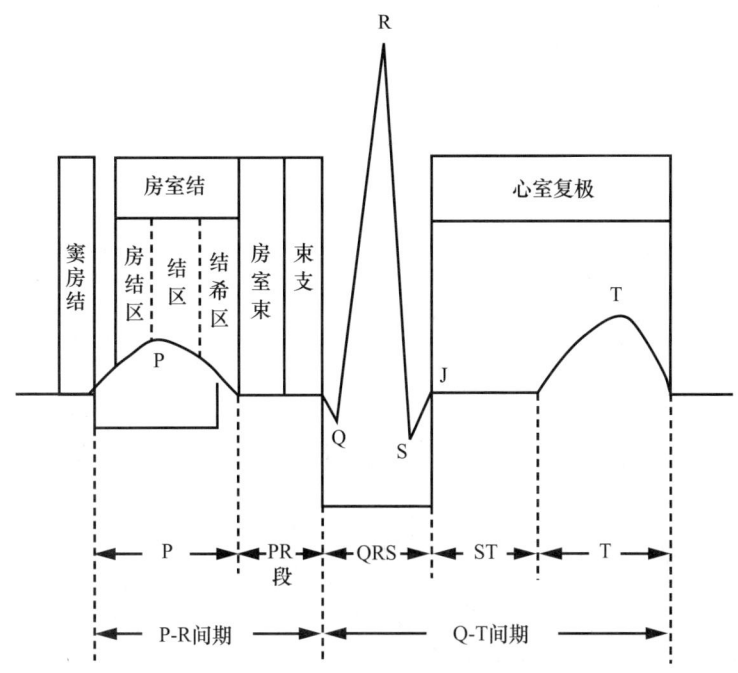

图6-5 心脏除、复极与心电图关系示意图

QRS波群可因检测电极的位置不同而呈多种形态,已统一命名如下:首先出现的位于参考水平线以上的正向波称为R波;R波之前的负向波称为Q波;R波之后第一个负向波称为S波;R′波是继S波之后的正向波;R′波后再出现负向波称为S′波;如果QRS波只是负向波,则称为QS波。至于采用Q或q、R或r、S或s表示,应根据其幅度大小而定(图6-6)。

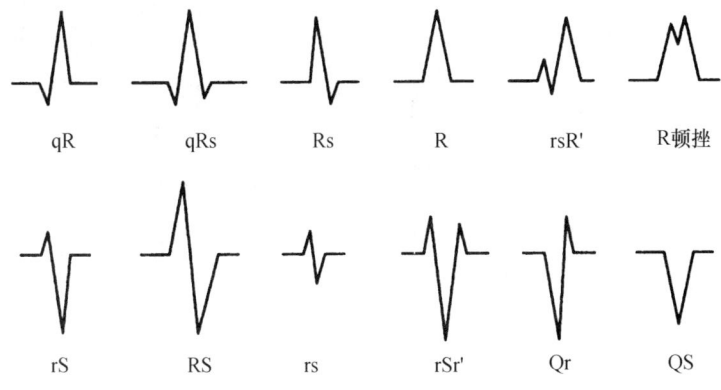

图6-6 QRS波群命名示意图

三、心电图导联体系

(一)常规心电图导联

将电极置于人体不同部位,并通过导联线与心电图机电流计的正负极相连,这种记录心电

图的电路连接方法称为心电图导联。电极位置和连接方法不同，可组成不同的导联。在长期临床心电图实践中，已形成了一个由 Einthoven 创设而目前广泛采纳的国际通用导联体系（lead system），称为常规 12 导联体系。

1. 肢体导联（limb leads） 包括标准导联 Ⅰ、Ⅱ、Ⅲ 及加压单极肢体导联 aVR、aVL、aVF。标准导联为双极导联，反映两个电极所在部位之间的电位差变化。加压单极肢体导联属单极导联，基本上代表检测部位的电位变化。肢体导联电极主要放置于右臂（R）、左臂（L）、左腿（F），连接此三点即成为所谓 Einthoven 三角。肢体各导联的电极位置和正负极连接方式见图 6-7，图 6-8。

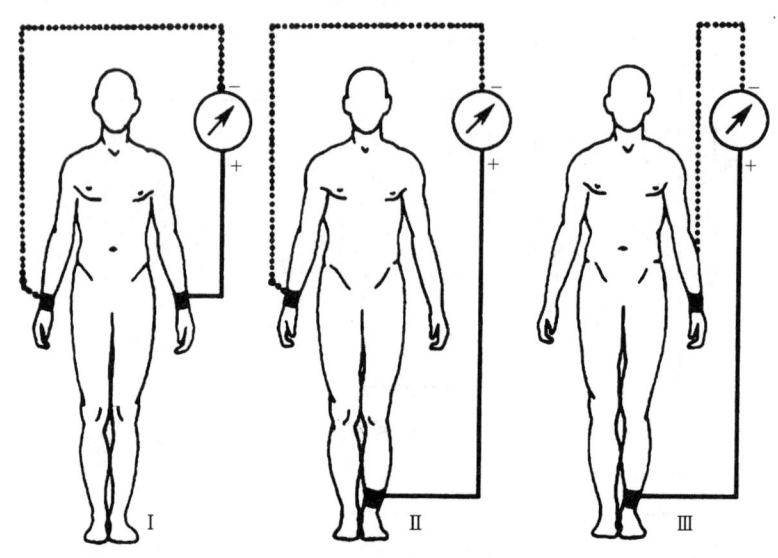

图 6-7　标准导联连接示意图

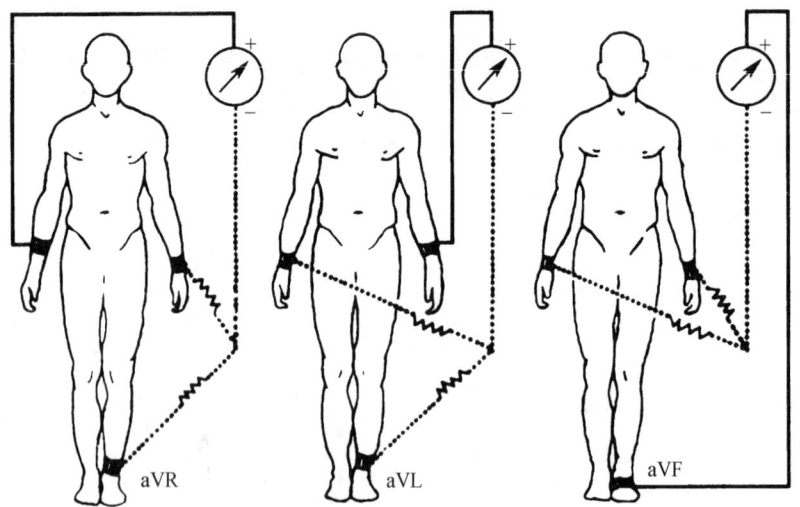

图 6-8　加压单极肢体导联连接示意图

2. 胸导联（chest leads） 属单极导联，包括 $V_1 \sim V_6$ 导联。检测的正电极应安放于胸壁规定的部位，另将肢体导联 3 个电极分别通过 5000Ω 电阻与负极连接构成中心电端（central terminal），此连接方式可使该处电位接近零电位且较稳定。胸导联检测电极具体安放的位置为（图 6-9）：V_1 位于胸骨右缘第 4 肋间，V_2 位于胸骨左缘第 4 肋间，V_3 位于 V_2 与 V_4 两点连接的中点，V_4 位于左锁骨中线与第 5 肋间相交处，V_5 位于左腋前线与 V_4 同一水平处，V_6 位于左腋中线与 V_4 同一水平处。

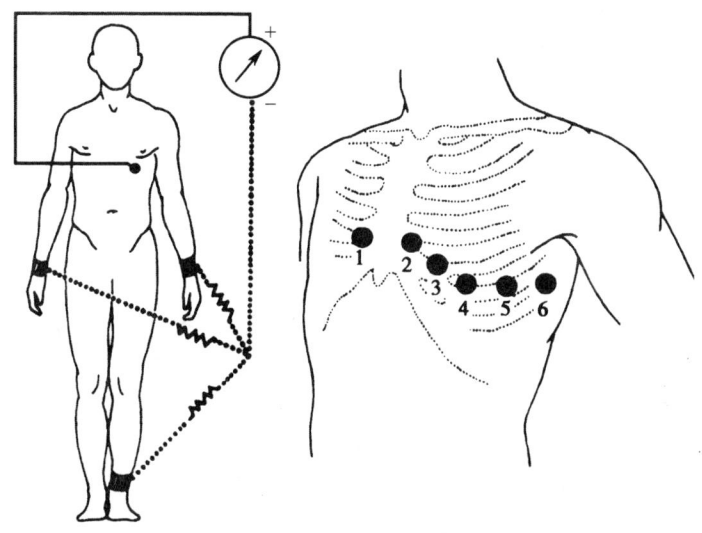

图 6-9 胸导联连接方式示意

临床上诊断后壁心肌梗死还常选用 $V_7 \sim V_9$ 导联：V_7 位于左腋后线 V_4 水平处，V_8 位于左肩胛骨线 V_4 水平处，V_9 位于左脊旁线 V_4 水平处。小儿心电图或诊断右心病变（例如右心室心肌梗死）有时需要选用 $V_{3R} \sim V_{6R}$ 导联，电极放置右胸部与 $V_3 \sim V_6$ 对称处。

（二）导联轴

在每一个标准导联正负极间均可画出一假想的直线，称为导联轴。为便于表明 6 个导联轴之间的方向关系，将 Ⅰ、Ⅱ、Ⅲ 导联的导联轴平行移动，使之与 aVR、aVL、aVF 的导联轴一并通过坐标图的轴中心点，便构成额面六轴系统（hexaxial system），此坐标系统采用 ±180° 的角度标志。以左侧为 0°，顺钟向的角度为正，逆钟向者为负。每个导联轴从中心点被分为正负两半，每个相邻导联间的夹角为 30°（图 6-10）。此对测定心脏额面心电轴颇有帮助。

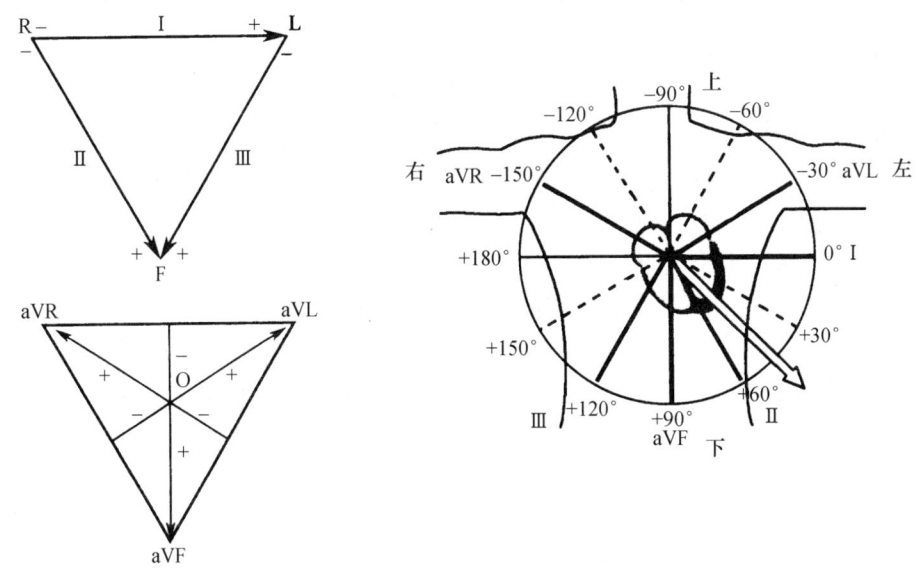

图 6-10 肢体导联的导联轴及额面六轴系统

胸导联均以中心电端为中心，探查电极侧为正，其对侧为负，就此构成心前区导联的导联轴系统。6 个心前区导联的导联轴分别从人体水平的不同部位探查心电活动，对于判断心前区导联心电图波形有一定帮助。

第二节　正常心电图

一、心电图的测量方法

心电图多描记在特殊的记录纸上（图6-11）。心电图记录纸由纵线和横线划分成各为$1mm^2$的小方格。当走纸速度为25mm/s时，每两条纵线间（1mm）表示0.04s（即40ms），当标准电压1mV=10mm时，两条横线间（1mm）表示0.1mV。

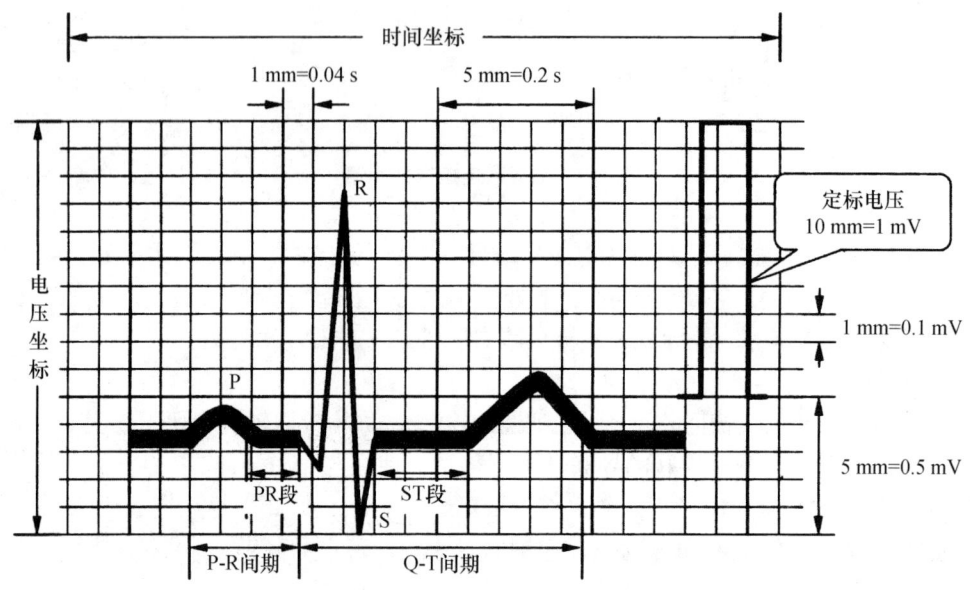

图6-11　心电图各波段的组成、命名及测量

（一）心率的测量

测量心率时，只需测量一个RR（或PP）间期的秒数，然后被60除即可求出。例如RR间距为0.8s，则心率为60/0.8=75次/分。还可采用查表法或使用专门的心率尺直接读出相应的心率数。心律明显不齐时，一般采取数个（10个）心动周期的平均值来进行测算。

（二）各波段振幅的测量

P波振幅测量的参考水平应以P波起始前的水平线为准。测量QRS波群、ST段、T波和U波振幅，统一采用QRS起始部水平线作为参考水平。如果QRS起始部为一斜段（如受心房复极波影响，预激综合征等情况），应以QRS波起点作为测量参考点。测量正向波形的高度时，应以参考水平线上缘垂直地测量到波的顶端；测量负向波形的深度时，应以参考水平线下缘垂直地测量到波的底端（图6-12）。

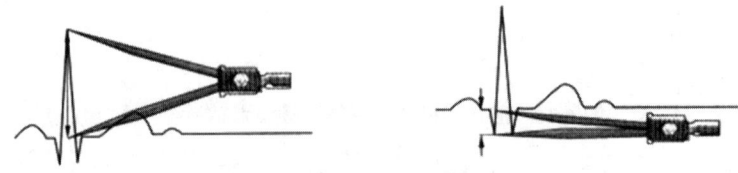

图6-12　电压测量示意图

(三) 各波段时间的测量

测量各波的时间应从该波形起点的内缘测量至波形终点的内缘。正向波的时间从基线下缘测量，负向波的时间从基线上缘测量（图6-13）。测量时间应选择波幅最大、波形清晰的导联。

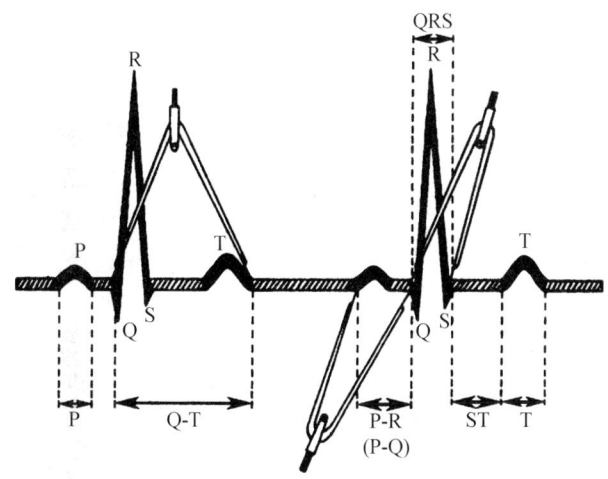

图 6-13　时间测量示意图

(四) 平均心电轴

1. **概念**　将心房除极，心室除极与复极过程中产生的多个瞬间综合心电向量，各自再综合成一个主轴向量，即称为平均心电轴。包括 P、QRS、T 平均电轴，其中代表心室除极的额面的 QRS 平均电轴在心电图诊断中更为重要。通常所说的平均电轴就是指额面 QRS 平均电轴，它与心电图Ⅰ导联正侧段所构成的角度表示平均心电轴的偏移方向。

2. **测定方法**　最简单的方法是目测Ⅰ和Ⅲ导联 QRS 波群的主波方向，估测电轴是否发生偏移：若Ⅰ和Ⅲ导联的 QRS 主波均为正向波，可推断电轴不偏；若Ⅰ导联出现较深的负向波，Ⅲ导联主波为正向波，则属电轴右偏；若Ⅲ导联出现较深的负向波，Ⅰ导联主波为正向波，则属电轴左偏（图6-14）。

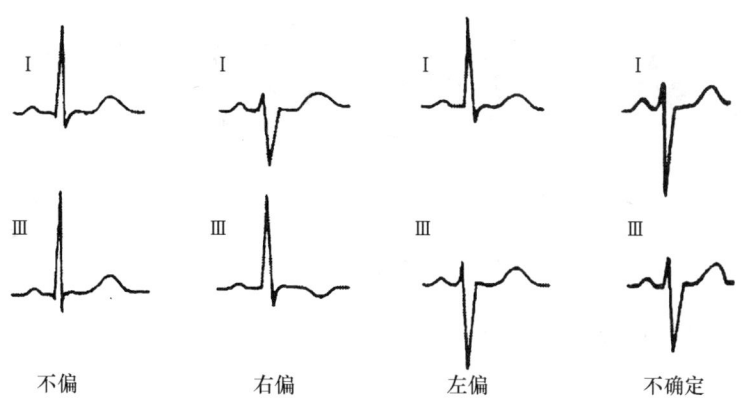

图 6-14　平均心电轴目测法

精确的方法可采用分别测算Ⅰ和Ⅲ导联的 QRS 波群振幅的代数和，然后将这两个数值分别在Ⅰ导联及Ⅲ导联上画出垂直线，求得两垂直线的交叉点。电偶中心 0 点与该交叉点相连即为心电轴，该轴与Ⅰ导联轴正侧的夹角即为心电轴的角度（图6-15）。另外，也可将Ⅰ和Ⅲ导联 QRS 波群振幅代数和值通过查表直接求得心电轴。

3. **临床意义**　正常心电轴的范围为 $-30°\sim+90°$ 之间；电轴位于 $-30°\sim-90°$ 范围为心

电轴左偏；位于 -90°～+180° 范围为心电轴右偏；位于 -90°～-180° 范围，传统上称为电轴极度右偏，近年主张定义为"不确定电轴"（indeterminate axis）（图 6-16）。心电轴的偏移，一般受心脏在胸腔内的解剖位置、两侧心室的质量比例、心室内传导系统的功能、激动在室内传导状态以及年龄、体型等因素影响。左心室肥大、左前分支阻滞等可使心电轴左偏；右心室肥大、左后分支阻滞等可使心电轴右偏；不确定电轴可以发生在正常人（正常变异），亦可见于某些病理情况，如肺心病、冠心病、高血压等。

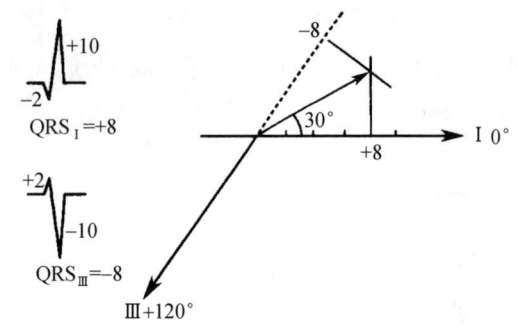

图 6-15 振幅计算法测量心电轴示意图

（五）心脏循长轴转位

自心尖部朝心底部方向观察，设想心脏可循其本身长轴作顺钟向或逆钟向转位。正常时 V_3 或 V_4 导联 R/S 大致相等，为左、右心室过渡区波形。顺钟向转位（clockwise rotation）时，正常在 V_3 或 V_4 导联出现的波形转向左心室方向，即出现在 V_5、V_6 导联上。逆钟向转位（counterclockwise rotation）时，正常 V_3 或 V_4 导联出现的波形转向右心室方向，即出现在 V_1、V_2 导联上。顺钟向转位可见于右心室肥大，而逆钟向转位可见于左心室肥大。但需要指出，心电图上的这种转位图形在正常人亦常可见到，提示这种图形改变有时为心电位的变化，并非都是心脏

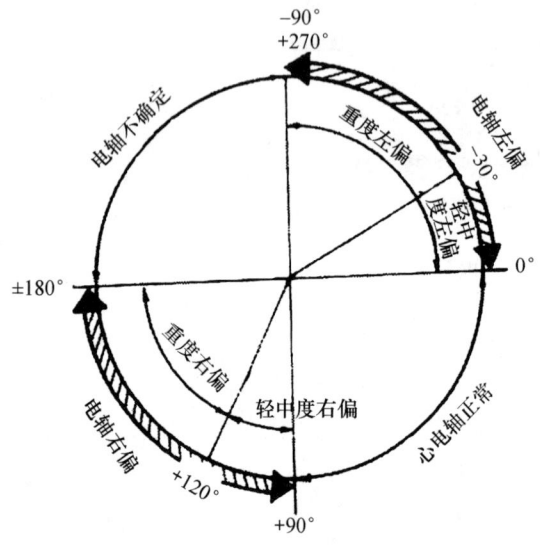

图 6-16 正常心电轴及其偏移

在解剖上转位的结果（图 6-17）。

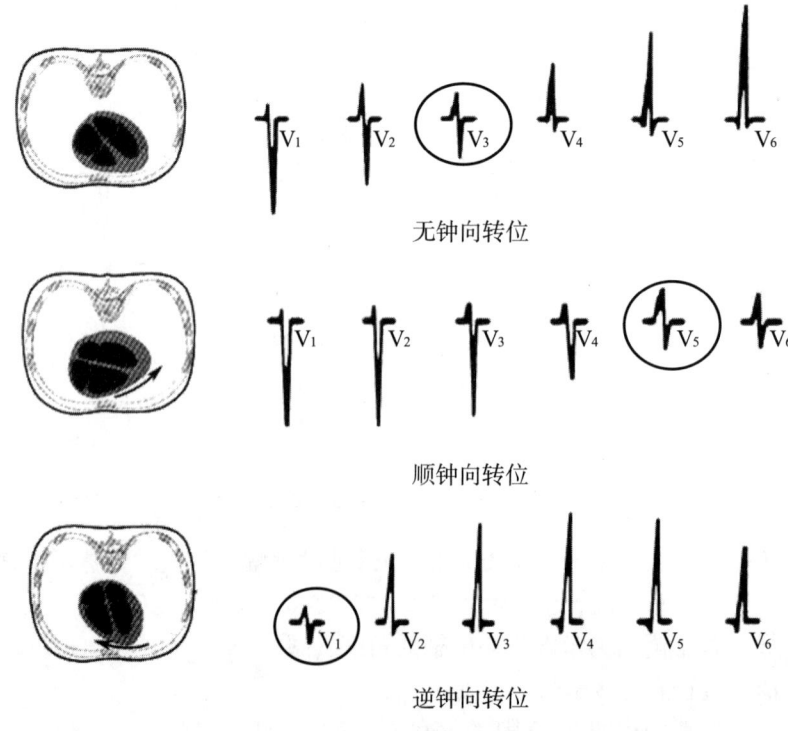

6-17 心脏转位示意图

二、心电图的正常值

(一) P 波

1. 形态　P 波的形态在大部分导联上一般呈钝圆形，有时可能有轻度切迹。P 波方向在 Ⅰ、Ⅱ、aVF、V_4~V_6 导联向上，aVR 导联向下，其余导联呈双向、倒置或低平均可。

2. 时间　正常人 P 波时间一般小于 0.12s。

3. 振幅　P 波振幅在肢体导联一般小于 0.25mV，胸导联一般小于 0.2mV。

(二) PR 间期

正常人 PR 间期为 0.12~0.20s。在幼儿及心动过速的情况下，PR 间期相应缩短。在老年人及心动过缓的情况下，PR 间期可延长，但一般不超过 0.22s。

(三) QRS 波群

1. 时间　正常成年人 QRS 时间小于 0.12s，多数在 0.06~0.10s。

2. 形态和振幅

(1) 胸导联：正常人胸导联的 R 波自 V_1 至 V_6 逐渐增高，S 波逐渐变小；V_1、V_2 导联多呈 rS 型，V_1 的 R/S < 1；V_5、V_6 导联可呈 qR、qRs、Rs 或 R 型，V_5 的 R/S > 1；在 V_3 或 V_4 导联，R 波和 S 波的振幅大体相等。

(2) 肢体导联：Ⅰ、Ⅱ、aVF 导联的 QRS 波群主波一般向上，aVR 导联的 QRS 波群主波向下，Ⅲ、aVL 导联的 QRS 波群主波方向多变。

6 个肢体导联的 QRS 波群振幅（正向波与负向波振幅的绝对值相加）一般不应都小于 0.5mV，6 个胸导联的 QRS 波群振幅（正向波与负向波振幅的绝对值相加）一般不应都小于 0.8mV，否则称为低电压。

3. R 峰时间（R peak time）　过去称为类本位曲折时间或室壁激动时间，指 QRS 起点至 R 波顶端垂直线的间距。如有 R' 波，则应测量至 R' 峰；如 R 峰呈切迹，应测量至切迹第二峰。正常成人 R 峰时间在 V_1、V_2 导联 < 0.04s，在 V_5、V_6 导联 < 0.05s。(图 6-18)

4. Q 波　除 aVR 导联外，正常人的 Q 波时间 < 0.04s，Q 波振幅小于同导联中 R 波的 1/4；正常人 V_1、V_2 导联不应出现 Q 波，但偶尔可呈 QS 波。

(四) ST 段

正常的 ST 段多为一等电位线，有时亦可有轻微的偏移，但在任一导联，ST 段下移一般不超过 0.05mV；ST 段上抬在 V_1~V_2 导联一般不超过 0.3mV，在 V_3 导联不超过 0.5mV，在 V_4~V_6 导联及肢体导联不超过 0.1mV。

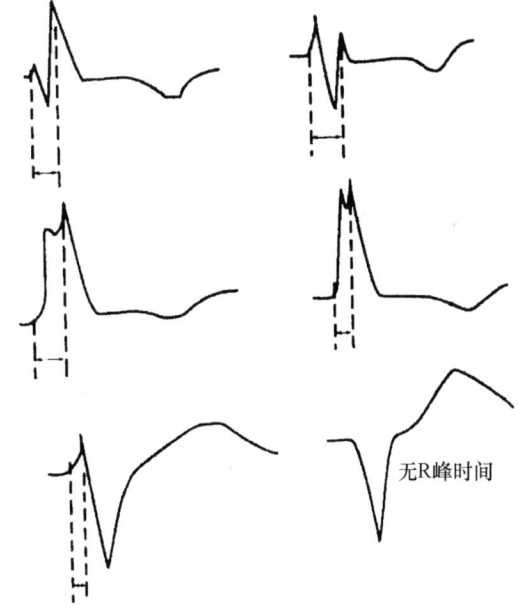

图 6-18　各种波形的 R 峰时间测量方法

(五) T 波

1. 形态　在正常情况下，T 波的方向大多与 QRS 主波的方向一致。T 波方向在 Ⅰ、Ⅱ、V_4~V_6 导联向上，在 aVR 导联向下，在 Ⅲ、aVL、aVF、V_1~V_3 导联可以向上、双向或向下。若 V_1 导联的 T 波方向向上，则 V_2~V_6 导联就不应再向下。

2. 振幅　除 Ⅲ、aVL、aVF、V_1~V_3 导联外，其他导联 T 波振幅一般不应低于同导联 R 波的 1/10。T 波在胸导联有时可高达 1.2~1.5mV 尚属正常。

（六）Q-T 间期

Q-T 间期长短与心率的快慢密切相关，心率越快，Q-T 间期越短，反之则越长。心率在 60～100 次/分时，Q-T 间期的正常范围为 0.32～0.44s。为纠正心率对 Q-T 间期的影响，所以常用校正的 Q-T 间期（QTc），通常采用 Bazett 公式计算：$QT_c = Q\text{-}T/\sqrt{R}$。QTc 就是 RR 间期为 1s(心率 60 次/分)时的 Q-T 间期，正常 QTc ≤ 0.44s。Q-T 间期另一个特点是不同导联之间 Q-T 间期存在一定的差异，正常人不同导联同 Q-T 间期差异最大可达 50ms，以 V_2、V_3 导联 Q-T 间期最长。

（七）U 波

在 T 波之后 0.02～0.04s 出现的振幅很小的波称为 U 波。U 波方向大体与 T 波相一致。U 波在胸导联较易见到，以 V_3～V_4 导联较为明显。U 波明显增高常见于低血钾。

第三节 心电图的临床应用

一、心房肥大、心室肥厚

（一）心房肥大

1. 右心房肥大（right atrial enlargement） 常见于肺心病（故称为肺性 P 波）、先心病（肺动脉瓣狭窄、法洛四联症、房间隔缺损）。心电图（图 6-19）表现：①肢导联 P 波高尖，振幅 ≥ 0.25mv（以 Ⅱ、Ⅲ、aVF 导联最为明显）。② V_1 导联 P 波直立，振幅 ≥ 0.15mv；P 波呈双向时，其振幅的算术和 ≥ 0.2。

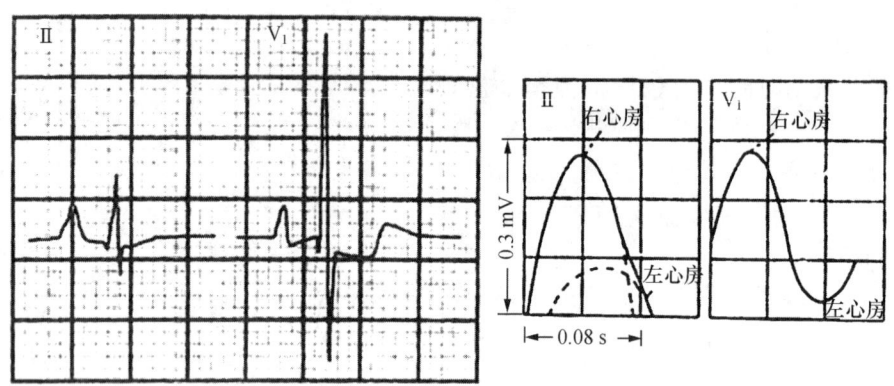

图 6-19 右心房肥大

2. 左心房肥大（left atrial enlargement） 常见于风湿性心脏病二尖瓣狭窄，故又称"二尖瓣型 P 波"。心电图（图 6-20）表现：①P 波增宽，时限 ≥ 0.12s，常呈双峰，峰距 ≥ 0.04s，在 Ⅰ、Ⅱ、aVL 导联最明显；② V_1 导联上 P 波常呈先正后出现深宽的负向波，将 V_1 负向 P 波的时间乘以负向 P 波振幅，称为 P 波终末电势（P-wave terminal force，Ptf）；左心房肥大时，Ptf_{V_1} ≤ −0.04mm × s。

3. 双心房肥大（biatrial enlargement） 常见于风湿性心脏病及某些先天性心脏病。心电图表现：①P 波增宽 ≥ 0.12s，其振幅 ≥ 0.25mV；② V_1 导联 P 波高大双相，上下振幅均超过正常范围。

（二）心室肥厚

1. 左心室肥厚（left ventricular hypertrophy） 常见于高血压、冠心病、风湿性心脏病及某些

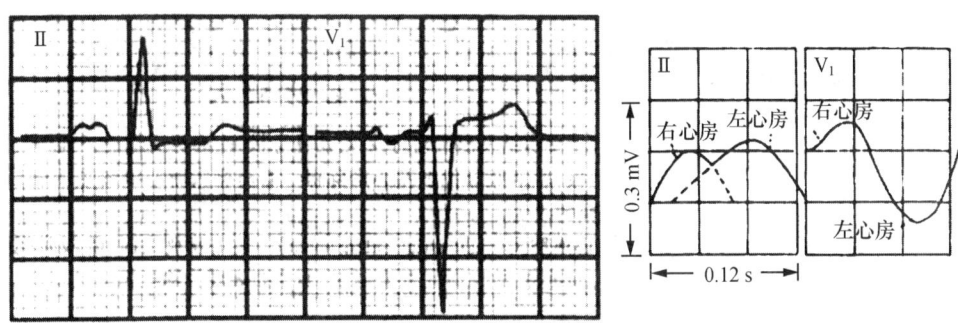

图 6-20 左心房肥大

先天性心脏病等。心电图（图 6-21）表现为：

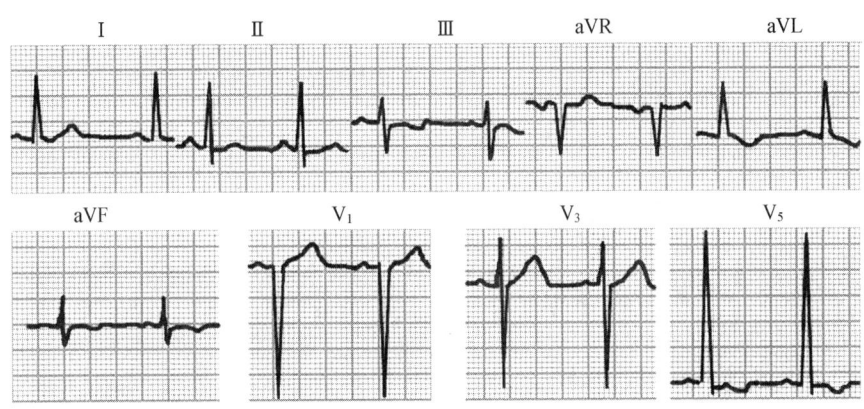

图 6-21 左心室肥厚

(1) QRS 波群电压增高：①胸导联：R_{V_5} 或 $R_{V_6} > 2.5mV$；$R_{V_5}+S_{V_1} > 4.0mV$（男性）或 $> 3.5mV$（女性）；②肢体导联：$R_I > 1.5mV$；$R_{aVL} > 1.2mV$；$R_{aVF} > 2.0mV$；$R_I+S_{III} > 2.5mV$。

(2) 可出现额面 QRS 心电轴左偏。

(3) QRS 波群时间延长到 0.10～0.11s，但一般仍 < 0.12s。

(4) ST-T 改变：在 R 波为主的导联，ST 段可呈下斜型压低 > 0.05mV，T 波低平、双面成倒置。在以 S 波为主的导联（如 V_1 导联）可见直立的 T 波。

QRS 波群电压增高同时伴有 ST-T 改变者，传统上称左心室肥厚伴劳损。在符合一项或几项 QRS 电压增高标准的基础上，结合其他阳性指标之一，一般可以成立左心室肥厚的诊断。符合条件越多，诊断可靠性越大。如仅有 QRS 电压增高，而无其他任何阳性指标者，诊断左心室肥厚应慎重。

2. 右心室肥厚（right ventricular hypertrophy） 常见于肺源性心脏病、二尖瓣狭窄等。心电图（图 6-22）表现为：

(1) 右心室电压增高：①胸导联：$R_{V_1} \geq 1.0mV$；$R_{V_1}+S_{V_5} > 1.05mV$（重症 > 1.2mV）；$V_1 R/S \geq 1$；$V_5 R/S \leq 1$；②肢导联：$R_{aVR} \geq 0.5mv$；R/q 或 R/S ≥ 1。

(2) 图形改变：QRS 波群 V_1、V_3 呈 qR、RS、R、Rs、rsR'型（V_5 呈 rS、RS 型）。

(3) 心电轴右偏 $\geq +90°$，重症可 $> +110°$。

(4) QRS 时限 0.10～0.11s，$VAT_{V_1} > 0.03s$。

(5) ST-T 改变：$V_{1\sim2}$ 导联压低 $\geq 0.05mv$，T 波低平、双向或倒置。

当右心室电压增高同时伴有 ST-T 改变者，传统上称右心室肥厚伴劳损。诊断右心室肥厚，有时定性诊断（依据 V_1 导联 QRS 形态及电轴右偏等）比定量诊断更有价值。一般来说，阳性

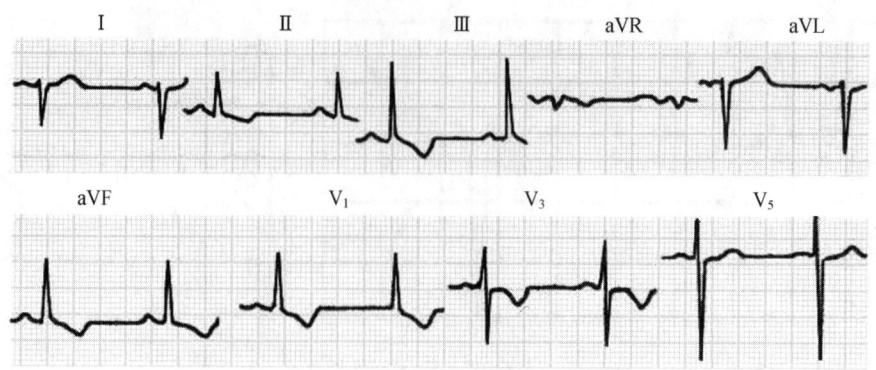

图 6-22 右心室肥厚伴劳损

指标愈多,则诊断的可靠性越高。虽然心电图对诊断明显的右心室肥大准确性较高,但敏感性较低。

3. 双心室肥厚（biventricular hypertrophy） 常见于各种心脏病晚期或某一侧心室肥厚发展而来的全心肥厚扩大。心电图（图6-23）表现为:

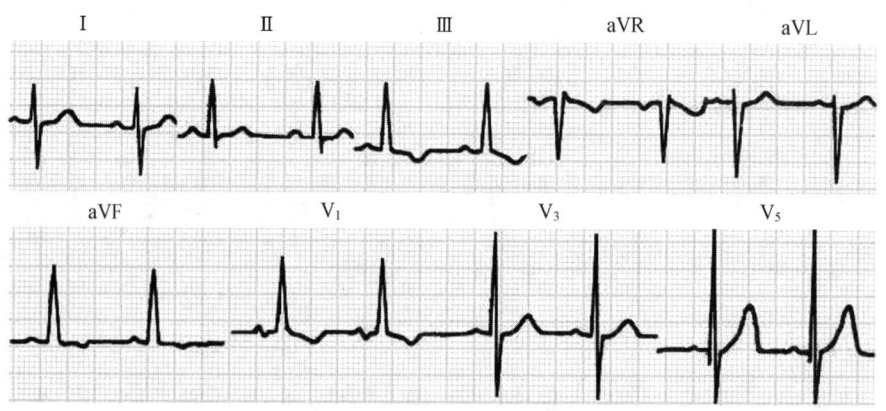

图 6-23 双侧心室肥厚

（1）大致正常心电图:由于双侧心室电压同时增高,互相抵消相反方向除极向量。

（2）单侧心室肥厚心电图:只表现出一侧心室肥大,而另一侧心室肥大的图形被掩盖。

（3）双侧心室肥厚心电图:既表现右心室肥厚的心电图特征,又存在左心室肥厚的某些征象。

二、冠状动脉供血不足

冠状动脉供血不足通常发生在冠状动脉粥样硬化的基础上,可引起其支配区域心肌的缺血及心内膜下损伤的改变,往往不发生心肌坏死。当心肌某一部分缺血时,将影响到心室复极的正常进行,并可使缺血区相关导联发生 ST-T 异常改变。冠状动脉供血不足的心电图改变类型取决于缺血的严重程度、持续时间和缺血发生部位。

（一）心电图（图6-24）特点

1. T波改变

（1）T波高大直立:心内膜下心肌缺血时,此时缺血使这部分心肌的复极较正常更为推迟,导致出现与 QRS 主波方向一致的高大 T 波。

（2）T波倒置:心外膜下心肌缺血时,心肌复极顺序逆转,即心内膜复极在先,心外膜复极在后,于是心电图（图6-25）上出现与 QRS 主波方向相反的 T 波。如前壁外膜下心肌缺血时,

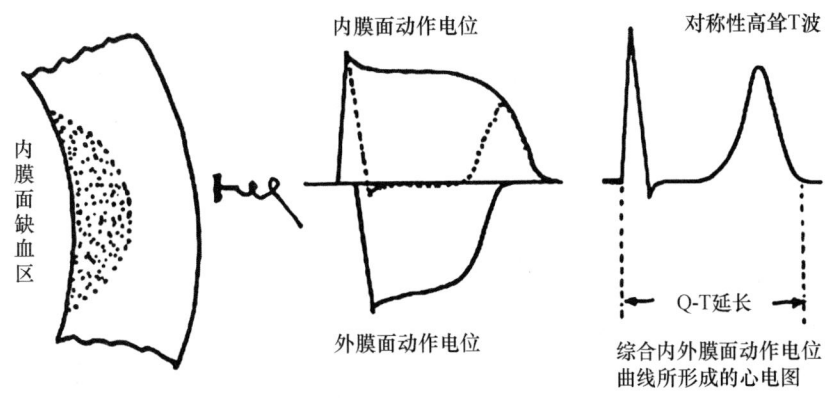

图 6-24 心内膜面缺血 T 对称性高直立

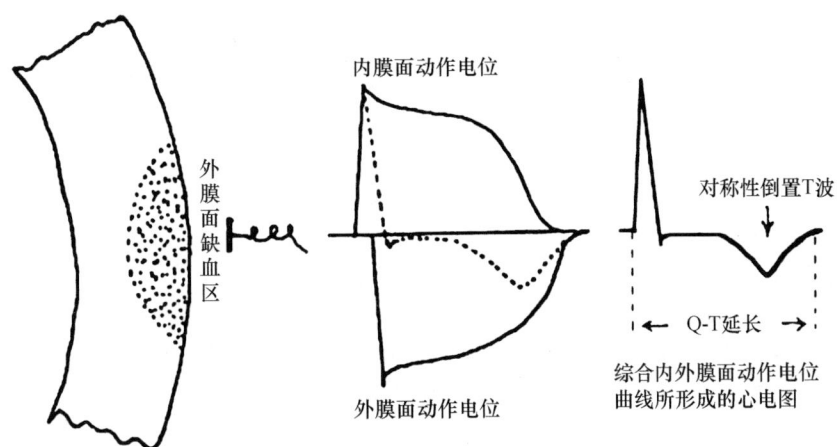

图 6-25 心外膜面缺血 T 对称性倒置（冠状 T 波）

在 V_2 导联可见倒置的 T 波；下壁外膜下心肌缺血时，在 Ⅱ、Ⅲ、aVF 导联可见倒置的 T 波。

（3）T 波低平或双向：心脏双侧对应部位心内膜下心肌均缺血，或心内、外膜下心肌同时缺血。心电向量的 T 环可综合出现（T 波倒置与 T 波高尖），部分相互抵消，在心电图上表现为 T 波低平、双向等。

2. ST 段改变　当持续心肌缺血时，心肌细胞的除极速度会减慢，表现为除极尚未结束复极即开始，心电图上出现 ST 段移位。当心内膜下心肌缺血时，ST 段下移 ≥ 0.05mV（诊断心绞痛）；当心外膜下心肌缺血时，ST 段抬高 > 0.1 ~ 0.3mV（图 6-26）。

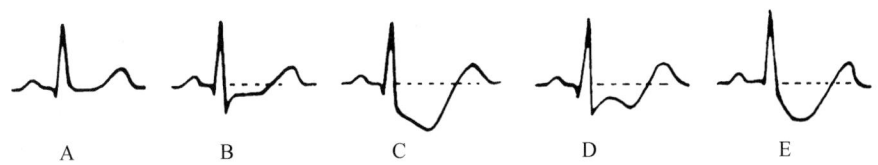

图 6-26 缺血型 ST 段下降类型

（二）临床意义

心肌缺血的心电图可仅仅表现为 ST 段改变或者 T 波改变，也可同时出现 ST-T 改变。临床上可发现约一半的冠心病患者未发作心绞痛时，心电图可以正常，而仅于心绞痛发作时记录到 ST-T 动态改变。约 10% 的冠心病患者在心肌缺血发作时心电图可以正常或仅有轻度 ST-T 变化。

急性冠状动脉供血不足时，面向缺血部位的导联常显示缺血型 ST 段压低（水平型或下斜型下移≥ 0.1mV）和（或）T 波倒置（图 6-27）。变异型心绞痛多引起暂时性 ST 段抬高并常伴有高耸 T 波和对应导联的 ST 段下移，这是急性严重心肌缺血表现，如 ST 段持续抬高，提示将可能发生心肌梗死。慢性冠状动脉供血不足多引起持续和较恒定的缺血型 ST 改变（水平型或下斜型下移≥ 0.05mV）和（或）T 波低平、负正双向和倒置。

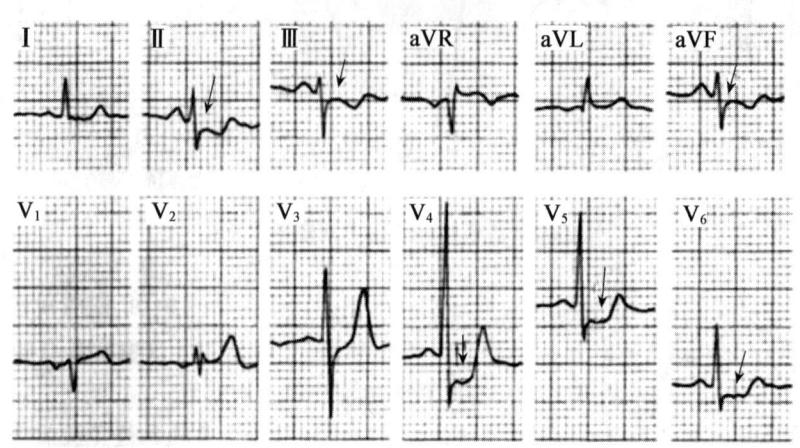

图 6-27　冠状动脉供血不足（心绞痛发作时）

三、心肌梗死

绝大多数心肌梗死（myocardial infarction）是在冠状动脉粥样硬化基础上发生完全性或不完全性闭塞所致，属于冠心病的严重类型。除了临床表现外，心电图的特征性改变及其演变规律是确定心肌梗死诊断和判断病情的重要依据。

（一）基本图形

冠状动脉发生闭塞后，随着时间的推移在心电图上可先后出现缺血、损伤和坏死 3 种类型的图形。

1. "缺血型"改变　冠状动脉急性闭塞后，最早出现的变化是缺血性 T 波改变。心电图表现为：①通常缺血最早出现在心内膜下肌层，使对向缺血区的导联出现高而直立的 T 波；②若缺血发生在心外膜下肌层，则面向缺血区的导联出现 T 波倒置；③ Q-T 间期延长。

2. "损伤型"改变　随着缺血时间延长，缺血程度进一步加重，就会出现"损伤型"图形改变，主要表现为面向损伤心肌的导联出现 ST 段抬高。心电图表现为：ST 段逐渐抬高，并与 T 波融合，形成弓背向上高于基线的单向曲线（mono-phasic curve）。此种改变于心肌供血改善后仍可恢复，其产生机制不清。

3. "坏死型"改变　更进一步的缺血导致细胞变性、坏死。心电图主要表现为面向坏死区的导联出现异常 Q 波（时间≥ 0.04s，振幅≥ 1/4R）或者呈 QS 波。

临床上，当冠状动脉某一分支发生闭塞、受损伤部位的心肌发生坏死，直接置于坏死区的电极记录到异常 Q 波或 QS 波；靠近坏死区周围受损心肌呈损伤型改变，记录到 ST 段抬高；而外边受损较轻的心肌呈缺血型改变，记录到 T 波倒置。体表心电图导联可同时记录到心肌缺血、损伤和坏死的图形改变（图 6-28）。因此，若上述 3 种改变同时存在，则急性心肌梗死的诊断基本确立。

（二）心肌梗死的图形演变及分期

急性心肌梗死发生后，心电图的变化随着心肌缺血、损伤、坏死的发展和恢复而呈现一定演变规律，可分为超急性期、急性期、近期（亚急性期）和陈旧期（图 6-29）。

1. 超急性期　亦称超急性损伤期。急性心肌梗死发生数分钟后，首先出现短暂的心内膜

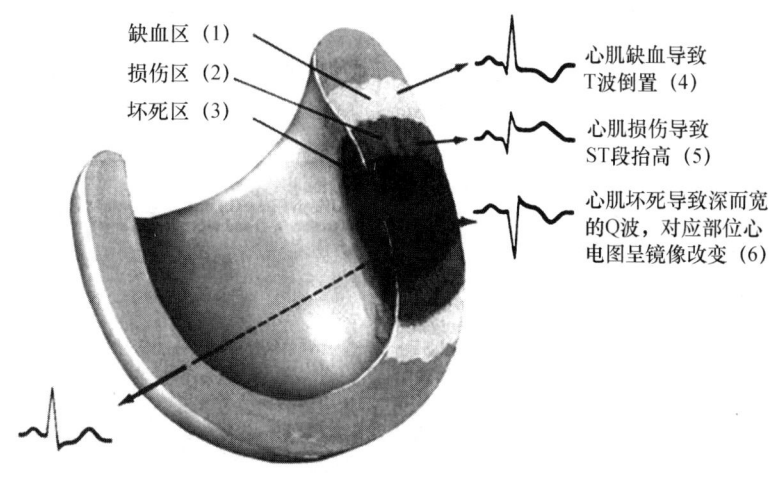

图 6-28　心肌梗死的基本图形

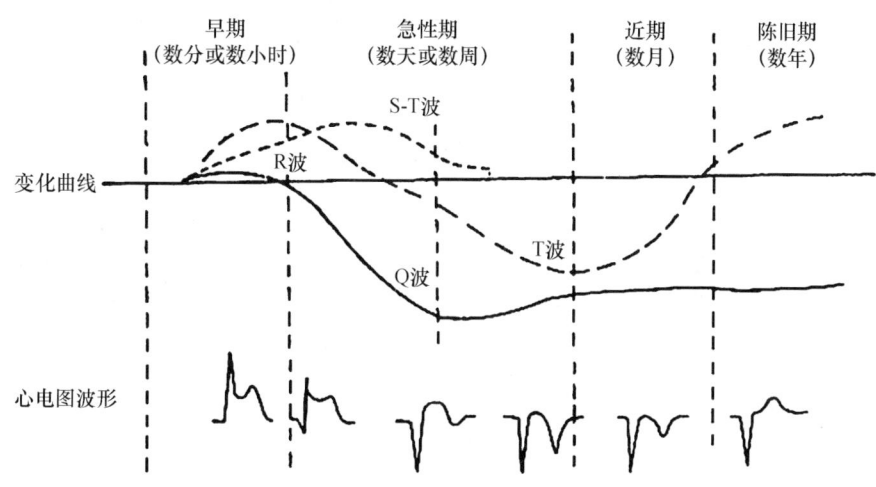

图 6-29　心肌梗死分期及图形演变

下心肌缺血，心电图表现为：①产生高大的 T 波；② ST 段呈斜型抬高，与高耸直立 T 波相连；③ QRS 振幅增高，并轻度增宽；④无异常 Q 波。这些表现仅持续数小时，临床上多因持续时间太短而不易记录到。此期若治疗及时有效，有可能避免发展为心肌梗死或使梗死的范围趋于缩小。

2．急性期　此期开始于梗死后数小时或数日，可持续到数周，心电图表现一个动态演变过程：① ST 段呈弓背向上抬高，抬高显著者可形成单向曲线，继而逐渐下降；②出现异常 Q 波或 QS 波；③ T 波由直立开始倒置，并逐渐加深；④坏死型的 Q 波、损伤型 ST 段抬高和缺血型 T 波倒置在此期内可同时并存。

3．近期　亦称亚急性期。出现于梗死后数周至数月，此期以坏死及缺血图形为主要特征。心电图表现为：①抬高的 ST 段恢复至基线；②缺血型 T 波由倒置较深逐渐变浅；③坏死型 Q 波持续存在。

4．陈旧期　亦称愈合期。常出现在急性心肌梗死 3～6 个月之后或更久，心电图表现为：① ST 段和 T 波恢复正常或 T 波持续倒置、低平、趋于恒定不变；②残留下坏死型的 Q 波，理论上将持续终生。但随着瘢痕组织的缩小和周围心肌的代偿性肥大，其范围在数年后有可能明显缩小。

近年来，通过对急性心肌梗死患者早期实施有效治疗，使整个病程显著缩短，可不再呈现上述典型的演变过程。

(三) 心肌梗死的定位诊断

心肌梗死的部位主要根据异常 Q 波或 QS 波出现于哪些导联而作出判断（表 6-2，图 6-30，图 6-31）。

表 6-2　常见心肌梗死定位诊断

梗死部位	导联（出现坏死 Q 波）	梗死部位	导联（出现坏死 Q 波）
前间壁	V_1、V_2、V_3	前侧壁	V_5、V_6
前壁	V_3、V_4（V_5）	高侧壁	Ⅰ、aVL
广泛前壁	V_1、V_2、V_3、V_4、V_5	下壁	Ⅱ、Ⅲ、aVF
侧壁	Ⅰ、aVL、V_5、V_6	后壁	V_7、V_8、V_9

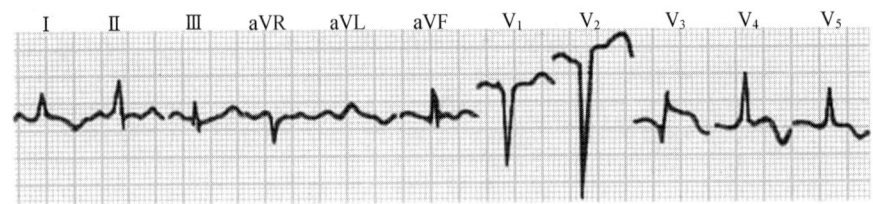

图 6-30　急性前壁心肌梗死

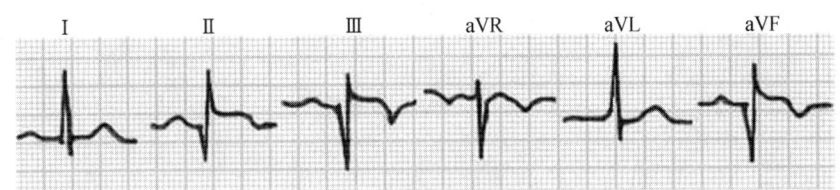

图 6-31　急性下壁心肌梗死

(四) 非 Q 波型心肌梗死

非 Q 波型心肌梗死过去称为"非透壁性心肌梗死"或"心内膜下心肌梗死"。近年研究发现：非 Q 波型梗死既可是非透壁性，亦可是透壁性。多见于多支冠状动脉病变。心电图表现为：①ST 段抬高或压低及 T 波倒置，ST-T 改变可呈规律性演变；②不出现异常 Q 波。

四、心律失常

各种原因引起心脏冲动的起源或传导异常，使整个或部分心脏活动频率过快或过慢，节律不规则，或各部分的活动程序发生紊乱，称为心律失常（arrhythmia）。心律失常（表 6-3）可分为激动起源异常和激动传导异常两大类。

表 6-3　心律失常的分类

分类	心律失常
激动起源异常	窦性心律失常：窦性心动过速、过缓、不齐、停搏等。 异位心律失常：①被动性心律：逸搏与逸搏心律；②主动性心律：期前收缩、心动过速、扑动与颤动
激动传导异常	生理性传导障碍：干扰与脱节
	病理性传导阻滞：窦房传导阻滞、房内传导阻滞、房室传导阻滞、室内传导阻滞
	传导途径异常：预激综合征

（一）窦性心律及窦性心律失常

1. **窦性心律（sinus rhythm）** 起源于窦房结的心律，属于正常心律。心电图表现：①P波规律出现，圆钝，在 I、II、aVF、$V_4 \sim V_6$ 导联直立，在 aVR 导联倒置；②频率为 60～100 次/分；③P-R 间期在 0.12～0.20s；④P-P 间距固定，同一导联中 P-P 间距之差 < 0.12s。

2. **窦性心动过速（sinus tachycardia）** 常见于运动、精神紧张、发热、甲状腺功能亢进、贫血、失血、心肌炎和拟肾上腺素类药物作用等情况。心电图（图 6-32）表现为：①具有窦性心律特点；②心率 > 100 次/分。

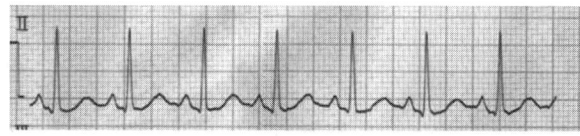

图 6-32 窦性心动过速

3. **窦性心动过缓（siuns bradycardia）** 常见于老年人、运动员、睡眠、窦房结功能障碍、颅内压增高、甲状腺功能低下、服用某些药物（例如 β 受体阻滞剂）等情况。心电图（图 6-33）表现为：①具有窦性心律特点；②心率 < 60 次/分。

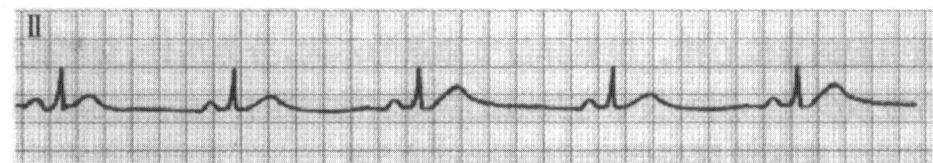

图 6-33 窦性心动过缓

4. **窦性心律不齐（sinus arrhythmia）** 常见于青少年，多与呼吸周期有关。心电图（图 6-34）表现为：①具有窦性心律特点；②在同一导联上 PP 间期差异 > 0.12s。

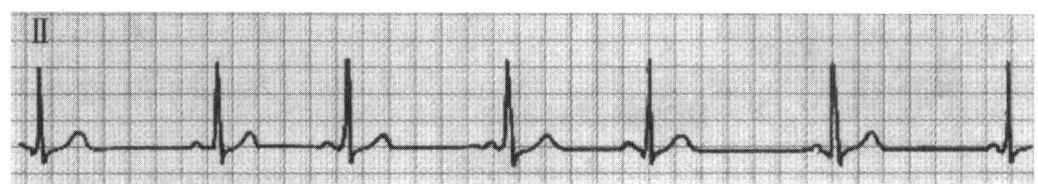

图 6-34 窦性心动过缓及窦性心律不齐

5. **窦性停搏（sinus arrest）** 亦称窦性静止。常见于迷走神经张力增大或窦房结功能障碍。心电图表现为：①具有窦性心律特点；②规则的 P-P 间距中突然出现 P 波脱落，形成长 P-P 间距，且长 P-P 间距与正常 P-P 间距不成倍数关系；③窦性停搏后常出现逸搏或逸搏心律。（图 6-35）

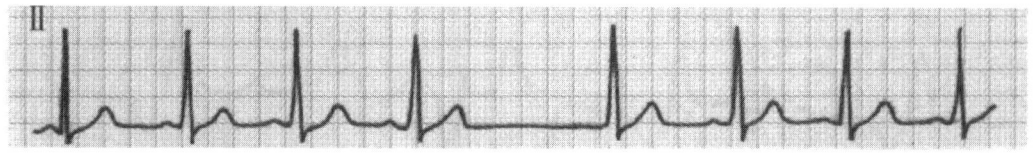

图 6-35 窦性停搏

6. **病态窦房结综合征（sick sinus syndrome，SSS）** 常见于起搏传导系统退行性病变以及冠心病、心肌炎、心肌病等疾患，可累及窦房结及其周围组织而产生一系列缓慢性心律失常，并引起头昏、黑蒙、晕厥等临床表现，称为病态窦房结综合征。心电图表现为：①持续的窦性心动过缓，心率 < 50 次 / 分，且不易用阿托品等药物纠正；②窦性停搏或窦房阻滞；③在显著窦性心动过缓基础上，常出现室上性快速心律失常，如房速、房扑、房颤等，又称为慢 - 快综合征；④若病变同时累及房室交界区，可出现房室传导障碍，或发生窦性停搏时，长时间不出现交界性逸搏，此即称为双结病变（图 6-36）。

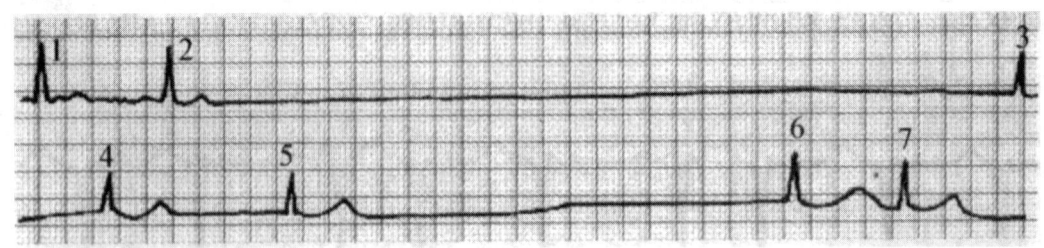

图 6-36　病态窦房结综合症

（二）期前收缩

期前收缩（premature contraction）是指起源于窦房结以外的异位起搏点提前发出的激动，又称过早搏动或早搏，是临床上最常见的心律失常。

期前收缩的产生机制包括：①折返激动；②触发活动；③异位起搏点的兴奋性增高。根据异位搏动发生的部位分为：房性、交界性、室性期前收缩。室性期前收缩最为常见，房性次之，交界性比较少见。

期前收缩心电图特征常用术语：

（1）代偿间歇（compensatory pause）：指期前出现的异位搏动代替了一个正常窦性搏动，其后出现一个较正常心动周期为长的间歇。由于房性异位激动，常易逆传侵入窦房结，使其提前释放激动，引起窦房结节律重整，因此房性期前收缩大多为不完全性代偿间歇（图 6-37a）。交界性和室性期前收缩，距窦房结较远，不易侵入窦房结，表现为完全性代偿间歇（图 6-37b）。

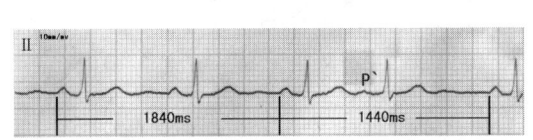　　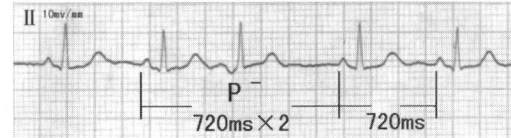

图 6-37a　不完全性代偿间歇　　　　　　　图 6-37b　完全性代偿间歇

（2）间位性期前收缩：又称插入性期前收缩，指夹在两个相邻正常窦性搏动之间的期前收缩，其后无代偿间歇。

（3）单源性期前收缩：指期前收缩来自同一异位起搏点或有固定的折返径路，其形态、联律间期相同。

（4）多源性期前收缩：指在同一导联中出现 2 种或 2 种以上形态及联律间期互不相同的异位搏动。如联律间期固定，而形态各异，则称为多形性期前收缩，其临床意义与多源性期前收缩相似。

（5）频发性期前收缩（> 5 次 / 分）：依据期前收缩出现的频度可分为偶发和频发性期前收缩。二联律（bigeminy）指窦性心搏与期前收缩交替出现，连续三次或三次以上；三联律（trigeminy）指每 2 个窦性心搏后出现 1 次期前收缩，连续三次或三次以上。

1. 室性期前收缩（premature ventricular contraction）　心电图表现为：①期前出现的 QRS-T 波前无 P 波或无相关的 P 波；②期前出现的 QRS 波群宽大畸形，时间 > 0.12s，T 波方向多与

QRS 主波方向相反；③完全性代偿间歇，即期前收缩前后的两个窦性 P 波间距等于正常 PP 间距的两倍（图 6-38，图 6-39，图 6-40）。

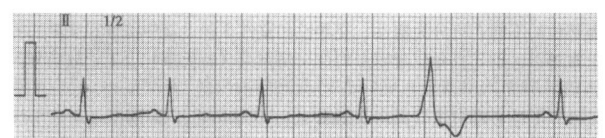

图 6-38　室性期前收缩

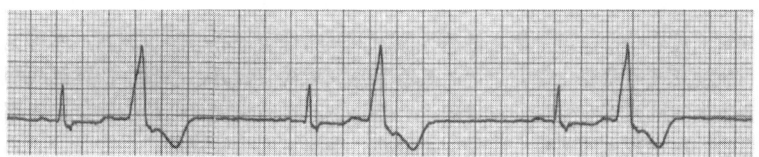

图 6-39　室性期前收缩二联律

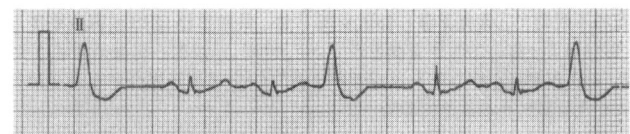

图 6-40　室性期前收缩三联律

2．房性期前收缩（premature atrial contraction）　心电图表现为：①期前出现的异位 P' 波，形态与窦性 P 波不同；② P'R 间期＞ 0.12s；③期前出现的 QRS 波群形态多正常；④不完全性代偿间歇，即期间收缩前后两个窦性 P 波的间距小于 PP 间距的两倍（图 6-41）。

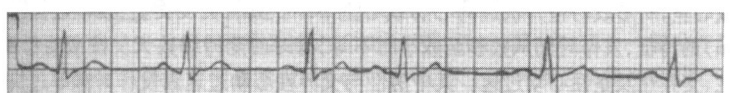

图 6-41　房性期前收缩

3．交界性期前收缩（premature junctional contraction）　心电图表现为：①期前出现的 QRS-T 形态多正常；②逆行 P' 波可出现于 QRS 波群之前（P'R 间期＜ 0.12s）或 QRS 波群之后（P'R 间期＜ 0.20s），或者与 QRS 相重叠；③多为完全性代偿间歇（图 6-42）。

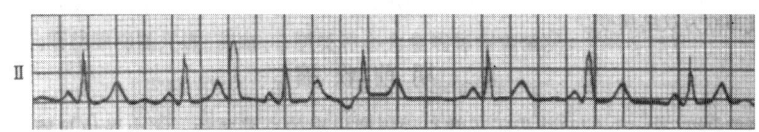

图 6-42　交界性期前收缩

（三）异位性心动过速

异位性心动过速是指异位节律点兴奋性增高或折返激动引起的快速异位心律（期前收缩连续出现 3 次或 3 次以上）。根据异位节律点发生的部位，可分为房性、交界性及室性心动过速。房性及交界性心动过速，因 P' 不易辨别，故统称为室上性心动过速。

1．阵发性室上性心动过速（paroxysmal supraventricular tachycardia）　简称室上速。可见于健康人或原有预激综合征者，也可见于风湿性心脏病、心肌梗死或甲状腺功能亢进者，其临床意义取决于病因、心率、持续时间等。持久发作、频率过快或原有心脏病者，可出现血压下降、眩

晕、心绞痛、晕厥、心力衰竭等。心电图表现为：①连续出现3个或3个以上QRS波群，形态及时限基本正常；②频率160～250次/分，节律绝对规则；③ST-T可无变化，但发作时ST段下移和T波倒置者也可见；④如能确定房性P'波存在，且P'-R间期≥0.12s，则为房性心动过速。如能确定逆行P'波存在，P'-R间期＜0.12s或R-P'间期＜0.20s，则称为交界性心动过速（图6-43）。

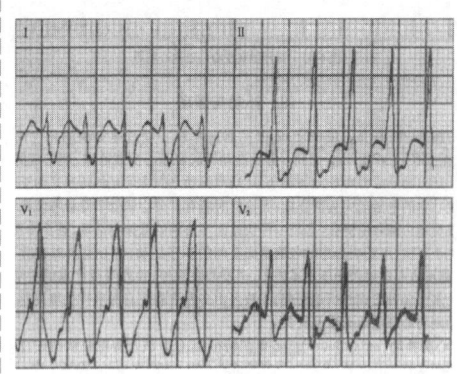

图6-43 阵发性室上性心动过速

2. 室性心动过速（ventricular tachycardia） 属于宽QRS波心动过速类型，心电图表现为：①连续3个或3个以上宽大畸形的QRS波群，时限通常＞0.12s；②频率多在140～200次/分，节律可稍不齐；③如能发现P波，并且P波频率慢于QRS波频率，PR无固定关系（房室分离），则可明确诊断；④偶尔心房激动夺获心室或发生室性融合波，也支持室性心动过速的诊断（图6-44）。

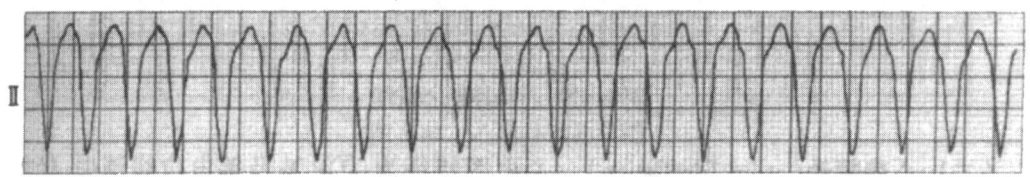

图6-44 阵发性室性心动过速

扭转型室性心动过速（torsade de pointes，TDP）是一种严重的室性心律失常，临床上表现为反复发作心源性晕厥或称为阿-斯综合征。常见病因有先天性长Q-T间期综合征；严重房室传导阻滞，逸搏心律伴有巨大的T波；低钾、低镁伴有异常的T波及U波；某些药物（如奎尼丁、胺碘酮等）所致。心电图表现为发作时可见一系列增宽变形的QRS波群，以每3～10个心搏围绕基线不断扭转其主波的正负方向，每次发作持续数秒到数十秒而自行终止，但极易复发或转为心室颤动。

（四）扑动与颤动

扑动、颤动是一种频率比阵发性心动过速更为快速的异位心律，可出现于心房或心室。

1. 心房扑动（atrial flutter，AFL） 多为短阵发性，心电图（图6-45）特点是：①正常P波消失，代之连续的大锯齿状扑动波（F波）；②F波间无等电位线，波幅大小一致，间隔规则，频率为240～350次/分；③常以固定房室比例（2∶1或4∶1）下传，故心室律规则；④QRS波形态和时限正常。

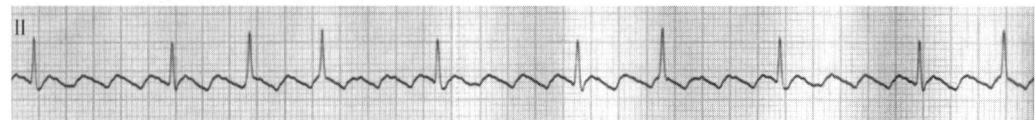

图6-45 心房扑动

2. 心房颤动（artial fibrillation，AF） 心房颤动是临床上很常见的心律失常。心房颤动可以是阵发性或持续性，常见于器质性心脏病患者，如心房扩大、心肌受损、心力衰竭等，也有少部分患者无明显器质性心脏病。心电图（图6-46）表现为：①正常P波消失，代之以大小不等、形状各异的颤动波（f波），通常以V_1导联最明显；②f波频率为350～600次/分；③QRS波群形态正常，有时因室内差异性传导而变形；④R-R间距绝对不规则。

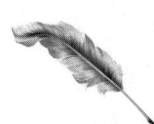

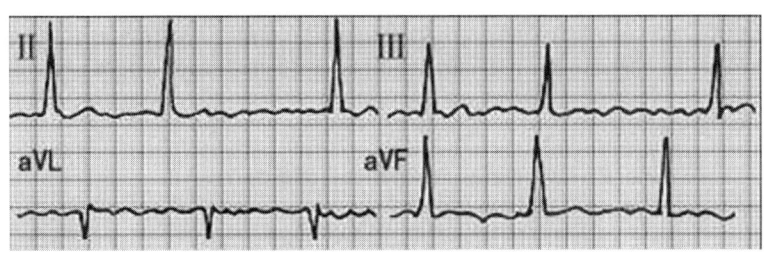

图 6-46 心房颤动

3．心室扑动与心室颤动　是极严重的致死性心律失常，常见于严重的心肺功能障碍、电解质紊乱、药物中毒、各种疾病的终末期等。

（1）心室扑动（ventricular flutter）：心电图表现为：无正常 QRS-T 波，代之以连续快速而相对规则的大振幅波动，频率达 200～250 次/分，心脏失去排血功能。心室扑动常不能持久，不是很快恢复，便会转为心室颤动而导致死亡。

（2）心室颤动（ventricular fibrillation）：是心脏停搏前的短暂征象，可因急性心肌缺血或心电紊乱而发生。心电图（图 6-47）表现为：QRS-T 波完全消失，出现大小不等、极不匀齐的低小波，频率为 200～500 次/分。

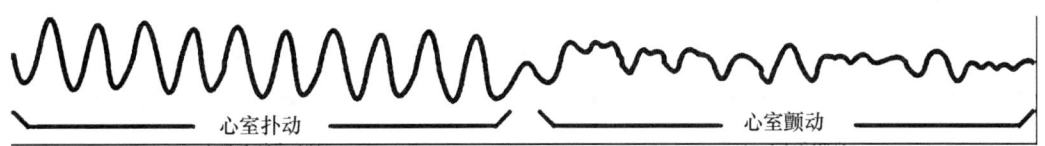

图 6-47 心室扑动与心室颤动

（五）逸搏与逸搏心律

当高位节律点发生病变或受到抑制而出现停搏或节律明显减慢时（如病态窦房结综合征），或者因传导障碍而不能下传时（如窦房或房室传导阻滞），或其他原因造成长的间歇时（如期前收缩后的代偿间歇等），作为一种保护性措施，低位起搏点就会发出一个或一连串的冲动，激动心房或心室。仅发生 1～2 个称为逸搏，连续 3 个以上称为逸搏心律，均属被动节律。

1．房性逸搏心律　最少见，心电图表现为：长间歇后出现的 P'-QRS-T 波群符合房性激动特点，频率为 50～60 次/分，慢而规则。

2．交界性逸搏心律　最常见的逸搏心律，见于窦性停搏以及三度房室传导阻滞等情况，心电图表现为：QRS 波群呈交界性激动特征，频率为 40～60 次/分，慢而规则。

3．室性逸搏心律　多见于双结病变或发生于束支水平的三度房室传导阻滞。心电图表现为：QRS 波群呈宽大畸形，频率为 20～40 次/分，慢而规则，亦可以不十分规则。

（六）房室传导阻滞

房室传导阻滞（atrioventricular block，AVB）又称房室阻滞，是指激动经房室交界区下传时出现传导的延迟或阻断，心房冲动传导延迟或不能传导至心室。按阻滞程度可分为一度（传导延缓）、二度（部分激动传导发生中断）和三度（传导完全中断）。按传导阻滞发生情况，可分为永久性、暂时性、交替性及渐进性。房室传导阻滞多数是由器质性心脏病所致，少数可见于迷走神经张力增高的正常人。

1．一度房室传导阻滞　心电图（图 6-48）表现为：①PR 间期延长，成年人＞0.20s，老年人＞0.22s，儿童＞0.18s；PR 间期可随年龄、心率而变化，故诊断标准需相适应。②每个 P 波后均有一相关 QRS 波群。

2．二度房室传导阻滞　心电图主要表现为部分 P 波后 QRS 波脱漏，分两种类型。

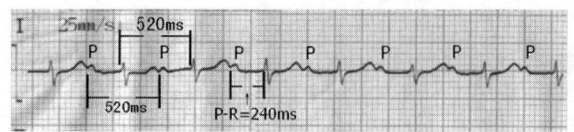

图 6-48 一度房室传导阻滞

(1) 二度 I 型房室传导阻滞（称 Morbiz I 型）：心电图表现为：P 波规律出现，PR 间期逐渐延长，直到 1 个 P 波后脱漏 1 个 QRS 波群，漏搏后房室传导阻滞得到一定改善，PR 间期又趋缩短，之后又复逐渐延长，如此周而复始地出现，称为文氏现象（Wenckebach phenomenon）。通常以 P 波数与 P 波下传数的比例来表示房室阻滞的程度，例如 4∶3 传导表示 4 个 P 波中有 3 个 P 波下传心室，而只有 1 个 P 波不能下传（图 6-49）。

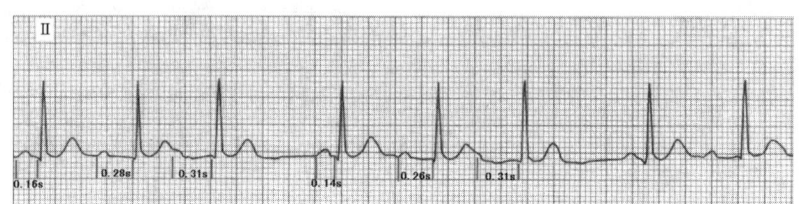

图 6-49 二度 I 型房室传导阻滞

(2) 二度 II 型房室传导阻滞（称 Morbiz II 型）：心电图（图 6-50）表现为：PR 间期恒定（正常或延长），部分 P 波后无 QRS 波群。凡连续出现 2 次或 2 次以上的 QRS 波群脱漏者，称高度房室传导阻滞，如呈 3∶1、4∶1 传导。

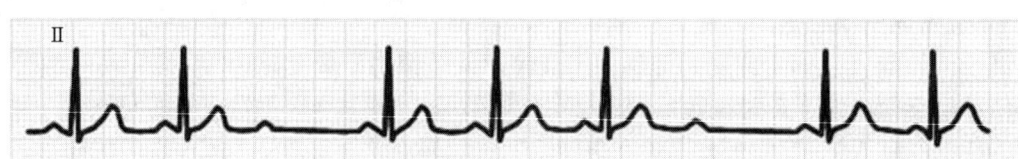

图 6-50 二度 II 型房室传导阻滞

二度 I 型房室传导阻滞较 II 型常见。前者多为功能性或病变位于房室结或希氏束的近端，预后较好。后者多属器质性损害，病变大多位于希氏束远端或束支部位，易发展为完全性房室传导阻滞，预后较差。

3. 三度房室传导阻滞　又称完全性房室传导阻滞。由于心房与心室分别由两个不同的起搏点激动，各保持自身的节律。心电图（图 6-51）表现为：P 波与 QRS 波毫无关系（PR 间期不固定），心房率快于心室率。可出现交界性逸搏心律（QRS 形态正常，频率一般为 40～60 次/分）或室性逸搏心律（QRS 型态宽大畸形，频率一般为 20～40 次/分），以交界性逸搏心律为多见。

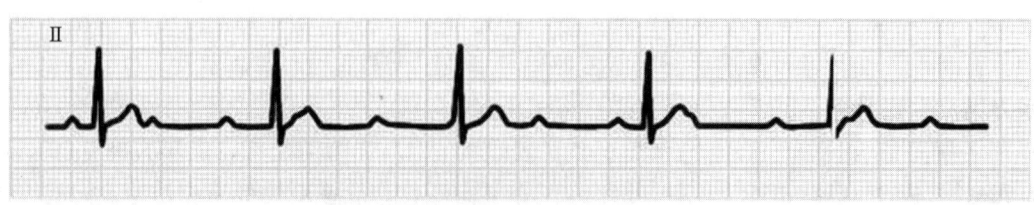

图 6-51 三度房室传导阻滞

五、药物及电解质紊乱对心电图的影响

（一）药物影响

1. 洋地黄对心电图的影响

（1）洋地黄效应（digitalis effect）：心电图（图6-52）表现为：①ST须下垂型压低；②T波低平、双向或倒置，双向T波往往是初始部分倒置，终末部分直立变窄，ST-T呈"鱼钩型"；③Q-T间期缩短。

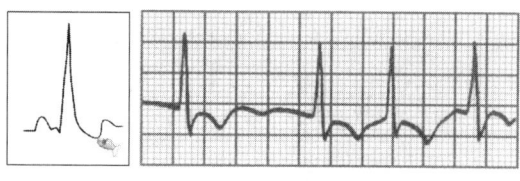

图6-52 洋地黄效应

（2）洋地黄中毒（digitalis toxicity）：洋地黄中毒患者可以有胃肠道症状和神经系统症状，心电图表现为各种心律失常：频发性（二联律或三联律）及多源性室性期前收缩，严重时出现室性心动过速，甚至心室颤动；房室传导阻滞（出现二度或三度房室传导阻滞时，是洋地黄严重中毒表现）；窦性静止或窦房阻滞、心房扑动、心房颤动等。

2. 奎尼丁　奎尼丁属I_A类抗心律失常药物，并且对心电图有较明显作用。

（1）奎尼丁治疗剂量时的心电图表现：①Q-T间期延长；②T波低平或倒置；③U波增高；④P波稍宽可有切迹，P-R间期稍延长。

（2）奎尼丁中毒的心电图表现：①Q-T间期明显延长；②QRS时间明显延长（用药时，QRS时间不应超过原来的25%，如达到50%应立即停药）；③各种程度的房室传导阻滞，以及窦房阻滞；④各种室性心律失常，严重时发生扭转型性心动过速，甚至心室颤动引起晕厥和突然死亡。

3. 其他药物　如胺碘酮及索他洛尔等也可使心电图Q-T间期延长。

（二）电解质紊乱

1. 高血钾（hyperkalemia）　高血钾可引起室性心动过速、心室扑动或颤动，甚至心脏停搏。心电图（图6-53，图6-54）表现为：①血清钾＞5.5mmol/L时，Q-T间期缩短和T波高尖，基底部变窄；②血清钾＞6.5mmol/L时，QRS波群增宽，PR及Q-T间期延长，R波电压降低及S波加深，ST段压低；③血清钾＞7mmol/h，QRS波群进一步增宽，PR及Q-T间期进一步延长；P波增宽，振幅减低，甚至消失，有时实际上窦房结仍在发出激动，沿3个结间束经房室交界区传入心室，因心房肌受抑制而无P波，称之为"窦室传导"；④高血钾的最后阶段，宽大的QRS波甚至与T波融合呈正弦波。

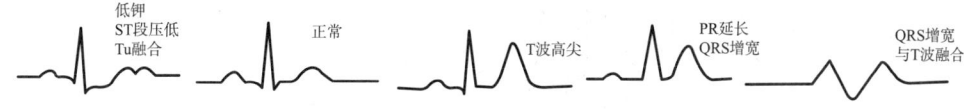

图6-53　血钾水平逐渐升高引起的心电图改变

2. 低血钾（hypokalemia）　心电图表现为：①ST段压低，T波低平或倒置；②u波增高，可＞0.1mV或u/T＞1或T-u融合、双峰；③Q-T间期一般正常或轻度延长，表现为QT-u间期延长；④明显低血钾可使QRS波群时间延长，P波振幅增高；⑤引起各种心律失常，如房性心动过速、室性异位搏动和室性心动过速、室内传导阻滞、房室传导阻滞等。

3. 高血钙和低血钙　高血钙心电图表现为：①ST段缩短或消失；②Q-T间期缩短；③严重高血钙（如快速静注钙剂时），可发生窦性静止、窦房阻滞、室性期前收缩、阵发性室性心律失常。低血钙心电图表现为：①ST段明显延长；②Q-T间期延长；③直立T波变窄、低平或倒置。

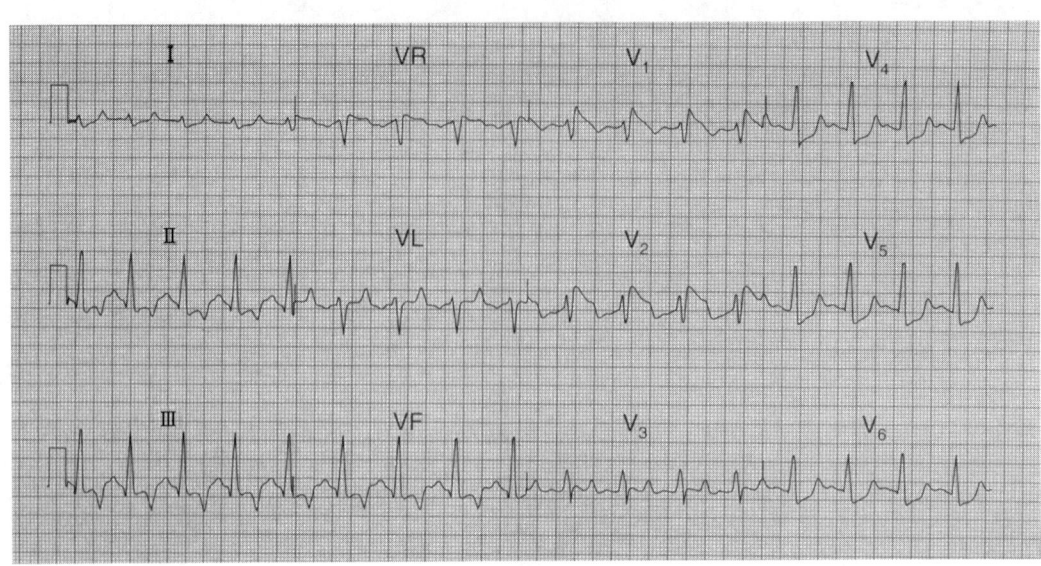

图 6-54　高钾血症

第四节　心电图的描记与分析

一、心电图的描记及其注意事项

1．环境与设备　室内保持温暖，以免因寒冷而引起肌电干扰；使用交流电源的心电图机必须接地线；心电图机旁边不要摆放其他电器；诊断床的宽度不宜过窄，以免机体紧张而引起肌电干扰。

2．患者准备　患者休息片刻，取平卧位进行检查，除急症外一般应避免于饱餐后或吸烟后检查。对患者简要说明心电图检查对人体无害也无痛苦，嘱其四肢平放，肌肉松弛，记录过程中不能移动四肢及躯体，必要时需要屏气记录胸导联心电图。检查前按申请单核对姓名。

3．皮肤处理　将患者两手腕屈侧腕关节上方约 3cm 处，及两内踝上部约 7cm 处，涂抹导电胶或盐水，也可用乙醇仔细擦净皮肤上的油脂，以消除皮肤阻力，减少发生伪差。

4．电极安置　分别将导联电极按规定连接肢体与胸部。其中肢体导联线较长，末端接电极板处有颜色标记：红色端电极接右上肢；黄色端电极接左上肢；绿色端电极接左下肢；黑色端电极接右下肢。这样即可记录出 6 个肢体导联的心电图。胸导联线相对较短，导联末端接电极处的颜色排列依次为红、黄、绿、褐、黑、紫，通常分别代表 $V_1 \sim V_6$ 导联。但它们亦可任意记录各胸前导联心电图，关键取决于其电极安放的相应部位。要特别注意防止左、右上肢接错。

5．心电图描记

（1）接通电源及地线（当使用蓄电池或充电电源时，可不用地线），如有外部交流电干扰，可按下抗交流电干扰键（HUM）。但尽量不要使用该键，更不要同时使用去肌颤滤波（EMG），因为会使心电图波幅下降 15% 以上，导致心电图波形失真。

（2）常规记录走纸速度一般选择 25mm/s，标准灵敏度 1mV=10mm（即增益，指输入 1mV 电压时，描笔偏转幅度 10mm）。记录笔应调节在记录纸的中心线上。在记录过程中，如发现某些导联心电图电压太高超出图纸范围，可减低电压，如选择灵敏度 1mV=5mm。

（3）导联切换。依次记录 Ⅰ、Ⅱ、Ⅲ、aVR、aVL、aVF 及 $V_1 \sim V_6$ 导联心电图，婴幼儿

可做9个导联（肢体导联6个，胸导联V_1、V_3、V_5）。除心律不齐适当加长V_1或Ⅱ导联外，一般各导联记录3~5个心室波即可。如见有急性下壁心肌梗死图形，应及时加做右胸导联（V_{3R} ~ V_{5R}）及V_7 ~ V_9导联。

（4）如记录中遇基线不稳及干扰时，应检查导联线与心电图机的连接或电极是否松脱。还要注意胸部电极不能吸附太紧以及吸附太久，以免损伤皮肤。

（5）记录心电图结束后，要立即在心电图纸的前部注明受检者的姓名、性别、年龄、记录时间（年、月、日、小时、甚至分钟）、病区及床号等，同时标记各导联（如电压减半时需注明）。

二、心电图的分析方法

对于初学者来说，遵循一定步骤，依次阅读分析可防止遗漏和减少差错。

1．审查心电图导联之标记是否正确，导联有无错误，定准电压是否标准，有无其他技术误差或干扰。

2．观察心电波的各部分，找出P波，确定心脏的基本节律，同时观察有无额外节律，如期前收缩。对复杂心电图，应仔细观察QRS波或T波有无微小隆起或凹陷，以发现隐没于其中的P波，利用分规精确测定P-P间距以确定P波的位置，及P波与QRS波群之间的关系。

3．测量P-P或R-R间距以确定心率，如心房率和心室率不一致时，应分别计算并记录。

4．测量P-R间期，Q-T间期，V_1及V_5的室壁激动时间，心电轴心电位等。

5．观察P、QRS波的形态、振幅及间期，注意各波之间的关系及比例。

6．注意ST段有无位移，位移的程度及形态。T及U波的形态及振幅，必要时测量Q-U间期。

7．综合以上各项结果，参照心电图申请单上所列各项的填写情况，做出心电图诊断，并书写心电图报告单。

（阎　青）

第五节　心电监护

心电监护是利用心电监护设备对患者的心电活动进行长时间监测，并通过计算机对监测进行分析处理，以心电图形式反映出来，从而为临床诊断、病情观察、治疗效果判断提供有力依据的一项技术。随着现代医学技术的逐步发展，该项技术在临床应用越来越普遍，可应用于手术后、手术中、外伤护理、冠心病、心律失常、危重患者病情监测，洋地黄类用药、起搏器安放后监测等。临床使用的心电监护方法有以下三种：

1．床边心电监护　主要针对危重患者、手术患者等，利用心电监护仪对患者实施连续的监测观察，医护人员可以随时掌握患者心电活动和病情变化等。

2．动态心电图检测　又称为长程心电图。可为患者提供24~72h的监测，观察患者日常活动中的心电活动情况，特别是容易捕捉到偶发的心律失常等心电图表现。

3．电话传输心电图检测　是利用电话传输技术和心电信号-声波信号转换系统，进行远距离的数据传输，并进行分析和显示。

临床常用心电监护仪选择设置在患者的床边进行监护，如各科室抢救室、手术室等；或通过无线电遥控器实行一定距离内的监测，患者可在遥控距离内相对自由活动；也可组成中央心电

监测系统,同时对多名监测对象进行心电监护,主要用于大型医院重症加强护理病房(intensive care unit,ICU)。

一、床边心电监护操作程序

1. **操作前准备** 护士着装整洁、洗手并修剪指甲,准备好监护所需各种用物,常用物品包括:心电监护仪1台、一次性电极、多功能插线板1个、小药杯(内盛乙醇棉球数个)等;携用物置床边,认真评估监测对象的病情、诊断、治疗情况及心理状态,耐心解释监护的意义及注意事项;连接电源,详细检查监护仪器功能,各导联线是否完好。

2. **操作实施** 护士协助监测对象取舒适卧位,如半卧位或平卧位;正确连接各监护导线,心电监护的导联不同于常用心电图导联,一般使用模拟双极胸导联,因监护时间较长,电极安放的位置应尽量避开心脏听诊及其他治疗的部位(表6-4)。此外依次接好体温、血压、血氧饱和度监护线,根据监测对象的具体情况预置各观察指标循环时间、报警预置及各项参数值。

3. 严密观察监护情况,详实、准确记录各项监护数值及异常变化,必要时打印心电图形,及时将结果汇报医生。

表 6-4 常用心电监护导联连接方法

ECG 监测导联	左手(正极)	右手(负极)	右脚(地线)
M₁	左锁骨下外 1/4	右锁骨下外 1/4	右腋前线与肋缘交界处
M₂	左胸大肌下缘或腋前线与肋缘交界处	右锁骨下外 1/4	右腋前线与肋缘交界处
M₃	左胸大肌下缘或腋前线与肋缘交界处	右锁骨下外 1/4	右腋前线与肋缘交界处

二、心电监护注意事项

1. 护士需持严谨的工作态度,及时与患者沟通,告知监护的目的并征得同意,告知不得随意触摸监护屏幕及按钮,爱护设备仪器,安全意识强。
2. 监护操作正确熟练,程序规范,各导联连接正确,参数设置合理。
3. 严密观察病情变化,准确记录各参数结果,与医师及时沟通。
4. 根据医嘱及监测对象的病情及时停止心电监护,保持电极贴放部位的皮肤清洁。

(田莉梅)

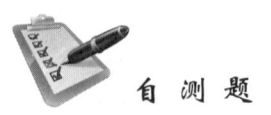

一、填空题

1. 心房除极产生_____波,心室除极产生_____波。
2. R-R 间期为 15 小格,每分钟心率次数为_____。
3. P-R 间期正常为_____s,其为 0.24s 提示_____。
4. 窦性心律不齐的心电图特点是仍为窦性心律但节律不整,同一导联上 P-R 间期差异 > _____。
5. QRS 波群的统一命名:首先出现的位于参考水平线以上的正向波称为_____波,该波之前的负向波称为_____波;如果 QRS 波只有负向波,则称为_____波。

6. 正常 P 波不得大于_____s，肢导其高度不得大于_____mV。

7. 正常 QRS 综合波不得大于_____s，Q 波时间不得超过_____s，深度不得超过本导联 R 波_____。

8. 正常 T 波不得低于本导联 R 波_____。

9. 左心室肥大时，RV_5 或 RV_6 >_____mV，RV_5+SV_1 >_____mV（男性）或 >_____mV（女性）。

10. 当心电图机走纸速度为 100mm/s，则心电记录纸上每小格两纵线间（1mm）表示_____s。

二、单选题

A_1 型题

1. 心电图检查最有诊断价值的是
   A．心室肥大
   B．冠状动脉供血不足
   C．心律失常
   D．电解质紊乱
   E．药物中毒

2. 心电图上 R-R 平均间隔为 0.75s，其心率为
   A．90 次 / 分
   B．80 次 / 分
   C．75 次 / 分
   D．70 次 / 分
   E．60 次 / 分

3. 下列关于心电图检查的说法中不正确的是
   A．可显示心脏功能状态及代偿情况
   B．可显示某些药物对心肌的影响及疗效
   C．可明确显示心肌受损，缺血和坏死现象
   D．可对心律失常做出判断
   E．可了解电解质有无紊乱

4. 描记心电图时黄色导联线连接
   A．左上肢
   B．左下肢
   C．右上肢
   D．右下肢
   E．前胸

5. 当心电图走低速度为每秒 25mm 时，每小格代表
   A．0.06s
   B．0.05s
   C．0.04s
   D．0.03s
   E．0.02s

6. "双峰 P" 多见于
   A．慢性肺源性心脏病
   B．风湿性心脏病二尖瓣狭窄
   C．高血压性心脏病
   D．冠状动脉粥样硬化
   E．甲状腺毒性心脏病

7. 肺型 P 波
   A．P 波振幅 ≥ 0.25mV
   B．U 波明显
   C．P 波增宽 ≥ 0.12s
   D．冠状 T
   E．T 波高耸，基底部变窄

8. 电轴偏向的粗略估计是根据下列哪个导联 QRS 主波方向
   A．标准导联 I 和 III
   B．标准导联 I 和 II
   C．标准导联 II 和 III
   D．肢体导联 aVR 和 aVL
   E．胸导联 V_1、V_3、V_5

9. 心肌梗死坏死的心电图波型是
   A．深而宽的 Q 波
   B．S-T 抬高
   C．S-T 段压低
   D．T 波高耸
   E．T 波倒置

10. 关于心房颤动的心电图改变，下列哪项是错误的
    A．心室律绝对不齐
    B．P 波消失
    C．R-R 不均匀
    D．V_1 的颤动波最清楚
    E．心室率大于心房率

11. 心电图对区别心肌梗死和变异型心绞

痛最有诊断意义的改变是
   A. 频发室性早搏
   B. S-T 段上抬
   C. T 波异常高耸
   D. 病理性 Q 波
   E. T 波呈冠状，T 波倒置
12. 房性早搏的主要诊断条件是
   A. QRS 波群提前出现
   B. P′波提前出现，P′波形态发生改变
   C. 代偿间歇完全
   D. QRS 波群宽大畸形＞0.12s
   E. 提前出现的 QRS 波群无提前 P′波
13. 刺激迷走神经可终止哪种心律失常
   A. 窦性心律不齐
   B. 心房颤动
   C. 心房扑动
   D. 阵发性室上性心动过速
   E. 阵发性室性心动过速
14. P 波与 QRS 波群无关，心房率大于心室率
   A. 一度房室传导阻滞
   B. 二度 I 型房室传导阻滞
   C. 三度 II 型房室传导阻滞
   D. 三度（完全性）房室传导阻滞
   E. 高度房室传导阻滞
15. 心电图上 U 波明显增高临床上见于
   A. 高血钾
   B. 高血钙
   C. 低血钾
   D. 低血钙
   E. 低血镁

A₂ 型题

16. 患者女，50 岁，临床诊断慢性肺源性心脏病、右心衰竭。因双下肢水肿，自行服用氢氯噻嗪 50mg，每日三次，地高辛 0.125mg，每日一次，一周后出现食欲减退，腹胀。心电图示 S-T 段压低，U 波明显增高，提示
   A. 心衰加重
   B. 高钾血症
   C. 低钾血症
   D. 心肌缺血
   E. 洋地黄中毒
17. 患者，男，30 岁，自幼身体健康，1h 前无明显诱因自感心跳明显就诊。心电图显示心率 190 次/分，心律绝对规整，P 波辨认不清，QRS 波形态正常，最可能的诊断是
   A. 阵发性室上性心动过速
   B. 快速心房颤动
   C. 窦性心动过速
   D. 阵发性室性心动过速
   E. 频发性室性期前收缩

A₃ 型题

（18～21 题共用题干）

王先生，60 岁，活动后胸闷、心前区疼痛 2 年。今晨起疼痛（5h 前）较前加剧，服用硝酸甘油无效，伴冷汗、呕吐。心电图显示 II、III、aVF 导联 S-T 段抬高呈"单向曲线"，并出现病理性 Q 波，诊断为急性心肌梗死。

18. 该患者梗死的部位是
   A. 下壁
   B. 后壁
   C. 前间壁
   D. 高侧壁
   E. 广泛前壁
19. 该患者属于临床哪一期
   A. 超早期
   B. 急性期
   C. 亚急性期
   D. 陈旧期
   E. 不能确定，需进一步观察
20. 心电图检查中哪项表明有心肌坏死
   A. T 波倒置
   B. S-T 段压低
   C. S-T 段呈弓背向上抬高
   D. 病理性 Q 波
   E. T 波高耸直立

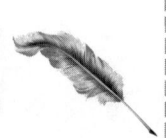

三、简述题

1. 简述正常心电图的波段形成及特点。
2. 常规心电图包括哪些导联？
3. 常规胸前导联各电极如何安放？
4. 窦性心律的心电图特点是什么？
5. 肺性P波的心电图特点是什么？二尖瓣型P波的心电图特点是什么？
6. 左、右心室肥大的心电图诊断要点是什么？
7. 急性心肌梗死的典型心电图改变是什么？
8. 房颤的心电图特点是什么？
9. 室性期前收缩的心电图特点是什么？
10. 二度房室传导阻滞的Ⅰ型与Ⅱ型的心电图表现有何相同和不同之处？

（阎　青）

第七章 影像学检查

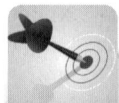

学习目标

通过本章内容的学习,学生应能:
识记:
1. 复述影像学检查前的准备和处理。
2. 描述影像学检查的主要用途。
3. 列举各系统常用影像学检查的内容及表现。
理解:
1. 解释影像学检查的基本原理及临床应用。
2. 分析常用影像学检查的结果。
运用:
运用影像学检查的基础知识,协助患者及其他医务人员完成患者不同部位和脏器的各类检查。

现代医学影像学(medical imaging)是以影像方式显示人体内部结构的形态与功能信息及实施以影像导向的介入性治疗的一门新兴学科。是现代医学的重要组成部分。内容包括:X线诊断、计算机体层摄影、磁共振成像、超声成像、放射性核素成像及介入放射学等。学习和了解影像检查的方法和内容、检查前准备,有助于护理评估资料的收集,对需要进行影像检查的患者能及时给予指导和护理。

第一节 X线检查

一、概述

1895 年德国物理学家伦琴(W. C. Rontgen)发现 X 线,之后在医学上被使用于对人体检查,进行疾病诊断,形成了 X 线诊断(X-ray diagnosis)的新学科,并奠定了影像医学的基础。

(一)X 线的特性

X 线是一种波长很短的电磁波,是由高速运行的电子群撞击某一特定物质突然被阻时产生的,其具有以下特性:

(1)穿透性:X 线具有很强的穿透力,可以穿透一般可见光不能穿透的各种不同密度的物质,故可用以对机体组织进行透视和摄影,显示人体内部结构及病灶的特征,是 X 线成像的基础。

(2)荧光效应:X 线能激发荧光物质产生肉眼可见的荧光,是透视检查的基础。

(3)摄影效应:X 线能使胶片上的溴化银感光,产生潜影,经显影、定影及计算机处理后,形成黑白影像，是摄片检查的基础。

（4）电离效应：X线经过任何物质都可以使该物质发生电离，分解成正负离子，是X线治疗、X线剂量测量和X线损伤的机制，也是放射防护学的基础。

（二）X线成像的基本原理

X线能使人体在荧光屏或胶片上形成影像，是由于X线的特性和人体组织器官密度与厚度的差异所致，这种密度与厚度的差异成为密度对比，可分为自然对比和人工对比。

1. 自然对比　X线的穿透性与物质的密度、厚度有关，一般被穿透处的密度愈低，厚度愈薄，则透过X线愈强，荧光屏上愈亮，X线片上愈黑。这种利用人体组织和器官本身密度的差异来形成明显对比的影像，称为自然对比。

人体组织按密度高低（表7-1）依次可分为骨组织、软组织（包括液体）、脂肪组织和存在于人体内的气体四类（图7-1）。

表7-1　人体组织的密度分布

密度	人体组织
高密度	骨组织、钙化灶
中等密度	软骨、肌肉、神经、实质器官、结缔组织以及体内液体
低密度	脂肪组织、存在于呼吸道、胃肠道、鼻窦和乳突内的气体

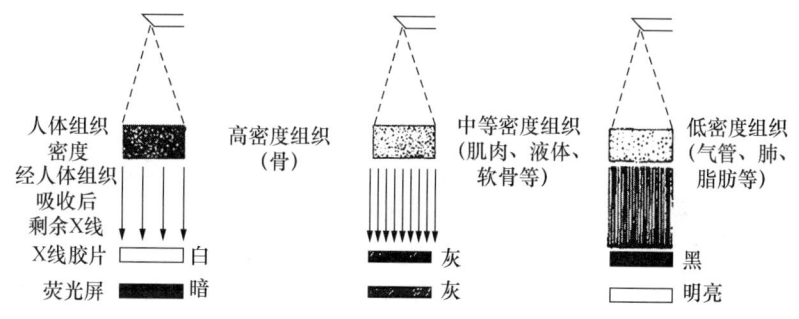

图7-1　人体组织的密度与X线成像的关系

2. 人工对比　人体某些组织器官密度相仿，不能形成天然对比，只有采用人工方法，向机体导入高于或低于组织结构的物质使之产生对比，形成对比清晰的影像，称为人工对比。进行人工对比的方法即造影检查（contrast examination），引入的对比物质称为造影剂（contrast medium）。

（三）X线检查的方法

1. 普通检查

（1）透视（fluoroscopy）：是最常用的X线检查方法。其优点是：设备简单、操作方便、费用低廉、可立即得出结论、可动态观察。缺点是：影像对比度较差，受器官密度和厚度的影响，图像不易记录，不便对患者随访观察。

透视常用于胸部检查（以观察肺、心脏和大血管）、也用于胃肠道钡餐、钡剂灌肠等检查。透视检查前，应简单告诉被检查者透视的步骤和目的，嘱咐其尽量脱去有扣子或较厚的衣服，除去一切外物如饰物、膏药、敷料等，以免产生混淆阴影引起误诊。

（2）摄片（photography）：是应用最广泛的检查方法。其优点为：成像清晰，可保留，便于复查对照。缺点为：检查的区域为胶片大小所限制，不能观察运动功能而且费用较大。

X摄片亦称平片，被广泛用于胸部、腹部、四肢、头颅、骨盆及脊柱的检查。胸部和腹部摄片时需屏气曝光，否则影像模糊。同时也须将外物如饰物、膏药、敷料等除去，以免造成混淆的阴影。

2．特殊检查

（1）断层摄影（tomography）：又称体层摄影，是获得某一选定层面结构的影像，而选定层面以外的结构被投影技术模糊掉的摄影方法。多用于了解病变内部结构有无破坏、空洞或钙化，边缘是否锐利以及病变的确切部位和范围等。

（2）软线摄影（mammography）：是采用能发射软X线的钼靶管球，用以检查软组织，特别是乳腺的检查。

其他特殊检查还包括放大摄影、荧光摄影、记波摄影等。

3．造影检查

造影检查是将造影剂引入器官内或其周围，使之产生人工对比显示其形态和功能的方法。

（1）造影剂：按密度高低分为高密度造影剂和低密度造影剂两类。高密度造影剂常用的有钡剂和碘剂。钡剂如硫酸钡，主要用于消化道造影。碘剂分为有机碘和无机碘，有机碘水剂有复方泛影葡胺，用于血管造影、胆道造影、泌尿系造影以及CT增强检查时。无机碘剂有碘化油，常用于支气管、子宫输卵管、脓腔或瘘管造影等。低密度造影剂有二氧化碳、氧气、空气等，用于脑室、关节腔、腹腔、腹膜后、胸腔等。

（2）造影方法：包括直接引入法和生理排泄法。直接引入法是通过口服、灌注、穿刺注入等方法将造影剂注入器官或组织内，如胃肠钡餐检查、支气管造影、逆行泌尿道造影、子宫输卵管造影、心血管造影、关节造影等。生理排泄法是指造影剂先被引入某一特定组织或器官内，后经吸收并聚集于欲造影的某一器官内，从而使之显影，如静脉胆道造影、静脉肾盂造影、口服法胆囊造影等。

（四）X线检查中的防护

X线穿透人体将产生一定的生物效应。若接触的X线量过多，超过容许曝射量，就可能产生放射反应，甚至产生一定程度的放射损害。因此，应强调和重视防护。

日常工作中可采取屏蔽防护和距离防护原则。屏蔽防护是使用原子序数较高的物质，常用铅或含铅的物质，作为屏障以吸收不必要的X线。距离防护是利用X线曝射量与距离平方成反比这一原理，通过增加X线源与人体间距离以减少曝射量。对于患者，应选择恰当的X线检查方法，设计正确的检查程序，注意投照次数、位置、范围及曝射条件的准确性。对于放射工作者，应制定必要的防护措施，正确进行X线检查的操作。认真执行保健条例，加强自我防护。

二、X线检查前的准备

除普通X线检查患者无需特殊的检查前准备外，其他类型的X线检查患者均要求一定的检查前准备，其中尤以造影检查前准备最为重要。

由于造影检查部位、用于检查的造影剂种类及造影方法不同，所需要的准备及注意事项也不完全相同。护士应熟悉各种造影的具体要求，协助患者做好各项准备，随时处理检查中可能出现的问题。在造影剂中，钡剂较安全，气体造影时应防止气栓的发生。静脉内气栓发生后应立即将患者置于左侧卧位，以免气体进入肺动脉。造影反应中，以碘造影剂过敏较常见并较严重。在选用碘造影剂进行造影时，应注意：①了解患者有无造影的禁忌证，如严重心、肾疾病和过敏体质等。②做好解释工作，以求得患者合作。③造影剂过敏试验，用35%碘造影剂滴入眼结合膜，15min后观察有无充血反应；或用同剂型造影剂1ml做缓慢静脉注射，于15min内观察有无胸闷、心慌、恶心、呕吐、呼吸气促、头晕、头痛及有无荨麻疹、血管水肿、支气管痉挛及低血压等；如出现则为阳性，不宜造影检查。但应指出，尽管无上述症状，造影中也可发生反应。因此，关键在于应有抢救过敏反应的准备与能力。④做好抢救准备，严重反应包括周围循环衰竭和心脏停搏、惊厥、喉水肿、肺水肿和哮喘发作等。遇此情况，应立即终止造影并进行抗休克、抗

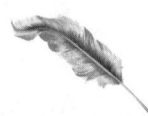

过敏和对症治疗。呼吸困难应给氧，周围循环衰竭应给去甲肾上腺素，心脏停搏则需立即进行心脏按压。具体分述如下：

1．支气管造影　①造影前6h及造影后2h禁食；②术前1日做好碘过敏试验；③痰多者，于术前1日行体位排痰。为了减少支气管分泌物，可于造影前15min遵医嘱肌内注射山莨菪碱（654-2）5～10mg；④精神过于紧张者，酌情给予少量镇静剂。

2．心血管造影　心血管造影比较复杂且有一定痛苦和危险，检查前务必做好患者的解释工作争取合作。①术前1h备皮、行碘过敏试验；②禁食6h以上；③训练深吸气、憋气和强有力的咳嗽动作以配合检查。

3．上消化道钡餐　①检查前一日禁服泻药、收敛药、钙剂、铁剂等；②检查当日晨禁食禁水；③钡剂调成白色糊状，对人体无害，尽可放心服下；④若了解胃内钡剂排空及小肠充盈情况，须餐后1～2h再次复查，直到医生认为可结束；⑤检查后的头1～2次大便呈白色或陶土色是正常现象。

4．钡剂灌肠检查　钡灌肠检查主要是用来诊断结肠病变的一种方法，即从肛门插进一个肛管、灌入钡剂再通过X线检查，诊断结肠肿瘤、息肉、炎症、结核、肠梗阻等病变。①造影前2天不要服含铁、碘、钠、铋、银等药物；②造影前1天不宜多吃纤维类和不易消化的食物；③造影前1天晚上，吃少渣饮食如豆浆、面条、稀饭等；④造影当天早晨禁食，包括开水、药品；⑤检查前排空大便，并做清洁洗肠，再做钡灌肠；⑥有结肠活动性大出血暂不做钡灌肠检查；⑦检查后头1～2次大便呈白色或陶土色是正常现象。

5．静脉胆管造影　①说明造影目的及注意事项取得患者合作；②检查前晚服液状石蜡20～30ml；③碘过敏试验，并记录；④术晨禁食。

6．肾动脉造影　①术前备皮（双侧腹股沟及会阴部）；②碘过敏试验；③术前晚上清洁灌肠；④术晨禁食，备齐肝素、造影剂及抢救药物等。

7．静脉肾盂造影　①碘过敏试验；②检查前2～3日内禁服吸收X线的药物，如铋剂、碘剂和钡剂等，前日晚进少渣、不产气食物，睡前服缓泻剂或在造影前1～2h做清洁灌肠；③造影前3～6h禁水禁食；④造影前排空膀胱。

8．脑血管造影　①造影前查出血和凝血时间；②造影前1天分别进行碘过敏试验和普鲁卡因过敏试验；③造影前4～6h禁食；④确定穿刺部位，并常规进行备皮。

9．子宫输卵管造影　①选择月经后5～7天进行造影，造影前3天不宜有性生活；②检查前1日内做碘过敏试验；③检查前1日晚服缓泻剂，必要时进行清洁灌肠；④造影前备皮，冲洗阴道；⑤有生殖器急性感染、近期发生过宫内大出血者暂不能行此项造影检查。

三、X线检查的临床应用

（一）呼吸系统

1．常见检查方法

（1）胸部透视：荧光透视、闭路电视透视。

（2）胸部摄片：常用站立位及侧位、根据要求摄不同体位（斜位、前弓位、侧卧位）。

（3）支气管造影：是向支气管内注入造影剂，直接显示支气管的检查方法。

2．正常胸部X线（图7-2）表现　正常胸部X线影像是胸腔内、外各种组织和器官重叠的综合投影。

（1）胸廓：由软组织和骨骼构成。软组织包括胸锁乳突肌影、锁骨上皮肤皱褶、胸大肌、女性乳房及乳头等影。骨骼影包括肋骨影、锁骨影、胸骨与胸椎影等。

（2）气管与支气管：气管呈纵行的带状透亮影，位于胸廓的中央，长11～13mm，宽1.5～2mm，在第5～6胸椎平面分为左、右主支气管，两侧主支气管的长度、宽度及与支气管

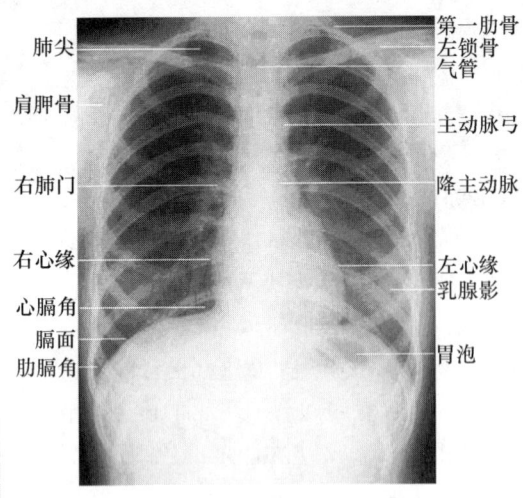
图 7-2a 正常胸片（正位）

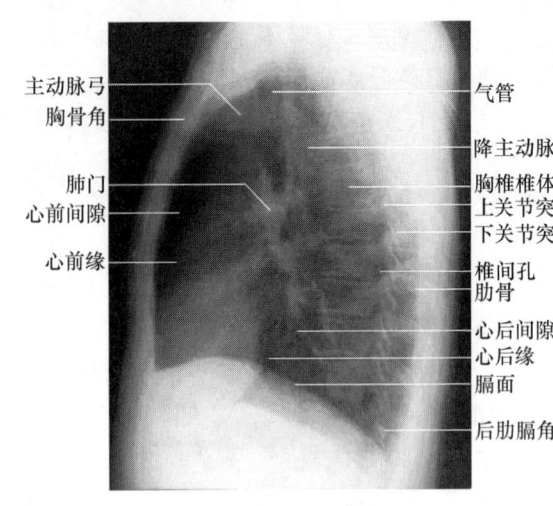
图 7-2b 正常胸片（侧位）

长轴的角度不同。

（3）肺

1）肺野：是含气的肺在胸片上所显示的透亮区域，肺野的透亮度与肺泡的含气量成正比。为便于描述肺部病变的位置，将两侧肺野各划分为三野三带，以第 2、4 肋骨前端下缘分别划一水平线，将两侧肺野分为上、中、下三野；每侧肺野纵行分为三等份，即内、中、外三带（图 7-3）。

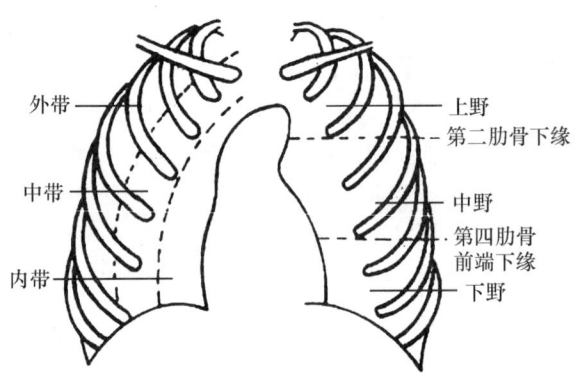

图 7-3 肺的带和野示意图

2）肺门：为两肺中野内带第 2～4 前肋间的长条状密度增高影，是肺动脉、肺静脉、支气管及淋巴组织的复合投影，左侧比右侧略高 1～2cm。

3）肺纹理：为肺门向肺野呈放射分布的由粗到细的树枝状影。由肺动静脉、支气管和淋巴管等组成，正常时下肺野纹理较上肺野粗，右下肺野更为明显。

（4）胸膜：正常时不显影，但在胸膜反褶处如肺尖胸膜及叶间胸膜反褶处显示为薄层状或线状致密影。

（5）纵隔：位于两肺之间、胸骨后、胸椎前，上为胸腔入口，下方为膈肌。纵隔影由心脏、大血管、气管、食管等纵隔内器官组织构成，在胸片上，主要观察纵隔与肺部邻接的轮廓。

（6）膈：呈圆顶状凸向肺野，分左右两叶。在外侧及前、后方与胸壁相交形成肋膈角，在内侧与心脏之间形成心膈角。呼吸时两膈上下呈对称运动，活动范围在 1～3cm，深呼吸时可达 3～6cm。

3. 基本病变 X 线表现

(1) 肺部基本病变

1) 渗出性病变：是急性炎症的主要表现，变化较快。X线表现为片状或云絮状密度增高影，大小不等，密度不均或均匀，中心密度高，边缘淡，边界模糊不清。在大片的实变影中可见含气的支气管影，称空气支气管征或支气管气象。

2) 增殖性病变：慢性炎症在肺组织内形成肉芽组织增生。X线表现为结节状（腺泡结节状）密度增高影，密度较高，边界清楚，无融合现象。

3) 纤维性病变：肺部病变在愈合过程中产生的纤维结缔组织所形成的瘢痕，分局限性和弥漫性两种。X线表现为：①小范围纤维化：为局限性条索状密度增高影，走行僵直，粗细不均，走向不规则；②块状纤维化：病变范围较大，形成密度高而不均匀，边缘清楚的块状影，周围组织器官被牵拉向患处移位；③弥漫性纤维化：紊乱的条索状、网状、蜂窝状或广泛大小颗粒状密度增高影及网织结节状影。

4) 钙化：多发生于退行性变或坏死组织内。X线表现为高密度影，边界锐利，其形态、数目、大小各异。

5) 空洞与空腔：空洞为病变肺组织坏死、液化经引流支气管排出后形成的含气残腔，X线表现为实变阴影内的透光区（图7-4）。空腔为肺内腔隙的病理性扩大，X线表现与空洞相似，但壁薄，内无液平面。

6) 肿块：X线表现为肺内块状密度增高影，因病理性质不同，其形态、大小、密度、边缘等亦有明显差异。良性肿块形态规则、密度均匀、边缘规整等；恶性肿块形态不规则，轮廓呈分叶状，边缘模糊不清，可见短细毛刺等。

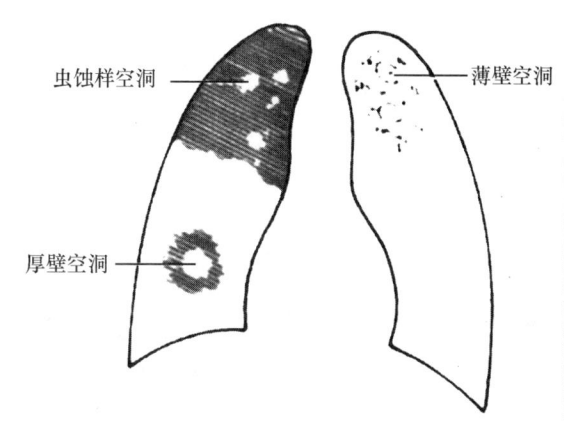

图7-4 空洞的三种形态

(2) 支气管改变

1) 阻塞性肺气肿：主要是由于支气管部分阻塞产生活塞作用。①局限性阻塞性肺气肿，X线表现为肺野局部透亮度增高，肺纹理稀疏，范围取决于支气管阻塞的部位；②弥漫性阻塞性肺气肿，X线表现为胸廓饱满呈桶状，肋间隙增宽，两肺野透亮度增加，肺纹理纤细、稀疏、变直，纵隔心影狭长，垂直心影，膈肌低平，运动减弱。

2) 阻塞性肺不张：由于阻塞部位不同，X线表现也不同，其共同的特征是阻塞远端的肺组织体积缩小，密度增高，周围结构呈向心性位移。

(3) 胸膜改变

1) 胸腔积液：多种疾病可以累及胸膜产生胸腔积液，X线检查只能确定积液的多少及部位，却难以确定其性质。少量积液首先积聚于后肋膈角，立位肋膈角变钝、变平。中量积液表现为胸腔下部均匀致密影，上缘呈外高内低、边缘模糊的弧线形状。大量积液时，患侧胸腔广泛呈均匀致密影，有时仅见肺尖部透明，肋间隙增宽，心影纵隔向对侧移位（图7-5）。

2) 气胸与液气胸：气胸X线表现为胸腔上部和（或）外侧无肺纹理结构的透亮区，内侧可见被压缩的肺边缘，呈纤细的线状致密影，纵隔向健侧移位，膈下降，肋间隙变宽。液气胸X线表现为横贯胸腔的液平面。

3) 胸膜肥厚、粘连和钙化：局限性（轻度）胸膜肥厚、粘连表现为肋膈角变平变浅，膈运动受限，膈胸膜的粘连表现为上缘的幕状突起。广泛性胸膜肥厚粘连时，肺野透亮度减低，肋间隙变窄，膈上升及纵隔向患侧移位。胸膜钙化X线表现为片状，不规则点状或条状高密度影，往往有胸廓塌陷。

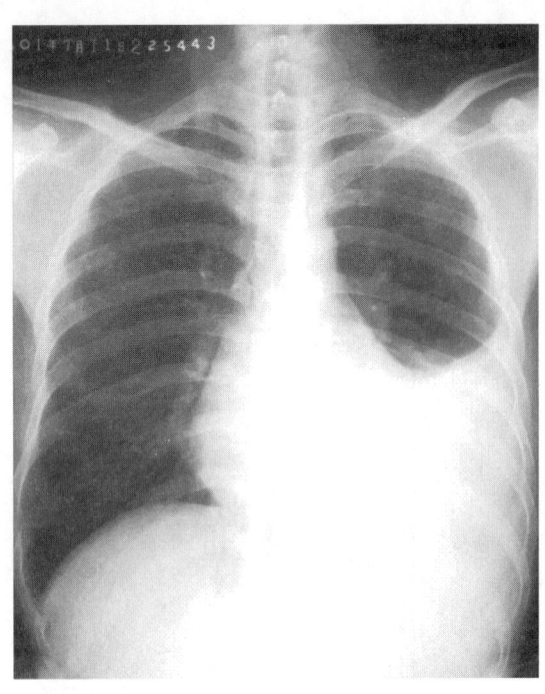

图 7-5　左侧中量积液

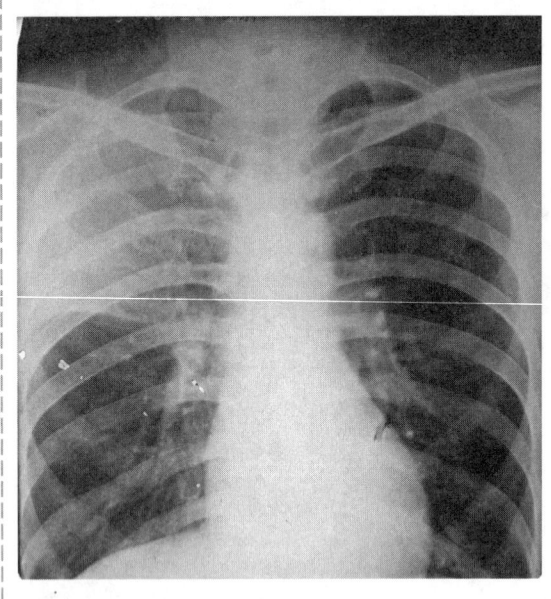

图 7-6　右上肺大叶性肺炎

4．常见疾病 X 线表现

（1）慢性支气管炎：是呼吸道常见疾病。X 线表现为两肺纹理增多、增粗、紊乱、扭曲变形等；晚期可出现肺气肿，甚至肺源性心脏病的表现。若合并感染，则肺纹理模糊，肺野内可见小斑片状模糊阴影。

（2）大叶性肺炎：大多由肺炎链球菌引起。可分为充血期、实变期和消散期。X 线表现：充血期可无异常；实变期表现为密度均匀的致密影，形状与肺叶的解剖轮廓一致；消散期表现为大叶阴影密度减低不均匀，呈散在斑片状阴影（图 7-6）。

（3）支气管肺炎：又称小叶性肺炎，是由多种细菌混合感染所致的多个肺小叶炎性病变。X 线表现：病变常见于两肺中、下肺野的内、中带肺纹理增多、增粗和模糊，沿肺纹理分布的斑点状或斑片状模糊影，密度不均。

（4）肺结核：是由结核分枝杆菌侵入人体后引起的肺部慢性传染病。X 线检查在发现病变、诊断与鉴别诊断及动态观察等方面均具有重要作用，是不可缺少的检查方法。1998 年 8 月中华结核病学会制定了我国新的结核病分类法：

1）原发型肺结核（Ⅰ型）：是初次感染所发生的结核，多见于儿童及青少年。X 线表现：①原发综合征：包括原发病灶、淋巴管炎及淋巴结炎。原发病灶为大小不一的片状模糊影；淋巴管炎为从原发病灶向肺门延伸的条状阴影，多数融合在一起，呈带状；淋巴结炎为肺门、纵隔的结节状、肿块状阴影。原发病灶、淋巴管炎和淋巴结炎三者组成哑铃状（图 7-7）；②胸内淋巴结结核：当原发病灶已吸收或较小，在 X 线上仅见肺门或纵隔淋巴结肿大，为胸内淋巴结结核。

2）血行播散型肺结核（Ⅱ型）：是结核分枝杆菌经血流播散引起的肺结核病。根据结核分枝杆菌进入血循环的途径、数量、次数及机体的反应能力，可分为急性粟粒性肺结核和亚急性或慢性血行播散型肺结核两种。急性粟粒性肺结核 X 线表现为两肺弥漫均匀分布，大小（1.5～2mm）、密度相同的粟粒状影，正常肺纹理常不能显示。其特征是分布、大小、密度均匀。亚急性或慢性血行播散型肺结核 X 线表现大小不等、密度不同、分布不均的病灶。

3）继发型肺结核（Ⅲ型）：是成年结核中最常见的类型。X 线表现多种多样：①渗出浸润为主型 X 线表现：病变好发于上叶尖后段和下叶背段，呈片状或云絮状密度增高影，大小不等，密度不均，边缘模糊，并见斑点状、条索状密度增高影或见结核性空洞；②干酪为主型 X 线表现：干酪性肺炎表现为边缘模糊的斑片状及云絮状阴影，密度可均匀或不均匀，随病变的发展可形成空洞或好转。结核球表现为圆形、类圆形或分叶状，直径 2～4cm 大小，边缘清楚、光滑，一般密度均匀，结核球附近常有散在的纤维增殖病灶，称为卫星病灶；③空洞为主型X线改变以纤维厚壁空洞、广泛的纤维病变以及支气管播散灶组成病灶的主体，同时见肺组织纤维性收缩或胸膜增厚引起的组织结构移位。

4）结核性胸膜炎（Ⅳ型）：分干性和渗出性。X线表现为胸腔积液和胸膜肥厚的相应征象。

（5）肺肿瘤：肺肿瘤分为原发性和转移性两类，原发性肿瘤又分为良性和恶性。

1）支气管肺癌：起源于支气管上皮、腺体、细支气管或肺泡上皮。X线表现为：①中央型肺癌：瘤体征象为肺门区肿块阴影；支气管阻塞的继发征象为肺不张、阻塞性肺炎、肺气肿和支气管扩张（图7-8）。②周围型肺癌：瘤体征象多数为孤立的有分叶或脐样切迹边缘的不规则形状肿块阴影，边缘模糊或呈毛刺状，密度多数比较均匀，其内可形成较大的空洞；支气管阻塞继发征象为侵犯较小支气管，可引起小叶范围阻塞性肺炎，密度不均匀；邻近胸膜受侵征象为胸膜凹陷或胸腔积液等。③细支气管肺泡癌：两肺多发性弥漫性粟粒结节状或斑片状影，大小不等，直径1~5mm。分布不均，以双肺中、下野较多，有融合趋势。

2）肺转移瘤：X线表现为两肺多发性大小不等的结节状或球形致密影，密度不均，边缘清楚，以双肺中、下野较多。

（二）循环系统

1. X线检查方法

（1）透视：从不同角度观察心、大血管的大小、形态、搏动及其与邻近器官的关系。

（2）摄片：常用体位有后前位、左右斜位、左侧位。

（3）心血管检查：将造影剂注入心腔或大血管内，以显示其内解剖结构及循环功能状况的检查方法。

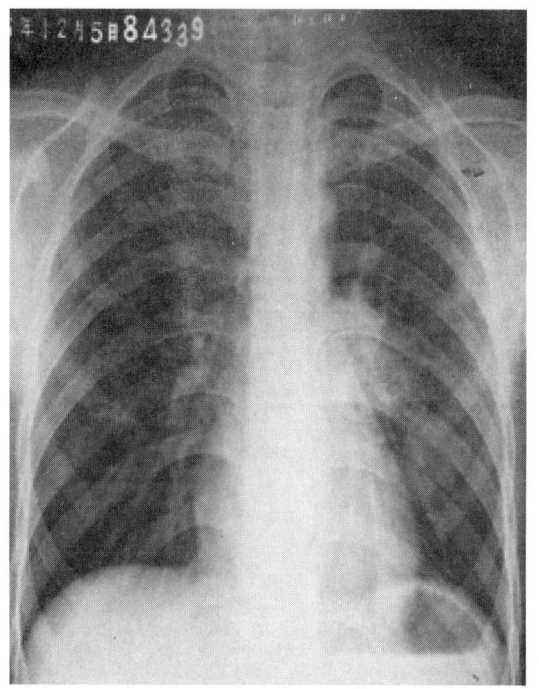

图7-7 原发综合征

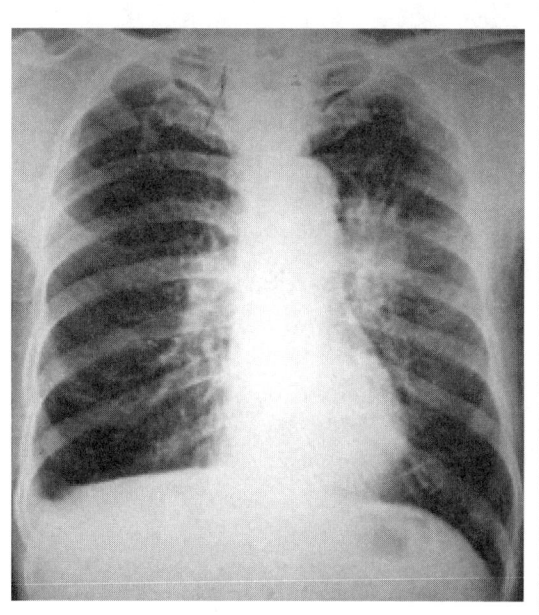

图7-8 中央型肺癌

2. 正常心脏、大血管X线表现

（1）后前位：心脏和大血管位于胸部中线偏左，有左右两个边缘。心右缘分上下两段，上段平直，为主动脉升部和上腔静脉复合投影；下段为右心房所构成，弧度较大。心左缘分上中下三段，上段为主动脉球，呈弧形突出；中段肺动脉段，由肺动脉干与左肺动脉构成；下段为左心室段，为一明显向左突出的长弧形。

（2）右前斜位：心位于胸骨与脊柱之间，分为前、后两缘。心前缘自上而下由主动脉弓及主动脉升部、肺动脉、右心室构成，最下方为左心室，心前缘与胸壁之间有一倒三角形透明区，称为心前间隙。心后缘上部为左心房，由食管形成一浅压迹；下部为右心房。心后间隙为心后缘与脊柱之间的透明区。

(3) 左前斜位：X线中心与室间隔接近平行，两个心室大致分为左右两半。心前缘上段为右心房，下段为右心室；心后缘上段为左心房，下段为左心室。主动脉升部、弓部、降部展开投影在一个平面上，呈拱形，其下方为主动脉窗，其内有气管分叉、左主支气管和左肺动脉。

(4) 左侧位：心前缘上段为右心室漏斗部与肺动脉主干构成，下段为右心室前壁。心后缘上中段为左心房，下段为左心室。

3. 基本病变X线表现

(1) 心脏各房室增大

1) 左心房增大：常见于二尖瓣病变特别是二尖瓣狭窄、左心衰竭、室间隔缺损、动脉导管未闭等。X线表现为：①后前位可见双房影（右心缘），四弓征（左心缘自上而下为主动脉弓、肺动脉段、左心房、左心室）；②右前斜位食管吞钡可见左心房对食管压迹加深；③左前斜位左主支气管受压抬高，气管分叉角度增大。

2) 左心室增大：常见于高血压、主动脉瓣病变、二尖瓣关闭不全、室间隔缺损、动脉导管未闭等。X线（图7-9）表现为：①后前位左心室段延长、隆凸，心尖向左向下延伸，相反搏动点上移，心腰凹陷；②左前斜位心后缘下段向后向下隆凸，与脊柱重叠；③左侧位心后缘下段向后突出，心后间隙缩小或消失。

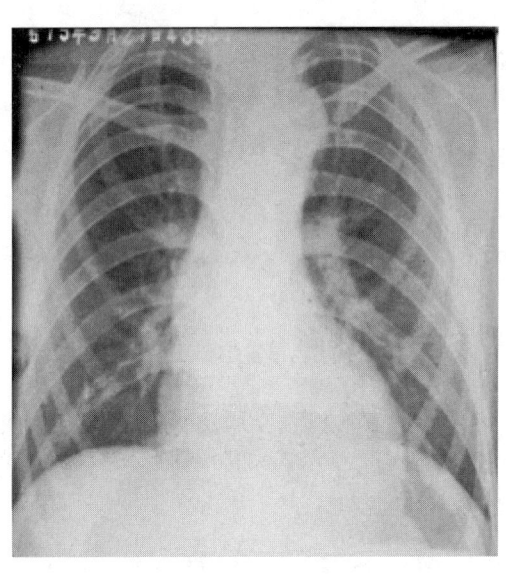

图7-9 靴形心

3) 右心房增大：常见于右心衰竭、房间隔缺损、三尖瓣病变等。X线表现为：①后前位右心房段向右上方膨凸，上、下腔静脉扩张可视为右心房增大间接征象；②右前斜位心后缘下段可呈圆弧状膨凸；③左前斜位心前缘上段向上膨隆延长。

4) 右心室增大：常见于二尖瓣狭窄、肺源性心脏病、肺动脉狭窄、心房或心室间隔缺损、法洛四联症等。X线表现为：①后前位肺动脉段凸出，心腰消失，相反搏动点下移，心尖圆隆上翘；②右前斜位肺动脉段及漏斗部向前隆凸，心前间隙变窄或消失；③左前斜位心前缘下段向前膨凸，心室的膈面延长；④左侧位心前缘下段与胸壁接触面延长，肺动脉漏斗部凸起。

5) 心脏普遍增大：常见于心肌疾病、心包积液、全心衰竭等。X线（图7-10）表现为：心影向两侧增大，心脏横径加大，斜位与侧位见心前、心后间隙普遍变窄。

(2) 肺循环改变

1) 肺充血：指肺动脉内血流量增加。X线表现为两侧肺门影增大；肺纹理增多增粗，但肺野透亮度正常。透视下可见肺动脉段和两侧肺门搏动增强，即"肺门舞蹈"征。

2) 肺淤血：指肺静脉回流受阻，血液淤滞于肺门，肺静脉普遍扩张。X线表现为肺门影增大、模糊；肺纹理增多、模糊，肺野透亮度降低。肺

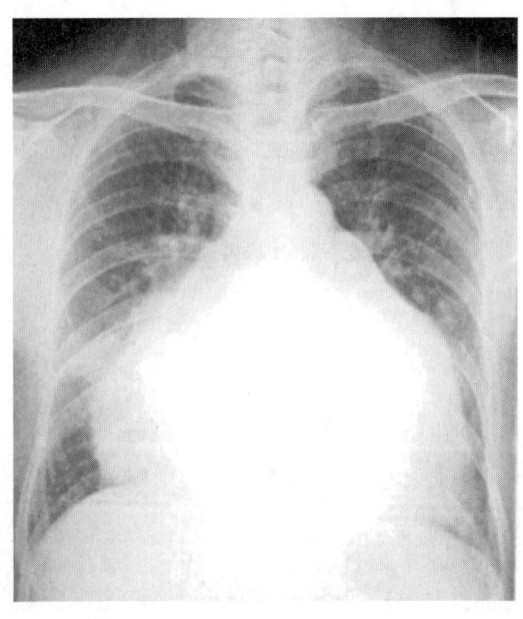

图7-10 心脏普遍增大（普大心）

淤血严重时，在肋膈角区可出现与外侧壁垂直的间隔线，称为 Kerly B 线，其长 2～3cm，宽约 0.1cm。

3）肺水肿：毛细血管内液体大量渗入肺间质和肺泡所致。间质性肺水肿 X 线表现为肺门增大、模糊，肺纹理模糊，中下肺野有网状影，肺野透亮度减低，可见间隔线。肺泡性肺水肿 X 线表现为一侧或两侧肺野有片状模糊影，以内、中带多见，其典型表现为两肺门周围蝶翼状影。

4）肺动脉高压：肺血流量增加或肺循环受阻所致。X 线表现为肺动脉段突出，肺门区动脉显著扩张，搏动增强，肺外围分支纤细、稀疏呈截断现象，称肺门残根征象。右下肺动脉干扩张，横径大于 15mm。

5）肺血减少（肺缺血）：指右心排血受阻引起肺内血流量减少。X 线表现为肺门影小，肺野内肺纹理普遍变细小、稀疏，肺野透明、清晰。

4．常见疾病 X 线诊断

（1）风湿性心脏病

1）二尖瓣狭窄：是最常见的一种风湿性心脏瓣膜病。X 线表现为左心房和右心室增大，肺淤血及肺循环高压。心影呈"二尖瓣型"，主动脉结小，肺动脉段突出，心尖上翘，以及四弓征和双房影，食管吞钡见食管不同程度受压向后移位。出现肺纹理增强、模糊，肺野透亮度降低，间隔线等肺淤血和间质性肺水肿征象。

2）二尖瓣关闭不全：X 线表现为二尖瓣反流较重时，左心房可明显增大，搏动增强，左心室也增大，主动脉结正常或缩小。

（2）慢性肺源性心脏病：X 线表现为肺部慢性病变；肺动脉压增高表现；右心室增大，肺动脉段隆突，心尖圆隆上翘。

（3）高血压心脏病：X 线表现为早期心影可无明显改变或仅见表现为左心室圆隆或隆凸；病程较长左心室显著增大，心尖向左下延伸至胃泡内，心腰凹陷，至主动脉结明显突出。

（4）心肌病：X 线表现为扩张型心肌病可见各房室均增大，以左心室增大为著，心影呈主动脉型或普大型，心肌张力降低，心搏动普遍减弱。肥厚型心肌病心影一般不大或仅轻度增大，左心室段圆隆，左心室造影可见心室腔变形狭窄。限制型心肌病造影表现为流入值和心尖收缩变小，流出道则扩张。

（5）心包炎：是心包膜脏层和壁层的炎性病变。急性心包炎可分为纤维蛋白性（干性）和渗出性（湿性）两种。X 线表现：干性心包炎心影外形大小可无变化。渗出性心包炎积液量达中等以上时，心影对称性向两侧增大，心缘正常弧度消失，呈烧瓶状或球形；心缘搏动减弱或消失，但主动脉的搏动相对正常，上腔静脉增宽。缩窄性心包炎心大小正常或稍增大，心外形不规则，心包钙化，为缩窄性心包炎的特征表现，心搏动明显减弱，静脉压升高，致使上腔静脉扩张。

（三）消化系统

1．X 线检查方法

（1）腹部透视与平片检查：主要用于急腹症、腹部外伤和不透 X 线异物检查，造影检查在透视下进行。

（2）钡餐造影检查：主要用于观察食管、胃、小肠、结肠病变。临床上常根据病情需要，有目的地选择分段性检查，一般将消化道钡餐检查分为：食管钡餐检查、上消化道钡餐检查、全消化道钡餐检查。钡餐检查应用较多，但对有严重胃肠道狭窄、急性消化道出血、胃肠道穿孔、肠梗阻等症者禁用钡餐检查。

（3）钡灌肠检查：主要用于观察结肠和回盲部的病变。

2．正常 X 线表现

（1）食管：前缘见三个生理性压迹，即主动脉弓压迹、左主支气管压迹和左心房压迹；食管充盈时，宽 2～3cm，边缘光滑整齐，黏膜皱襞 2～5 条，呈纤细纵行连续平行的条纹状影，做

吞咽动作，食管可出现自上而下呈对称性的蠕动波。

（2）胃：胃的基本解剖结构包括胃底、胃体、胃窦、贲门、幽门、胃小弯、胃大弯、胃泡、胃角切迹。胃的形态与体型和胃本身张力有关，一般分为牛角型、钩型、无力型和瀑布型。胃的轮廓在胃小弯和胃窦大弯侧一般光滑整齐，胃体大弯侧常呈锯齿状。胃黏膜（图7-11）皱襞间沟呈条纹状致密影，皱襞为条状透明影；胃底黏膜皱襞粗大而弯曲，呈不规则的网状或脑回状；胃体部小弯侧黏膜皱襞较细、整齐、与小弯平行；大弯侧逐渐粗大，斜向或横向走行。胃窦部黏膜皱襞主要与小弯侧平行。

（3）十二指肠：十二指肠起于胃幽门，下接空肠，呈"C"字形，胰头包绕其中。分为球部、降部、横部和升部。球部呈三角形或锥形，两缘对称，尖端指向右后上方，底部平整，中央为幽门管开口，两侧称隐窝或穹隆角。黏膜皱襞呈纵行条纹状集中于球尖部。降部和升部为羽毛状黏膜皱襞。

（4）空肠与回肠：二者无明显分界，逐渐移行。空肠主要位于左上和中腹部，黏膜皱襞常呈羽毛状，在肠管积气扩张时，多呈环状。回肠主要位于中、下腹部和盆腔，常显示充盈像，黏膜皱襞较少且浅，在充气扩张时，呈竹节样或空管状（图7-12）。

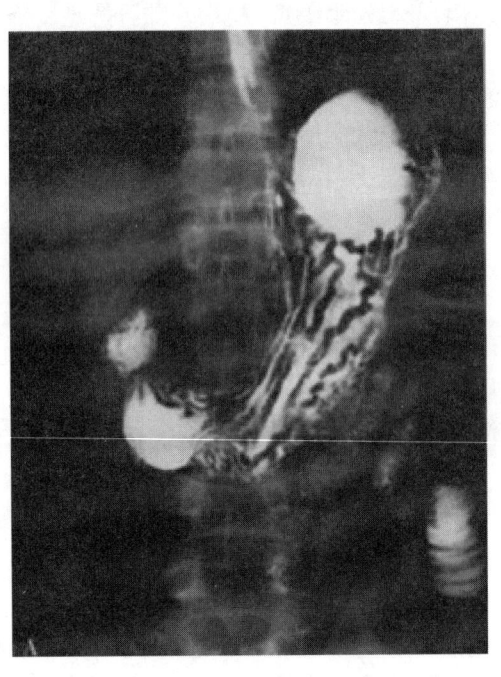

图7-11 正常胃黏膜

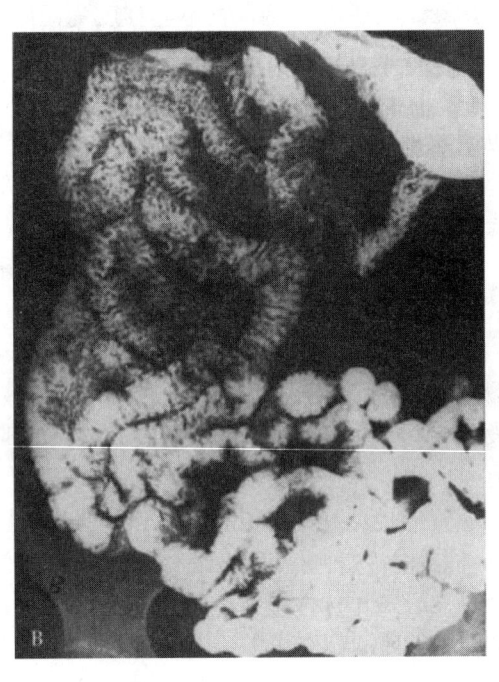

图7-12 正常小肠黏膜

（5）大肠：分盲肠、升结肠、横结肠、降结肠、乙状结肠和直肠六个部分。绕行于腹部四周。肝、脾曲结肠和直肠位置较固定，横结肠和乙状结肠移动度较大。结肠充钡时，可见基本对称呈袋状突出的结肠袋，为X线特征性表现，横结肠以上较明显。大肠黏膜皱襞为纵、横、斜三种方向交错结合的纹理（图7-13）。

3. 基本病变的X线表现

（1）轮廓改变：正常消化道轮廓规则整齐，边缘光滑，消化道壁上的病变可使其轮廓发生改变：

1）龛影：消化道壁上的溃疡凹陷被钡剂充填，在切线位时表现为向腔外突出的阴影，是溃疡性病变的直接征象（图7-14）。

2）憩室：消化道壁的薄弱处向外呈囊袋状突出影；形态可变，内有黏膜皱襞相连续。

3）充盈缺损：消化道腔内肿瘤或其他占位性病变形成占位，以致钡剂不能充填而形成缺损；表现为局部密度减低影（图7-15）。

(2) 黏膜皱襞改变：黏膜皱襞破坏中断消失，多见于恶性肿瘤；黏膜皱襞平坦，多见于黏膜和黏膜下层的炎性水肿、恶性肿瘤的浸润；黏膜皱襞增宽迂曲紊乱，多见于慢性胃炎、食管和胃底静脉曲张；黏膜皱襞纠集，多见于慢性溃疡性病变。

(3) 大小改变：主要表现为狭窄和扩张。狭窄指管腔超过正常范围的持久性缩小，主要见于炎症或纤维瘢痕、肿瘤、粘连、痉挛、外在压迫以及发育不全等；扩张指管腔持久性超过正常限度的增大，狭窄的近侧常有扩张。

(4) 功能改变：包括张力、蠕动、运动力和分泌功能改变。张力增高表现为管腔变小、排空加快，还可见痉挛，局部痉挛常见梗阻现象；张力减低表现为管腔扩大、松弛无力、蠕动减弱或消失。蠕动增强为推进力亢进，表现为蠕动波深而多，运行加快；蠕动减弱表现为蠕动波浅而少，运动减慢或无蠕动波出现；逆蠕动表现为与正常运动方向相反的蠕动；蠕动消失，见于肿瘤浸润，胃肠麻痹等。运动力指胃肠输送食物的能力，表现为钡剂到达或离开某部位的时间。一般用排空时间来说明。由于溃疡或炎症的刺激，胃肠局部排空加快，该处无造影剂停留，使其充盈不良，一旦充盈立即排空，造影剂呈跳跃式分布，称激惹征或跳跃征。正常空腹胃肠内无液体积存，当远端梗阻或分泌增加时可见液体存留。空腹透视可见胃内有潴留液，钡剂散在性不均匀分布呈团块状或雪片状，黏膜皱襞显示不清。

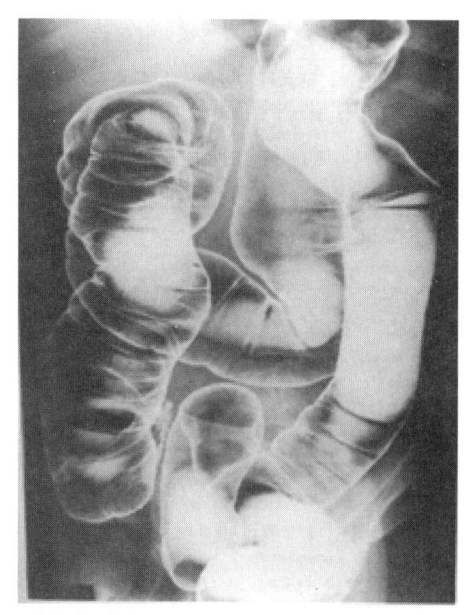

图 7-13　正常结肠充盈成像

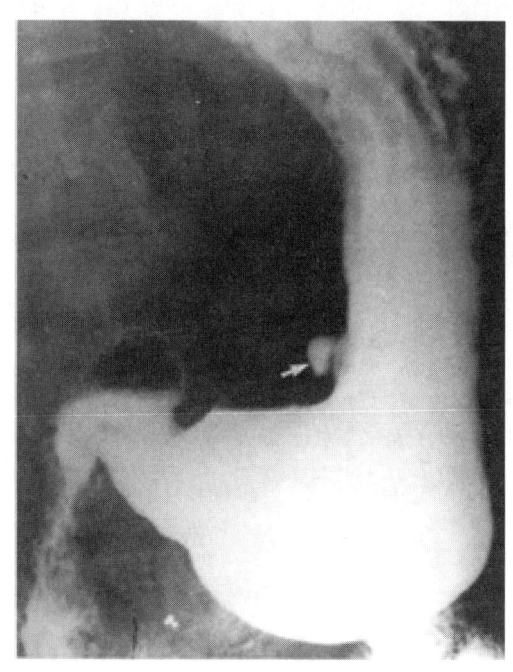

图 7-14　龛影

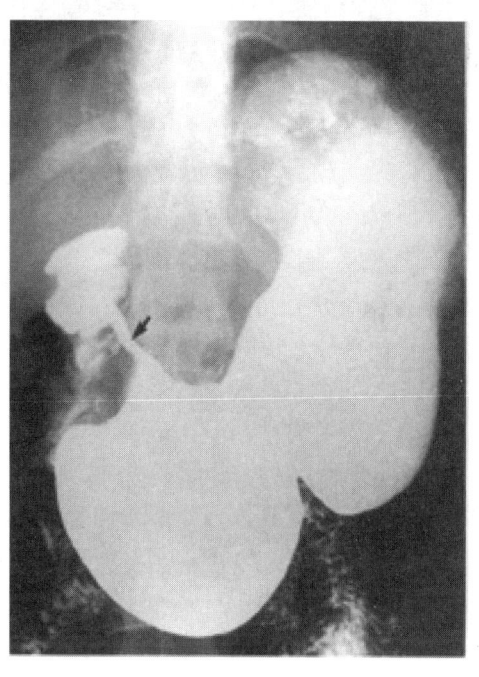

图 7-15　充盈缺损

4．常见疾病 X 线诊断

(1) 食管静脉曲张：是门静脉高压的重要并发症，常见于肝硬化。X 线表现为食管中下段黏膜皱襞增宽、迂曲，管壁边缘呈锯齿状，可出现蚯蚓状或串珠状充盈缺损；管腔扩张，蠕动减弱，但管壁柔软，有伸缩性，无梗阻现象。

（2）食管癌：临床主要表现为进行性吞咽困难。X线表现为管腔狭窄、钡剂通过受阻，狭窄上方食管扩张；黏膜皱襞破坏、中断、消失；向腔内突出形成不规则充盈缺损；管壁僵硬、扩张受阻、蠕动消失，管腔轮廓不规则。

（3）胃及十二指肠溃疡：是消化道的常见病，临床主要表现为周期性、节律性和反复性的上腹部疼痛。

1）胃溃疡：好发于胃小弯角切迹和胃窦部。X线表现溃疡的直接征象为龛影。切线位龛影向胃腔外凸出；正位龛影呈圆形钡斑影；龛影口部有一圈低密度水肿带环绕，称为项圈征，龛影口部明显狭小称为狭颈征。黏膜皱襞纠集，即溃疡周围的黏膜皱襞因瘢痕收缩向龛影均匀性集中。

2）十二指肠溃疡：①龛影是本病的直接X线征象，绝大多数位于球部小弯侧及后壁，少数位于球后部，直径多在0.8cm以下，多为单个，也可有溃疡周围透亮区及放射状黏膜皱襞；②球部变形：由于球部肌肉痉挛、瘢痕收缩、粘连及水肿，致使球部呈"山"字形、花朵状、细管状、三叶草或小球畸形等，严重瘢痕收缩可致幽门狭窄和梗阻；③激惹征：球部溃疡伴炎症，引起球部痉挛性收缩，致使钡剂迅速通过十二指肠，引起球部充盈不良或不充盈的现象。

（4）胃癌：分为蕈伞型、溃疡型和浸润型。X线显示：蕈伞型呈分叶状或菜花状充盈缺损；溃疡型呈恶性龛影，"环堤征"呈弥漫性浸润，与正常胃壁无明显界限；浸润型主要表现为胃壁不规则增厚、僵硬，边缘不光整，胃腔缩小，扩张受限。

（5）肠梗阻：多由肠粘连、扭转、肿瘤和蛔虫等引起，其中以肠粘连最常见。X线表现为肠管扩张、积气、积液并可见气液平面。

1）单纯性机械性肠梗阻：早期多无X线征象，3～6h后可见梗阻近端肠曲胀气扩张，而后出现高低不等和长短不一的多个气液平面，呈阶梯状排列，在透视下气液平面有升降表现。

2）绞窄性肠梗阻：是因为肠系膜血液循环发生障碍，易引起小肠坏死。主要表现为假肿瘤征、多个小跨度卷曲肠袢、空回肠换位征、腹水征（肠坏死征象）。

3）麻痹性肠梗阻：为运动功能暂时丧失所致，常见于腹膜炎、手术后。严重外伤性休克、低钾血症、败血症等。主要表现为小肠与大肠弥漫性轻度至中度充气扩张。

（四）骨与关节系统

1．X线检查方法

（1）透视：寻找高密度异物及其定位。主要用于四肢骨折及脱位的诊断与复位的观察。

（2）X线平片：是骨关节的主要检查方法。一般四肢长骨、关节和脊柱都应摄取正侧位片，某些部位还应加摄斜位或切线位片。

（3）造影检查：膝关节造影是将气体或有机碘注入关节腔内，显示平片不能观察到的关节软骨、半月板、关节囊及韧带等结构，对半月板损伤的诊断有重要价值。血管造影主要用于四肢血管疾病的诊断和良、恶性肿瘤的鉴别。

2．正常X线表现

（1）四肢长骨：成人的长骨分为骨干和骨端两部分。

1）骨干：骨膜位于骨干表面，正常X线平片上不能显示。骨皮质为密质骨，密度均匀致密，在骨干中段最厚，向两端逐渐变薄。骨皮质内缘与骨松质连续，外缘光整，在肌腱韧带附着处可凹凸不平。骨髓腔显示为骨干中央边界不清、密度较低的透亮区。

2）骨端：为骨骼两端较大的部分，骨皮质较薄，其内由大量松质骨构成，X线表现为纵横交错的网格状骨纹理即骨小梁，密度低于骨皮质。骨小梁的排列方向与负重、肌肉张力及特殊功能有关。

（2）四肢关节：包括关节面、关节软骨、关节囊和关节腔，X线主要显示骨性关节面和关节

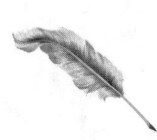

间隙。关节面表现为边缘锐利光滑的致密影;关节间隙表现为两个骨端的骨性关节面之间的透亮间隙,是由关节软骨、关节盘和关节腔等结构的投影。

(3) 脊柱:主要由脊椎和椎间盘构成,除第1、2颈椎和骶尾椎外,成人脊椎均由椎体和附件构成,附件包括椎弓、椎板、上、下关节突、横突和棘突。X线显示椎体呈长方形,从上到下逐渐增大,主要由骨松质构成,周围为一薄层致密的骨皮质,轮廓光滑。椎体之间的透亮间隙为椎间隙,是椎间盘的投影,相邻椎间隙的宽度近似。

3. 基本病变的X线表现

(1) 骨骼基本病变

1) 骨质疏松:是指单位体积内骨组织的含量减少,即骨的有机和无机成分成比例减少。X线表现为骨密度减低和骨小梁稀疏。在长骨可见骨小梁变细、变少、间隙增宽,骨皮质变薄;在脊椎见椎体内骨小梁呈纵行条纹,周围骨皮质变薄,严重者椎体内结构消失,椎体变扁或双凹变形,椎间隙增宽。

2) 骨质软化:是指单位体积内骨组织有机成分正常而钙盐含量降低,骨质变软。X线表现为骨密度减低,骨小梁粗糙、模糊,骨皮质变薄边缘模糊,承重骨骼变形,有时可见假骨折线。

3) 骨质破坏:是指局部骨质被病理组织所取代而造成的骨组织缺失。X线表现主要是局部骨质密度减低,骨质结构消失,呈局部骨质缺损区。

4) 骨质坏死:是指骨组织局部代谢的停止,骨细胞死亡。坏死的骨质称为死骨。X线表现为骨质局限性密度增高,可为砂粒状、碎片状、条块状或巨块状致密影,其周围可见低密度影。

5) 软组织改变:主要表现为软组织肿胀。软组织肿瘤和骨恶性肿瘤侵犯软组织时,X线可见软组织肿块影。开放性损伤和厌氧菌感染时,软组织内可见气体影。软组织内肿瘤、结核、出血、寄生虫感染和血管病变等可见软组织钙化。

(2) 关节基本病变

1) 关节肿胀:是由关节积液和(或)关节囊及其周围软组织肿胀所致。X线表现为关节间隙因关节腔内积液而增宽,关节周围软组织因肿胀而密度增高。

2) 关节破坏:是指关节软骨及其下方的骨质被病理组织侵犯、代替所致。若病变只破坏关节软骨,X线仅见关节间隙变窄;累及骨性关节面,X线可见关节面不整,骨质缺损,严重时可致病理性关节脱位、关节面融合和变形。

3) 关节脱位:是指组成关节的骨端丧失了正常的对应关系。有完全性脱位和半脱位两种。

4) 关节强直:见于关节破坏的晚期。骨性强直X线表现为关节间隙部分或完全消失,有骨小梁通过连接两骨端;纤维性强直X线表现为关节间隙变窄,无骨小梁穿过,需结合临床才能判断。

4. 常见疾病X线诊断

(1) 骨折:X线表现为骨质断裂失去连续性,断面多不整齐,其间不规则的透亮线称为骨折线,为骨折最常见的X线基本征象。

骨折的类型:根据骨折程度可分为不完全骨折和完全性骨折。不完全骨折见于青枝骨折、裂隙骨折。完全骨折又根据骨折线的形态和走向分为横行、纵行、斜行、螺旋形、粉碎性、星形、T形、Y形、撕脱性骨折(图7-16)。

骨折的移位和成角:一般以骨折近侧端为标准,描述远侧端的移位方向和程度。骨折位移可分为横向移位、纵向移位、成角移位、旋转移位四类。对位指骨折两端相互连接的面积而言,对线指两骨折段纵轴的相互关系。其中横向移位、纵向移位称为对位不良,成角移位为对线不良。

(2) 关节脱位:常见于肩关节、肘关节和髋关节。肩关节脱位分为前脱位和后脱位,以前脱位多见,常伴有肱骨大结节撕脱骨折;肘关节脱位分为后脱位和前脱位,以后脱位多见,常伴有血管、神经损伤(图7-17);髋关节脱位分为后脱位、前脱位和中心脱位,以后脱位多见。中心

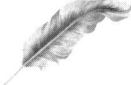

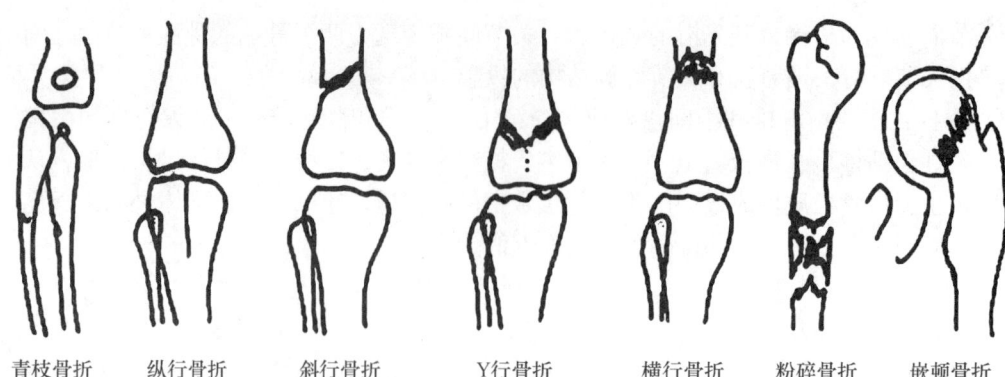

| 青枝骨折 | 纵行骨折 | 斜行骨折 | Y行骨折 | 横行骨折 | 粉碎骨折 | 嵌顿骨折 |

图 7-16 长骨骨折示意图

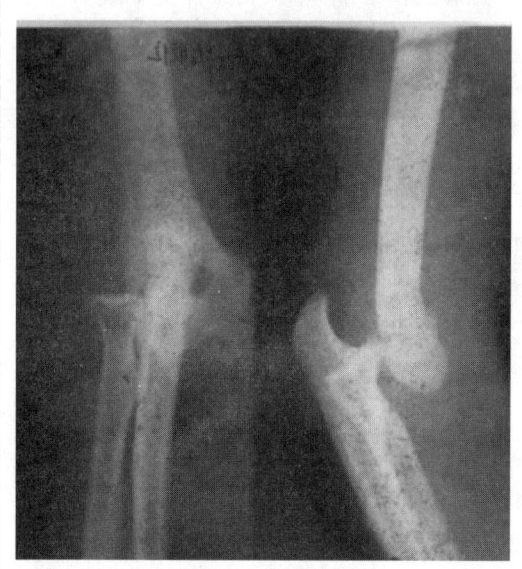

图 7-17 肘关节脱位

脱位可见髋臼粉碎性骨折，股骨头突向盆腔。

(3) 化脓性骨髓炎：多为金黄色葡萄球菌感染所致，好发于儿童和青少年。主要表现为骨质破坏、增生、死骨形成。

急性化脓性骨髓炎：X 线表现：①发病 1～2 周内，软组织肿胀；②2 周后，可见骨质破坏：干骺端松质骨内出现局限性骨质疏松和骨质破坏；③死骨形成：小块状或长条形；④骨膜增生：层状、葱皮状、花边状骨膜反应；⑤骨质增生：骨质破坏周围可见轻度骨质增生硬化。

慢性化脓性骨髓炎：大多为急性骨髓炎治疗不及时或不彻底发展而来。X 线表现主要为广泛的骨质增生、硬化，骨皮质增厚，骨髓腔变窄或闭塞；死骨和死腔存在；骨质破坏明显减轻或显示不清；骨膜增生增厚，密度增高，可与骨皮质融合。

(4) 骨关节结核：主要继发于肺结核，脊椎结核发病率最高，其次是髋、膝关节。

1) 脊椎结核：以腰椎最多见，常侵及邻近两个椎体。X 线表现：①骨质破坏：常侵及邻近椎体的上、下边缘，严重者椎体变扁或呈楔形；②椎间隙变窄或消失；③脊柱畸形；④椎旁冷脓肿：为椎旁周围软组织内的干酪性脓肿。

2) 关节结核：依据发病部位分为滑膜型和骨型关节结核。X 线表现：①滑膜型早期表现为关节周围软组织肿胀，密度增高，关节间隙正常或增宽，邻近骨质疏松，可持续数月甚至一年以上。病变发展累及关节软骨和关节面时，关节软骨破坏，关节间隙变窄，晚期可发生关节纤维性强直。②骨型表现为在骨骺和干骺端结核的基础上，见到关节面破坏及关节间隙变窄，关节周围软组织肿胀等征象。

(5) 骨肿瘤：骨肿瘤通常分为原发性和继发性两类，原发性骨肿瘤又分为良性和恶性。X 线检查在骨肿瘤诊断中的作用：①判断骨病变是否为肿瘤；②良性或恶性，原发或转移；③肿瘤的组织类型。

1) 骨巨细胞瘤：是常见的骨肿瘤，绝大部分为良性。X 线表现为长骨骨端的偏心性囊状、膨胀性骨质破坏，边缘较整齐，边界清楚，其内见纤细分隔呈分房状或皂泡状影像，是本病的特征之一；若肿瘤生长迅速，疼痛加重，骨质有浸润破坏，并侵犯软组织形成肿块，骨膜增生明显，则提示恶性骨巨细胞瘤（图 7-18）。

2) 骨软骨瘤：是最常见的良性骨肿瘤，又称外生骨疣。X 线表现为长骨干骺端的骨性肿块，

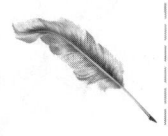

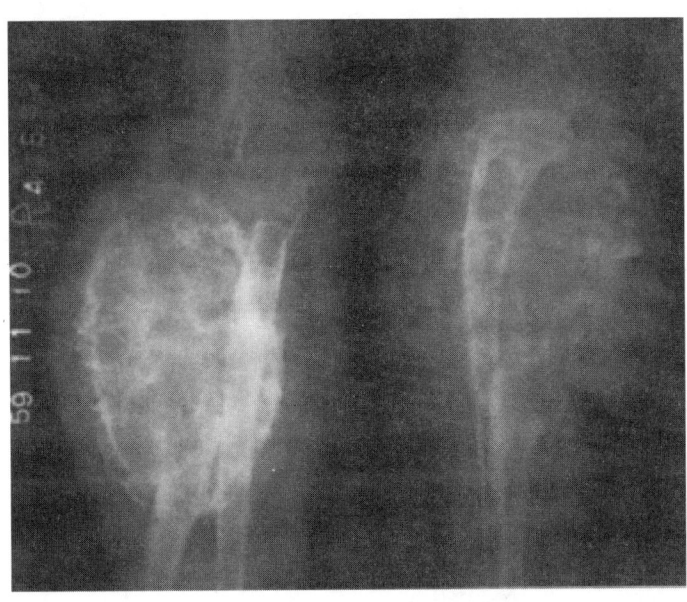

图 7-18　桡骨近端骨巨细胞瘤

向骨外突起，肿瘤以细蒂或宽基底与骨相连；肿瘤的骨松质、骨皮质分别与母骨的骨松质和骨皮质相连续。

3）骨肉瘤：是原发恶性肿瘤中最常见的一种。X 线表现为骨质破坏；肿瘤骨形成，是诊断骨肉瘤的重要依据；骨膜增生，有时可见 Codman 三角或袖口征；软组织肿块。

（五）泌尿系统

1．X 线检查方法

（1）腹部平片：是泌尿系统的常规检查或初步检查。可观察肾的位置、大小和形态。腹部平片应摄入肾、输尿管、膀胱（取三器官字头，即所谓 KUB）及其毗邻部位的全部影像。

（2）尿路造影

1）排泄性尿路造影（IVP）：是最常用的造影检查方法。既可显示肾盏肾盂、输尿管及膀胱内腔的形态，也可了解肾的排泄功能（图 7-19）。

2）逆行性尿路造影：用于排泄性尿路造影不显影或显影不良及不适合做排泄性尿路造影者。

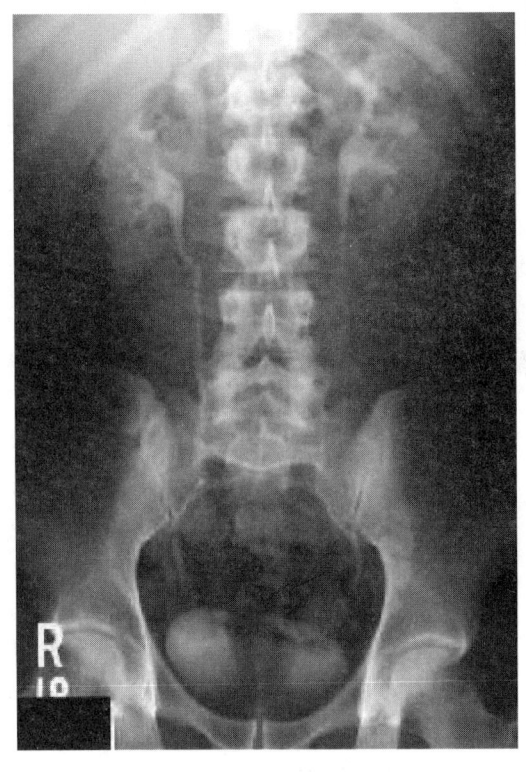

图 7-19　正常静脉肾盂造影

2．正常 X 线表现

（1）肾：在腹部平片上，正常肾影位于脊柱两侧呈蚕豆形，边缘光滑，密度均匀，内缘中部略凹为肾门；成人肾影长 12～13cm，宽 5～6cm，位于第 12 胸椎至第 3 腰椎之间，一般右肾较左肾低 1～2cm；正位两肾长轴呈"八"字状排列。在尿路造影片上，可显示肾盏肾盂的形态、大小和结构。多呈喇叭状，边缘光滑整齐。大肾盏自肾盂发出，略呈长管状；肾小盏分为体部和穹隆部，其顶端在切线位呈杯口状凹陷，正位则呈环形或圆形致密影。

（2）输尿管：输尿管的三个生理性狭窄区是与肾盂连接处、跨越骨盆边缘处及进入膀胱处。在尿路造影时，输尿管显示为细条状致密影。输尿管边缘光滑，其大小因蠕动而有较大的变化。

(3) 膀胱：膀胱位于盆腔内，正常容量为 300～500ml，其形态、大小取决于充盈程度及周围结构对膀胱的推压。膀胱充盈时呈卵圆形，横置于耻骨联合上，边缘光滑；充盈不全时边缘不整呈锯齿状。

3. 常见疾病 X 线诊断

(1) 泌尿系结石：可发生于肾盂肾盏直至尿道的任何部位。

1) 肾结石：可单侧或双侧，可单发或多发。X 线表现为肾区内圆形、卵圆形致密影，侧位片上与脊柱重叠（与胆囊结石、淋巴结钙化等鉴别），静脉尿路造影可进一步明确结石的部位，显示阴性结石，并可了解有无肾积水及肾排泄功能受损的情况。

2) 输尿管结石：多为肾结石下行而来。X 线表现为沿输尿管走行区的圆形、椭圆形或梭形致密影，其长轴与输尿管走行方向一致，多见于输尿管生理狭窄处。

3) 膀胱结石：单发或多发，大小不等。X 线表现为圆形或椭圆形，边缘光滑或毛糙，密度均匀或不均匀，有时呈分层或同心环状。可随体位变化而改变位置。膀胱造影可发现阴性结石。

(2) 泌尿系肿瘤

1) 肾癌：多见于 40 岁以上男性，单侧性多见。X 线平片可见肾影增大，轮廓局部性突出呈分叶状，少数可见钙化；静脉尿路造影（IVP）由于肿瘤压迫、包绕，可使邻近肾盏伸长、狭窄、变形或封闭。若肿瘤较大而累及多个肾盏，则各肾盏分离移位或聚集，形成"手握球"或"蜘蛛足"样改变。

2) 膀胱癌：多见于 40 岁以上男性，可单发或多发。膀胱造影可见自膀胱壁突向腔内的结节状或菜花状充盈缺损，表面凹凸不平。浸润膀胱壁时则表现为局部膀胱壁僵硬，轮廓不规则。

（阎　青）

第二节　超声检查

一、概述

超声（ultrasound）是指振动频率在每秒 20000 赫兹（Hz）以上，超过人耳听觉阈值上限的声波。超声检查是应用超声波的物理特性和人体器官组织声学特性相互作用后产生的信息，并将其接收、放大和信息处理后形成图形、曲线或其他数据，借此对疾病进行诊断的非创伤性的检查方法。它与 X 线、放射性核素扫描、X 线计算机体层成像（computed tomography，CT）和磁共振成像（magnetic resonance imaging，MRI）共同构成现代医学影像诊断的五项主要检查方法。超声检查法具有操作简便、无创伤、无痛苦、重复性强，能及时获得结论，应用广泛，无禁忌证及无放射性损伤等特点，在现代医学影像诊断中占有重要地位。

（一）超声波的物理特性

1. 指向性　超声波与一般声波不同，由于频率极高，波长很短，在介质中呈直线传播，具有良好的指向性。超声波的方向性对人体器官提供了定向探测的条件。

2. 反射、折射、散射　超声在介质中传播与介质的声阻抗密切相关。声阻抗（Z）为声波传递介质中某点的声压和该点速度的比值，它等于密度（ρ）与声速（C）的乘积，即 $Z = \rho \cdot C$。超声束在声阻抗均匀的介质 1 中呈直线传播，如传播途中遇到大于波长且具有不同声阻抗的界面时，部分声束发生折射（refraction）进入介质 2，部分声束发生反射（reflection），声阻抗差越大，反射越多；反射声束的方向与入射声束和界面间的夹角（即入射角）有关，其入射角（θ_i）

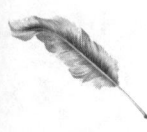

等于反射角（θ,）（图7-20）。如超声束遇到远远小于其波长且声阻抗不同的界面（如红细胞）时则会发生散射，其能量向各个方向辐射。

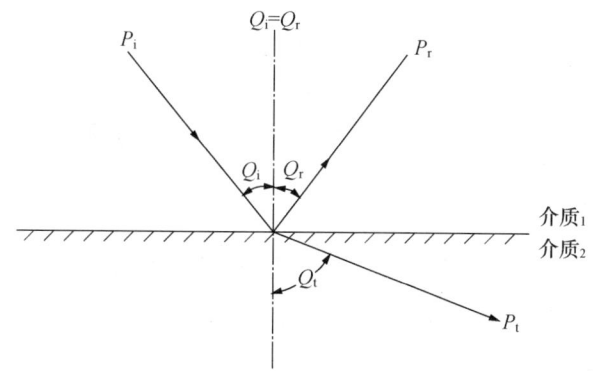

图7-20 超声波的反射、折射、散射

3．吸收与衰减 超声波在介质中传播时，随传播距离的增加入射声能逐渐被吸收而减少的现象，称为超声衰减。其原因是声束的扩散、反射和散射、介质的导热性、黏滞性及内摩擦吸收声能。不同生物组织对入射超声的吸收衰减程度不一，主要与组织中蛋白质和水的含量有关，且在同一组织中又随超声频率的增高而增大。

4．多普勒效应（Doppler effect） 指超声束在介质中传播时，遇到与声源（探头）发生相对运动的活动界面（心脏），其反射波的频率将发生改变，即称为多普勒效应。这一物理特性已广泛应用于心脏血管活动脏器的检测。

（二）超声检查的基本原理

1．超声波的产生 超声波由物体机械振动而产生的。目前医学上产生和接收超声波的元件为压电晶体。常采用压电晶体作为换能器，压电晶体具有两种可逆的能量转换效应。即在交变电场的作用下导致厚度的交替改变从而产生振动，由电能转变为声能，称为逆压电效应。将压电晶体两侧所施压力的变化转为两端正负电位的变化，即将机械能转为电能，称为正压电效应。

2．超声成像基本原理 一般超声仪器均有换能器（探头）、信号处理系统（主机）和显示器。含有压电晶体的探头发射一定频率的超声波，在人体组织中传播时，常穿透人体多层界面，在每一层界面上均可发生不同程度的反射回波。这些回波含有超声波传播途中所经过的不同组织的声学信息，被探头接收并经过主机处理，在显示器上以不同的形式显示为波形或图像。

（三）超声设备

1．A型超声仪 即幅度调制型。以波幅变化反映反射回声强弱者，称为A型超声。可用于对组织结构的定位与定性。

2．B型超声仪 即辉度调制型。以辉度不同的明暗光点反映反射回声强弱者，称为B型超声，是目前临床应用最广泛、最基本的一种超声诊断法。

3．M型超声仪 属辉度调制型，以单声束取样获得活动界面超声，再以慢扫描方式将某一取样线上的活动界面展开获得"距离—时间"的曲线，称为M型超声。

4．D型超声仪 利用多普勒效应对心脏血管内血流方向、速度及状态以频谱的形式或以一定声调的信号显示，称为D型超声。临床上分为频谱型多普勒和彩色多普勒血流显像（color Doppler flow imaging，CDFI）。CDFI系对血流多普勒信号进行彩色编码，血流方向朝向探头的用红色表示，血流方向背离探头的用蓝色表示，湍流方向复杂，以绿色或多彩表示。CDFI不仅能清楚地显示心脏大血管的形态结构与活动情况，而且能直观形象地显示心内血流的方向、速度、性质、范围、有无反流及异常通道等，在心血管疾病检查中具有重要的临床应用价值。

A型超声仪现临床已很少应用。目前一台彩色多普勒显像仪已包括了B型超声显像、M型超声显像、频谱多普勒显示和彩色多普勒血流显像。新近的彩色多普勒显像仪还具有三维超声显像、彩色多普勒能量图、组织多普勒成像技术等新功能。

（四）超声图像特点

超声图像特点是根据探头扫查的部位构成断层图像，改变探头位置可获任意方位的超声图像。以解剖形态学为基础，依据各组织结构间的声阻抗差的大小以明（白）暗（黑）之间不同的灰度来反映回声的有无和强弱，从而分辨解剖结构的层次，显示脏器和病变形态、轮廓和大小以及某些结构的物理性质。根据组织内部声阻抗差的大小，可将人体组织器官分为4种类型见表7-2。

表7-2 人体组织器官声学类型

反射类型	组织器官	二维超声图像表现
无反射型	血液等液性物质	液性暗区
少反射型	心肌、肝、脾等实质脏器	低亮度
多反射型	心瓣膜、肝包膜等	高亮度、高回声区
全反射型	肺气、肠气等	极高亮度、极高回声、后伴声影

二、超声检查前患者的准备

1．超声检查前应就检查的必要性、安全性和检查步骤对受检者做必要的解释和说明，以缓解其紧张心理，配合检查。

2．常规肝、胆囊、胆道及胰腺检查通常需空腹进行，必要时饮水400～500ml，使胃充盈作为声窗，以使胃后方的胰腺及腹部血管等结构充分显示。胃的检查，检查前需饮水及服胃造影剂，显示胃黏膜及胃腔。

3．早孕、妇科、膀胱及前列腺检查2h前患者需饮水400～500ml以充盈膀胱。

4．心脏、大血管及外周血管、浅表器官、组织和颅脑检查，一般不需特殊准备。

5．婴幼儿、对检查不合作者，可予水合氯醛灌肠，待安静入睡后再进行检查。

6．超声引导下穿刺包括 ①疑有出血者，术前检测血小板计数、凝血酶原时间及活动度；②禁食8～12h；③向受检者说明与检查有关的并发症，征得受检者或其亲属知情、签字后方能进行检查。

三、超声检查的临床应用

（一）肝疾病的超声诊断

1．正常肝声像图　肝切面轮廓清晰规则，被膜呈线状，光滑完整。肝实质呈均匀细小的点状中等度回声。肝血管管壁回声较强，血管腔无回声。门静脉及肝静脉及其分支均可显示，门静脉管壁较厚，回声较强，肝静脉壁较薄，回声较低。

2．原发性肝癌声像图　肝实质内多发或单发的圆形或类圆形团块，多数呈膨胀性生长，局部肝表面隆起。肿块内部可显示均匀或不均匀的弱回声、强回声和混杂回声。肿瘤周围可见完整或不完整的低回声包膜，在侧后方形成声影。形成静脉或胆管内癌栓时，则在扩张的血管或胆管内见到高回声转移灶。

3．肝脓肿声像图　肝癌声像图复杂多样，可见单发或多发的低回声或无回声肿块，脓肿壁表现强回声，厚薄不等，外壁光滑，内壁不平整。脓肿后壁回声增强，侧壁清楚。脓肿后方亦可见回声增强。脓肿周围显示由亮渐暗的环状回声的水肿带。脓腔的无回声、脓肿壁的强回声和周围的低回声形成了所谓"环中环"征。脓肿内出现气体时，后方出现狭长带状强回声。

（二）胆系疾病的超声诊断

1. **正常胆囊与胆道声像图** 空腹状态下正常胆囊横切面和纵切面胆囊的形状表现为圆形、类圆形或长圆形，胆囊大小直径 4～5cm，胆囊壁为边缘光滑的强回声，厚度 2～3cm。胆囊腔内为均匀的无回声液体暗区，胆囊后方回声增强。肝外胆管位于门静脉前方，管壁为强回声，光滑整齐，纵切面呈无回声长管状影，横切面呈小圆形无回声。

2. **胆石症与胆囊炎声像图** 胆石症的典型表现包括：①胆囊或胆管内形态稳定的强回声团；②强回声团后方伴声影；③强回声团随体位改变而移动。合并急性胆囊炎时胆囊可增大，慢性胆囊炎胆囊多缩小，胆囊壁增厚，边缘毛糙，回声增强。

（三）泌尿系统疾病的超声诊断

1. **正常肾声像图** 正常肾随扫查方向不同可呈圆形、卵圆形或豆形，被膜为强回声线影，清晰、光滑。外周的肾皮质呈均匀弱回声，内部的肾锥体为三角形或圆形低回声，肾窦呈不规则形强回声。正常输尿管由于肠气干扰而不能显示。

2. **正常膀胱声像图** 正常充盈的膀胱腔内为均匀液性无回声区，膀胱壁为明亮回声带，肌层为中等回声带，浆膜层为强回声带。

3. **泌尿系统结石** ①肾结石表现是肾窦区点状或团状强回声，后方伴有声影；②输尿管结石表现为在扩张输尿管的下端强回声，后方伴声影；③膀胱结石表现为膀胱内强光团，后方伴声影，并随体位改变而移动。

4. **肾癌** 表现为肾表面常有隆起，可见边缘不整齐的肿块，呈强弱不等回声或混合性回声，可有坏死、囊性变所致的局灶性无回声区。发生淋巴结转移时，于肾动脉和主动脉周围可见低回声结节；血管内有癌栓时，腔内有散在或稀疏回声团块。

5. **前列腺增生症** 表现为前列腺各径线均增大，尤其以前后径增大更为重要，严重者可突入膀胱腔内。前列腺断面呈圆形或近圆形，大多数外形规整，左右对称。多数患者在前列腺内出现单个或多个中低回声的增生结节。前列腺增生症常与前列腺结石并存，部分病例可伴发残余尿增多或尿潴留。

（四）妇产科

1. **正常盆腔声像图** 子宫位于充盈的膀胱后方，纵切面一般呈倒梨形，横切面子宫底部呈三角形，体部呈椭圆形，轮廓清晰，被膜光滑，子宫肌层呈均匀中等回声，宫腔呈线状强回声；内膜为低回声或较强回声，其回声和厚度与月经周期有关。宫颈回声较宫体回声稍强且致密，其内可见带状强回声的宫颈管。卵巢在子宫横切面上位于子宫两侧外上方，断面呈圆形或卵圆形，内部回声均匀，强度略高于子宫。双侧输卵管呈边缘强回声的管状结构，一般难以分辨。

2. **子宫肌瘤** 是妇科常见的良性肿瘤，其声像图表现为子宫增大，形态不规则，尤见于多发者；肌瘤结节呈圆形低回声或等回声，周边有假性包膜形成的低回声晕；在壁间肌瘤时子宫内膜移向对侧且发生变形，黏膜下肌瘤时内膜显示增宽、增强或显示出瘤体。

3. **正常妊娠子宫的诊断**

（1）早孕：早孕特点是宫腔内（或其他部位）发现妊娠囊。常在妊娠第5周时可显示，达第6周时妊娠囊的检出率为100%，声像图示圆行或椭圆形光环，其内呈无回声；第7周妊娠囊内可见胚芽回声；第8周可发现原始心管搏动。

（2）中晚期妊娠：超声检查要求明确妊娠有无异常或评定胎儿生长发育情况与孕龄估计或胎儿生理评分，以便采取相应措施，超声容易诊断。

第三节 其他检查

一、电子计算机体层成像

CT 是计算机体层成像（computed tomography）的简称。CT 是利用 X 线束对人体选定层面进行扫描取得信息，经计算机处理而获得的重建图像，其密度分辨率明显优于普通 X 线图像，从而显著扩大了人体的检查范围，提高了病变的检出率和诊断的准确率。

（一）概述

1. **CT 成像的基本原理**　CT 是用 X 线束对人体某部位一定厚度的层面进行多方向扫描，由对侧的探测器接收透过该层面组织的 X 线，将其转变为可见光后，由光电转换器转变为电信号，再经模拟数字转换器转为数字，输入计算机处理。计算机系统按设计好的图像重建方法，对数字信号加以一系列的设计和处理，得出人体断层层面上组织密度数值的分布。图像形成的处理将选定的层面分成若干个体积相同的长方体，称之为体素（voxel），扫描所得信息经过计算而获得每个体素的 X 线衰减系数或吸收系数，再排列成数字矩阵，经数字模拟转换器把数字矩阵中的每个数字转为由黑到白不等灰度的小方块，即像素（pixel），并按原有矩阵排列，构成 CT 图像。所以，CT 图像是由一定像素组成的计算机重建的断面图像。

2. **CT 图像的特点**　CT 图像是断面图像，常用的是横断面，系由一定数目自黑到白不同灰度的像素按矩阵排列所构成的灰阶图像。像素反映的是相应体素的 X 线吸收系数。与 X 线图像一样，密度高的组织为白影，密度低的组织为黑影。CT 的密度分辨力高，如人体软组织之间的密度差虽小，也能形成对比，显示出良好的解剖结构图像及软组织内病变的图像，这是 CT 突出的优点。

CT 图像不仅以不同灰度显示组织密度的高低，还可将组织对 X 线吸收系数换算成 CT 值，用 CT 值说明密度，CT 值单位为 HU（Hounsfield Unit）。把水的 CT 值定为 0HU，人体中骨皮质线吸收系数最高，CT 值定为 +1000HU，气体的密度最低，定为 -1000HU，人体中密度不同的各种组织的 CT 值则居于 -1000HU 到 +1000HU 的 2000 分度之间。人体软组织的 CT 值多与水相近，一般在 20～50HU，脂肪的 CT 值为 -70～-90HU。

CT 图像为某一部位多个连续的横断面图像，通过图像重建技术，还可重建成冠状面和矢状面图像。

3. **CT 检查技术**　分为平扫、造影增强扫描和造影扫描。

（1）平扫　是一般 CT 扫描，指不用造影增强或造影的普通扫描。一般都是先做平扫。

（2）造影增强扫描　是经静脉注入水溶性有机碘剂后再行扫描的方法，较为常用。血内碘浓度增高后，器官与病变组织内碘的浓度可形成密度差，可使病变显影更清楚。

（3）造影扫描　是先做器官和结构的造影，然后再行扫描的方法，临床应用不多。可更好地显示某一器官或结构，从而发现病变，常用的如脑池造影 CT、脊髓造影 CT、胆囊造影 CT 等。

（二）CT 检查前患者的准备

1. 检查前须将详细病情摘要等相关资料提供给 CT 医生以备参考。
2. 增强检查患者须经本人和家属签字后行碘过敏实验，呈阴性者方可进行。
3. 检查前 4h 禁食。腹部扫描者，检查前 1 周内不可做钡剂造影。
4. 检查时保持体位不动，配合检查进行平静呼吸、屏气等。
5. 去除检查部位衣物上的金属物品及饰品。
6. 生命垂危的急诊患者，须在急诊医护人员监护下进行检查。

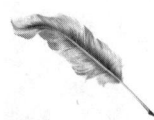

7. 不能配合的儿童患者，采取镇静措施如水合氯醛灌肠等后方可进行检查。

（三）CT检查的临床应用

CT由于其特殊的诊断价值，已广泛应用于临床。但CT设备比较昂贵，检查费用偏高，某些部位的诊断价值，尤其是定性诊断还有一定限度，所以不宜将CT检查视为常规诊断手段，应在了解其优势的基础上，合理地选择应用。

1. 对中枢神经系统疾病的诊断　CT检查的诊断价值较高，应用普遍。对颅内肿瘤、外伤性颅内血肿与脑损伤、脓肿、肉芽肿、脑梗死与脑出血、椎管内肿瘤和椎间盘脱出等诊断较为可靠。除数字减影血管造影（digital subtraction angiography，DSA）仍用以诊断颅内动脉瘤、血管发育异常和脑血管闭塞以及了解脑瘤的供血动脉以外，其他如气脑、脑室造影等均已少用。螺旋CT扫描可以获得比较精细和清晰的血管重建图像，即CT血管造影，所以临床应用日趋广泛。

2. 对头颈部疾病的诊断　CT对头颈部疾病的诊断也很有价值。对眶内占位性病变、早期鼻窦癌、中耳小胆脂瘤、听骨破坏与脱位、内耳骨迷路的轻微破坏、耳先天发育异常以及鼻咽癌的早期发现等。但病变明显，X线平片已可确诊则无需CT检查。

3. 对胸部疾病的诊断　CT诊断已日益显示出其优越性，对肺癌及纵隔肿瘤的诊断很有帮助。肺内间质、实质的病变，以及胸壁、胸膜、膈的病变均可清楚地显示，尤其是对平片检查较难显示的部位，如与心、大血管重叠病变的显示更具有优越性。

4. 对心脏及大血管病变的诊断　主要用于心包病变的诊断，对冠状动脉和心瓣膜钙化、大血管壁钙化及动脉瘤改变等，CT检查可以很好显示。CT对心脏疾病的诊断价值较高。

5. 对腹部及盆腔脏器疾病的诊断　主要用于肝、胆、胰、腹膜腔、腹膜后间隙以及泌尿生殖系统疾病的诊断，尤其是占位性病变、炎症性和外伤性病变等。对胃肠病变向腔外侵犯或远处转移等，CT检查也有很大价值。

6. 对骨关节疾病的诊断　骨关节疾病多数情况可通过简便、经济的常规X线检查确诊，因此使用CT检查相对较少。

二、磁共振成像

磁共振成像（magnetic resonance imaging，MRI）是利用原子核在强磁场内发生共振所产生的信号，经重建成像的一种影像技术。1946年核磁共振（nuclear magnetic resonance）作为一种物理现象被应用于化学领域，形成磁共振波谱学。1973年Lauterbur等人将核磁共振首先应用于临床医学领域——MRI成像技术。近年来核磁共振成像作为医学影像学的一部分，已在世界范围得到推广，发展十分迅速。为避免与核医学中放射成像相混淆，现在将此技术称为磁共振成像。

（一）概述

1. 磁共振成像的原理　所有含奇数质子的原子核均具有自旋和磁矩的物理特性。原子核的自旋很像一个微小的磁棒沿自己的纵轴旋转，在无外加磁场时，每一单数质子的自旋方向是随机的，因而不存在净磁场。然而当有一个外加磁场存在时，单数质子的原子核自旋轴就会趋于平行或反平行于这个磁场方向，并且以一种特定方式绕磁场方向旋转，即进动。这种旋转动作的频率称进动频率。

当机体置于磁场中后，机体内的质子都会像一个个小磁棒，倾向与磁场的方向一致或相反。质子在置于磁场之初，指向南极或北极的约各占一半，此时机体净磁场强度为零。片刻后，指向北极（与磁场方向一致）的质子略多于指向南极的，于是机体开始带有磁性，数秒钟之后达到平衡。这个过程即磁化，磁化的强度是一个可以测量的矢量。达到平衡时的磁化方向是与机体纵轴即Z轴方向一致的。

用一个频率与进动频率相同的射频脉冲（radio frequence pulse，RF）激发欲检查的原子核，将引起共振，即磁共振，产生横向磁化矢量。同时这些质子同向进动，相位趋向一致。

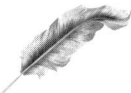

当外来射频脉冲停止后，横向磁化矢量在环境磁场作用下将由 XY 平面逐渐回复到 Z 轴，同时以射频信号的形式放出能量，其质子自旋相位一致性亦逐渐消失，并恢复到原来的状态。这些被释放出的，并进行了三维空间编码的射频信号被体外线圈接收，经计算机处理后重建成图像。

磁化矢量恢复到平衡态的过程称为弛豫，磁化矢量越大，MRI 探测到的信号就越强。磁化矢量恢复到平衡态所需的时间称为弛豫时间，弛豫时间有：纵向弛豫时间（T_1）和横向弛豫时间（T_2）。人体各组织器官的 T_1、T_2 值有很大的差别，MRI 的作用之一实际上就是利用这种差别来鉴别组织器官和诊断疾病。这种组织间弛豫时间的差别是磁共振成像的基础。T_1、T_2 值除了与组织器官的物理、化学性质有关外，还与磁共振成像仪的磁场强度有关，所以 MRI 中 T_1、T_2 时间的测定意义远不如 CT 扫描中 CT 值的意义，仅可作为鉴别诊断中的一个参考值。

2. 磁共振图像特点　MRI 成像的特点是无放射性损伤，软组织密度分辨率高，多方位多序列成像，在一定程度上反映了组织的病理及生化改变甚至功能的改变。MRI 图像虽然也以不同的灰度显示，但反应的是组织弛豫时间上的差别，即 T_1、T_2 的长短，而不是不同密度组织透过 X 线的多少。

MRI 可获得人体横断面、冠状面、矢状面和任何方向断面的图像，有利于病变的三维定位。心血管内的血液由于流动迅速，使发射 MR 的氢原子核离开接受范围外，所以测不到 MR 信号呈黑影，这就是流空效应。这一效应使心腔和血管显影。采用呼吸和心电图门控成像技术，不仅能改善心脏大血管的 MRI 成像，还可获得其动态图像。

3. MRI 检查技术　MRI 检查技术有别于 CT，不仅要横断面、矢状面和冠状面图像，还需要获得 T_1WI、T_2WI 和 PDWI 等图像。因此，需选择适当的脉冲序列和扫描参数。常用的脉冲序列有自旋回波脉冲序列及梯度回波脉冲序列等。扫描时间参数有回波时间（echotime，TE）和脉冲重复间隔时间（repetition time，TR）。使用短 TR 与 TE 可得 T_1WI，用长 TR 和 TE 可得 T_2WI，而用长 TR 和短 TE 所得为 PDWI。

在 MRI 检查中，可采用长 TE 技术，可获得重 T_2WI，突出水的信号，称为水成像技术，使含水的器官清晰显影。主要用于胆胰管和尿路成像。

MR 血管造影（MR angiography，MRA）是不需或仅向血管内注射少量对比剂可使血管成像的 MRI 技术，主要用于血管性疾病的诊断。

在静脉内注入能使质子弛豫时间缩短的顺磁性物质作为造影剂，也可行 MRI 造影增强检查。常用的造影剂为钆 - 二乙三胺五酸（Gadolinium-DTPA，Gd-DTPA）。

（二）MRI 检查前患者的准备

1. 检查时应携带相关检查资料，尤其是相关检查部位的 X 线片、CT、MR 等影像检查资料，供 MRI 检查时参考。

2. 对于进行 MRCP（胆道水成像）的患者需在检查前一天晚 10 点后禁饮禁食。

3. 腹部 MRI 检查前 4h 禁饮禁食。

4. 磁共振检查时间较长，且患者所处环境幽暗、噪声较大，嘱其要有思想准备，不要急躁，在医师指导下保持体位不动，耐心配合。

5. MRI 检查时，如装有心脏起搏器、体内有金属或磁性物植入的患者和早期妊娠的患者不能进行检查，以免发生意外。

6. 患者勿穿戴任何有金属的内衣，检查头、颈部的患者应在检查前日洗头，勿擦头油。

7. 不能配合的儿童患者须采取镇静措施，如水合氯醛灌肠等。

8. 有意识障碍、昏迷、精神症状等不能有效配合检查的患者，除非经相关专业临床医师同意，否则不能进行 MRI 检查。

9. 宫内节育器有可能对 MRI 检查产生影响，必要时须将其取出后再检查。

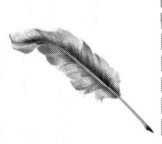

（三）MRI 检查的临床应用

1. MRI 在神经系统对脑和脊髓的应用价值最高，尤其是对颅颈交界部位病变的显示明显优于其他成像技术。除对颅骨骨折和颅内急性出血不敏感外，对脑脱髓鞘疾病、早期脑梗死、脑与脊髓肿瘤、脊髓先天性异常与脊髓空洞症的诊断价值较高。

2. MRI 可显示心脏、大血管的内腔与心壁和血管壁的结构，有利于心脏和大血管病变的诊断。还可用于观察纵隔肿瘤及与血管之间的解剖关系、肺门肿块以及纵隔淋巴结的转移情况等病变。

3. MRI 用于肝、肾、膀胱、前列腺和子宫等疾病的诊断也有相当价值。

4. MRI 在骨髓病变方面，如肿瘤、感染及代谢疾病，MRI 可清楚显示。在关节内病变及软组织方面 MRI 显示上也有其优势。

5. MRI 在显示骨骼、肺、胃肠道方面受到限制。

三、介入放射学

（一）概述

介入放射学（interventionao radiongy）是近年迅速发展起来的一门融医学影像学和临床治疗学于一体的边缘学科。涉及人体消化、呼吸、心血管、神经、泌尿、骨骼等几乎所有系统疾病的诊断和治疗。介入放射学是以影像诊断为基础，在医学影像诊断设备的引导下，利用穿刺针、导管及其他介入器材，对疾病进行治疗或采集组织学、细菌学及生理、生化资料以明确性质的新型临床医学。其特点是简便、安全、有效、微创和并发症少。

介入放射技术的分类大体可分为血管和非血管性两类。

（二）临床应用范畴

1. 血管介入技术　血管内介入技术是通过经皮穿刺插入导管，行选择性或超选择性血管造影，根据适应证，经插入血管的导管进行栓塞、血管腔内血管成形术、心脏瓣膜成形术和灌注药物等治疗。常用技术及应用如下：

（1）经导管栓塞术常用于：①控制出血，如外伤性出血（肝、脾、肾、骨盆骨折等大出血）、胃肠道出血、大咯血、鼻出血、肿瘤出血、子宫肌瘤等；②治疗血管性疾病，如动静脉畸形、动脉瘤等；③消除病变器官的功能，如内科性脾切除、内科性肾切除等。

（2）经皮血管腔内血管成形术：是应用导管等器械扩张或再通动脉粥样硬化或其他原因引起的血管狭窄或闭塞性疾病。主要技术有：①球囊血管成形术，适用于治疗中等或大血管的局限、孤立性短段狭窄；②激光血管成形术，用于消融粥样斑或血栓使血管再通；③动脉粥样斑切除术，主要适用于治疗高度狭窄或完全闭塞的血管；④血管内支架，支架主要同球囊血管成形术、激光血管成形术和旋切法等相配合应用，在扩张或再通病变血管后，放置支架，可提高血管再放开率，减少再狭窄；⑤超声血管成形术，是利用超声能量消除粥样斑、血栓等，以再通血管。

（3）心脏瓣膜狭窄经皮球囊成形术常用于：①二尖瓣成形术，是治疗二尖瓣狭窄的一种新技术；②肺动脉瓣成形术，肺动脉瓣球囊成形术疗效好，再狭窄发生率低，已成为治疗单纯性肺动脉瓣狭窄的首选方案；③主动脉瓣成形术，可取得良好的效果。

（4）经导管灌注药物治疗常用于：①胃肠道出血的血管收缩治疗，将导管超选择性插入出血血管，经导管灌注血管加压素，直接作用于血管平滑肌，使局部血管收缩，暂时性减少血流，同时可使局部肠管收缩，减少出血部位血流和促进出血血管局部血栓形成，以控制出血。作为一项应急措施，稳定患者生命体征，改善一般状况，为择期手术或内科治疗创造条件。②化疗药物灌注治疗，主要用于治疗原发性支气管肺癌和原发性肝癌等。经导管灌注化疗药物，增加癌肿局部的药物浓度，延长高浓度药物与癌肿细胞的接触时间，减轻全身毒副作用，可提高化疗的效果。③动脉血栓的溶栓治疗，经导管注入尿激酶、链激酶等溶栓剂，使血栓或栓子溶解，适用于冠状动脉、脑动脉、肺动脉、肾动脉及四肢动脉血栓形成或栓子脱落造成的栓塞。

(5) 血栓清除术：是经导管抽吸，以清除引起血管闭塞的急性或亚急性血栓或脱落栓子，恢复和改善闭塞血管远端血流的一种技术。

(6) 经颈静脉肝内门-体静脉支架分流术：是治疗门静脉高压症的方法之一。

2. 非血管介入技术　常用技术及应用如下：

(1) 管腔狭窄扩张成形术：对于胃肠道、胆道、气管、支气管、食管癌梗阻等的狭窄，局部可用球囊扩张和放置内支架治疗。

(2) 经皮穿刺引流与抽吸术：应用于①经皮肝穿刺胆管引流，用于恶性胆系梗阻减压和梗阻性黄疸术前减压；②经皮尿路引流，可行经皮穿刺，将引流导管置于肾盂、输尿管内进行引流或灌注药物等诊断和治疗性操作；③囊肿或脓肿经皮抽吸引流，适用于胸腹部、盆腔内脏器的囊肿、脓肿、血肿和积液等。经皮穿刺放置引流、抽吸，抽吸液可做细菌、生化、细胞学等项检查，还可灌入药物治疗。

(3) 结石的介入处理：常用的有 T 形管取石。

(4) 经皮针活检：现已广泛用于临床，其方式有细针抽吸活检、切割式活检和环钻式活检。主要用于肺内结节、肿块的定性诊断；肝、胰、肾、腹膜后等部位性质不明的病变以及骨关节、肌肉、盆腔等部位病变的诊断。

(5) 椎体及椎间盘病变的介入治疗的主要技术有：①经皮椎体成形术，主要用于治疗影响椎体支撑力的病变，如椎体溶骨性转移瘤、骨髓瘤及骨质疏松等引起的椎体压缩性骨折；②经皮椎间盘脱出切吸术，该项技术是治疗椎间盘脱出的有效方法；③经皮腰椎间盘胶原酶溶解术，用于治疗腰椎间盘突出症；④经皮腰椎间盘激光消融减压术，治疗腰椎间盘突出症。

3. 介入治疗在妇产科的应用　妇产科的介入治疗是近年来发展起来的新技术，其主要应用范围有：栓塞治疗子宫肌瘤和子宫腺肌病；灌注化疗加栓塞治疗妇科恶性肿瘤，如子宫内膜癌、宫颈癌、恶性滋养细胞瘤；介入输卵管再通术治疗不孕症；介入法异位妊娠灭活治疗；栓塞子宫动脉治疗多种妇产科出血如产后出血、妇科肿瘤出血、创伤性出血等。

(三) 介入治疗患者的术前准备

1. 向患者及家属介绍手术的方法和意义、手术的必要性和安全性，以解除思想顾虑和精神紧张，必要时手术前夜口服地西泮 5mg，保证充足的睡眠。

2. 指导患者完成必要的实验室（血尿常规、血型、出凝血时间、血电解质、肝肾功能）、胸片、超声心动图等检查。

3. 碘过敏试验　常采用静脉法，经静脉注射 30% 的复方泛影葡胺 1ml，观察 15min，如出现恶心、呕吐、眼睑水肿、流泪、流涕、皮肤潮红、皮疹、心慌、气急等症状为阳性反应。

4. 备皮　剃去穿刺部位的毛发（双侧腹股沟、外阴、大腿上 1/2 范围），除急诊外，一般要求术前洗澡一次。

5. 术前用药　对情绪紧张者术前半小时可用镇静剂（口服或肌注苯巴比妥或安定）。

6. 术前插导尿管，建立静脉通道，以便在应急情况下及时经静脉给药。

7. 术前不需禁食，术前一餐饮食以六成饱为宜，可进食米饭、面条等，不宜喝牛奶、吃海鲜和油腻食物，以免术后卧床出现腹胀或腹泻。

8. 器械准备　基本器械有：手术衣、治疗巾、卵圆钳、手术刀柄及尖头刀、组织钳、蚊式血管钳、纱布敷料若干等。介入器械有：血管鞘组一套（包括穿刺针、短导丝、血管扩张器、血管鞘），造影导管和特殊用途导管及器械，0.035 或 0.038 导丝（J 型或直型）。

9. 备齐抢救药品、物品和器械，以供急需。

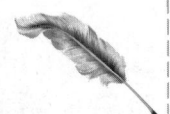

（姚本丽）

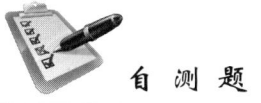

自 测 题

一、填空题

1. X线的特性有_____、_____、_____和_____。
2. X线检查导入造影剂的方法为_____和_____。
3. 人体各种组织，器官_____和_____的差别是产生影像对比的基础，是X线成像的基本条件。
4. X线的穿透性决定于X线的波长和被穿透物质的密度和厚度。X线的波长愈_____，穿透力愈强；物质的密度愈_____，厚度愈_____，X线愈容易穿透。
5. 肺纹理是由_____、_____、_____和_____构成的复合影像，其中主要成分是_____。
6. 正常膈肌随呼吸上下运动的范围，在平静呼吸时为_____cm，深呼吸时为_____cm。
7. 胃溃疡的X线直接征象是_____。
8. 骨折的X线的表现是_____。
9. CT检查有3种即_____、_____、_____。
10. 肺功能检查内容包括_____、_____、_____、_____、_____等项目。

二、单选题

A₁型题

1. X线最易穿透下列哪种组织
   A. 骨骼
   B. 胃肠
   C. 肺
   D. 肌肉
   E. 液体
2. 正常胸部X线影像上主要显示
   A. 胸廓、纵隔、肺部、心脏
   B. 皮肤、皮下脂肪、肌肉
   C. 心脏、大血管、气管、总支气管
   D. 肺部、心脏、骨骼
   E. 胸廓、纵隔、气管、肺部、心脏
3. 肺纹理影像主要由哪项形成
   A. 肺动脉
   B. 肺静脉
   C. 支气管
   D. 淋巴管
   E. 肺血管
4. 不需要做造影剂过敏试验的X线造影检查的是
   A. 支气管造影
   B. 心血管造影
   C. 胃肠钡餐造影
   D. 静脉肾盂造影
   E. 子宫造影
5. 胃十二指肠溃疡的X线直接征象是
   A. 胃切迹
   B. 激惹现象
   C. 龛影
   D. 形态改变
   E. 充盈缺损
6. 孕妇避免X线检查，是因为X线的
   A. 穿透作用
   B. 感光作用
   C. 生物作用
   D. 荧光作用
   E. 光学特性
7. X线应用于临床诊断的基本原理不包括
   A. 穿透性
   B. 感光作用
   C. 生物作用
   D. 荧光作用
   E. 摄影作用

8. 肺源性心脏病心影呈
   A. 滴状心
   B. 横位心
   C. 靴形心
   D. 梨形心
   E. 主动脉型心
9. 二尖瓣狭窄的心影的 X 线表现
   A. 梨形
   B. 靴形
   C. 烧瓶状
   D. 球形
   E. 普大型
10. 消化道内镜检查前需禁食
    A. 5h
    B. 6h
    C. 7h
    D. 8h
    E. 9h
11. 腹部 MRI 检查前需禁食
    A. 4h
    B. 5h
    C. 7h
    D. 8h
    E. 9h

A_2 型题

12. 某患者，60 岁，咳嗽、咳痰 3 个月、间断咯血 2 个月，胸部 X 线片上两肺多发性大小不等的棉絮状肿块阴影，多见于
    A. 大叶性肺炎
    B. 原发性肺癌
    C. 空洞型肺结核
    D. 肺转移癌
    E. 血行播散型肺结核
13. 某患者需做静脉肾盂造影检查，检查前应做好准备工作，下列哪项不妥
    A. 了解患者有无严重心、肝、肾疾病
    B. 做碘过敏试验
    C. 向患者做必要的解释
    D. 清理肠道
    E. 不必限制饮水

A_3 型题

（14～15 题共用题干）

刘先生，45 岁，近 3 月来感上腹部疼痛，尤以空腹和夜间加剧，进餐后可缓解。

14. 为明确病因，该患者最需要做的检查是
    A. X 线胸透
    B. X 线腹部平片
    C. 心电图检查
    D. 腹部 B 超
    E. 胃肠钡餐检查
15. 做该项检查前，准备错误的是
    A. 禁食 12h
    B. 清洁灌肠
    C. 停服各类药物三天
    D. 有幽门梗阻时须抽出胃内容物
    E. 肠梗阻和胃穿孔不能做钡餐检查，大出血期间暂缓进行

三、简述题

1. 简述碘剂造影过敏试验的方法及过敏反应的处理。
2. 简述支气管造影检查前嘱咐患者如何做准备。
3. 简述 X 线胃肠钡餐检查前嘱咐患者如何做准备。
4. 中量胸腔积液的 X 线表现是什么？
5. 超声检查前患者需做哪些准备？

（阎　青　姚本丽）

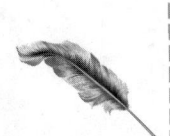

第八章 实验室检查

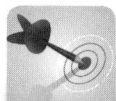

学习目标

通过本章内容的学习，学生应能：
识记：
1. 描述现代实验室检查的主要内容与特点。
2. 列举临床常用检验标本采集的注意事项。
3. 陈述临床常用检验标本项目的参考范围。
理解：
1. 解释实验室检查在健康评估中的作用。
2. 分析临床实验室检查各项目指标的临床意义。
运用：
1. 正确操作各类血液检查标本的采集方法。
3. 运用实验室检查的基本知识正确分析和理解各类标本检查异常的常见原因。

　　实验室检查是运用物理学、化学、生物化学、生物学、微生物学、细胞学、免疫学及遗传学等学科的实验技术和方法，对被评估者的血液、体液、排泄物、分泌物以及组织细胞等标本进行检验，以获得直接或间接反映机体功能状态、病理变化及病因等方面的资料，作为健康评估客观资料的重要内容之一。

　　实验室检查与临床护理有着十分密切的关系，一方面大部分实验标本需要护士去采集；另一方面可通过对获取的资料的评估协助护士作出护理诊断、观察病情、制定护理措施和进行护理效果的评价。作为护士必须熟悉常用实验室检查的目的、标本采集方法和主要干扰因素、检验参考值、检验项目的临床意义及与临床护理的关系。

　　各项检验标本是获得准确可靠检验结果的首要环节。标本采集的基本原则包括按医嘱采集标本、做好评估、核对和解释工作、保证标本的质量。因此，在采集标本时要做到采集的方法、采集的量和采集的时间必须正确，并能及时送检，以免影响检验的结果。影响检验结果的因素主要有：

　　1. **生理因素**　由生理因素引起检验结果变异比检测过程中技术因素产生的变异更大，包括被检测者的年龄、性别、妊娠、月经周期、情绪、采血时间、体位、运动和环境变化等。晨起空腹采集标本，可将生理因素对标本的影响减少到最低程度。此外，对激素标本的采集时间常有严格的规定和控制，这是因为一日之内激素分泌的周期性变化所致，如生长激素在入睡后不久分泌最高、胰岛素在早晨分泌较高等。

　　2. **饮食因素**　进食后采集血液标本，产生的高脂血症可影响多种物质的检测结果，如血葡萄糖、铁、脂肪、碱性磷酸酶活性等浓度增高。因此，许多生化项目的检测要求从前一天晚上8

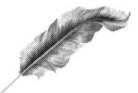

时起禁食，次日空腹采血。

3．药物因素　药物在体内的作用对检验结果有一定影响，故标本采集前应尽可能暂停各种药物的应用，以免干扰检验结果。

4．其他因素　标本标签的准确编号及标本的恰当保存和转运等，是减少检测结果假阳性或假阴性的重要措施之一。如检验结果与临床征象不相符时，可按医嘱重新采集标本。

第一节　血液检查

血液由血浆和血细胞两部分组成，血液在机体的新陈代谢功能调节以及维持人体内在和外在环境间的平衡方面均起重要的作用。血液标本的采集和处理方法详见下文。

1．临床血液检验　血液检验因目的和所需的血量不同，血液采集的方法也不一样。任何一种血液采集技术均要求保持血液标本的完整性和代表性。

血液标本的采集分为毛细血管采血法、静脉采血法和动脉采血法。近年来在静脉采血法的基础上进一步完善和发展引申出了封闭式采血法。封闭式采血法从静脉穿刺到血液标本转运，整个过程血液标本皆不与外界接触，既有利于标本的收集、转运和保存，也有利于防止医院内血源性传染病的交叉感染和环境保护。采血时为防止血液成分浓度升高或减低，压脉带的结扎时间要短。

2．血标本的种类　血液标本分为全血、血浆和血清等。

（1）全血：保留血液的全部成分，由血细胞和血浆组成。主要用于临床血液学检查，如：血细胞的计数、分类和形态学检查等。

（2）血浆：全血抗凝之后经离心除去血细胞成分后所得到的液体部分。主要用于止血、血栓和少数生物化学项目检查如内分泌激素的测定等。

（3）血清：血液离体后经过一定时间自然凝固后析出的液体部分称为血清。除纤维蛋白等凝血因子在凝血时被消耗外，其他成分与血浆基本相同，更适合于多数临床生物化学和免疫学检验项目的测定。

3．不合格血液标本及其预防措施　不合格血液标本主要有高脂肪血标本和溶血标本。

（1）高脂肪血标本：由于进食后不久采集血液所致，离心后的血清或血浆呈云雾状混浊，提示血中含有高浓度的脂肪物质，通常称之为脂血。由于脂蛋白的作用可干扰多种生化物质的检验。预防措施为空腹采血。

（2）溶血标本：各种原因致红细胞破坏，外观呈红色或粉红色的标本。红细胞破坏释放出的物质可干扰检验结果。造成溶血的原因除病理性外，主要有容器不干净、血液遇水、标本被强力震荡等体外溶血因素。因此，采血时注射器和容器必须干燥，抽血后将血液沿容器壁徐徐注入，可防止血标本发生溶血。

4．不同血标本的采集方法和处理　不同的测定项目需要不同的血标本，主要有：

（1）随机和急诊标本：随机和急诊标本是指无时间限定或无法规定时间而必须采集的血和尿标本，一般无法让被评估者进行准备。此类标本主要是门诊、急诊和抢救患者必须做的一些检查标本，或在体内代谢相对较稳定的检查物质，或受体内外干扰较小的检查物质。

（2）空腹标本：空腹标本一般指禁食 8h 后采集的血或其他标本。住院患者多在清晨采集，此类标本主要适用于大部分生化检测项目如葡萄糖、胆固醇等测定。

（3）指定时间标本：指定时间标本多属功能实验的标本，因实验目的的不同，采集标本的时间各有不同，但要求标本在规定的时间段内采集。如口服葡萄糖耐量试验、各种肾清除试验等。还

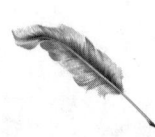

适用于药物血浓度的监测。

(4) 冰浴：将血标本置于冰浴水中，用以减缓各种成分的代谢速度。如血氨测定、血气分析测定、凝血试验等。

(5) 保温：将血标本保持于体温或37℃环境中。如冷凝集试验。

(6) 避光：血标本用锡纸包裹或避光的容器采集，以避免血中某些成分遇光分解，引起测定值的减低。如胆红素、维生素 B_{12} 测定等。

一、血液一般检查

血液一般检查包括红细胞计数（RBC）、血红蛋白测定（Hb）、白细胞计数（WBC）和分类计数（DC），是临床应用最广泛的检验项目之一。

（一）红细胞计数和血红蛋白测定

【标本采集方法】 毛细血管采血或抗凝静脉血 1ml。

【参考值】 见表 8-1

表 8-1 红细胞计数和血红蛋白参考值

	血红蛋白（g/L）	红细胞计数（/L）
成年男性	120～160	(4.0～5.5)×10^{12}
成年女性	110～150	(3.5～5.0)×10^{12}
新生儿	170～200	(6.0～7.0)×10^{12}

【临床意义】

1. 红细胞和血红蛋白增多　是指单位容积循环血液中红细胞数及血红蛋白含量高于正常参考值高限。

(1) 相对性增多：是指因血液浓缩，血容量减少造成红细胞容积和血红蛋白相对增多。见于严重呕吐、腹泻、大面积烧伤、大量出汗、尿崩症等。

(2) 生理性增多：见于新生儿、久居高原或剧烈运动者等。

(3) 病理性增多：见于严重的慢性心肺疾病如阻塞性肺气肿、肺源性心脏病、发绀型先天性心脏病，真性红细胞增多症等。

2. 红细胞和血红蛋白减少　是指单位容积循环血液中红细胞数及血红蛋白含量都低于正常参考值低限。

(1) 生理性减少：见于出生后 3 个月～15 岁以前的儿童、妊娠中、晚期孕妇和老年人。

(2) 病理性减少：可由造血原料不足、造血功能障碍及红细胞丢失、破坏过多等原因引起。见于各种原因所致的贫血，如缺铁性贫血、再生障碍性贫血、溶血性贫血和失血性贫血等。

临床上根据血红蛋白减低的程度将贫血分为 4 级：①轻度：Hb <参考值低限至90g/L；②中度：Hb 89～60g/L；③重度：Hb 59～30g/L；④极重度：Hb < 30g/L。

（二）白细胞计数和白细胞分类计数

【标本采集方法】 毛细血管采血或静脉血 1ml。

1. 白细胞计数　成人：(4～10)×10^9/L；新生儿：(15～20)×10^9/L；
   6 个月～2 岁：(11～12)×10^9/L。

2. 白细胞分类计数见表 8-2。

表 8-2　白细胞分类计数参考值

指标	百分比（%）	绝对值（×10⁹/L）
中性粒细胞（N）杆状核	1～5	0.04～0.5
分叶核	50～70	2～7
嗜酸性粒细胞（E）	0.5～5	0.02～0.5
嗜碱性粒细胞（B）	0～1	0～0.1
淋巴细胞（L）	20～40	0.8～4
单核细胞（M）	3～8	0.12～0.8

【临床意义】 白细胞计数高于 $10\times10^9/L$，称白细胞增多。白细胞计数低于 $4\times10^9/L$，称白细胞减少。中性粒细胞绝对值低于 $1.5\times10^9/L$，称为粒细胞减少症；低于 $0.5\times10^9/L$ 时称为粒细胞缺乏症。因中性粒细胞的百分率占 50%～70%，故白细胞增多或减少常与中性粒细胞的增多或减少相一致。

1．中性粒细胞

（1）中性粒细胞增多

1）生理性增多：妊娠后期及分娩时、情绪激动、寒冷、饱餐、剧烈运动后等情况下表现为暂时性增高，通常不伴有白细胞质量的变化。

2）病理性增多：大致可归纳为反应性增多和异常增生性增多两大类。①反应性增多：是机体对各种病因刺激的应激反应。可见于急性感染，尤其是化脓性球菌引起的局部或全身性感染；严重组织损伤或坏死，如大手术后、严重外伤、大面积烧伤、急性心肌梗死等；急性大出血；急性溶血；急性中毒，化学物质或药物（如铅、汞、安眠药等）中毒，尿毒症、糖尿病酮症酸中毒；非造血系统恶性肿瘤、白血病等。②异常增生性增多：是因造血组织中原始或幼稚细胞大量增生并释放至外周血中所致，是一种病理性的中性粒细胞，多见于粒细胞性白血病和骨髓增殖性疾病。

（2）中性粒细胞减少：见于：①感染性疾病，其中病毒感染是常见原因，如病毒性肝炎、流感、风疹、巨细胞病毒等感染；细菌感染如伤寒、副伤寒杆菌感染也是常见原因。②血液系统疾病，常见于再生障碍性贫血、粒细胞缺乏症、部分急性白血病（非白细胞性白血病）、恶性组织细胞病等。③化学药物副作用或放射线损伤，如使用抗肿瘤、抗甲状腺药物、氯霉素、免疫抑制剂、放射线损害等。④脾功能亢进、淋巴瘤及某些自身免疫性疾病如系统性红斑狼疮等。

（3）中性粒细胞的核象变化：是指粒细胞的分叶状况，标志着粒细胞的成熟程度。正常人周围血液中的中性粒细胞以 3 叶的分叶核占多数，可见少量杆状核，杆状核与分叶核的正常比值为 1：13。①核左移：周围血中出现不分叶核粒细胞（包括杆状核粒细胞及幼稚阶段的粒细胞）的百分数超过 5% 时，称为核左移。常见于急性化脓性细菌所致的感染、急性失血、急性中毒及急性溶血反应等。中性粒细胞增多伴核轻度左移，提示感染轻或处于感染早期；伴核明显左移表示感染加重；核显著左移但中性粒细胞不增高或减低者常提示感染极为严重。②核右移：周围血液中 5 叶以上的粒细胞百分数超过 3% 时称核右移。主要见于造血功能减退、巨幼细胞贫血、应用抗代谢药物等。在炎症恢复期出现一过性核右移属正常现象，但在疾病进行期突然出现核右移，则提示预后不良。

2．嗜酸性粒细胞　嗜酸性粒细胞增多见于：变态反应性疾病如支气管哮喘、荨麻疹等；寄生虫病如血吸虫病、蛔虫病等；皮肤病如湿疹、牛皮癣等；血液病如淋巴瘤、慢性粒细胞白血病等。嗜酸性粒细胞减少见于伤寒、副伤寒及长期应用肾上腺皮质激素等。

3．嗜碱性粒细胞　嗜碱性粒细胞增多见于慢性粒细胞性白血病、嗜碱性粒细胞白血病、骨

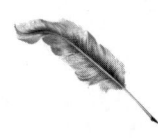

髓纤维化等。嗜碱性粒细胞减少无临床意义。

4. 淋巴细胞 淋巴细胞生理性增多见于出生1周后的婴儿，可持续到6～7岁。病理性增多见于病毒、结核、传染性单核细胞增多症等感染性疾病、淋巴细胞性白血病、淋巴瘤、自身免疫性疾病、移植物抗宿主反应或移植物抗宿主病等。淋巴细胞减少见于放射病、先天性或获得性免疫缺陷综合征及长期应用肾上腺皮质激素等。

5. 单核细胞 单核细胞生理性增多见于婴幼儿及儿童。病理性增多见于疟疾、结核、单核细胞性白血病、淋巴瘤、急性感染恢复期等。单核细胞减少一般无临床意义。

二、血液其他检查

（一）贫血性疾病检查

1. 血细胞比容（Hct）测定

【标本采集方法】 抽取静脉血2ml，注入已烘干的双草酸盐或肝素抗凝剂的带盖试管内，立即混匀。

【参考值】 温氏法：男性0.40～0.50L/L（40%～50%）；
女性0.37～0.48 L/L（37%～48%）。

【临床意义】

（1）血细胞比容增高：相对性增多见于各种原因所致的血液浓缩，如大量呕吐、大手术后、腹泻、大面积烧伤等，临床上通过测定血细胞比容来决定是否需要静脉输液及输液量。血细胞比容绝对性增多见于真性红细胞增多症和继发性红细胞增多症。

（2）血细胞比容减低：见于各种贫血。由于贫血种类不同，血细胞比容减少的程度并不与红细胞计数减少程度完全一致，因此应将红细胞计数、血红蛋白量和血细胞比容三者结合起来，计算出平均红细胞体积、平均红细胞血红蛋白含量及平均红细胞血红蛋白浓度，从而进行贫血的形态学分类，有助于各种贫血的鉴别。

2. 网织红细胞计数 网织红细胞是晚幼红细胞到完全成熟的红细胞之间的过渡型细胞。由于其在胞浆中尚存在嗜碱性的RNA物质，用煌焦油蓝等染液进行活体染色后，胞浆中可见有蓝绿色的网状结构，故名网织红细胞。网织红细胞在血液循环中经24～48h后，残余的嗜碱性物质逐步消除，变为成熟红细胞。

【标本采集方法】 毛细血管采血

【参考值】 见表8-3。

表8-3 网织红细胞分类计数参考值

	百分比（%）	绝对值（×10^9/L）
成人	0.5～1.5	24～84
新生儿	2～6	96～288

【临床意义】 网织红细胞的增减能反映骨髓造血功能，对贫血的诊断和鉴别诊断有重要的参考价值。

（1）网织红细胞增多：表示骨髓造血功能旺盛。见于急性溶血性贫血、急性失血性贫血。缺铁性贫血和巨幼红细胞性贫血治疗有效时，网织红细胞可迅速增多，为判断贫血疗效的指标。

（2）网织红细胞减少：表示骨髓造血功能低下，见于再生障碍性贫血。

（二）出血性疾病检查

1. 毛细血管抵抗力试验（CRT） 也叫毛细血管脆性试验、束臂试验。

【操作方法】 在上臂束好血压计袖带，于肘下4cm处用彩色笔画一直径为5 cm的圆圈，袖

带内充气使血压计的压力指数保持在收缩压与舒张压之间,一般不超过100mmHg,维持8 min后解除袖带压力,再等5 min后计算圆圈内新鲜出血点的数目,以判断毛细血管壁的抵抗力。

【参考值】 正常人阴性;直径5cm圆圈内新鲜出血点数:男性＜5个,女性＜10个。＞10个出血点为阳性。

【临床意义】

(1) 病理性CRT阳性:见于毛细血管有缺陷的疾病;如遗传性出血性毛细血管扩张症、过敏性紫癜等;血小板有缺陷的疾病;如特发性血小板减少性紫癜、先天性和获得性血小板功能缺陷症等;其他如严重肝、肾疾病及服用大量抗血小板药物时。

(2) 正常人阳性:少数正常人CRT可呈阳性,尤其是妇女。因此CRT临床价值不是很大。

2. 血小板计数(PLT) 血小板来自于骨髓巨核细胞。在循环血液中只有初生成的血小板具有止血功能,且只能维持2天。老化的血小板75%被脾、肝和骨髓的网状内皮细胞吞噬和破坏,其余老化的血小板在循环过程中破坏。

【标本采集方法】 毛细血管采血或静脉血1ml。

【参考值】 $(100 \sim 300) \times 10^9/L$。

【临床意义】

(1) 血小板增多:血小板数超过$400 \times 10^9/L$,称为血小板增多。①原发性增多:见于骨髓增生性疾病,如慢性粒细胞白血病、真性红细胞增多症、原发性血小板增多症等;②反应性增多:血小板一般在$500 \times 10^9/L$以下。见于急性或慢性感染、缺铁性贫血、急性失血或溶血、某些恶性肿瘤等。当疾病治疗有效时血小板数恢复正常。

(2) 血小板减少:血小板低于$100 \times 10^9/L$,称为血小板减少。常见于:①血小板的生成障碍:如再生障碍性贫血、急性白血病、放射线病、骨髓转移瘤等;②血小板破坏过多:如特发性血小板减少性紫癜、脾功能亢进、系统性红斑狼疮、病毒感染等;③血小板消耗增多:如弥散性血管内凝血、血栓性血小板减少性紫癜等。

3. 出血时间测定(BT) 出血时间是皮肤刺破后,血液自然流出到自然停止所需的时间。

【标本采集方法】 刺破皮肤血管观察自血液流出到停止出血所需时间。

【参考值】 出血时间测定器法(TBT):(6.9 ± 2.1) min。

【临床意义】

(1) 出血时间延长:①血小板数量减少或功能异常,如原发性血小板减少性紫癜、血栓性血小板减少性紫癜、血小板无力症等;②血管壁及结构异常,如遗传性出血性毛细血管扩张症等。

(2) 出血时间缩短:主要见于某些严重的血栓前状态和血栓形成时。如妊娠高血压、心肌梗死、脑血管病变、弥散性血管内凝血(DIC)高凝期等。

4. 血块收缩试验(CRT)

【标本采集方法】 静脉采血1～2ml,轻轻注入清洁干燥的玻璃试管中,加塞静置37℃水浴箱孵育,在30 min、60 min及24h观察血块收缩情况。

【参考值】 正常＜30～60 min开始收缩,18～24h达到完全收缩。

【临床意义】 本试验是检测血小板数量和功能的定性测定。

(1) 血块收缩不良或不收缩:见于血小板数量减少或功能异常,如特发性或继发性血小板减少性紫癜、血小板无力症等。

(2) 血块收缩增强:主要见于先天性或获得性第XIII因子缺乏的患者。

(3) 血块收缩正常:除见于正常人外,也可见于巨小板综合征等。

5. 凝血时间测定(CT) 凝血时间是指血液离体后至完全凝固所需的时间。凝血时间的长短与各凝血因子的含量和功能有关。

【标本采集方法】 试管法为静脉采血3ml,立即记录时间;玻片法为毛细血管采血。

【参考值】 试管法 4～12min，玻片法 2～5min。

【临床意义】

（1）凝血时间延长：见于血友病、严重的肝损害、弥散性血管内凝血的后期和应用肝素治疗等。

（2）凝血时间缩短：见于弥散性血管内凝血早期、血栓性疾病等。

6．血浆凝血酶原时间测定（PT） 通常称为凝血酶原时间测定，是指在抗凝血浆中加入组织凝血活酶和适量的钙离子后，测定血浆凝固所需的时间，是检测外源性凝血系统有无障碍的筛选试验。

【标本采集方法】 静脉血 1.8ml，注入含 3.8% 枸橼酸钠溶液 0.2 ml 的试管内充分混匀。

【参考值】 以直接测定的时间报告。正常为：11～13s，超过正常对照值 3s 以上为异常。

【临床意义】

（1）凝血酶原时间延长：见于先天性凝血酶原或纤维蛋白原缺乏症、严重肝病、维生素 K 缺乏、纤维蛋白溶解亢进、使用抗凝药物等。

（2）凝血酶原时间缩短：见于高凝状态，如弥散性血管内凝血早期、心肌梗死、脑血栓形成等。

7．活化部分凝血活酶时间测定（APTT） 活化部分凝血活酶时间测定，是检测"内源性途径"凝血因子缺陷的过筛试验，也是当前用于凝血因子治疗、肝素抗凝治疗监控以及检测狼疮抗凝物（一种抗磷脂自身抗体）的主要手段，其临床应用频率仅次于 PT 或与之相当。

【标本采集方法】 同 PT。

【参考值】 33.68～40.32s。

【临床意义】 基本与凝血时间测定意义相同，但敏感性高。

三、血细胞自动分析仪检查

血细胞检查方法有两种：一种是传统、单项进行的手工操作方法；另一种方法是目前医院普遍使用的血细胞（血液）分析仪法。

血细胞分析仪可对末梢血、静脉抗凝血进行检测。操作简单、精密度高、易于质量管理，在短时间内能给出血细胞计数、血细胞分类及血细胞体积分布直方图等多项参数的结果，显著地提高了临床诊断效率。现以最常用的电阻抗法三分群血细胞分析仪为例，简述血细胞检查项目的临床应用。

三分群血细胞分析仪报告单的内容包括基本情况、检测指标（细胞参数及细胞直方图）、警告符号及参考值四部分。一般可检测 21 项指标（18 项参数和三个细胞直方图）。血细胞分析仪报告单举例见表 8-4 及图 8-1。

表 8-4 血细胞分析仪报告单

基本情况	缩写	项目名称	测定值	报警	单位	参考值
姓名：	WBC	白细胞计数	69.7	↑	10^9/L	4.0～10.0
顺序号：	LYM#	淋巴细胞绝对值	4.9	RM↑	10^9/L	0.8～4.1
编号：	LYM	淋巴细胞百分比	7.0	↓	%	20.0～40.0
住院号：	MID#	中间细胞绝对值	6.6	R2↑	10^9/L	0.12～1.8
年龄：	MID	中间细胞百分比	9.5		%	1.0～15.0
性别：	GRAN#	中性粒细胞绝对值	58.1	R4↑	10^9/L	2.0～7.2
科别：	GRAN	中性粒细胞百分比	83.5	↑	%	50.0～70.0

续表

基本情况	缩写	项目名称	测定值	报警	单位	参考值
床号:	RBC	红细胞计数	0.92	↓	10¹²/L	3.8～5.9
送检医师:	Hb	血红蛋白测定	25.0	↓	g/L	110.0～170.0
采血者:	HCT	红细胞比容	0.075	↓	L/L	036～0.50
检验者:	MCV	红细胞平均体积	81.0		Fl	80.0～100.0
检验日期:	MCH	红细胞平均血红蛋白含量	27.2		Pg	26.0～34.0
打印日期:	MCHC	红细胞平均血红蛋白浓度	333.0		g/L	320.0～360.0
仪器:	RDW	红细胞体积分布宽度	18.9	↑	%	11.0～14.5
Cell-Dyn 1700	RLT	血小板计数	161.0		10⁹/L	100.0～300.0
ABO 血型:	MPV	血小板平均体积	11.0		Fl	8.5～13.0
Rh 血型:	PCT	血小板比积	0.18		%	0.1～2.4
	PDW	血小板体积分布宽度	12.6		%	10.0～16.0

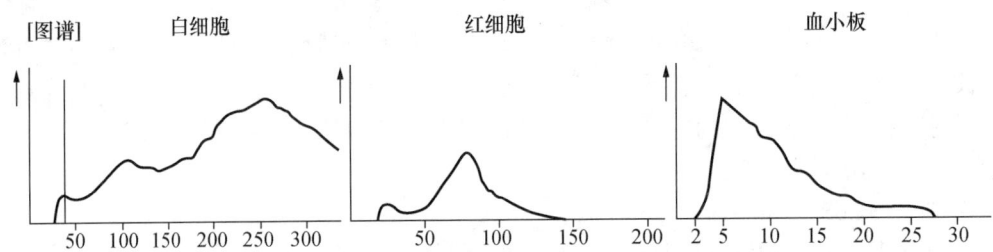

图 8-1　三分群血细胞分析仪报告单举例

应注意不同型号仪器参考值有一定差异，各指标参考值设定仍以手工操作为基础，但略有不同。其临床意义参考本节血液一般检查。

第二节　尿液检查

尿液检查又称尿液分析（urinalysis），是应用物理和化学方法对尿液的物理性状及化学成分进行检测、在显微镜下对尿液的有形成分进行观察和计数。尿液检查是临床常用的检查项目。

尿液是血液经肾小球滤过、肾小管及集合管的重吸收与排泄作用后形成的排泄物。尿液检查对健康保健普查、疾病诊断、病情观察、疗效判断等有一定的意义。一方面可以了解泌尿系统的生理功能和病理变化，另一方面还可了解其他系统的情况。

尿液标本的采集和处理：

1．容器装备　因各种非标本物质可干扰测定的结果，因此应使用清洁一次性专用的有盖尿标本容器，如使用其他容器，需洗净、晾干后才能使用。

2．避免污染　男性患者尿液中避免混入前列腺液和精液；女性患者尿中避免混入经血或阴道分泌物，必要时冲洗外阴后留取中段尿检查；不可混有粪便。

3．取尿时间　住院患者尿常规最好留取清晨第一次尿，门诊或急诊患者可随时留取，但在标本容器上必须注明留取时间。

4．标本种类

(1)晨尿：为清晨起床后的第一次尿标本。因尿液在膀胱内存留8h以上，各种成分浓缩，有利于尿液有形成分的检出。此种标本最适合于可疑及已知有泌尿系统疾病患者的一般检查以及早期妊娠实验。

(2)随机尿：即留取任意时间的尿液。患者任何时间内自然排泄的尿液标本，此类标本最适合门诊、急诊患者。但易受多种因素影响，尿中病理成分浓度较低，有时结果不够准确。

(3)餐后尿：通常在午餐后2h收集标本。此标本对病理性蛋白尿、尿胆原和糖尿的检出更为敏感。

(4)定时尿：应从排空膀胱开始计算时间，将全部时间各次尿液及定时后膀胱中的尿液全部送检。适用于一日之内尿液成分波动较大、用随意尿标本难以确定其参考值范围的多种化学物质的检测。如午餐后2h尿，主要用于尿中尿胆原等的检测；12h尿要求前一天晚上8时排尽余尿后，开始收集直至第二天早晨8时之内的全部尿液，主要用于尿中有形成分计数。24h尿标本的采集方法同12h尿，主要用于蛋白、糖等化学物质的检验。

(5)培养尿：留取细菌培养标本前，应先进行局部擦洗和消毒，再用清洁、无菌容器收集中段尿送检，主要用于细菌培养和药物敏感试验。

5．标本保存　尿标本如不能及时检查，因各种物质易遭受微生物等的孳生破坏，需做适当保存，常用方法有冷藏法和化学法。冷藏以4℃为好，避免结冰；化学法可选用甲苯、甲醛、浓盐酸等防腐剂。

一、尿液一般检查

尿液一般检查内容包括：①物理学检查，含尿量、颜色、气味、比重等；②化学检查，含尿液pH、糖、蛋白质、血红蛋白、胆红素、尿胆原等；③有形成分检查，含尿液细胞、结晶、管型等。

(一)尿液理学检查

1．尿量　尿量的多少取决于肾小球滤过率、肾小管重吸收与浓缩稀释功能，也与气温、体温、年龄、精神因素、活动量、出汗量、饮水量、食物中水分含量、血液中抗利尿激素水平及用药等因素有关。

【标本采集方法】　收集24h尿量测定容积，并应加入防腐剂。

【参考值】　正常成人24h尿量为1~2L，平均1.5L。

【临床意义】

(1)多尿：尿量>2500ml/24h时称为多尿。见于：①暂时性多尿，见于饮水过多、应用利尿剂、输液过多、精神紧张等；②病理性多尿，多见于尿崩症、糖尿病、慢性肾小球肾炎及急性肾盂肾炎后期等。

(2)少尿：尿量<400ml/24h或<17ml/h称为少尿。病理性少尿见于：①肾前性因素引起的少尿，见于呕吐、腹泻、烧伤等原因引起的脱水，大出血、休克、心功能不全等引起的肾缺血；②肾性因素引起的少尿，见于急性肾小球肾炎、慢性肾炎急性发作、急性肾衰少尿期、慢性肾衰竭、肾移植后急性排斥反应、急性过敏性间质性肾炎等；③肾后性因素引起的少尿，见于输尿管结石等原因引起的尿路梗阻。

(3)无尿：尿量<100ml/24h或12h内完全无尿称无尿。主要见于严重的急性肾功能不全及肾移植术后发生排异反应时。

2．颜色　尿液的颜色深浅取决于尿液浓缩程度、pH、食物及药物的影响。久置尿可出现轻微混浊甚至沉淀。

【标本采集方法】　新鲜晨尿或随时尿，立即送检。

【参考值】　正常尿液为淡黄色至深黄色透明液体，颜色的深浅受某些食物、药物和尿量等的影响。

【临床意义】 尿液的病理外观主要有：

(1) 无色：见于尿量增多，如尿崩症、糖尿病或饮水、输液过多。

(2) 淡红色或红色：尿液内含有一定量的红细胞时称血尿。每升尿内含血量超过 1ml 时即可呈现淡红色，称为肉眼血尿。见于急性肾小球肾炎、肾结核、肾和尿路结石、肾肿瘤、泌尿系统感染以及出血性疾病等。

(3) 浓茶色或酱油色：亦称为血红蛋白尿。见于血型不合的输血反应、阵发性睡眠性血红蛋白尿、进食卟啉类食物色素等。

(4) 深黄色：亦称胆红素尿。振荡后泡沫也呈黄色，胆红素定性试验阳性者为胆红素尿，见于阻塞性黄疸及肝细胞性黄疸。尿液浓缩、服用呋喃唑酮、维生素 B_2、大黄等药物后尿色也呈黄色，但尿泡沫不黄，胆红素定性试验阴性。

(5) 云雾状混浊：为菌尿或脓尿。菌尿尿液静置后不下沉，脓尿含有较多白细胞及炎性渗出物，静置后可下沉，形成白色云絮状沉淀。见于泌尿系统感染性疾病如肾盂肾炎、膀胱炎、尿道炎等。

(6) 乳白色混浊：为乳糜尿，见于丝虫病、肿瘤及各种原因引起的肾周围淋巴管阻塞。

3．气味

【标本采集方法】 新鲜晨尿或随时尿，立即送检。

【参考值】 正常尿液的气味呈特殊芳香气味，久置后有氨臭味。

【临床意义】 糖尿病酮症酸中毒时，尿液可呈烂苹果样气味；进食葱、蒜等含特殊气味的食品过多时，尿液也可出现相应的特殊气味。新鲜尿即有氨臭味见于膀胱炎或尿潴留。

4．比重 尿比重是指在 4℃ 条件下，同体积尿与纯水的重量之比，在生理情况下，尿比重与排出的水分、盐类和尿量有关。因此，测定一次比重临床意义不大，连续多次观察尿比重，才可了解肾功能。目前尿比重测定多用尿试纸条进行筛检，其他方法有尿比重计法、折射仪法等。

【标本采集方法】 晨尿 100ml。

【参考值】 1.010 ~ 1.025，最大范围为 1.003 ~ 1.030。

【临床意义】

(1) 尿比重增高：见于急性肾小球肾炎、周围循环衰竭、脱水、高热等；糖尿病患者因尿内含有大量葡萄糖，尿量多而比重高，有时可高达 1.040 以上。

(2) 尿比重降低：见于慢性肾衰竭、尿崩症等。

(二) 化学检查

1．酸碱度（pH） 尿液酸碱度，即尿的 pH，可反映肾调节体液酸碱平衡的能力。一般广泛采用 pH 试纸测定，精确测定时改用 pH 计测定，通常用 pH 表示测定结果。

【标本采集方法】 普通膳食情况下，留取新鲜晨尿 100ml，立即送检。

【参考值】 正常人在普通膳食条件下，尿液 pH 约 6.5，波动在 4.5 ~ 8.0 之间。

【临床意义】 正常尿液酸碱度受饮食的影响，进食蛋白质多时尿 pH 降低，进食蔬菜多时尿 pH 可升高。因此，在排除干扰因素后出现的 pH 过高或过低才称为尿液酸碱度异常。

(1) 尿酸度增高：见于酸中毒、高热、糖尿病、痛风或服用维生素 C 等。

(2) 尿碱度增高：见于碱中毒、膀胱炎、肾小管性酸中毒及服用碳酸氢钠等。

2．蛋白质（PRO） 尿蛋白的检测可用于初步判断肾的功能、协助诊断其他系统多种疾病、进行疾病的动态观察及疗效评判等。尿蛋白检查可分为定性和定量两大类试验。

【标本采集方法】 留取 24 h 尿液（加少量防腐剂），一般在记录总量后，将尿液混匀，取 100ml 送检。

【参考值】 定量试验：＜ 150mg/24h；定性试验：阴性。

【临床意义】 尿中蛋白质含量超过 150mg/24h，蛋白质定性试验呈阳性的尿液称蛋白尿。

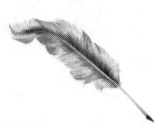

(1) 生理性蛋白尿：①功能性蛋白尿：是在剧烈活动、妊娠等因素作用下，肾血管痉挛或充血、肾小球通透性增加而致尿液中出现的蛋白质（一般不超过+，定量多<0.5g/24h）；②体位性蛋白尿：又称直立性蛋白尿，系立位时局部因素引起肾被动充血所致。特点是在晨尿中无蛋白，较长时间站立后尿中蛋白量增高，而平卧后尿蛋白又减少或消失。

(2) 病理性蛋白尿：①肾小球性蛋白尿：系指肾小球滤过膜损伤时，其通透性增加，血浆蛋白的滤出量加大，肾小管不能将滤出的蛋白质完全重吸收，而致尿液中出现的蛋白尿，以清蛋白为主，蛋白质排出量常>1g/24h，多见于原发性或继发性肾小球疾病、肾循环障碍、缺氧等；②肾小管性蛋白尿：是指肾小球滤过功能正常，而肾小管重吸收功能障碍所致的蛋白尿，通常以a_1、$β_2$微球蛋白为主，清蛋白含量正常或轻度增加，蛋白质排出量常<1g/24h，见于肾盂肾炎、急性肾小管坏死、急/慢性间质性肾炎等；③混合性蛋白尿：是指肾小球和肾小管均受损，尿中可出现小分子和大分子量的蛋白，见于慢性肾炎、肾小管间质病、糖尿病肾病综合征、系统性红斑狼疮等；④"溢出性"蛋白尿：是指肾小球滤过及肾小管重吸收功能均正常，但由于血浆中有异常蛋白质，如免疫球蛋白的轻链、血红蛋白或肌红蛋白增加，这些小分子的蛋白质经肾小球滤出，肾小管不能完全重吸收而产生的蛋白尿。见于多发性骨髓瘤、巨球蛋白症、急性溶血性疾病等；⑤组织性蛋白尿：受炎症、中毒或药物刺激，肾小管对T-H糖蛋白的分泌量增加或组织破坏释放入尿液的蛋白增加所致的蛋白尿。

此外，肾以下的泌尿道疾病，如膀胱炎、前列腺炎等，产生大量脓液、血液、黏液等含蛋白质成分物质，亦可致尿蛋白阳性，称为假性蛋白尿。

3. 葡萄糖（GLU）　尿中是否出现葡萄糖取决于血糖水平、肾小球滤过葡萄糖的速度、近端肾小管重吸收葡萄糖的速度、尿流量等。正常人尿液中可有微量尿糖（urine glucose），但尿试纸条检查呈阴性。当血糖>8.8mmol/L时，超过肾小管重吸收能力的最大限度即肾糖阈，或近端肾小管重吸收功能障碍时，尿糖增加，糖定性试验呈阳性，称糖尿。

【标本采集方法】　用晨尿、随时尿或餐后新鲜尿，立即送检。

【参考值】　定性：阴性。

【临床意义】

(1) 生理性糖尿：①饮食性糖尿：是由于食糖过多或输注葡萄糖溶液过快、过多所致的糖尿；②精神性糖尿：是由于精神过度紧张、情绪激动，使交感神经兴奋，肾上腺素分泌过多所引起的一过性高血糖而致的糖尿；③妊娠糖尿：是指正常孕妇在妊娠晚期，由于细胞外液容量增加，近曲小管的重吸收功能受到抑制，肾糖阈下降而出现的糖尿。

(2) 病理性糖尿：①暂时性糖尿：又称应激性糖尿，见于颅脑外伤，脑血管病等，应激反应时，胰高血糖素分泌过多，或血糖中枢受到刺激致暂时性高血糖所引发的糖尿；②血糖正常性糖尿，又称肾性糖尿：是指血糖正常，但肾小管对葡萄糖重吸收能力减退，肾糖阈降低所引起的糖尿，慢性肾炎或肾病综合征也可因肾小管受损，导致对糖的重吸收障碍而出现糖尿；③血糖增高性糖尿：见于各组织器官对葡萄糖的利用率降低所致的疾病，如糖尿病等；④某些内分泌病，如甲状腺功能亢进症，由于糖吸收增快使饭后血糖增高可致糖尿；⑤其他，如哺乳期乳糖尿、遗传性半乳糖或果糖尿、戊糖尿等。

4. 酮体（KET）　酮体是脂肪分解代谢的中间产物，包括乙酰乙酸、β-羟丁酸和丙酮。血中酮体增高，尿酮体检查呈阳性的尿液称为酮尿。

【标本采集方法】　随机尿10 ml。

【参考值】　定性：阴性。

【临床意义】　酮尿可见于糖尿病酮症酸中毒，妊娠剧烈呕吐，子痫等，重症患者长期不能进食时亦可出现酮尿。重症酮症患者，血液中的β-羟丁酸尚未转化为乙酰乙酸就被排至尿液，尿液中出现大量的β-羟丁酸，但现有的尿试纸条检查不出，甚至可出现假阴性结果，此时测量

结果对病情估计不足。相反，重症酮症患者缓解后，血液中大量的β-羟丁酸转化为乙酰乙酸后排至尿液，反而更易出现阳性结果。

5．尿亚硝酸盐（NIT） 尿液中亚硝酸盐阳性检出率，取决于感染细菌是否含有硝酸盐还原酶、食物中是否含适量硝酸盐、尿液在膀胱中停留时间及尿量等因素。

【标本采集方法】 随机尿10ml。

【参考值】 定性试验：阴性。

【临床意义】 常见的肠杆菌科细菌如大肠埃希菌、变形杆菌等可将硝酸盐还原为亚硝酸盐。尿液亚硝酸盐试验阳性，提示存在尿路感染。但有些细菌不能将硝酸盐还原为亚硝酸盐，如葡萄球菌、淋病双球菌等，故阴性不能排除尿路感染。标本放置过久或污染可致假阳性，高比重、维生素C、进食硝酸盐含量丰富的菠菜、卷心菜等食物亦可致假阳性。分析结果时，应注意结合尿试纸条法的白细胞检测结果。病理情况所致的亚硝酸盐阳性的尿液中常可检出白细胞。

6．胆红素（BIL） 衰老的红细胞被肝、脾的单核-吞噬细胞系统清除、破坏、分解，释放出血红蛋白，并进一步被蛋白酶分解为珠蛋白、铁和胆红素，这种胆红素为非结合胆红素（间接胆红素），为非水溶性，不能被肾小球滤出。非结合胆红素进入肝后，在葡萄糖醛酸转移酶作用下，形成结合胆红素（直接胆红素），结合胆红素溶于水，能被肾小球滤出。肝及胆道内外疾病引起胆红素代谢障碍时，非结合胆红素和结合胆红素在血中潴留，当血中结合胆红素超过肾阈值时，即从尿中排出。

【标本采集方法】 随机尿5ml。

【参考值】 定性试验：阴性。

【临床意义】 尿胆红素在黄疸的鉴别诊断中有较大价值。在溶血性黄疸时因胆红素未经肝细胞处理不能透过肾小球故亦为阴性，肝细胞性黄疸为阳性，阻塞性黄疸为阳性。

7．尿胆原（URO，UBG） 尿胆原由结合胆红素从肝排泄进入肠道后，在小肠下部和结肠中经细菌的还原作用而生成。

【标本采集方法】 新鲜尿液2ml。

【参考值】 定性试验：阴性。

【临床意义】 胆汁淤积性黄疸时尿胆原呈阴性，溶血性黄疸时尿胆原呈强阳性，肝细胞性黄疸时尿胆原轻度升高。同时做尿胆原和尿胆红素检查，可对黄疸进行鉴别诊断。

8．尿隐血（urine occult blood）测定 尿液中的血红蛋白有类过氧化物酶的作用，可使尿试纸条呈阳性反应。若镜下无红细胞但尿隐血试验阳性，可诊断为血红蛋白尿。

【标本采集方法】 随机尿10ml。

【参考值】 定性试验：阴性。

【临床意义】 尿隐血试验阳性见于溶血性贫血、血型不合输血、恶性疟疾、大面积烧伤、阵发性睡眠性血红蛋白尿等。

（三）显微镜检查

尿液的显微镜检查是指用显微镜对新鲜尿液标本中的沉渣进行镜检，寻找有无各种类型的细胞、管型和结晶体等有形成分。通过尿沉渣检查，对泌尿系统及与泌尿系统有关疾病的诊断和鉴别诊断、损伤程度、治疗效果、观察预后等均有参考价值。

【标本采集方法】 新鲜晨尿10～15ml。

1．细胞检查

（1）红细胞

【参考值】 10倍浓缩尿：0～3个/高倍视野（HP）。

【临床意义】 红细胞增多见于：①正常人，尤其是青少年，在剧烈运动、急行军、冷水浴或重体力劳动后可出现暂时性血尿，休息后消失；②泌尿系统疾病，见于肾小球肾炎、肾结核、肾

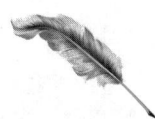

盂肾炎、急性膀胱炎、泌尿系结石和肿瘤等，亦可见于出血性疾病。

(2) 白细胞

【参考值】 10 倍浓缩尿：0～3 个 / 高倍视野（成年男性），0～5 个 / 高倍视野（成年女性）。

【临床意义】 尿中白细胞增多，提示泌尿系统有化脓性炎症，如肾盂肾炎、膀胱炎、尿道炎或肾结核合并感染等。

(3) 上皮细胞

【参考值】 正常尿中可出现少量上皮细胞，无肾小管上皮细胞。

【临床意义】 ①大量上皮细胞伴白细胞，见于泌尿生殖系统炎症，如肾盂肾炎、膀胱炎、尿道炎等；② 移行上皮成片脱落，见于肾盂、输尿管或膀胱颈部炎症；③肾小管上皮细胞见于急性肾小球肾炎、急性肾小管坏死、肾移植排斥反应、慢性肾炎、肾梗死等。

2. 管型检查 管型（cast）是肾小管、集合管中管状铸型样蛋白聚体。它是尿中的蛋白质在肾小管和集合管浓缩、酸化后形成的。肾小管上皮细胞分泌的 Tamm-Horsfall 糖蛋白（T-H 糖蛋白）是形成管型的基质。当已形成管型的肾单位有尿液重新通过时，管型随尿液排出体外。

【参考值】 正常人尿中无管型或偶见少量透明管型，0～1 个 / 低倍视野（LP）。

【临床意义】

(1) 透明管型：偶见于正常人清晨尿中。当肾有轻度或暂时性功能改变，如剧烈运动、高热、全身麻醉及心功能不全等，尿中亦可见少量透明管型。在肾实质病变如肾小球肾炎时，透明管型明显增多。

(2) 细胞管型：①红细胞管型，是由于肾小球滤过红细胞或肾小管出血所致，红细胞管型是诊断肾小球病变的重要依据，常见于急性肾小球肾炎、慢性肾小球肾炎发作期、急性肾小管坏死、肾移植后急性排斥反应；②白细胞管型，提示有化脓性炎症，常见于急性肾盂肾炎、间质性肾炎，亦可见于狼疮性肾炎等；③上皮细胞管型，提示肾小管有病变，为肾小管上皮细胞脱落的证据，常见于急性肾炎、肾移植急性排斥反应、子痫等。

(3) 颗粒管型：含细颗粒管型和粗颗粒管型两种，前者见于慢性肾炎或急性肾炎后期，后者见于肾单位淤滞。

(4) 脂肪管型：其基质中含脂肪变性的肾小管上皮细胞，见于类脂性肾病等。

(5) 蜡样管型：见于肾长期而严重的病变，如慢性肾小球肾炎的晚期及肾淀粉样变等。

3. 尿结晶体检查 尿液中盐类结晶的析出，决定于该物质的饱和度、尿液的 pH、温度等因素，常见的有尿酸结晶、草酸钙结晶和磷酸盐类结晶，一般无临床意义。但当结晶体伴随较多红细胞出现于新鲜尿液时，疑似尿路结石。亮氨酸和酪氨酸结晶尚少见，分别见于严重的肝实质损伤和氨基酸代谢障碍。

4. 尿红细胞形态检查 新鲜尿液中红细胞形态特征对鉴别血尿来源有参考价值，肾小球源性红细胞形态多样，大小不等，可出现伪足形、面包圈形、靶形和花环形等；非肾小球来源的红细胞形态基本正常，有时可出现少数淡影红细胞及棘状红细胞。

5. 结晶

(1) 生理性结晶：有磷酸盐、碳酸钙、尿酸盐、尿酸及草酸钙结晶，少量出现无临床意义，若磷酸盐、尿酸及草酸钙结晶持续出现在新鲜尿中并伴有较多红细胞，应疑有结石的可能。

(2) 病理性结晶：胆红素结晶仅见于阻塞性黄疸和肝细胞性黄疸；亮氨酸、酪氨酸结晶见于急性重症肝炎、白血病等；胱氨酸结晶仅出现于遗传性胱氨酸尿症患者尿中；胆固醇结晶见于尿路感染、乳糜尿患者等；磺胺类药物结晶见于服用磺胺类药物患者，尿中磺胺类药物结晶析出多时应停药。

二、尿液其他检查

（一）尿液微量蛋白测定

1. 尿清蛋白测定　清蛋白（Albumin，Alb）带负电荷，肾小球滤过膜的电荷选择性屏障作用使绝大部分 Alb 不能通过滤过膜。如滤过膜负电荷下降，血浆 Alb 在滤过压作用下可透过滤过膜，进入原尿中。滤出的 Alb 很难被肾小管重吸收，结果尿中 Alb 含量升高。因此，Alb 是肾小球滤过膜电荷选择性屏障损伤的重要标志蛋白质。

正常人尿中有极微量的清蛋白，称为微量清蛋白。24h 尿中微量清蛋白量超过 30mg，称微量清蛋白尿。这种蛋白用常规半定量方法检测不出，需用酶联免疫吸附方法或免疫比浊法检测。

【参考值】　尿 Alb：7.6 ± 6.1 mg/L。

【临床意义】　尿 Alb 增高常见于糖尿病肾病、高血压、妊娠子痫前期等，也可在隐匿性肾炎恢复期尿中出现，是较敏感的早期肾损伤的诊断指标。

2. 尿 a_1 微球蛋白测定　a_1 微球蛋白（a_1-microglobulin，a_1-M）是由淋巴细胞和肝产生的一种糖蛋白，分子量较小。血浆 a_1-M 有游离和结合（与 IgA 结合）两种形式，游离的 a_1-M 可自由通过肾小球滤过膜，滤出的 a_1-M 几乎全部在近曲小管被重吸收，尿中含量极微。当近曲小管上皮细胞受损时，a_1-M 重吸收减少，尿中含量升高，故可将 a_1-M 作为近曲小管损伤的重要标志。微球蛋白的测定，可作为肾小管损害及其程度的判断依据。与 a_1-M 有相同诊断作用的是 β_2-M，由于前者半衰期长，在尿液中较稳定，近年有取代 β_2-M 的趋势。

【参考值】　尿 a_1-M：$1 \sim 3.5$ mg/L。

【临床意义】　①肾小管炎症、中毒时，肾小管重吸收功能受损，尿液 a_1-M 排泄量增高，故测定 a_1-M 有助于肾小管疾病的诊断；②估计药物对肾的损害，如用庆大霉素、多粘菌素或卡那霉素后，尿液的 a_1-M 明显增高。

3. 尿免疫球蛋白 G 测定　免疫球蛋白 G（IgG）为电中性蛋白，滤过膜孔径的筛网选择性屏障对其起阻留作用。滤过膜受损和孔径变大时，IgG 滤出增多，尿中含量升高。因此，IgG 是肾小球滤过膜筛网选择性屏障损伤的标志蛋白质。正常人尿液中不会出现 IgG。肾小球疾病时，因毛细血管壁增厚、变形，通透性增高，尿液中可出现 IgG。

【参考值】　尿 IgG：3.2 ± 1.9 mg/L。

【临床意义】　当肾小球滤过膜的孔径增大时，尿液中出现 IgG，提示为非选择性蛋白尿。在急性肾小球肾炎、微小病变肾病、狼疮肾、系膜增生性肾小球肾炎等肾疾病早期，尿中均可出现 IgG。

4. 尿转铁蛋白测定　转铁蛋白（TRF）是 β_1-糖蛋白，主要功能是转运铁离子。血清 TRF 半衰期约 8 天。TRF 带负电荷，但比 Alb 稍弱些，而且分子量比 Alb 小。当滤过膜的电荷选择性屏障损伤时，TRF 滤出增多，尿中 TRF 含量升高，TRF 也是肾小球滤过膜电荷选择性屏障损伤的标志蛋白质。尿转铁蛋白的检测主要有酶联免疫吸附法和免疫比浊法。

【参考值】　(0.42 ± 0.39) mg/L。

【临床意义】　尿 TRF 增高的临床意义与尿清蛋白相同，但肾损害早期，尿 TRF 比 Alb 更易出现于尿中，与尿 Alb 相比，检测尿 TRF 对早期诊断肾小球病变更有帮助。

（二）尿酶检查

1. 淀粉酶测定

【参考值】　比色法：尿液 $1000 \sim 1200$ U/L。

【临床意义】　淀粉酶（amylase，AMY）主要由唾液腺和胰腺分泌。急性胰腺炎时，胰腺水肿压迫胰腺导管致胰液渗漏入组织间隙，血和尿中 AMY 显著升高。一般在发病后 $6 \sim 12$h 血液中的 AMY 活性增高，持续 $3 \sim 5$ 天降至正常，于发病后 $12 \sim 24$h 尿中 AMY 活性增高，持续

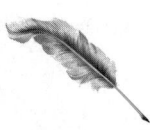

3～10天降至正常。尿AMY增高还可见于休克、创伤、腹膜炎、急性腮腺炎、宫外孕和糖尿病酮症酸中毒等。

2. N-乙酰-β-D氨基葡萄糖苷酶测定　N-乙酰-β-D氨基葡萄糖苷酶（N-acetyl-β-D-glucosaminidase，NAG）是存在于肾小管及尿路上皮细胞中的一种溶酶体酶，正常情况不经肾小球滤过。

【参考值】　尿液NAG＜18.5U/L。

【临床意义】　尿中NAG活性增高常作为肾损伤的标志。测定尿NAG有助于发现早期的肾毒性损害、肾移植急性排斥反应、急性肾小管坏死等。肾盂肾炎、肾小球肾炎、梗阻性肾病时，尿NAG亦可明显升高。

（三）尿电解质检查

1. 尿钠测定　正常情况下，体内钠主要是经肾随尿液排出。钠可自由通过肾小球，并由肾小管回吸收，尿液排出的钠少于肾小球滤过量的1%。当肾有病变时血钠浓度偏低，而尿液钠含量增高。

【参考值】　130～260mmol/24h（3～5g/24h）。

【临床意义】　尿钠排出增加见于急性肾小管坏死；尿钠排出减少见于各种原因引起低钠血症，如呕吐、腹泻、严重烧伤、糖尿病酮症酸中毒等。

2. 尿钙测定　肾是排泄钙的重要器官，肾小球滤出的钙约99%被肾小管重吸收，约1%随尿排出。钙代谢异常时，不仅血钙异常，尿钙也会出现异常。

【参考值】　2.5～7.5mmol/24h（0.1～0.3g/24h）

【临床意义】

（1）尿钙减少：①慢性肾衰竭；②甲状旁腺功能减退，甲状旁腺激素分泌不足或缺如，骨钙动员及肠钙吸收明显减少，血钙降低，使尿钙浓度明显减少或消失；③慢性腹泻；④小儿手足搐搦症。

（2）尿钙增加：①多发性骨髓瘤时，骨髓瘤细胞在骨髓腔内大量增生，侵犯骨骼和骨膜，引起骨质疏松和破坏，出现高钙血症，再加上肾功能受损，肾小管的吸收力差，更使尿钙增加；②甲状旁腺功能亢进，甲状旁腺激素分泌过多，钙自骨动员入血，引起血钙过高，尿钙增加。

（3）用药监护：如判断维生素D_2、D_3及A-T_{10}（双氢速甾醇）的治疗效果，可做尿钙检查。

3. 尿钾测定　钾的排出主要通过肾，在正常情况下，自肾小球滤过的钾98%被重吸收，自肾排出的钾约70%是由肾小管分泌，钾摄入量多则肾排钾也多。此外，当GFR明显降低、酸中毒时，肾的排钾量减少；激素可影响钾的排出，肾上腺皮质激素，特别是盐皮质激素，有潴钠及排钾作用，而醛固酮促进远端小管钠、氯重吸收和钾、氢离子的排出，但钾摄入量增加时，醛固酮的分泌也增加。

【参考值】　51～102mmol/24h。

【临床意义】　①尿钾排出增多，见于呕吐、腹泻、原发性醛固酮增多症、Cushing综合征、肾小管间质疾病、肾小管酸中毒、糖尿病酸中毒以及服用药物如锂、乙酰唑胺等；②尿钾排出减少，多见于各种原因引起的钾摄入少、吸收不良或胃肠道丢失过多。

（四）尿蛋白电泳

尿蛋白电泳可用于鉴别蛋白尿类型，借此推测肾病变部位。

【参考值】　正常尿中只有少量清蛋白。

【临床意义】　①肾小管损害为主的肾病，如急性或慢性肾盂肾炎、肾小管性酸中毒、慢性间质性肾炎、重金属及抗生素等引起的肾小管损伤，常在尿中出现小分子量的蛋白，主要电泳区带在清蛋白以下；②以肾小球损害为主的疾病，如急性肾炎、慢性肾炎早期、肾病综合征等，常出现中分子或大分子量蛋白，其电泳区带在清蛋白以上附近；③肾小球、肾小管混合性损害，如

慢性肾炎晚期及各种原因所致慢性尿毒症、急性肾衰竭等，常出现混合性蛋白尿，各种分子量的蛋白均可出现，即清蛋白区带上下均可出现蛋白区带。

（五）乳糜尿和脂肪尿

各种原因所致淋巴液引流不畅，乳糜液流入尿液，使尿液呈乳白色，即脂肪与蛋白混合呈乳化状态的混浊尿液为乳糜尿。混入血液的乳糜尿称乳糜血尿。如合并泌尿道感染可致乳糜脓尿。乳糜尿常见于丝虫病，多呈间歇性，少数呈持续阳性。乳糜尿亦可见于腹膜结核、肿瘤、胸腹部创伤及先天性淋巴管畸形等。混有脂肪的尿液称脂肪尿，脂肪尿可见于肾病综合征等。

三、尿液自动分析仪检查

尿液自动化分析仪是用于尿液检测的自动化仪器，具有操作方便、测定迅速、检出灵敏度高、重复性好等优点。目前常用的尿液分析仪有干化学尿分析仪和尿沉渣分析仪。

（一）干化学尿分析仪

干化学尿分析仪又称尿液分析仪，是用于化学方法检测尿中某些化学成分的自动化仪器。尿液自动化分析仪常使用8～11种检测项目组合试验，各项目的基本原理、参考值列表如下（表8-5），多数项目的临床意义已在前面介绍。不同厂家的试剂组成、原理可能不同。

表8-5 尿自动分析仪检测项目、参考值、原理

项目及代码	参考值	检测原理
酸碱度（pH）	5～7	酸、碱指示剂
蛋白（PRO）	阴性（＜0.1g/L）	酸性环境中带正电荷与带负电荷指示剂反应显色
葡萄糖（GLU）	阴性（＜2mmol/L）	葡萄糖氧化酶反应
酮体（KET）	阴性	亚硝基铁氰化钾反应
隐血（BLD）	阴性（＜10个红细胞/μl）	亚铁血红素的过氧化物酶样活性
胆红素（BIL）	阴性（1mg/L）	重氮反应
尿胆原（UBG）	阴性或弱阳性	重氮反应或Ehrich反应
亚硝酸盐（NIT）	阴性	亚硝酸盐还原法
白细胞（LEU）	阴性（＜15个白细胞/μl）	中性粒细胞酯酶法
比重（SG）	1.015～1.025	多聚电解质离子解离法
维生素C（VC）	阴性（＜10mg/L）	吲哚酚法

可见，干化学尿自动分析仪具有同时自动完成多项检测的优点，但影响因素多，易出现假阴性或假阳性的结果，因此本法一般仅用作初诊患者或健康体检的筛选试验。

（二）尿沉渣自动分析仪

尿沉渣自动分析仪综合应用了流式细胞术和电阻抗法，用以定量检测非离心尿中的有形成分。主要检测项目有：红细胞、白细胞、细菌、上皮细胞、管型及酵母菌、精子、结晶等，并做定量报告。

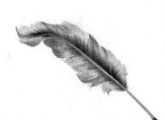

第三节　粪便检查

正常粪便主要由消化后未被吸收的食物残渣、消化道分泌物、细菌、无机盐及水等组成。粪便检查的主要目的：一是了解消化道有无炎症、出血、寄生虫感染、恶性肿瘤等情况；二是根据粪便的性状与组成，间接地判断胃肠、胰腺肝胆系统的功能状况；三是了解肠道菌群分布是否合理，检查粪便中有无致病菌等，以协助诊断肠道传染病。

粪便标本的采集：

1．容器应洁净干燥，不含任何消毒剂和化学药物，容器必须有盖，并有明确的标记。盛便后不漏不溢，容器外面无污染

2．标本采集时，应选择其中含脓、血、黏液的异常部分，若无明显的脓、血、黏液成分，最好多部位取材。采便量一般以 5～10g 为宜，特殊检查应按不同的检验项目和要求收集标本。

3．标本必须新鲜，并注意保温。

4．标本收集后应在 1h 内完成全部的检验项目。

一、一般性状检查

粪便的一般性状检查主要有：量、颜色、性状、气味、寄生虫虫体等。

1．**量**　正常成人排便次数为每周 3 次或每天 2 次，为黄褐色成形软便，量 100～300g，素食者比肉食者量多。胃肠、胰腺炎症和功能紊乱可致粪便量增多。

2．**颜色**　正常成人大便为黄褐色、成形，婴儿呈黄色或金黄色。异常时可呈下列颜色改变：

（1）柏油样便：粪便黑色富有光泽，呈柏油样，见于各种原因引起的上消化道出血。

（2）白陶土样便：是由于胆汁缺乏以致粪胆素相应减少所致，见于各种原因引起的阻塞性黄疸。

（3）鲜血便：多附着于粪便表面，或排便后滴落在粪便上，呈鲜红色。见于肠道下段出血性疾病，如痢疾、结肠及直肠癌、痔疮等。

（4）绿色稀便：见于乳儿消化不良或肠炎时，因肠蠕动过快，粪便很快通过肠道，使胆绿素未转变成粪胆素由粪便中排出所致。

3．**性状**　正常粪便为黄褐色成形软便。粪便颜色与性状可因食物、药物的影响而改变。病理情况下常有如下改变：

（1）食糜样或稀汁样便：见于各种原因引起的腹泻，尤其是急性肠炎。伪膜性肠炎为含有膜状物的大量黄色稀便，艾滋病伴肠道隐孢子虫感染时为大量稀水便。

（2）黏液、脓样或脓血便：见于痢疾、溃疡性结肠炎、局限性肠炎、结肠及直肠癌等。

（3）胶冻状便：见于过敏性结肠炎、慢性菌痢。

（4）米泔水样便：呈白色淘米水样。见于霍乱和副霍乱。

（5）细条状便：粪便常呈细条状或扁条状，见于直肠癌及肠道狭窄。

（6）球形便：见于便秘。

4．**气味**　正常粪便因含吲哚及粪臭素，故有臭味。慢性胰腺炎及直肠癌溃烂继发感染时可有恶臭。

5．**寄生虫虫体**　粪便中可出现寄生虫虫体。蛔虫、蛲虫、绦虫等较大虫体及片段混在粪便中，肉眼可辨认，钩虫虫体常需将粪便冲洗过筛后才能看到。服用驱虫剂者应检验粪便中有无排出的虫体以判断驱虫效果。

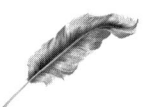

二、显微镜检查

在显微镜下观察粪便中的有形成分,有助于消化系统各种疾病的诊断,因此粪便的显微镜检查是常规检查的重要手段。

【参考值】 红细胞:无;白细胞:无或偶见;吞噬细胞:无;肠黏膜上皮细胞:无;肿瘤细胞:无;淀粉颗粒:偶见;脂肪颗粒:偶见;肌肉纤维、植物细胞、植物纤维等:少见;磷酸盐、草酸钙、碳酸钙等结晶:少量;细菌:有大量的正常菌群;寄生虫卵和原虫:无。

【临床意义】

1. 细胞 用显微镜观察细胞的形态及数量是粪便显微镜检查的基本内容。

(1) 红细胞:见于肠道下段炎症或出血,如细菌性痢疾、肠炎、结肠癌、阿米巴痢疾、溃疡性结肠炎等。

(2) 白细胞:中性粒细胞增多见于溃疡性结肠炎、细菌性痢疾;嗜酸性粒细胞增多见于过敏性肠炎、肠道寄生虫病。

(3) 吞噬细胞:见于细菌性痢疾、溃疡性结肠炎。

(4) 肠黏膜上皮细胞:见于肠道炎症。

(5) 肿瘤细胞:常见于大肠癌。

2. 食物残渣 正常粪便中的食物残渣已充分消化,一般无细小颗粒,而未经充分消化的食物残渣,才能被显微镜检查所发现。

(1) 淀粉颗粒:见于慢性胰腺炎、胰腺功能不全。

(2) 脂肪颗粒:见于急慢性胰腺炎、吸收不良综合征等。

(3) 其他食物残渣:胰腺外分泌功能不全时可见肌肉纤维增加,肠蠕动亢进可见植物纤维增加。

3. 结晶 病理性结晶主要是夏科-莱登结晶,见于阿米巴痢疾、过敏性肠炎。

4. 细菌 正常菌群的量和菌谱处于相对稳定状态,保持着细菌与宿主间的生态平衡。肠道菌群失调症见于长期使用广谱抗生素、免疫抑制剂及伪膜性肠炎等。

5. 寄生虫卵 从粪便中检查寄生虫卵是诊断肠道寄生虫感染最常用的化验指标。粪便中常见的寄生虫卵有蛔虫卵、钩虫卵、鞭虫卵、蛲虫卵、血吸虫卵、姜片虫卵和带绦虫卵等。

三、化学检查

1. 粪隐血试验(OBT) 是临床上最常用的粪便化学检查,此法灵敏度高,对消化道恶性肿瘤的筛选有重要意义。

【标本采集方法】 隐血试验前素食3天,指导患者避免服用铁剂、铋剂、肉类、动物血、肝类、大量绿叶蔬菜等,连续取3天粪便标本,每天从标本的不同部位取材做2次实验,3天之内共做6次隐血检查。

【正常值】 正常人呈阴性反应。

【临床意义】 当消化道有出血时粪便隐血试验常呈阳性,见于消化性溃疡、消化道肿瘤、肠结核、钩虫病、溃疡性结肠炎等;消化性溃疡多呈间断性阳性,消化道恶性肿瘤则多为持续阳性。

2. 粪胆色素检查 正常粪便中无胆红素而有粪胆原及粪胆素存在。粪胆色素检查包括胆红素、粪胆原、粪胆素等检查。

【参考值】 粪胆红素阴性;粪胆素阳性。

【临床意义】 粪胆素减少或消失见于胆道梗阻,完全梗阻时呈阴性,不完全梗阻则可能呈弱阳性。粪胆红素阳性见于婴幼儿粪便或成人腹泻。

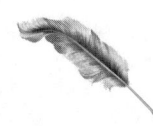

第四节 肾功能检查

肾是一个生成尿液，排泄水分、代谢产物和废物、保留有用物质，以维持体内水、电解质、蛋白质和酸碱等代谢平衡的重要器官。同时肾也兼有内分泌功能，如产生肾素和促红细胞生成素等，具有调节血压、内分泌和造血等重要功能。肾功能检查是判断肾疾病严重程度和预测预后、确定疗效、调整某些药物剂量的重要依据，但尚无早期诊断价值。

一、肾小球功能检查

肾小球的功能主要是滤过，评估滤过功能最重要的参数是肾小球滤过率（GFR）。正常成人每分钟流经肾的血液量为1200～1400ml，其中血浆量为600～800ml，血浆经肾小球滤过后，产生的滤过液为120～160ml/min，此即单位时间（分钟）内经肾小球滤出的血浆液体量，称肾小球滤过率。为测定肾小球的滤过率，临床上设计了各种物质的肾血浆清除率试验。

肾清除率指肾在单位时间内（分钟）内，能将多少毫升血浆中所含的某种物质全部加以清除，结果以毫升/分（ml/min）表示，计算式为：

$$清除率 = \frac{某物质每分钟在尿中排出的量}{某物质在血浆中的浓度} \quad 即 \quad C = \frac{U \times V}{P}$$

C为清除率（ml/min），U为尿中某物质的浓度（g/L），V为每分钟尿量（ml/min），P为血浆中某物质的浓度（g/L）。

利用清除率可分别测定肾小球滤过率、肾血流量、肾小管对各种物质的重吸收和分泌作用。各种物质经肾排出方式大致分为四种：①全部由肾小球滤出，肾小管既不吸收，也不排泌，如菊粉，可作为肾小球滤过率测定的理想试剂，能完全反映GFR；②全部由肾小球滤出，肾小管不吸收，也很少排泌，如肌酐等，可基本代表GFR；③全部由肾小球滤过后又被肾小管全部吸收，如葡萄糖，可代表肾小管最大吸收率；④除肾小球滤出外，大部分通过肾小管周围毛细血管向肾小管分泌后排出，如对氨马尿酸、碘奥酮，可作为肾血流量测定试剂。

（一）内生肌酐清除率测定

内生肌酐清除率（Ccr）是测定肾小球滤过功能最常用的方法，体内肌酐从肌酸和食物中来。在肌肉总量和活动量相对恒定的条件下，其生成量相对恒定。成人约以1mg/min的速度产生内源性肌酐，肾也以相似的速度将其排出体外，故在排除外源性肌酐（如肉食中的肌酐，试验前三天禁食）干扰的条件下，血浆和尿液肌酐含量也相对稳定。

【标本采集方法】

1. 试验前患者连续3天低蛋白饮食共（蛋白质＜40g/d），禁食肉类（无肌酐饮食），避免剧烈运动。

2. 在限制进食的第4天晨8时排净尿液，收集此后至次晨8时的24h尿液，容器内添加甲苯3～5ml防腐。

3. 试验日次晨抽取静脉血2～3ml，注入抗凝管内，充分混匀，与24h尿液同时送检。

4. 测量身长、体重，以计算体表面积，应用下列公式计算出每分钟肌酐清除率（mL/min）。

内生肌酐清除率（Ccr）= 尿肌酐浓度（Ucr，mmol/L）× 每分钟尿量（V，mL/min）/ 血肌酐浓度（Pcr，mmol/L）

【参考值】 成人80～120ml/（min·1.73m²）新生儿40～65ml/（min·1.73m²）。

【临床意义】

（1）Ccr 能敏感地反映肾小球滤过功能有无损害：成人 Ccr < 80ml/min 应视为肾小球滤过功能下降。急性肾小球肾炎患者首先出现 Ccr 下降，并随病情好转而回升。慢性肾小球损害，Ccr 呈进行性下降。

（2）Ccr 可反映肾小球滤过功能受损程度 Ccr 70～51ml/min 为轻度损害，Ccr 50～30ml/min 为中度损害，Ccr < 30ml/min 为重度损害。

（3）Ccr 对临床治疗的指导作用：①Ccr < 30～40ml/min，应限制蛋白质摄入；②Ccr ≤ 30ml/min，噻嗪类利尿剂常无效；③Ccr ≤ 10ml/min 应进行人工透析治疗。

（二）血清肌酐测定

血中肌酐（cr）主要由肾小球滤过，肾小管排泌较少。因此，在外源性肌酐摄入稳定的情况下，血中肌酐浓度取决于肾小球滤过能力。当肾实质损害时，肾小球滤过率降低，血肌酐就会升高。

【标本采集方法】 静脉血 3ml，注入干燥试管后送检。

【参考值】 全血肌酐 88.4～176.8μmol/L。

血清或血浆 男 53～106μmol/L，女 44～97μmol/L。

【临床意义】 血肌酐升高见于：①肾实质损害，由于肾储备能力及代谢能力很强，肾早期损害时，肌酐常不增高；②肾源性肾功能不全时，血肌酐常超过 200μmol/L，心功能不全时，肾血流量减少，血肌酐上升一般不超过 200μmol/L；③若血肌酐与尿素氮均升高，说明肾损害明显，若只有尿素氮升高，血肌酐正常可能为肾外因素所致，通常为肠源性。

（三）血尿素氮测定

血尿素氮（blood urea nitrogen，BUN）主要由肾小球滤过随尿排出，当肾实质损害，肾小球滤过率降低，可使血中尿素氮增高。

【标本采集方法】 静脉血 3ml，将血注入含草酸钾抗凝剂的抗凝管中，充分混匀及时送检。

【参考值】 成人 3.2～7.1mmol/L，儿童 1.8～6.5mmol/L。

【临床意义】 血中尿素氮增高见于：①肾疾病如慢性肾炎、肾盂肾炎、肾动脉硬化、肾结核或肿瘤晚期；②肾前或肾后因素引起的尿量显著减少或尿闭，如脱水或循环功能衰竭等；③体内蛋白质分解过多，如上消化道大出血、大面积烧伤等。

二、肾小管功能检查

（一）尿浓缩稀释试验

尿浓缩稀释试验又称改良 Mosenthal 试验，主要用于评价肾的浓缩和稀释功能。肾浓缩和稀释功能主要在远端小管和集合管进行，与下列因素有关：①肾髓质渗透压梯度形成以及高渗状态；②正常远端小管特别是集合管上皮细胞的功能；③抗利尿激素的作用。正常人缺水、禁水 16h 后，出汗多或脱水时，血容量不足，肾小管或集合管对水的重吸收明显增多，使尿液浓缩，比重上升至 1.020 以上，相反在大量饮水或应用抗利尿剂后，肾小管和集合管对水的重吸收明显减少，使尿液稀释，比重降低至 1.010 以下，夜尿增多。在日常或特定的饮食条件下，观察患者尿量和尿比重的变化，借此判断肾浓缩与稀释能力的方法称为浓缩稀释试验。尿液浓缩稀释试验是判断远端小管功能的敏感指标。

【方法】 受检者照常饮食，每餐含水量 500～600ml，不再另外饮水。上午 8 时排空膀胱，于 10 时、12 时、下午 2 时、4 时、6 时、8 时各收集一次尿液，此后至次晨 8 时的夜尿收集在一个容器内；应注意每次排尿均应全部排入容器内，分别测定 7 份标本的尿量和比重。

【参考值】 正常成人 24h 尿量为 1000～2000ml，昼尿量与夜尿量之比为 4∶1，12h 夜间尿不应超过 750ml；尿液最高比重应在 1.020 以上；最高比重与最低比重之差，不应少于 0.009。

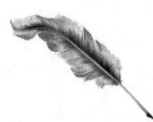

【临床意义】 ①少尿伴高比重，见于血容量不足引起的肾前性少尿；②多尿伴低比重，或夜尿增多伴比重固定在1.010，表明肾小管浓缩功能差，见于慢性肾炎、慢性肾衰竭、慢性肾盂肾炎等。

（二）尿液及血浆渗量测定

渗量（Osm）系指溶液中具有渗透活性的各种溶质微粒的总浓度，非电解质溶液的渗量与其质量摩尔浓度相同，电解质溶液溶质电离后微粒增加，其渗量大于该物质的质量摩尔浓度。尿渗量和尿比重均与尿液的溶质总浓度相关，反映肾小管的浓缩 - 稀释功能，但尿渗量不像比重那样受尿内大分子物质（葡萄糖和蛋白质）的显著影响，故能更准确地反映肾小管的浓缩 - 稀释功能。

【方法】 禁水 8h，次晨空腹收集尿液，并采静脉血，肝素抗凝，用冰点渗透压计测定尿液和血浆渗量。结果以毫渗量（$mOsm/kgH_2O$）表示。

【参考值】 尿液 600～1000$mOsm/kgH_2O$，24h内最大范围 40～1400$mosm/kgH_2O$；血浆渗量（POsm）：275～305$mOsm/kgH_2O$，平均 300$mOsm/kgH_2O$；尿渗量与血渗量之比（3～4.5）：1。

【临床意义】 慢性肾炎、肾盂肾炎、多囊肾、阻塞性肾病等均可出现肾间质损害，累及远端肾小管。浓缩功能障碍，尿渗量降低，尿渗量/血浆渗量比值显著降低。

肾功能检查的目的是在疾病早期发现肾损害及其部位，观察病情、制订治疗方案及判断预后。必须指出，正常肾具有强大的储备能力，在病变早期、肾损害轻微时，实验室检查仍可正常。因此，肾功能检查正常，不能排除肾实质损害。在判断肾功能试验时，应注意心功能不全、休克、水肿、输尿管梗阻和药物等肾外因素的影响。在评价结果时，应注意各种肾功能试验的灵敏度和特异性，并结合相关临床资料及其他辅助检查，进行全面综合分析。

第五节　肝功能检查

检查肝功能状态的实验室检查称为肝功能检查。肝功能检查包括蛋白质代谢功能检查、胆红素代谢检查、血清酶学检查等。

肝功能检查所需的血清标本采集和保存要求：①嘱患者在抽血前至少8h内不能进食；②抽空腹静脉血2ml注入干燥试管中送检，不抗凝；③标本应置于阴凉干燥处，避免阳光照射。

一、蛋白质代谢功能检查

（一）血清总蛋白（TP）、清蛋白（Alb）、球蛋白（G）及清蛋白/球蛋白比值测定

【参考值】 成人血清总蛋白60～80g/L；血清清蛋白40～55g/L；血清球蛋白20～30g/L。清蛋白与球蛋白的比值（A/G）（1.5～2.5）：1。

【临床意义】

1. 总蛋白　总蛋白增高见于各种原因引起的血液浓缩或蛋白合成增加。如：严重脱水、肠梗阻、系统性红斑狼疮等。总蛋白减低见于血清蛋白丢失或摄入不足。如：肝合成蛋白功能障碍、肾病综合征、结核病、甲状腺功能亢进、恶性肿瘤、长期高热及营养不良等。

2. 清蛋白　清蛋白增高见于血液浓缩等。清蛋白减低见于摄入不足或合成障碍。如：营养不良、慢性腹泻及消耗性疾病、严重肝炎及肝硬化失代偿期、肾炎、肾病综合征等。

3. 球蛋白　球蛋白增高引起血清总蛋白增高。球蛋白增高见于肝疾病、多发性骨髓瘤、巨球蛋白血症、慢性炎症和感染等。球蛋白减低见于婴幼儿、肾上腺皮质功能亢进、使用免疫抑制剂等。

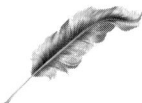

4．A/G 比值　减低或倒置见于严重肝功能损害，如肝硬化、原发性肝癌、多发性骨髓瘤等。

（二）血清蛋白电泳

【参考值】　醋酸纤维膜电泳法（%）　清蛋白 61～71；α_1 球蛋白 3～4；α_2 球蛋白 6～10；β 球蛋白 7～11；γ 球蛋白 9～18。

【临床意义】　清蛋白减低，α_1、α_2 球蛋白和 β 球蛋白减少，γ 球蛋白升高，见于慢性肝炎、肝硬化、肝癌等。

（三）血氨测定

【标本采集方法】　静脉血 2ml，注入含肝素的抗凝管中或注入专用血氨测定瓶中，30min 内送检。

【参考值】　谷氨酸脱氢酶法：11～35μmol/L。

【临床意义】　肠道内未被吸收的氨基酸和未被消化的蛋白质在大肠埃希菌作用下生成氨。氨对中枢神经系统有高度毒性，体内大部分氨在肝内通过鸟氨酸循环生成尿素，经肾排出体外。血氨增高常见于肝性脑病、重症肝炎、尿毒症等；降低见于贫血、低蛋白饮食。

二、胆红素代谢检查

胆红素是血红蛋白的代谢产物。非结合胆红素与清蛋白在肝内生成结合胆红素。正常结合胆红素在肝经胆道直接进入肠道，不反流入血；当肝细胞损伤、胆道阻塞等情况下结合胆红素进入血液，出现黄疸。

【参考值】　血清总胆红素（STB）1.7～17.1μmol/L。

血清结合胆红素（CB）0～6.8μmol/L。

血清非结合胆红素（UCB）1.7～10.2μmol/L。

【临床意义】　主要用于黄疸的诊断、程度分析及其类型的鉴别。

1．判断有无黄疸及程度　血清总胆红素在 17.1～34.2μmol/L 时为隐性黄疸；34.2～171μmol/L，为轻度黄疸；171～340μmol/L 为中度黄疸；>340μmol/L 为重度黄疸。

2．判断黄疸的类型　血清总胆红素及结合胆红素升高为阻塞性黄疸，见于胆石症、胆管癌、胰头癌等压迫胆管造成的胆道阻塞性疾病。总胆红素及非结合胆红素升高为溶血性黄疸；见于新生儿黄疸、各种溶血性疾病等。三者皆升高为肝细胞性黄疸；见于急性活动性肝炎、肝硬化等。通常阻塞性黄疸为中、重度黄疸；肝细胞性黄疸为轻、中度黄疸；溶血性黄疸为轻度黄疸。

三、血清酶学检查

（一）血清转氨酶测定

转氨酶即氨基转移酶，是一组催化氨基酸与 α-酮酸之间氨基转移反应的酶类。用于肝疾病检查的转氨酶主要是丙氨酸氨基转移酶（ALT，曾被称为谷氨酸丙酮酸转移酶，即 GPT）和天门冬氨酸氨基转移酶（AST，曾被称为谷氨酸草酰乙酸转移酶，即 GOT）。

ALT 主要分布在肝，其次为骨骼肌、肾、心肌和脑等组织中；在肝细胞 ALT 则主要存在于肝细胞质内。AST 主要分布于心肌，其次为肝、骨骼肌和肾等组织中，在肝细胞中 AST 约有 80% 以上存在于线粒体中。ALT 和 AST 的半衰期分别为 47h 和 17h。正常状态下，ALT 和 AST 在血清中的含量很低，当肝细胞等损伤时，肝细胞膜通透性增加，胞浆内的 ALT 和 AST 释放入血，导致血液中 ALT 和 AST 升高；在轻、中度肝损伤时，以 ALT 升高为明显；当严重肝细胞损伤时，线粒体也受损，可导致线粒体内的酶被释放入血，此时以 AST 升高更明显，血清中 AST/ALT 比值升高。因此，血清转氨酶测定是肝损伤的敏感指标。

【参考值】　速率法（37℃）　ALT：10～40U/L；AST：10～45u/L；ALT/AST ≤ 1。

【临床意义】　血清 ALT 和 AST 增高的临床意义主要表现在：

1. 急性病毒性肝炎　ALT 与 AST 均显著增高，常可达参考值上限的 20～50 倍以上，甚至达 100 倍，但以 ALT 升高更明显，ALT/AST＞1。通常在肝炎病毒感染后 1～2 周转氨酶达高峰，3～5 周逐渐下降，ALT/AST 比值恢复正常。如急性病毒性肝炎恢复期 ALT 和 AST 仍不能恢复正常或再上升，提示急性肝炎转为慢性。急性重症肝炎，病程初期即表现出 AST 升高比 ALT 升高更明显，说明肝细胞损伤严重；急性重症肝炎病情恶化时可出现黄疸加重，胆红素明显升高，但转氨酶却减低，即"胆酶分离"现象，提示肝细胞严重坏死，预后不良。

2. 慢性病毒性肝炎　血清转氨酶轻度升高（100～200U）或正常，ALT/AST＞1，如 AST 升高较 ALT 明显，则提示慢性肝炎可能转为活动期。

3. 非病毒性肝病　药物性肝炎、脂肪肝等非病毒性肝病时，转氨酶轻度升高或正常，ALT/AST＜1。酒精性肝病时，酒精可致线粒体破坏，此外，酒精还能抑制吡哆醛活性，使 AST 升高明显，而 ALT 可能正常。

4. 肝硬化　肝硬化时其转氨酶活性取决于肝细胞坏死和肝纤维化的程度，终末期血清转氨酶活性可正常或降低。

5. 胆汁淤积　肝内、外胆汁淤积时，转氨酶轻度升高或正常，借此可与肝实质细胞损伤鉴别。

6. 急性心肌梗死（AMI）　AST 对 AMI 的诊断有重要价值，急性心肌梗死后 6～8h，AST 增高，18～24h 达高峰，可达参考值的 4～10 倍，与心肌坏死的范围和程度有关，4～5 天后恢复。

7. 其他疾病　因 ALT 和 AST 为非特异性细胞内功能酶，其血清浓度增高还可见于其他疾病，如骨骼肌疾病、肺梗死、肾梗死、胰腺炎及流感病毒感染等。但上述疾病时转氨酶常呈轻度增高。

（二）血清碱性磷酸酶测定

碱性磷酸酶（ALP）为一组在碱性环境中水解单磷酸酯的酶类，存在于身体的各个器官，尤以肝、小肠、骨骼、胎盘、白细胞等中含量较高。正常人血清中的 ALP 主要来源于肝和骨骼。因此 ALP 的测定主要用于辅助诊断肝胆和骨骼系统疾病。

【参考值】　连续监测法测定（37℃）：ALT＜270U/L。

【临床意义】

（1）ALP 生理性增高：见于妊娠中晚期、新生儿骨质生成和正在发育的儿童。

（2）病理性增高：见于①肝胆系统疾病：因肝内或肝外胆管梗阻使胆汁排泄不畅，ALP 滞留血中而增高，其增高程度与梗阻程度、持续时间成正比；②伴有黄疸的急、慢性肝炎、肝硬化、肝坏死等 ALP 活性增高；③原发性或继发性肝癌均能刺激肝细胞产生过多的 ALP，使血中 ALP 活性增高；④骨骼系统疾病时如骨细胞瘤、变形性骨炎、成骨不全症、骨质软化症、骨折恢复期等，血中 ALP 活性也增高。

（3）黄疸患者同时测定 ALP 和 ALT 有助于黄疸的鉴别诊断：①胆汁淤积性黄疸 ALP 多明显增高，而 ALT 仅轻度增高；②肝细胞性黄疸时，ALT 活性很高，ALP 正常或稍增高，血清胆红素中度增加；③ALP 明显增高，胆红素不增高，多为肝内局限性胆道梗阻，见于肝癌等；④毛细胆管性肝炎时 ALP 和 ALT 均明显增高；⑤溶血性黄疸时 ALP 可正常。

（三）γ- 谷氨酰转移酶测定

γ- 谷氨酰转移酶（γ-glutamyltransferase，GGT）曾称 γ- 谷氨酰转肽酶（γ-GT）是一种肽转移酶，它是催化谷胱甘肽上 γ- 谷氨酰基转移另一个肽或另一个氨基酸上的酶。此酶在体内分布较广，在肾、胰腺、肝、脾中含量丰富，血清中 GGT 主要来自肝胆系统，存在于肝细胞胞质和肝内胆管上皮中，在各种肝胆系统疾病时，血清 GGT 均可明显升高。

【参考值】　连续检测法：成年男性 11～50 U/L，女性 7～30 U/L。

【临床意义】

（1）胆道阻塞性疾病：肝内或肝外胆管阻塞时，GGT 排泄受阻易随胆汁反流入血，使血中 GGT 明显升高，而且与血清中胆红素、ALP 的变化相一致。阻塞发生愈快，上升愈迅速，阻塞愈重，上升愈显著。

（2）原发性或转移性肝癌：由于肝癌细胞合成 GGT，同时，肝癌造成肝内阻塞，可使血清中 GGT 显著升高，且 GGT 活性与肿瘤大小及病情严重程度呈平行关系。因此，GGT 的动态观察有助于判断疗效和预后。

（3）病毒性肝炎和肝硬化：急性肝炎时，坏死区邻近的肝细胞内此酶合成亢进，引起血清 GGT 中度升高，但上升幅度明显低于 ALT。慢性肝炎、肝硬化的非活动期，GGT 的活性正常，在肝炎恢复期，GGT 仍可升高，提示尚未痊愈，如长期升高，提示病变活动或病情恶化。

（4）急、慢性酒精性肝病：酒精性肝病者 GGT 可呈中度以上升高，可达 300~1000u/L。该指标对酒精性肝病的诊断有一定的价值。酗酒者戒酒后 GGT 可随之下降。

（5）其他：如药物性肝损害、脂肪肝、胰腺炎、阿米巴肝脓肿等，GGT 亦可有轻度增高。

（四）单胺氧化酶测定

单胺氧化酶（MAO）为一种含铜的酶，分布在肝、肾、胰、心等器官。肝中主要存在于肝细胞线粒体内，能促进结缔组织形成，血清中 MAO 活性与体内结缔组织增生呈正相关，因此临床上常用 MAO 活性测定来观察肝纤维化的程度。

【参考值】 12~40U/L。

【临床意义】

1. 肝疾病　急性肝炎时 MAO 多正常；近半数中、重度慢性肝炎 MAO 增高，表明有肝细胞坏死和纤维化形成；80% 以上的重症肝硬化患者及肝硬化伴肝癌患者 MAO 活性增高，但对早期肝硬化反应不敏感。

2. 其他疾病　慢性充血性心力衰竭、甲状腺功能亢进、糖尿病、结缔组织病等都有 MAO 增高。

肝有多种多样极其重要的代谢功能，同时其功能复杂，再生和代偿能力也很强；此外，涉及肝功能的试验存在灵敏度和特异性的局限。因此，根据某一代谢功能所设计的检查方法，只能反应肝功能的一个侧面，而且往往须到肝损害到一定程度时才能反映出来；同时也需注意有无肝外影响因素。因而，在临床工作中，评价检验结果时，应结合患者症状、体征、影像学、血清肝炎标志物及肝癌标志物等资料对肝功能做出正确而全面的评价。

第六节　临床常用血生化检查

一、血清电解质测定

血清电解质钾、钠、氯、钙、磷等对维持细胞的正常代谢和功能、酸碱平衡以及细胞内外的渗透压等方面起着重要作用。

【标本采集方法】　空腹静脉血 3ml，注入干燥试管中送检，不抗凝，避免溶血。

【参考值】　血清钾 3.5~5.5mmol/L；血清钠 135~145mmol/L；血清氯化物 96~108mmol/L；血清钙 2.25~2.75mmol/L；血清磷 0.96~1.62mmol/L。

【临床意义】

1. 血清钾

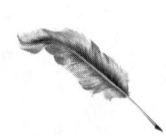

(1) 血清钾增高：血清钾＞5.5mmol/L 为高血钾症。①体内钾排出减少：肾衰竭少尿期、肾上腺皮质功能减退症、长期应用潴钾利尿剂等；②摄入量过多：高钾饮食、输入大量库存血、补钾过多过快等；③细胞内钾外移：血细胞破坏（溶血、严重烧伤、组织挤压伤）、胰岛素缺乏、代谢性酸中毒等均可致细胞内钾外流、外逸或重新分布引起血清钾增高；④血浆晶体渗透压增高，使细胞内脱水，导致细胞内钾外移。

(2) 血清钾减低：血清钾＜3.5mmol/L 为低血钾症。其中，血清钾在 3.0～3.5mmol/L 者为轻度低血钾症，2.5～3.0mmol/L 者为中度低血钾症，＜2.5mmol/L 者为严重低血钾症。①体内钾排出过多：频繁呕吐、长期腹泻、服用排钾利尿剂、肾衰竭多尿期等；②摄入不足：长期低钾饮食或禁食后补钾不足、胃肠功能紊乱、营养不良等；③钾向细胞内转移：胰岛素注射过量、代谢性碱中毒、心功能不全等。

2．血清钠

(1) 血清钠增高：血清钠＞145mmol/L 为高血钠症。①摄入过多：进食过量钠盐或注射高渗盐水，伴有肾功能障碍；②体内水分丢失过多或摄入不足：进食困难、大量出汗、长期腹泻、呕吐、渗透性利尿、甲状腺功能亢进等。

(2) 血清钠降低：血清钠＜135mmol/L 为低血钠症。①摄取不足：长期低盐饮食、营养不良等；②钠丢失过多：严重呕吐、腹泻、胃肠引流，大量出汗、大面积烧伤，糖尿病酮症酸中毒、服用大剂量利尿剂、肾上腺皮质功能减退，穿刺抽液过多等。

3．血清氯化物

(1) 血清氯化物增高：血清氯化物＞108mmol/L 为高血氯症。见于①摄入过多：如长期高盐饮食、静脉输注过多生理盐水、氯化钙等。②氯化物排出减少：如急、慢性肾小球肾炎导致的肾功能不全的少尿期、心力衰竭等。③换气过度：使二氧化碳排除增多，导致血清氯化物增高。④脱水：频繁呕吐、长期腹泻等导致水分丢失，血液浓缩，使血氯增高。

(2) 血清氯化物降低：血清氯化物＜96mmol/L 为低血氯症。①氯化物排出过多：严重呕吐、腹泻、胃肠引流，肾上腺皮质功能减退、长期应用利尿剂、严重糖尿病等使氯由尿液排出增多；②氯化物摄入不足：如饥饿、营养不良、出汗过多、低盐治疗等。

4．血清钙

(1) 血清钙增高：血清钙＞2.75mmol/L 为高血钙症。①溶骨作用增强，如原发性或继发性甲状旁腺功能亢进、多发性骨髓瘤、转移性骨癌、急性白血病、肺癌等；②钙吸收作用增强，如维生素 A 或 D 摄入过多；③急性肾衰竭、Addison 病等。

(2) 血清钙降低：血清钙＜2.25mmol/L 称为低血钙症。见于①摄入不足：长期低钙饮食、阻塞性黄疸等；②成骨作用增强：甲状旁腺功能减退、甲状腺切除术后等；③肾疾病：肾病综合征、慢性肾小球肾炎等；④其他：维生素 D 缺乏、妊娠、尿毒症、急性坏死性胰腺炎等。

5．血清磷

(1) 血清磷增高：血清磷＞1.62mmol/L 为升高。原发或继发性甲状旁腺功能减退症、多发生骨髓瘤、骨折愈合期、肢端肥大症、尿毒症、Addison 病、急性重症肝炎、白血病、维生素 D 过多等。

(2) 血清磷降低：血清磷＜0.96mmol/L 为降低。饥饿、维生素 D 缺乏、甲状旁腺功能亢进、骨软化症、酒精中毒、妊娠、佝偻病活动期、糖尿病、肾小管性酸中毒、大量呕吐和腹泻、血液透析等。

二、血清脂类测定

血清脂质包括胆固醇（TC）、三酰甘油（TG）、磷脂（PL）和游离脂肪酸（FFA）。

【标本采集方法】 空腹静脉血 2ml，注入干燥试管中送检，不抗凝。

(一)血清总胆固醇测定

【参考值】 2.84～5.17mmol/L。

【临床意义】

1. 总胆固醇(TC)增高　见于长期大量进食胆固醇食物;长期吸烟、饮酒、过度肥胖,胆结石、胆总管阻塞,冠状动脉粥样硬化,甲状腺功能减退,糖尿病,肾病综合征,某些药物如激素等。

2. 总胆固醇降低　见于严重贫血、长期素食、严重营养不良、急性重症肝炎、肝硬化,甲状腺功能亢进等。

(二)血清三酰甘油测定

【参考值】 男性0.45～1.81mmol/L;女性0.40～1.53mmol/L。

【临床意义】

1. 三酰甘油(TG)增高　见于高脂饮食、肥胖、原发性高脂血症,冠状动脉粥样硬化,阻塞性黄疸、肾病综合征、糖尿病、甲状腺功能减退、痛风等。

2. 三酰甘油减低　见于肾上腺皮质功能不全,吸收不良,严重肝病等。

(三)血清脂蛋白测定

血清脂蛋白是脂类在血液中运输及代谢的主要形式。一般根据密度不同大致分为乳糜微粒(CM)、极低密度脂蛋白(VLDL)、低密度脂蛋白(LDL)、高密度脂蛋白(HDL)四种。

【参考值】 CM:阴性;VLDL:0.13～0.25(13%～25%);LDL:≤3.12mmol/L(50%～60%);HDL:1.03～2.07mmol/L(30%～40%)。

【临床意义】 血清CM增高常见于引起总胆固醇或三酰甘油升高的各种疾病。HDL增高对防止动脉粥样硬化、预防冠心病的发生有重要作用,也见于慢性肝炎、肝硬化等,HDL减低见于动脉粥样硬化、急性感染、糖尿病、慢性肾衰竭等。LDL为致动脉粥样硬化的因子,LDL水平增高与冠心病发病呈正相关,LDL增高也见于甲状腺功能减退症、肥胖、肾病综合征、阻塞性黄疸等。

三、血清肌酸激酶测定

【标本采集方法】 空腹静脉血2ml,注入干燥试管中不抗凝,注意切勿溶血。

【参考值】 肌酸激酶(CK)总活性(酶偶联法,37℃):男性38～174U/L,女性26～140U/L;CK同工酶:CK-MB＜5%;CK-MM94%～96%;CK-BB无或极少。

【临床意义】 肌酸激酶主要分布于骨骼肌、心肌、脑组织等处。其同工酶有三种亚型:CK-BB为脑型同工酶,主要分布于脑、前列腺、肠和肺等组织;CK-MB为混合性同工酶,主要分布于心肌;CK-MM为肌型同工酶,主要分布于骨骼肌和心肌。CK增高见于:

(1) 急性心肌梗死:急性心肌梗死发病4～6hCK即明显增高,3～4天恢复正常,其同工酶中CK-MB在急性心肌梗死的早期灵敏度明显高于CK,其阳性率达100%。病毒性心肌炎等也可引起CK增高。

(2) 肌肉疾病:见于多发性肌炎、进行性肌营养不良、骨骼肌损伤、手术、导管检查等。同工酶中多以CK-MM增高为主。

(3) 脑组织受损:见于脑血管病变、长期昏迷等,同工酶中多以CK-BB增高为主。

(4) 其他:正常人有时可出现CK波动,如男性略高于女性,晚间略高于清晨,运动、分娩、新生儿等CK也可略高。

四、血糖及葡萄糖耐量测定

(一) 空腹血糖测定

【标本采集方法】

1. 采血前 8h 内禁止饮食、吸烟，停用胰岛素和降血糖药物，避免精神紧张、剧烈运动等。
2. 清晨空腹静脉血 1ml，注入干燥试管中立即送检，不抗凝。标本避免溶血。

【参考值】 葡萄糖氧化酶法：3.9～6.1mmol/L，邻甲苯胺法：3.9～6.4mmol/L。

【临床意义】

1. 空腹血糖增高 血糖浓度＞7.0mmol/L 为高血糖症。血糖水平增高可分为三度：①轻度增高：血糖在 7.0～8.4mmol/L；②中度增高：血糖在 8.4～10.1mmol/L；③重度增高：血糖＞10.1mmol/L。当血糖水平超过肾糖阈值（9mmol/L）时可出现尿糖阳性。引起血糖升高常见原因有：

(1) 生理性增高：见于餐后 1～2h、高糖饮食、情绪激动、剧烈运动等。

(2) 病理性增高：各型糖尿病；内分泌疾病如甲状腺功能亢进、皮质醇增多症、垂体瘤、嗜铬细胞瘤；肝硬化、胰腺病变；颅内高压症、脑出血、中枢神经系统感染；妊娠呕吐、严重脱水、缺氧、麻醉等。

2. 空腹血糖降低 血糖浓度＜3.9mmoL/L 为血糖降低。根据降低程度分为三度。①轻度降低：血糖在 3.4～3.9mmol/L；②中度降低：血糖在 2.2～2.8mmol/L；③重度降低：血糖＜1.7mmol/L。常见原因有：

(1) 生理性降低：见于饥饿状态、剧烈运动后、妊娠期、哺乳期等。

(2) 病理性降低：见于降糖药使用过量，胰岛功能亢进、胰岛细胞瘤、胰腺癌、甲状腺功能减退；急性肝炎、肝坏死、肝硬化、肝癌、不能进食、长期营养不良等。

(二) 糖化血红蛋白检测

糖化血红蛋白（GHb）是血红蛋白与己糖（主要是葡萄糖）缓慢、连续的非酶促反应的产物。其生成速度取决于血糖浓度及血糖与血红蛋白的接触时间。因此，GHb 对高血糖，特别是血糖和尿糖波动较大时有特殊诊断价值。

【标本采集方法】 空腹静脉血 2ml，肝素抗凝。

【参考值】 5.23%±1.44%。

【临床意义】 GHb 水平取决于血糖水平、高血糖持续时间。其生成量与血糖浓度呈正比。GHb 的代谢周期与红细胞的寿命基本一致，故 GHb 水平反映了近 2～3 个月的平均血糖水平。GHb＞6.67% 为增高，GHb 增高提示近 2～3 个月来糖尿病控制不良，GHb 愈高，血糖水平愈高，病情愈重。故 GHb 可作为糖尿病长期控制的良好观察指标。糖尿病控制良好者，2～3 个月检测 1 次，控制欠佳者 1～2 个月检测 1 次，以便及时调整用药剂量。

(三) 口服葡萄糖耐量试验

【标本采集方法】

1. 受试前 3 天正常饮食（每日糖摄入量＞150g），受试前晚餐后禁食 10～16h。受试前 8 h 停用胰岛素及肾上腺皮质激素类药并卧床休息，注意避免剧烈运动和精神紧张。

2. 先采取空腹血糖标本，然后 5min 内饮完配置的葡萄糖液（按葡萄糖 1.75g/kg 体重计，最多不超过 75g），在服葡萄糖后 0.5 h、1 h、2 h、3 h 采集静脉血各 1ml 和各时间的尿标本，分别测定血糖和尿糖。

【参考值】 空腹血糖浓度 3.9～6.1mmol/L；口服葡萄糖后 0.5～1 h 为 7.8～9.0mmol/L，2 h 血糖≤7.8mmol/L，3 h 时应恢复至空腹血糖水平。各检测时间点的尿糖均为阴性。

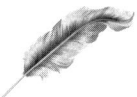

【临床意义】

1. 诊断糖尿病 两次空腹血糖均≥7.0mmol/L；或服糖后2h血糖值≥11.1mmol/L；随机血糖≥11.1mmol/L，或有糖尿病临床症状者，均可诊断为糖尿病。

2. 糖耐量减低 指空腹血糖＜7.0mmol/L；服糖后2h血糖为7.8～11.1mmol/L；血糖达高峰时间可延至1h后，血糖恢复正常时间延至2～3h后，伴随尿糖阳性。常见于2型糖尿病、肥胖症、甲状腺功能亢进、肾上腺皮质功能亢进、腺垂体功能亢进、嗜铬细胞瘤等。

3. 葡萄糖耐量曲线低平 指空腹血糖正常或降低，服糖后血糖上升不明显，服糖后2h血糖仍处于低水平。见于甲状腺功能亢进、肾上腺皮质或腺垂体功能减退等。

五、血清淀粉酶及同工酶测定

淀粉酶（AMS）是一种水解淀粉、糊精和糖原的水解酶，对食物中的多糖类化合物的消化起重要作用。血清中的淀粉酶主要来自胰腺和腮腺。来自胰腺的为淀粉同工酶P（P-AMS），来自腮腺的为淀粉同工酶S（S-AMS）。

【参考值】 ①AMS总活性：Somogyi法800～1800U/L；染色淀粉法760～1450U/L；②同工酶：S-AMS 45%～70%，P-AMS 39%～55%。

【临床意义】

1. AMS活性增高

（1）胰腺炎：急性胰腺炎是AMS增高最常见的原因。血清AMS一般于发病6～12h开始增高，12～72h达到峰值，3～5天恢复正常。AMS增高越明显，其损伤越严重。AMS诊断胰腺炎的灵敏度为70%～95%，特异性为33%～34%。慢性胰腺炎急性发作、胰腺囊肿、胰腺管阻塞时AMS也可增高。

（2）胰腺癌：胰腺癌早期AMS增高，其原因为：①肿瘤压迫造成胰腺导管阻塞，并使其压力增高，使AMS逸入血液中；②短时间内大量胰腺组织破坏，组织中的AMS进入血液中。

（3）非胰腺疾病：①腮腺炎，其增高的AMS主要为S-AMS，S-AMS/P-AMS＞3，借此可与急性胰腺炎相鉴别；②消化性溃疡穿孔、上腹部手术后、机械性肠梗阻、胆管梗阻、急性胆囊炎等AMS也增高，这主要是由病变累及胰腺或富含AMS的肠液进入腹腔被吸收所致。

2. AMS活性减低 AMS减低多由于胰腺组织严重破坏，或肿瘤压迫时间过久，腺体组织纤维化导致胰腺分泌功能障碍所致。常见于慢性胰腺炎、胰腺癌。

第七节 临床常用免疫学检查

免疫学是基础医学中发展非常快的学科之一，近年来涌现出许多新的技术和方法，衍生出许多新的临床免疫检查项目，这些检查项目为临床诊断、鉴别诊断、疗效观察和预后判断提供客观的依据。本节仅介绍常用免疫学检测项目。

【标本采集方法】 免疫学检查采用血清标本，如不能及时检查，应将标本置于4℃冰箱保存，但保存时间不应超过1周。

一、感染免疫检查

（一）抗链球菌溶血素"O"试验

A群溶血性链球菌能产生多种酶和毒素，溶血素"O"就是其中之一。A群溶血性链球菌感染人体后能溶解红细胞、杀伤白细胞、破坏血小板及引起组织损伤。溶血素"O"具有抗原

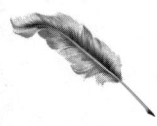

性，能刺激机体产生相应的抗体，称之为抗链球菌溶血素"O"（ASO）。A 群溶血性链球菌感染后 2～3 周血清中即可出现 ASO。ASO 在人体内可持续存在数月至半年。ASO 常用免疫比浊法、胶乳凝集法测定。

【参考值】 胶乳法＜400；免疫比浊法：0～200IU/L。

【临床意义】 ASO 增高见于上呼吸道感染、皮肤及软组织化脓性感染、A 群溶血性链球菌所致的败血症等。当胶乳法 ASO＞400 并逐渐增高，结合临床，可辅助诊断风湿热、风湿性心肌炎、风湿性关节炎和急性肾小球肾炎等。ASO 滴度逐步下降表明疾病缓解，抗体恒定在高水平多为疾病活动期。一些细菌如金黄色葡萄球菌、铜绿色假单胞菌可抑制 ASO 的活性，导致假阴性。

（二）伤寒和副伤寒沙门菌免疫测定

伤寒沙门菌入侵机体后，该菌体"O"抗原和鞭毛"H"抗原可刺激机体产生相应的抗体。副伤寒杆菌有甲、乙、丙三型，它们各自的菌体抗原和鞭毛抗原亦可刺激机体产生相应的抗体。肥达反应（WR）是常用的伤寒和副伤寒感染的免疫学检测方法。它是利用伤寒和副伤寒沙门菌液为抗原，检测患者血清中有无相应抗体的一种凝集试验。

【参考值】 直接凝集法：伤寒 WR "H" 低于 1∶160；"O" 低于 1∶80，副伤寒甲、乙、丙均低于 1∶80。

【临床意义】 ①发病 1 周后可出现 WR 反应阳性，但阳性率较低，第 2 周 WR 的阳性率升至 60%～70%，第四周可高达 90% 以上；②单份血清抗体效价 "O" ＞1∶80 及 "H" ＞1∶160 则有诊断意义，如动态观察 WR 持续超过参考值或较原效价升高 4 倍以上更有价值；③接种伤寒菌苗或以往患过伤寒者，血清可出现阳性反应，其抗体效价比参考值高；④早期应用抗生素及免疫抑制剂治疗者可呈假阴性。

（三）冷凝集试验

由肺炎支原体引起的原发性非典型性肺炎患者，血清中含有较高滴度的寒冷红细胞凝集素（简称冷凝集素）。它能与患者自身红细胞或"O"型人红细胞于 0.4℃ 条件下起凝集反应，如温度回升至 37℃，已凝集的红细胞呈可逆性完全散开。冷凝集试验有助于支原体肺炎的诊断。

【参考值】 直接凝集试验：滴度＜1∶8。

【临床意义】 约 75% 的支原体肺炎患者，于发病后第 2 周，血清中冷凝集效价达 1∶32 或更高，4 周达高峰，6 周后下降或消失。如单次凝集效价达 1∶64 或动态观察增长 4 倍以上时有诊断意义。本试验的特异性不强，婴幼儿假阳性率高。许多疾病，如流行性感冒、肝硬化等均可致假阳性。

（四）幽门螺杆菌抗体测定

如血清中含有幽门螺杆菌抗体（Hp-Ab），即可与斑点免疫反应板上包被的幽门螺杆菌抗原形成复合物，如胶体金标记的抗人 IgG 抗体再与复合物结合，即可形成肉眼可见的红色圆斑点。

【参考值】 胶体金标记免疫斑点法：阴性。

【临床意义】 Hp-Ab 阳性常见于胃、十二指肠幽门螺杆菌感染，如慢性胃炎、胃溃疡和十二指肠溃疡等，其敏感性大于 90%，特异性约 85%。

由于 ELISA、斑点免疫技术和胶体金技术的发展，目前可用免疫学方法来检测的感染性疾病的病原体越来越多，如结核分支枝杆菌、布氏杆菌、柯萨奇病毒等。

二、肿瘤标志物检查

肿瘤标志物（TM）是指肿瘤细胞所产生、分泌或由机体对肿瘤细胞反应而产生某种物质，其与肿瘤的存在和发生发展过程密切有关，故称为肿瘤标志物。其生化本质可以是蛋白质、酶类、激素、核酸和糖蛋白等。肿瘤标志物检测在肿瘤普查、辅助诊断、疗效观察和预后判断中有

重要意义，但目前尚未发现对某一器官完全特异的肿瘤特异抗原，因此，利用肿瘤标志物进行诊断和疗效判断时，必须密切结合临床资料和其他辅助检查结果。

（一）甲胎蛋白测定

甲胎蛋白（AFP）是在胎儿早期由肝合成的一种糖蛋白。正常人出生后AFP的合成受抑制，AFP检测呈阴性。当肝细胞或生殖腺胚胎发生恶性病变时，胞内相关基因被激活，肝细胞重新合成AFP，致血中AFP含量升高。

【参考值】 阴性（定性）；< 20μg/L（定量）。

【临床意义】 AFP增高主要见于原发性肝细胞癌，诊断阈值 > 300μg/L，有10%～30%的原发性肝细胞癌患者AFP阴性。AFP增高也见于生殖腺胚胎瘤、少数转移癌及病毒性肝炎、肝硬化、孕妇等患者，但升高不如原发性肝细胞癌明显。

（二）癌胚抗原测定

癌胚抗原（CEA）是一种富含多糖的在胎儿早期合成的蛋白复合物，出生后血中CEA检测不出。但在部分恶性肿瘤患者血清中可发现CEA含量明显升高，因此，检测CEA对肿瘤的诊断、预后判断有一定价值。

【参考值】 阴性（定性）；< 5μg/L（定量）

【临床意义】 CEA明显升高见于胰腺癌、结肠癌、肺癌、乳腺癌患者。病情好转时CEA浓度下降，病情加重时CEA可升高。另外，在胰腺炎、结肠炎、肝疾病、肺气肿及支气管哮喘等患者中也可见血清CEA轻度升高。有报道检测胃液和唾液中CEA对胃癌诊断有一定价值。

（三）前列腺特异抗原测定

前列腺特异抗原（PSA）是由前列腺腺管上皮细胞分泌的单链糖蛋白。在前列腺癌患者血清中PSA水平明显升高。

【参考值】 阴性（定性）；≤ 4.0μg/L（定量）。

【临床意义】 90%以上前列腺癌患者血清PSA升高，术后可见PSA明显下降。若术后又见PSA水平升高，提示可能有转移或复发。良性前列腺瘤、前列腺增生症或急性前列腺炎时，可见PSA轻度升高。

（四）EB病毒衣壳抗原IgA类抗体测定

EB病毒有6种抗原成分，其中病毒衣壳抗原（VCA）能刺激机体产生相应的抗体。EB病毒衣壳抗原IgA类抗体（抗-VCA IgA）测定，对鼻咽癌有辅佐诊断价值。

【参考值】 阴性。

【临床意义】 抗-VCA IgA阳性见于：①鼻咽癌，阳性符合率90%，病情好转时血清抗-VCA IgA滴度下降，肿瘤复发时则其滴度上升，因此，除可用于诊断外，抗-VCA IgA可作为鼻咽癌的诊断、疗效及预后判断的指标；②支气管肺癌、甲状腺癌、慢性鼻咽部炎症，也偶呈阳性；正常人有3%～4%的阳性率。

（五）糖蛋白/糖脂类肿瘤标志物测定

可用于肿瘤诊断的糖蛋白/糖脂类标志物不断增加，主要有CA50、CA125、CA19-9、CA15-3和CA242等。常用糖蛋白/糖脂类肿瘤标志物临床意义如表8-6。

表8-6 常用糖蛋白类肿瘤标志物检测项目及临床意义

项目	方法	参考值	临床意义
CA19-9	ELISA	< 37μg/L	①胰腺癌增高、阳性率为84%；②胆管癌及胃癌增高，加测CEA更有意义、阳性率分别为69%及52%。
CA-125	ELISA	< 40μg/L	①卵巢癌明显提高，阳性率达97%；②其他癌如宫颈癌、乳腺癌、肝癌、胃癌、直肠癌、肺癌均有一定程度增高；③卵巢癌、子宫肌瘤、慢性肝炎有时也可增高。

续表

项目	方法	参考值	临床意义
CA15-3	ELISA	< 2.7μg/L	30%~50%的乳腺癌患者可见其明显升高，早期乳腺癌阳性率低。常用于乳腺癌治疗后有无复发及乳腺癌是否转移的监测。转移性卵巢癌、支气管癌、孕妇亦可见增高。
CA242	ELISA	< 20ku/L	增高见于胰腺癌（68%~79%）、结肠癌（55%~80%）、胃癌（44%）、非恶性肿瘤（5%~33%）。

三、血清免疫球蛋白检查

免疫球蛋白（Ig）是指一组具有抗体活性的球蛋白，存在于人体的血液、体液、分泌液及某些细胞（B淋巴细胞）的膜上。根据功能和理化性质可将免疫球蛋白分为五类：IgG、IgA、IgM、IgD、IgE。其中IgG含量最多，也是最主要的Ig，占血液总Ig的70%~80%，血清中绝大多数抗细菌、抗病毒、抗毒素抗体等均属IgG，其分子量小，是唯一能通过胎盘的Ig；IgA分为血清型和分泌型两种，前者存在于血清中，占总Ig的10%~20%，居第二位，后者分布在分泌液中，是泪液、唾液、呼吸道分泌液和阴道分泌物等的主要Ig，在机体局部抗感染免疫中起重要的作用。IgM占血清Ig的5%~10%，是分子量最大的Ig，也是在机体受抗原刺激后最早产生的Ig，具有很强的激活补体的能力，是有效凝集和溶解细胞的因子。IgD和IgE在正常人血清中含量极少，前者占Ig的1%以下，且不稳定，后者仅占Ig的0.02%。检测血清、尿液及脑脊液中的免疫球蛋白有重要的临床意义。

【参考值】 免疫比浊法：血清IgG 7.0~16.0g/L；IgA 0.57~4.4g/L；IgM 0.5~2.7g/L；ELISA法：血清IgE 0.1~0.9mg/L。

【临床意义】 免疫球蛋白是由浆细胞分泌的，凡浆细胞增多或B淋巴细胞增生活跃的疾病均可导致Ig增高；先天或后天原因引起的免疫缺陷和使用免疫抑制剂，则可导致免疫球蛋白降低。

1. 免疫球蛋白增高

（1）单克隆性免疫球蛋白增高：某一种Ig增高，而其他种类不增高。主要见于免疫增殖性疾病，如多发性骨髓瘤、巨球蛋白血症等，可分别见到IgG、IgA、IgD或IgE增高，患者血中出现大量的单克隆Ig。

（2）多克隆性免疫球蛋白增高：即机体受抗原刺激后，引起多株浆细胞过度增生而引起多种Ig同时增高，见于各种慢性感染、肺结核、自身免疫性疾病、慢性肝病、淋巴瘤等。

2. 免疫球蛋白减少 IgG降低见于各类先天性或获得性体液免疫缺陷病、肾病综合征、病毒感染等；IgA降低见于反复呼吸道感染、原发性和继发性免疫缺陷病等；IgM见于先天性免疫缺陷症、免疫抑制疗法后、肾病综合征等。

四、自身免疫检查

当某些因素破坏正常人的自身免疫耐受，导致机体免疫调节紊乱，对自身成分产生免疫应答并生成自身抗体时，就会造成自身组织器官的损害，导致自身免疫性疾病（AID）。对自身抗体免疫的检查，是协助诊断AID的依据。

（一）抗核抗体测定

抗核抗体（ANA）是以真核细胞核成分为靶抗原的自身抗体的总称，无器官和种族特异性，主要为IgG，也有IgA和IgM。由于核抗原有多种，每种抗原均可产生相应的抗体，也就形成了免疫荧光法检测时不同的图像，这是鉴别诊断的基础。免疫荧光法（IF）检测ANA有四种荧光核型，分别为均质型、边缘型、颗粒型和核仁型。其中均质型和边缘型荧光可见于系统性红斑狼疮活动期。

【参考值】 IFA法：阴性（血清1∶10稀释）。

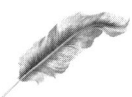

【临床意义】

(1) ANA 是自身免疫性疾病的筛选试验，ANA 阳性最多见于未治疗的系统性红斑狼疮，阳性率达 80%～100%，活动期系统性红斑狼疮几乎 100% 阳性；ANA 阳性也见于混合性结缔组织病、自身免疫性肝炎、桥本甲状腺炎、重症肌无力、类风湿性关节炎、皮肌炎等。

(2) 服用抗心律失常药物如普鲁卡因胺或服用降压药如肼苯达嗪等可出现阳性。

(二) 抗脱氧核糖核酸抗体测定

抗脱氧核糖核酸抗体 (anti-DNA antibody to DNA) 主要有抗双链 DNA 抗体 (antibody to double stranded-DNA, anti-ds-DNA) 和抗单链 DNA 抗体 (antibody to single stranded-DNA, anti-ss-DNA) 两种。抗双链 DNA 抗体的靶抗原是细胞核中 DNA 的双螺旋结构，有重要的临床意义。

【参考值】 阴性。

【临床意义】 抗双链 DNA 抗体是系统性红斑狼疮高度特异的指标，见于系统性红斑狼疮活动期患者，阳性率 70%～90%；此外，少量风湿患者抗双链 DNA 抗体亦呈阳性。

(三) 抗可提取性核抗原抗体测定

抗可提取性核抗原抗体 (anti-ENA) 是由核内可提取性核抗原刺激机体所产生的一组自身抗体的总称，临床上常检测的有十余种：抗 Sm、RNP、RiB、SS-A、SS-B、JO-1、Scl-70、着丝点、PM-1、核仁等抗体，其中最主要的是抗 RNP 和 Sm 抗体，这一组抗体特异性强，可用免疫印迹法、对流免疫电泳法测定。

【参考值】 免疫印迹试验 (IBT)：阴性。

【临床意义】 anti-ENA 比 ANA 特异性强，对鉴别诊断有意义。

(1) 抗 RNP 抗体阳性：可见于系统性红斑狼疮、各种风湿病、类风湿性关节炎、进行性全身性硬化症。

(2) 抗 Sm 抗体阳性：对诊断系统性红斑狼疮有很强的特异性，可作为系统性红斑狼疮的标志抗体。抗 Sm 抗体阳性亦见于胶原重叠综合征。

(3) 抗 SS-A 和 SS-B 抗体阳性：是干燥综合征的特异性抗体。

(4) 其他 anti-ENA 阳性：①抗 Scl-70 抗体是弥漫性硬皮病的标志抗体；②抗 JO-1 抗体对皮肌炎诊断有一定价值；③抗 RiB 抗体主要出现于系统性红斑狼疮，并可作为狼疮活动的诊断指标；④抗 U1-RNP 抗体为混合性结缔组织病 (MCTD) 的标志性抗体。

(四) 类风湿因子测定

类风湿因子 (RF) 是一种抗变性 IgG 的自身抗体。这种抗体可以是 IgG 型，亦可是 IgD、IgE、IgM 或 IgA 型。类风湿因子测定可用胶乳凝集试验和免疫比浊法进行。

【参考值】 免疫比浊法：2～20IU/L。

【临床意义】 RF 在类风湿疾病时的阳性率达 70%～90%；IgG 型类风湿因子与类风湿关节炎患者的滑膜炎和关节外症状密切相关。RF 阳性也见于其他免疫系统疾病，如：干燥综合征、系统性硬化病和系统性红斑狼疮、结节病等。在患者血清中存在高效价的类风湿因子，并有严重的关节功能受损时，常提示预后不良。

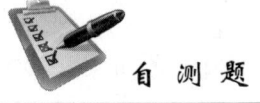

自 测 题

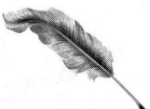

一、填空题

1. 血液是由血细胞和_____组成的红色混悬液，血细胞包括_____、_____和_____。

2. 正常人外周血液中有_____、_____、_____、_____和_____5种白细胞。

3. 按形态学分类可将贫血分为_____、_____、_____和_____4大类。

4. 新鲜冰冻血浆的主要用途是_____。

5. 尿酮体包括_____、_____及_____。

6. 成人24h尿量多于_____为多尿；24h尿量少于_____或每小时尿量持续少于_____为少尿；24h尿量少于_____为无尿或尿闭。

7. 管型可分为_____、_____、_____、_____、_____、肾衰竭管型6种。

8. 正常人大多每天排便_____次，量约_____。

9. 粪便检验一般只需指头大小量粪便即可，但应在粪便有_____处选材，并注意从粪便的_____部位选取标本。

10. BUN的正常参考值为_____mmol/L。其一旦升高，常提示有效肾单位已损害_____。故其对肾功能不全，尤其是对_____有特殊诊断价值。

11. 内生肌酐清除率测定的正常参考值为_____ml/min。

12. 判断急性肾衰竭的早期诊断和病情变化的灵敏指标是_____。

13. 能更好地反映肾浓缩稀释功能的指标是_____。

14. 正常人昼尿量与夜尿量之比为_____。

15. 血清脂质包括_____、_____、_____、_____。

二、单选题

A₁型题

1. 管帽为绿色的真空采血管内所含抗凝剂是
   A. EDTA-K_2
   B. 枸橼酸钠
   C. 肝素
   D. 草酸钾
   E. 氟化钠

2. 常用作尿有形成分检验的防腐剂是
   A. 盐酸
   B. 甲醛
   C. 甲苯
   D. 冰乙酸
   E. 二甲苯

3. 每升尿液中血液超过多少时可出现肉眼血尿
   A. 1ml
   B. 2ml
   C. 3ml
   D. 4ml
   E. 5ml

4. 尿中出现蜡样管型见于
   A. 急性肾盂肾炎
   B. 急性肾小球肾炎
   C. 急性肾衰竭
   D. 慢性肾炎
   E. 慢性肾衰竭

5. 尿液一般检查要求标本采集至检查完毕的时间为
   A. 2h
   B. 3h
   C. 4h
   D. 5h
   E. 6h

6. 粪便隐血试验检查前避免食用大量
   A. 蛋类
   B. 水果
   C. 绿色蔬菜
   D. 甜食
   E. 牛奶

7. 患者血肌酐浓度88.4μmol/L，尿肌酐浓度4420μmol/L，24h尿量为1584ml，其内生肌酐清除率为
   A. 25ml/min

B. 50ml/min
C. 55ml/min
D. 75ml/min
E. 155ml/min

8. 反映肾小球滤过功能最可靠的指标是
   A. 血尿素氮
   B. 血肌酐
   C. 血尿酸
   D. 尿肌酐
   E. 内生肌酐清除率

9. 关于阻塞性黄疸的叙述，正确的是
   A. 血清结合胆红素增加
   B. 血清总胆红素增加
   C. 尿内尿胆原增加
   D. 尿胆红素阳性
   E. 灰白色粪便

10. 反映肝损害最敏感的指标为
    A. ALP
    B. ALT
    C. AST
    D. γ-GT
    E. ALT+AST

11. 血清清蛋白/球蛋白比值减低最常见于
    A. 严重肝功能损害
    B. 多发性骨髓瘤
    C. 慢性炎症
    D. 免疫功能抑制
    E. 长期营养不良

12. 具有抗动脉粥样硬化作用的脂蛋白是
    A. CM
    B. VLDL
    C. LDL
    D. IDL
    E. HDL

13. 细胞内液的主要阳离子为
    A. Na^+
    B. Mg^{2+}
    C. K^+
    D. Ca^{2+}
    E. Mn^{2+}

14. 血清淀粉酶增高最常见于
    A. 胰腺癌
    B. 胰腺囊肿

C. 急性胰腺炎
D. 急性胃炎
E. 机械性肠梗阻

15. 正常成人血钾浓度（mmol/L）为
    A. 3.5～5.5
    B. 5.5～7.5
    C. 6.5～8.5
    D. 7.5～9.5
    E. 8.5～10.5

A₂型题

16. 某患者长期咳嗽，每日咳痰不畅时则呈弛张型发热，此时血常规的变化是
    A. 中性粒细胞增加
    B. 嗜酸粒细胞增加
    C. 红细胞增加
    D. 淋巴细胞增加
    E. 红细胞减少

17. 患者，男性，40岁，因寒战高热、咳嗽、胸痛3天来院就诊。X线检查示左上肺有云絮状阴影。查痰肺炎链球菌（+），诊断为肺炎链球菌肺炎，该患者血常规变化为
    A. 嗜酸粒细胞增加
    B. 中性粒细胞增加
    C. 单核细胞增加
    D. 淋巴细胞增加
    E. 嗜碱粒细胞增加

18. 患者呕吐、腹痛，需立即做粪便常规检查，但一天未见排便，为保证检查结果的准确性，采集粪便标本宜用
    A. 肥皂水灌肠
    B. 开塞露塞肛
    C. 肛门指诊
    D. 甘油灌肠
    E. 应用缓泻药

19. 患者，男性，20岁，剧烈呕吐腹泻2天，食欲缺乏，进行性双下肢软瘫，不能行走，应急查的检验项目是
    A. 血钠
    B. 血钙
    C. 血镁
    D. 血钾

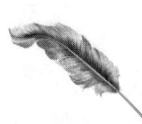

E．血清氯化物
20．患者，男，45岁，近2月来常于餐后不久即出现饥饿感、手抖、心慌、烦渴、消瘦，为确诊糖尿病，最有价值的检查是
   A．尿糖定性及定量
   B．空腹血糖
   C．糖化血红蛋白
   D．胰岛素水平
   E．餐后2h血糖

A₃型题

（21～22题共用题干）

患者，男性，35岁，头晕，乏力3个月，近1周来反复出现牙龈及鼻出血。血常规检查：红细胞 3.5×10^{12}/L，血红蛋白70g/L，白细胞 2.0×10^9/L，中性粒细胞45%，淋巴细胞55%。

21．该患者的诊断首先考虑是
   A．缺铁性贫血
   B．再生障碍性贫血
   C．失血性贫血
   D．溶血性贫血
   E．巨幼细胞性贫血
22．该患者血液其他检查不可能出现的是
   A．血小板减少
   B．红细胞沉降率增高
   C．出血时间延长
   D．网织红细胞增多
   E．MCV正常

（23～25题共用题干）

患者，女性，34岁，因发热、腰疼伴尿频、尿急、尿痛3天住院。身体评估：体温呈间歇热型，双肾区有叩击痛。尿常规检查显示尿蛋白（++），镜检白细胞满视野，红细胞少许。

23．该患者最可能的疾病是
   A．急性肾小球肾炎
   B．急性肾盂肾炎
   C．肾结石
   D．肾结核
   E．慢性肾小球肾炎
24．患者尿中还可出现的改变包括
   A．红细胞管型
   B．白细胞管型
   C．脂肪管型
   D．粗颗粒管型
   E．蜡样管型
25．对该病的诊断最有价值的管型为
   A．透明管型
   B．脂肪管型
   C．白细胞管型
   D．细颗粒管型
   E．蜡样管型

（26～27题共用题干）

患者，女性，50岁，近日出现少尿，血清肌酐测定为426mmol/L。

26．该患者诊断应考虑的疾病是
   A．肾衰竭尿毒症期
   B．心力衰竭
   C．急性传染病
   D．上消化道出血
   E．肾衰竭氮质血症期
27．该疾病还有价值的表现是
   A．乏力、食欲减退
   B．有不同程度的贫血
   C．血压升高
   D．肺部感染
   E．血尿素氮>9mmol/L

（28～3057题共用题干）

患者，女性，40岁。发现乙型肝炎并发肝硬化2年，近1个月以来右肋隐痛、腹胀、食欲缺乏、乏力。体格检查：巩膜、皮肤黄染，腹胀，肝肋下3cm质硬，腹水（+）。

28．为早期诊断患者有无并发原发性肝癌，最适宜做哪一项检查
   A．B超
   B．肝功能+甲胎蛋白检测（AFP）
   C．肝功能+ALP
   D．肝功能+γ-谷氨酰转肽酶（GGT）
   E．LDH同工酶
29．如 AFP ≥ 500ng/L，需排除
   A．胃癌
   B．肠癌
   C．胰腺癌

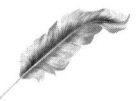

D. 原发性胆管细胞癌
E. 卵巢肿瘤
30. 如患者妇科检查正常，则 AFP 升高应持续多长时间才可诊断原发性肝癌
A. 2 周
B. 3 周
C. 4 周
D. 6 周
E. 8 周

三、简述题

1. 采集血液标本时，引起溶血的原因有哪些？
2. 简述尿液一般检验标本采集的注意事项。
3. 简述胆红素代谢试验的临床意义。
4. 口服葡萄糖耐量试验如何进行？
5. 何为甲胎蛋白？有何临床意义？

（刘　芳）

第九章 护理诊断

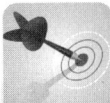

学习目标

通过本章内容的学习，学生应能：

识记：
1. 陈述护理诊断的定义。
2. 列举功能性健康型态分类方法的 11 个功能型态。
3. 陈述现存的护理诊断和有危险的护理诊断的定义。
4. 列举护理诊断 3 种陈述形式的组成部分。
5. 陈述做出护理诊断的 4 个步骤。

理解：
1. 解释护理诊断与医疗诊断的区别。
2. 分析 11 个功能型态各自主要涉及的健康问题。
3. 解释现存的护理诊断和有危险的护理诊断的 4 个构成部分的确切含义。
4. 解释陈述护理诊断时的注意事项。
5. 解释护理诊断的思维方法和步骤。

运用：
1. 联系护理诊断的发展，评价其在护理工作中的作用。
2. 应用功能性健康型态分类法，指导临床护理实践。
3. 应用护理诊断的陈述形式，准确描述护理诊断。
4. 应用护理诊断的思维方法，准确提出及使用护理诊断。

第一节 概 述

一、护理诊断的概念

（一）护理诊断的发展

护理诊断（nursing diagnosis）这一概念最先出现于 20 世纪 50 年代，1951 年美国学者麦克迈纳斯（McManus）描述了护理诊断在护理学科中的作用。1953 年美国护士弗吉尼亚·福莱（Virginia Fry）引用护理诊断一词来描述制订护理计划的步骤，以表明护士做出临床判断。她提出，欲使护理工作成为一项具有创造性的工作，首要的任务是制定护理诊断，并制订个体化的护理计划，但这些思想在当时并未得到响应和重视。60 年代，随着护理程序的逐步产生和发

展，护理诊断作为其中的步骤之一渐渐受到人们的重视。

1973年美国护士协会（American Nursing Association，ANA）出版的《护理实践标准》一书正式将护理诊断纳入护理程序中，并授权在临床护理实践过程中使用。这表明护士有责任和权利将收集到的患者的相关资料进行分析并做出护理诊断。为进一步统一护理诊断的术语及分类系统，加强对护理诊断的研究，同年在美国路易斯安那州立大学护理学院召开了第一届全美护理诊断分类会议，提出护理诊断的基本框架，确立护理诊断的定义，成立全美护理诊断分类小组（National Conference Group for Classification of Nursing Diagnosis）。小组成员每两年召开一届会议，对护理诊断进行确认和分类，发展新的护理诊断，修订原有护理诊断。1984年召开的第5次会议因有加拿大代表参加而更名为北美护理诊断协会（North American Nursing Diagnosis Association，NANDA）。

护理诊断在近20年来得到迅速的发展，NANDA的每一次会议几乎都有新的护理诊断诞生。NANDA在护理诊断发展史上所做出的巨大努力及发挥的重要作用，其已成为有关护理诊断的权威机构。目前我国广为使用的就是NANDA认可的护理诊断。

（二）护理诊断的定义

许多护理专家都对护理诊断做出过定义，目前较为常用的是NANDA在1990年提出并通过的定义：护理诊断是护士针对个人、家庭、社区对现存的或潜在的健康问题以及生命过程的反应所做的临床判断，是护士为达到预期结果选择护理措施的基础，这些预期结果是由护士负责的，属于护理职责范围以内的。

护理诊断的定义表明：随着医学模式的转变，护理服务对象不再仅仅是患者，还包括健康人，服务的范围也从个体扩展到群体，如家庭和社区中的人群。此外，护理诊断不仅关注服务对象现有的健康问题，同时也关注其尚未发生的潜在健康问题，反映出护理工作的预见性。护理诊断是护士为达到预期结果选择护理措施的基础，也就是说，护士之所以要根据收集到的资料做出护理诊断，其目的在于为进一步制订护理计划、确立预期目标、选择护理措施和进行评价提供依据。

（三）护理诊断与医疗诊断的区别

护理诊断与医疗诊断是两个不同的概念，但又相互联系。

1. **诊断的目的和性质不同**　医疗诊断是医疗工作的范畴，是医生使用的名词，用于确定一个具体疾病或病理状态。医疗诊断侧重于对疾病的本质做出判断，即对疾病做出病因、病理解剖和病理生理的诊断，以指导治疗。

护理诊断是护理工作的范畴，是护士使用的名词，用于说明个体或人群对健康状态、健康问题现存的或潜在的反应，侧重于对患者现存的或潜在的健康问题或疾病的反应做出判断，以指导护理工作。

例如："肝硬化"是医疗诊断，医生关心的是肝硬化的进一步治疗，而护士关心的是患者患肝硬化后的反应，可能做出"营养失调""体液过多""有皮肤完整性受损的危险""潜在并发症"等护理诊断。再如，患者出现皮肤紫癜，这时医生的工作着重于寻找及鉴别引起紫癜的病因，做出疾病诊断，而护士更为关心的是患者可能会因紫癜导致出血，故做出"组织完整性受损"这一护理诊断。

2. **诊断的依据不同**　医疗诊断是以病史、临床表现、实验室检查、病理改变为诊断依据。护理诊断是以疾病不同时期患者的反应或影响身体达到并保持最佳健康状况的内、外部变化的因素为诊断依据。例如：一位糖尿病患者，他的疾病诊断属医生确认，但对患者调整饮食生活习惯的反应及作用效果是护士确认护理诊断过程中主要收集的资料。护士只能根据她们所能够和允许处理的那些存在的或潜在的健康问题，鉴别这些问题的反映情况，分主次确定护理诊断。

3. **诊断的范围不同**　医疗诊断着重于患者病理的改变，以指导如何进行治疗。而护理诊断

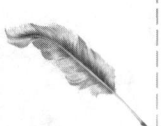

则注重患者生理-心理-社会-精神等方面的改变。正确的做出护理诊断是建立在对患者全面了解和收集资料的基础上，包括疾病方面的病理改变、患者的心理状态、家庭及社会等有关因素的资料，然后将收集的资料按照患者实施整体护理的原则，通过综合归纳，找出主要问题、次要问题及潜在性的问题，依次进行排列，并针对所提出的护理诊断，制定出护理目标和护理措施。

4. 诊断的数目和稳定性不同 医疗诊断的数目较少，且在疾病发生发展过程中相对稳定，保持不变。护理诊断数目较多，并可随着患者病情或病程发展而发生变化，因而不稳定。同一种疾病，因人而异可有不同的反应，也就有不同的护理诊断，因而产生了同病异护、异病同护的现象。

由此可见，护理诊断与医疗诊断有很大区别，分属两个不同学科的不同内容，但二者之间又相互渗透、相互联系，是不可分割的辩证关系，都是帮助患者解决问题，保持健康，只是应用的方法和应对的问题各不相同。另外，医疗诊断中的病因、病理生理有时可作为护理诊断中的相关因素，如："疼痛 与冠心病心肌缺血、缺氧有关""液体不足 与糖尿病或尿崩症排尿过多有关"。在做出护理诊断前必须先了解医疗诊断及有关疾病的一些医疗知识（疾病的病因、临床表现、治疗、预防、康复知识等）。护士应在实践中完善和发展护理诊断，从而有利于护理程序的正确应用。

二、护理诊断的分类方法

护理诊断分类方法是将各种护理诊断按照某些既定标准纳入某种类目系统的方法。护理诊断的统一命名与分类，便于临床护理实践中总结经验、积累资料、检索及应用计算机进行管理与教学。

（一）字母顺序的分类法

本分类法是1973年第一次全美护理诊断分类会议上确定的分类。严格说这不是分类方法，只是按英文字母顺序排列护理诊断。这种排列方法对中国护士不适用，除非对每个护理诊断的英文名称都很熟悉。这种分类方法主要用于护理诊断的索引。

（二）人类反应型态分类法

本分类法是1986年NANDA第6次会议上与会者一致通过的分类方法，又称"NANDA护理诊断分类Ⅰ"。"人的9个反应型态"为这一分类系统的框架，每个型态之下又有若干护理诊断。

1. 交换（exchanging） 包括物质交换、机体代谢、正常生理功能、结构功能的维持。如营养失调：低于机体需要量、腹泻、体温过高、气体交换受损、组织完整性受损等。

2. 沟通（communicating） 包括思想、情感或信息的传递，如语言沟通障碍。

3. 关系（relating） 即建立相互联系，常指人际间关系、家庭关系，如社交障碍、父母不称职等。

4. 赋予价值（valuing） 指与人的价值观有关的问题，如精神困扰。

5. 选择（choosing） 即面对应激原或多个方案做出选择决定方面的问题，如个人应对无效、执行治疗方案无效、寻求健康行为等。

6. 移动（moving） 包括躯体移动、自理情况等，如躯体移动障碍、活动无耐力、进食自理缺陷等。

7. 感知（perceiving） 包括个体的感觉、对自我的看法，如单侧感觉丧失、自尊紊乱等。

8. 认知（knowing） 对信息的理解，如知识缺乏、慢性意识障碍等。

9. 感觉/感情（feeling） 包括意识、知觉、理解力以及某个事件或某种状态对个体的影响，如疼痛、预感性悲哀、焦虑、恐惧等。

由于上述9种人类反应形态较为抽象，不易于在临床护理实践中应用，因此在人类每

种反应形态中又分为数量不等的相应的护理诊断，前面都有一个编码，如 1.2.2.3 体温过高，6.1.1.1 躯体移动障碍等，这便于护理诊断的计算机化。

（三）功能性健康型态分类法

1982 年美国学者戈登（Marjory Gordon）提出"功能性健康型态"分类方法，共有 11 个功能型态，主要涉及与人类生理健康、身体功能、心理健康和社会适应等方面。

1．健康感知与健康管理型态（health perception and health management pattern） 主要涉及个体对健康的认识及对健康的控制能力方面的问题，如保持健康能力改变、有窒息的危险、有外伤的危险等。

2．营养与代谢型态（nutrition-metabolism pattern） 主要涉及机体的新陈代谢和营养过程，包括营养、液体平衡、组织完整性和体温调节 4 个在功能上相互关联的方面，以维持整个机体的营养及代谢平衡，如体温过高、营养失调：高于机体需要量、组织完整性受损、有感染的危险等。

3．排泄型态（elimination pattern） 主要指排便和排尿方面的问题，如便秘、排尿异常等。这些问题可能是排泄功能本身的改变，也可能是继发于其他健康问题的改变。

4．活动与运动型态（activity-exercise pattern） 是指有关日常生活活动和个体为进行这些活动所需的能力方面出现的问题，其中日常生活活动包括自我照顾和休闲时的活动，如活动无耐力、进食自理缺陷、清理呼吸道无效、心输出量减少等。

5．睡眠与休息型态（sleep-rest pattern） 是指个体在睡眠、休息的质与量方面出现的问题，如睡眠型态紊乱。

6．认知与感知型态（cognition-perception pattern） 包括思维过程、运用视、听、触、味、嗅、本体等感觉器官获取信息以及学习、运用知识等方面出现的问题，如感知改变、急性意识障碍、思维过程改变等。

7．自我概念型态（self-concept pattern） 是指个体对自我的态度，涉及其身份、身体形象和对自身的认识和评价，如自尊紊乱、情境性自我贬低、焦虑、恐惧等。

8．角色与关系型态（role-relationships pattern） 是指个体在扮演由其本人或他人所描述的期望行为时出现的问题，如社交障碍、语言沟通障碍、家庭作用改变等。

9．性与生殖型态（sexuality and reproductive pattern） 包括性别的确认、性角色行为、性生理和性心理的功能、生育能力等方面的问题，如性功能障碍、性生活型态改变等。

10．应对与应激耐受型态（stress and coping pattern） 指的是个体对应激的反应或在以往经历应激时的状态，如家庭应对无效、有暴力行为的危险、照顾者角色困难等。

11．价值与信念型态（value-belief pattern） 有关个体的价值观和信仰，包括人生中被视为是重要的东西，以及其他与健康相关的在价值、信仰或期望方面的冲突，如精神困扰、潜在的精神健康增强。

功能性健康型态分类法的优点在于易于理解，比较实用，如果护士按这 11 个型态进行资料的收集和组织，较容易确定哪一型态发生了改变，或有发生改变的危险，进而即可找出相应的护理诊断。

此分类法作为健康评估的理论框架，已被广泛应用于指导护士系统地收集、分类和组织资料。

（四）按 Maslow 的需要层次分类

1．生理需要 包括患者的饮食习惯、排泄习惯、活动及休息型态、睡眠型态、个人嗜好、主诉或就医理由等。

2．安全需要 包括对家庭、社区、工作和医院环境的感受，对目前健康和疾病的期望，住院对日常生活的影响等。

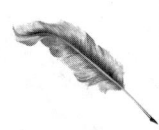

3. 爱及归属的需要 包括患者的支持系统、社交状况、宗教文化背景、生活习惯和禁忌、在家庭和工作中扮演的角色、家庭对健康和疾病转归的影响。

4. 自尊的需要 包括患者对自己身体的感觉、对工作的评价、对家庭的评价、教育程度、职业、收入、服装、仪表、个人卫生等。

5. 自我实现的需要 包括患者住院后引起的心理反应如焦虑、抑郁、愤怒、攻击、快乐，还包括患者的价值观、对自我目标的设立、压力处理方式、思维能力、注意力等。

三、护理诊断的构成

护理诊断分为现存的护理诊断、危险的护理诊断、健康的护理诊断、可能的护理诊断和综合的护理诊断5种类型。不同类型的护理诊断，其构成亦不同。

（一）现存的护理诊断

现存的护理诊断（actual nursing diagnosis）是护士对个体、家庭或社区目前正出现的健康状况或疾病的反应所做的判断。由名称、定义、诊断依据、相关因素4部分组成。

1. 名称 名称（label）即问题陈述部分，是对被评估者对健康状态或疾病的反应的概括性描述。可用：改变、受损、损伤、缺陷、无效、紊乱、功能障碍等，来描述护理对象健康状态的变化。如个人应对无效、组织完整性受损、社交活动障碍等。

2. 定义 定义（definition）是对护理诊断的一种清晰、精确的描述，有助于将一个特定的护理诊断与其他类似的护理诊断相区别，帮助护士准确使用诊断名称。

每个护理诊断都有自己特征性的定义，虽然有些护理诊断从名称上看很相似，但仍可从他们各自的定义上发现彼此的差别。如"家庭应对无效：妥协性"定义为：当被照顾者处理和控制健康挑战需要帮助时，通常最主要提供支持的人物（如家庭成员或挚友）所提供的支持、安慰、协助或鼓励是不足的、无效的或妥协性的。"家庭应对无效：无能性"定义为：重要人物（家庭成员或其他主要人员）的行为使他或她自己的能力，以及被照顾者必须有效地完成适应健康挑战任务的能力受损。虽然二者都是家庭应对无效，但是造成的原因不同，前者多是"不为"，后者是"为"，但是力度和强度不足。

3. 诊断依据 诊断依据（defining characteristics）是做出护理诊断的临床判断标准。可以是一组症状和体征，也可以是危险因素，多来自经健康评估后所获得的有关被评估者健康状况的主观和客观资料。1986年NANDA根据诊断依据的重要性将诊断依据分为主要依据和次要依据。

（1）主要依据（major defining characteristics）：是指当确立护理诊断时，80%～100%的患者所存在的症状、体征和相关病史，为诊断成立的必要条件。如在"体温过高"这一护理诊断的诊断依据中，"口腔温度高于37.8℃或肛温高于38.8℃"是必须具备的依据。

（2）次要依据（minor defining characteristics）：是指当确立护理诊断时，50%～70%的患者所存在的症状、体征和辅助检查，这些依据在大多数情况下会出现，但不是每个人均有的经历，对确立护理诊断起支持作用，为诊断的辅助条件。如"皮肤发红发热"相对于"体温过高"这一护理诊断而言，具有支持作用，但并不是不可或缺的依据。

两种依据的划分并非随意而为，须通过严谨的科研加以证实。护士在做出某个护理诊断时，不是凭空臆想，而是一定要参照诊断依据。

4. 相关因素 相关因素（related factor）是指影响健康状况或引起健康问题并与护理诊断相关的各种因素。现存的或健康的护理诊断有相关因素，而……危险的护理诊断其相关因素常为危险因素，即导致患者对这种危险的易感性增加的因素，包括生理、心理、遗传、化学因素及不健康的环境因素等。

相关因素可以来自于以下几个方面：

（1）病理生理因素（pathophysiologic factor）：如"体液过多"的相关因素可能是肾功能受损，而"低效性呼吸型态"的相关因素可能是上呼吸道梗阻。

（2）心理因素（psychological factor）：如"活动无耐力"可以因患者病后处于较严重的抑郁状态而致。

（3）治疗因素（treatment-related factor）：如年轻患者接受肾上腺糖皮质激素治疗后出现Cushing综合征，可使患者出现"自我形象紊乱"问题。

（4）情境因素（situational factor）：即涉及环境、有关人员、生活经历、生活习惯、角色等方面的因素。如"睡眠型态紊乱"的相关因素可以是工作压力过重、不恰当的白日活动、环境变化、各种原因使生活受干扰等。

（5）成熟发展因素（maturational factor）：是指与年龄相关的健康影响因素，包括认知、生理、心理、社会、情感的发展状况，比单纯年龄因素所包含的内容更广。如"淋浴或卫生自理缺陷"这一护理诊断相关成熟方面的因素可以是老化导致的活动和运动能力受损。

护理诊断的相关因素往往不只来自一个方面，可以涉及多个方面，如焦虑，可以是手术伤口疼痛引起，可以是知识缺乏引起，也可以是住院后环境改变或环境嘈杂引起，在儿童还可以是离开父母引起。总之，一个护理诊断可以有很多相关因素，确定相关因素可以为护理措施的制定提供依据。

护理诊断的四部分举例如下：

名称：皮肤完整性受损。

定义：表皮和（或）真皮状态改变。

诊断依据：①主要依据：表皮和真皮组织破损；②次要依据：表皮剥脱、局部发红、有原发性或继发性皮肤损害、皮肤瘙痒。

相关因素：①病理生理因素：肥胖或消瘦、水肿、循环改变等；②治疗因素：放射治疗、药物作用、机械性损伤（如治疗性固定装置、石膏、约束带、绷带等）；③成熟因素：年龄过大或过小；④情境因素：局部潮湿，认知、感觉或活动障碍等。

（二）有危险的护理诊断

有危险的护理诊断（risk nursing diagnosis）是护士对一些易感的个体、家庭或社区对健康状况或生命过程可能出现的反应所做的临床判断。这类护理诊断目前虽然没有发生问题，但如果不采取护理措施则很有可能出现问题。因此，有危险的护理诊断要求护士具有预见性，当患者有导致易感性增加的危险因素存在时，要能够预测到可能会出现哪些问题。如长期卧床患者，存在"有皮肤完整性受损的危险"，白血病患者化疗后白细胞降至很低，存在"有感染的危险"。

有危险的护理诊断由名称、定义和危险因素3部分组成。

1．名称　在对被评估对象的健康状态或疾病可能出现的反应的描述中，冠以"有……危险（risk for）"，如"有窒息的危险""有体液不足的危险""有营养失调的危险"等。

2．定义　与现存的护理诊断相同。

3．危险因素（risk factor）　是指可能使个体、家庭或社区健康状况发生改变的因素。症状和体征是确认现存的护理诊断的依据；与之不同的是，危险因素是确认有危险的护理诊断的依据。

（三）健康的护理诊断

健康的护理诊断（wellness nursing diagnosis）是护士对个体、家庭或社区从某一特定的健康水平向更高的健康水平转变所做的临床判断。健康是生理、心理、社会各方面的完好状态，护理工作者的任务之一是帮助健康人促进健康。健康的护理诊断是护士在为健康人群提供护理时可以采用的护理诊断，仅包含名称部分而无相关因素。名称由"潜在……增强

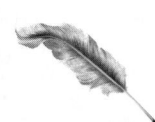

(potential for enhanced)"与更高的健康水平组成,如"寻求健康行为""潜在的婴儿行为调节增强""潜在的社区应对增强""执行治疗方案有效""潜在的精神健康增强"等。

(四)可能的护理诊断

可能的护理诊断(possible nursing diagnosis)不同于现存的护理诊断、潜在的护理诊断和综合的护理诊断类型,指护理人员用来描述那些因一些资料的存在可支持,但目前还不充分确定的某个诊断。

(五)综合的护理诊断

综合的护理诊断(comprehensive nursing diagnosis)指由于某特定情境或事件的存在,由一组可预见的现存的或潜在的护理诊断组成,如迁居易激综合征。

以上五种护理诊断中,现存的和有危险的护理诊断最为常用。健康的护理诊断1994年才被NANDA认可,对这类护理诊断的应用国内外护理界仍在探索之中。

第二节 护理诊断的陈述

护士根据收集到的护理服务对象的资料做出护理诊断后,可按诊断的不同类型选择合适的方式对其进行陈述。护理诊断的陈述是对个体或群体健康状态的反应及其相关因素/危险因素的描述,可分为一部分陈述、两部分陈述、三部分陈述三种形式。

一、三部分陈述

即PES公式,具有P、E、S三个部分。

P(problem):问题,即护理诊断的名称。

E(etiology):原因,即相关因素。

S(signs and symptoms):症状和体征,也包括实验室检查及其他辅助检查的结果。

诊断名称来自于NANDA目前确定的诊断名称,记录时护理诊断名称后用冒号将诊断依据隔开。诊断依据来自于症状、体征或辅助检查结果,其后也用冒号将相关因素隔开。相关因素根据问题具体分析得出,常用"与……有关"来描述。例如:体液过多:水肿:与右心功能不全有关。其中体液过多为P;水肿为S;与右心功能不全有关为E。又如清理呼吸道无效:咳嗽无效、肺部闻及干啰音:与手术切口有关。其中清理呼吸道无效为P;咳嗽无效、肺部闻及干啰音S;与手术切口有关为E。

三部分陈述多用于现存的护理诊断,是临床护理实践中常用的陈述方式。在护士对护理诊断的使用较为熟悉时,可以省略其中的S即临床表现这部分。

二、两部分陈述

即PE公式,只包含护理诊断名称和相关因素,而没有临床表现。例如,有感染的危险:与血液潴留在支气管有关。有体液不足的危险:与腹泻所致体液丢失过多有关。

两部分陈述多用于"有……危险"的护理诊断,因危险目前尚未发生,仅有相关因素存在,故有发生某种相关问题的潜在可能性,因此没有S,只有P和E。

三、一部分陈述

只有P,即仅包含诊断名称。这种陈述方式用于健康的护理诊断,如"潜在的婴儿行为调节增强""执行治疗方案有效""潜在的社区应对增强"等。

四、陈述护理诊断的注意事项

陈述护理诊断时需注意以下问题：

1. 护理诊断应尽量使用已得到 NANDA 认可的诊断名称，不可随意创造护理诊断或使用不规范的护理诊断名称，如将医疗诊断、药物副作用、患者需要等作为护理诊断的名称，以免因名称不统一而带来混乱，导致护理人员之间的交流和沟通障碍，影响护理质量。当出现现有的护理诊断无法涵盖护理实践中遇到的问题，如患者出现"腹胀""瘙痒"等情况而没有相应的护理诊断来表达，这时可允许护士以护理问题的形式将此情况提出并予以解决，但应慎重，且需经过护士们的讨论并达成共识。

2. 相关因素这部分的陈述，可使用"与……有关"的方式。

3. 明确每一个护理诊断的相关因素是非常重要的，因为在护理计划中制定的护理措施很多是针对相关因素的，相关因素应是导致护理诊断出现的最直接原因。如"清理呼吸道无效：与体弱、咳嗽无力有关"就比"清理呼吸道无效：与肺气肿伴感染有关"要更为直接、更具针对性，临床更容易操作。另外，同一护理诊断可因相关因素的不同而具有不同的护理措施。例如，"清理呼吸道无效：与术后伤口疼痛有关"和"清理呼吸道无效：与痰液黏稠有关"这两个护理诊断虽然均为"清理呼吸道无效"的问题，但前者的护理措施是如何帮助患者在保护伤口、不加重疼痛的前提下将痰咳出，后者是如何使痰液稀释易于咳出。由此可见，相关因素越是具体和直接，护理措施才能越有效，越容易用于指导临床护理实践。

4. "知识缺乏"这个护理诊断在陈述上有其特殊之处，其陈述方式是"知识缺乏：缺乏……方面的知识"。如知识缺乏：缺乏骨折后康复功能训练的知识；知识缺乏：缺乏糖尿病饮食治疗方面的知识；知识缺乏：缺乏哺乳新生儿的知识等。下面的陈述都是不合适的：如知识缺乏：缺乏呼吸衰竭方面的知识，我们不可能也没有必要让患者掌握所有呼吸衰竭方面的知识，这样写护士无法明确具体哪一部分呼吸衰竭的知识需要着重教给患者。再如，知识缺乏：与预防皮肤感染的知识不足有关，在这个诊断的陈述中使用"与……有关"不合逻辑。

5. 陈述护理诊断时，应避免将临床表现误以为是相关因素。如，"疼痛：胸痛：与心绞痛有关"应改成"疼痛：胸痛：与心肌缺血、缺氧有关"。再如，"睡眠型态紊乱：与醒后不易入睡有关"，醒后不易入睡是睡眠型态紊乱的表现之一，而非相关因素。

6. 有时相关因素从已有的资料中无法分析、确定，则可以写成"与未知因素有关"，护士需进一步收集资料，明确相关因素。

第三节　合作性问题

一、合作性问题的定义

在临床护理实践中经常会遇到这种情况，护士所面临的患者问题无法从目前所有的 NANDA 护理诊断中找出，而这些问题确实需要护理提供干预或措施，正是出于试图解决这一问题的想法，1983 年卡彼尼托（Carpenito）提出了合作性问题（collaborative problems）这个概念。根据这一概念，可将临床护理实践中需要护士提供护理的情况分成两大类：一类是可以通过护理措施预防和处理的，经护士提供的护嘱就可以解决的，属于护理诊断；另一类是要与其他健康保健人员尤其是医生共同合作解决的，护士主要提供监测护理，属于合作性问题。

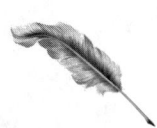

合作性问题是需要护士观察和监测，以及时发现其发生和情况变化的一些疾病过程中的并发症，是要护士运用医嘱和护理措施共同处理以减少并发症发生的问题。这里之所以指"一些"并发症，含义在于并非所有的并发症都属于合作性问题，有些是护士能独立提供护理措施预防和处理的，并能预防并发症发生的属于护理诊断，如长期卧床导致皮肤受压，骨隆突处皮肤发红，"有皮肤完整性受损的危险"；因医嘱或因无法避免的肌肉、骨骼不能活动可能导致的"有失用综合征的危险"均属护理诊断。只有那些护士不能预防和独立处理的并发症才是合作性问题，如手术后患者需要护士密切关注的一个问题是伤口出血，术后伤口出血主要与术中伤口结扎缝合不良有关，护理措施无法预防其发生，因此对这一问题应提出"潜在并发症：出血"，护士的主要作用是严密观察及监测伤口是否有出血发生。再如，急性广泛前壁心肌梗死的患者，在发病后24h内最易出现较为严重的心律失常，如频发室性早搏、室性心动过速甚至室颤，即"潜在并发症：心律失常"，护理无法预防，只能通过连续心电监测及时发现严重心律失常的发生。

二、合作性问题的陈述方式

合作性问题有其固定的陈述方式，即"潜在并发症：××××"。例如，潜在并发症：自发性气胸。潜在并发症：窒息。潜在并发症英文为 potential complication，缩写为 PC。例如，PC：急性肺水肿；PC：意识障碍。

一旦诊断了潜在并发症，就提醒护士患者有发生这种并发症的危险或患者可能正在出现这种并发症，无论哪一种情况，护士应注意病情观察与监测，以及时发现并发症的发生，及早与医生配合，共同处理。

在书写合作性问题时，护士应注意不要漏掉"潜在并发症"，否则就无法与医疗诊断相区别了。

第四节　护理诊断的思维方法和步骤

通过健康评估所提出的护理诊断正确与否，直接关系到对被评估者制订的护理计划是否合理、有效。初学者需了解护理诊断的具体步骤并不断实践，才能对被评估者提出准确的护理诊断。根据被评估者的资料做出护理诊断一般需要经过4个步骤：收集资料、整理资料、分析资料，最后选择适宜的护理诊断。

一、收集资料

收集资料是做出护理诊断的基础，是一个收集被评估者健康状态信息的过程，其目的是为准确地提出护理诊断提供依据。资料的收集必须具有系统性和连续性，否则可能遗漏具有临床意义的资料或收集的资料不能如实反映被评估者的实际健康状况。护士收集到的有关被评估者的资料是否全面、正确，将直接影响护理诊断、护理计划的准确性。健康评估资料分为一般资料、主观资料和客观资料。

（一）一般资料

一般资料是指被评估者的姓名、年龄、职业、婚姻、文化等一般情况。

（二）主观资料

主观资料是指被评估者主观感觉不适的情况，包括既往和现在的健康情况、社会和心理及环境对其的影响。

(三) 客观资料

客观资料是指通过护理人员观察、身体评估和辅助检查所获得的资料，包括某些外界因素对被评估者的影响。

二、整理资料

(一) 资料的核实

为确保获取到的病史资料的真实性、准确性，需要对资料进行核实。

1. **核实主观资料** 护士要采取适当方法对主观资料进行认真的核实。核实主观资料并不是护士不信任患者，而是因为有时患者自认为的正常或异常与医学上的正常或异常是不相同的，有时患者也会因对自己的病情发生恐惧而加以夸大或隐瞒，因而需要护士通过临床观察、身体评估等途径获取准确的客观资料，从而对主观资料进行核实。如产妇认为"我的乳汁分泌很正常"，而护士观察发现其婴儿经常因饥饿而哭闹，证明产妇的乳汁并不充足。

2. **澄清含糊不清、存有疑问及矛盾的资料** 如患者诉"头痛"，这项资料不够明确，护士需要进一步详细询问患者头痛的具体情况，如疼痛部位、起病急缓、发生与持续的时间、性质、程度，加重和缓解的因素等。

(二) 资料的分类

由于收集到的资料涉及症状、体征、心理、日常生活、社会方面等，内容庞杂，需要采用适当方法对之进行归纳分类，将同质性的资料进行集中归类，以便于护士较顺利地从中发现问题。此外，分类也有助于发现收集到的资料有无遗漏。分类方法包括：

1. **按马斯洛的需要层次论分类** 这种方法可以帮助护士从患者的生理、心理、社会等角度有序的收集资料，但其缺点是与护理诊断没有直接的对应关系。

2. **按 NANDA 的 9 种人类反应型态分类** 是目前临床护理实践较常使用的分类方法。其优点是可从某型态中有异常的资料直接导出护理诊断，但这 9 种型态较为抽象，使用不够方便。

3. **戈登的 11 个功能性健康型态分类** 由于每一型态下都有其相应的护理诊断，当护士发现某型态中的资料出现异常，只需从这一型态下所属的护理诊断中分析选择即可，在临床使用较为方便，临床护士可按照这种方法设计评估表格。

4. 在不能确切分类时，可将找出的异常状况按人类各大系统分类，分析这类异常状况可能属于该系统哪类疾病。这种分类有利于对疾病的认识、相关因素及高危因素的判断。

三、分析资料

(一) 找出异常

将收集到的资料进行分析整理，首先找出被评估者的异常状况，可采用与正常值或正常状况进行比较的方法，还可采用与被评估者以往的行为或健康状况进行比较的方法，从而得到具有临床判断意义的线索。为准确地做出比较，要求护士不仅要根据所学的基础医学知识、护理学知识、人文学科知识，熟练掌握各种正常范围，还应考虑到人的个体差异性，根据不同年龄阶段、不同家庭、社会、文化等背景条件，全面地进行比较。

(二) 找出相关因素和危险因素

在找出较准确的异常状况后，护士应进一步找出引起异常出现的相关因素，如患者主诉"睡眠差，入睡困难"，护士通过观察发现患者由于患肢打石膏导致不能采取习惯的睡姿，而引起入睡困难，这样就找到了发生异常的原因。至于危险因素，是指患者目前虽处于正常范围内，但存在着促使其向异常转化的因素。找出相关因素和危险因素可以指导护士准确制定护理措施。

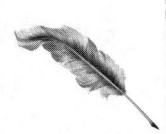

四、选择护理诊断

选择护理诊断的过程实质上是一个评判性思维的过程。通过归纳分类后反复推断分析，排除无临床意义的资料和澄清可疑问题后，将发现的异常资料与护理诊断的诊断依据进行比较，若相符合，则可做出诊断。可见，为了更好地找出护理诊断，护士需要事先熟悉它们，当被评估者的资料出现异常时，先考虑这项异常可能属于哪一型态，可能是哪个或哪几个护理诊断，然后对应着《护理诊断手册》中的诊断依据选出正确的护理诊断。

在完成初步护理诊断后，护士还应考虑哪些护理诊断是属于护士独立解决的，哪些是需要医疗协同，共同处理的。另外，由于同一个护理诊断，可能有不同的相关因素，因此要认真核对，防治遗漏。最后，将提出的护理诊断按照轻重、缓急顺序排列，从而使制订的护理计划和护理措施有的放矢。

附1 NANDA认可的护理诊断名称

型态1：交换（exchanging）

1.1.2.1 营养失调：高于机体需要量（imbalanced nutrition：more than body requirements）

1.1.2.2 营养失调：低于机体需要量（imbalanced nutrition：less than body requirements）

1.1.2.3 营养失调：潜在的高于机体需要量（imbalanced nutrition：potential for more than body requirements）

1.2.1.1 有感染的危险（risk for infection）

1.2.2.1 有体温改变的危险（risk for imbalanced body temperature）

1.2.2.2 体温过低（hypothermia）

1.2.2.3 体温过高（hyperthermia）

1.2.2.4 体温调节无效（ineffective thermoregulation）

1.2.3.1 反射失调（dysreflexia）

1.2.3.2 有自主反射失调的危险（risk for autonomic dysreflexia）

1.3.1.1 便秘（constipation）

1.3.1.1.1 感知性便秘（perceived constipation）

1.3.1.1.2 结肠性便秘（colonic constipation）

1.3.1.2 腹泻（diarrhea）

1.3.1.3 排便失禁（bowel incontinence）

1.3.1.4 有便秘的危险（risk for constipation）

1.3.2 排尿异常（impaired urinary elimination）

1.3.2.1.1 压迫性尿失禁（stress incontinence）

1.3.2.1.2 反射性尿失禁（reflex incontinence）

1.3.2.1.3 急迫性尿失禁（urgent incontinence）

1.3.2.1.4 功能性尿失禁（functional incontinence）

1.3.2.1.5 完全性尿失禁（total incontinence）

1.3.2.1.6 有急迫性尿失禁的危险（risk for urgent incontinence）

1.3.2.2 尿潴留（urinary retention）

1.4.1.1 组织灌注量改变（特定型）（肾、脑、心肺、胃肠、外周血管）（altered tissue perfusion）（specify）（renal，cerebral，cardiopulmonary，gastrointestina，peripheral）

1.4.1.2 有体液不平衡的危险（risk for fluid volume imbalance）

1.4.1.2.1 体液过多（fluid volume excess）

1.4.1.2.2.1　体液不足（fluid volume deficit）
1.4.1.2.2.2　有体液不足的危险（risk for fluid volume deficit）
1.4.2.1　心排出量减少（decreased cardiac output）
1.5.1.1　气体交换受损（impaired gas exchange）
1.5.1.2　清理呼吸道无效（ineffective airway clearance）
1.5.1.3　低效性呼吸型态（ineffective breathing pattern）
1.5.1.3.1　不能维持自主呼吸（inability to sustain spontaneous ventilation）
1.5.1.3.2　功能障碍性撤离呼吸机反应（dysfunctional ventilatory weaning response，DVWR）
1.6.1　有受伤的危险（risk for injury）
1.6.1.1　有窒息的危险（risk for suffocation）
1.6.1.2　有中毒的危险（risk for poisoning）
1.6.1.3　有外伤的危险（risk for trauma）
1.6.1.4　有误吸的危险（risk for aspiration）
1.6.1.5　有失用综合征的危险（risk for disuse syndrome）
1.6.1.6　乳胶过敏反应（latex allergy response）
1.6.1.7　有乳胶过敏反应的危险（risk for latex allergy response）
1.6.2　保护能力改变（altered protection）
1.6.2.1　组织完整性受损（impaired tissue integrity）
1.6.2.1.1　口腔黏膜改变（impaired oral mucous membrane）
1.6.2.1.2.1　皮肤完整性受损（impaired skin integrity）
1.6.2.1.2.2　有皮肤完整性受损的危险（risk for impaired skin integrity）
1.6.2.1.3　牙齿异常（impaired dentition）
1.7.1　适应能力下降：颅内的（decreased intracranial adaptive capacity）
1.8　能量场紊乱（energy field disturbance）

型态 2：沟通（communicating）

2.1.1.1　语言沟通障碍（impaired verbal communication）

型态 3：关系（relating）

3.1.1　社交障碍（impaired social interaction）
3.1.2　社交孤立（social isolation）
3.1.3　有孤独的危险（risk for loneliness）
3.2.1　角色紊乱（altered role performance）
3.2.1.1.1　父母不称职（altered parenting）
3.2.1.1.2　有父母不称职的危险（risk for altered parenting）
3.2.1.1.2.1　有亲子依恋改变的危险（risk for altered parent/infant/child attachment）
3.2.1.2.1　性功能障碍（sexual dysfunction）
3.2.2　家庭作用改变（altered family process）
3.2.2.1　照顾者角色困难（caregiver role strain）
3.2.2.2　有照顾者角色困难的危险（risk for caregiver role strain）
3.2.2.3.1　家庭作用改变：酗酒（altered family process：alcoholism）
3.2.3.1　父母角色冲突（parental role conflict）
3.3　性生活型态改变（altered sexuality patterns）

型态 4：赋予价值（valuing）

4.1.1　精神困扰（spiritual distress）

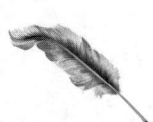

4.1.2　有精神困扰的危险（risk for spiritual distress）
4.2　潜在的精神健康增强（potential for enhanced spiritual well-being）

型态5：选择（choosing）

5.1.1.1　个人应对无效（ineffective individual coping）
5.1.1.1.1　调节障碍（impaired adjustment）
5.1.1.1.2　防卫性应对（defensive coping）
5.1.1.1.3　无效性否认（ineffective denial）
5.1.2.1.1　家庭应对无效：无能性（ineffective family coping：disabling）
5.1.2.1.2　家庭应对无效：妥协性（ineffective family coping：compromised）
5.1.2.2　家庭应对：潜能性（family coping：potential for growth）
5.1.3.1　潜在的社区应对增强（potential for enhanced community coping）
5.1.3.2　社区应对无效（ineffective community coping）
5.2.1　执行治疗方案无效（个人）（ineffective management of therapeutic regimen）（individual）
5.2.1.1　不合作（特定的）（noncompliance）（specify）
5.2.2　执行治疗方案无效：家庭（ineffective management of therapeutic regimen：families）
5.2.3　执行治疗方案无效：社区（ineffective management of therapeutic regimen：community）
5.2.4　执行治疗方案有效：个人（effective management of therapeutic regimen：individual）
5.3.1.1　抉择冲突（特定的）（decisional conflict）（specify）
5.4　寻求健康行为（特定的）（health-seeking behaviors）（specify）

型态6：移动（moving）

6.1.1.1　躯体移动障碍（impaired physical mobility）
6.1.1.1.1　有周围神经血管功能障碍的危险（risk for peripheral neurovascular dysfunction）
6.1.1.1.2　有围术期受伤的危险（risk for perioperative positioning injury）
6.1.1.1.3　行走障碍（walking impaired）
6.1.1.1.4　借助轮椅活动障碍（impaired wheelchair mobility）
6.1.1.1.5　转移能力障碍（impaired transfer ability）
6.1.1.1.6　床上活动障碍（impaired bed mobility）
6.1.1.2　活动无耐力（activity intolerance）
6.1.1.2.1　疲乏（fatigue）
6.1.1.3　有活动无耐力的危险（risk for activity intolerance）
6.2.1　睡眠型态紊乱（sleep pattern disturbance）
6.2.1.1　睡眠剥夺（sleep deprivation）
6.3.1.1　缺乏娱乐活动（deficient diversional activity）
6.4.1.1　持家能力障碍（impaired home maintenance management）
6.4.2　保持健康能力改变（altered health maintenance）
6.4.2.1　术后恢复延迟（postoperative recovery delay）
6.4.2.2　成人生存能力衰退（adult vital capacity recession）
6.5.1　进食自理缺陷（feeding self-care deficit）
6.5.1.1　吞咽障碍（impaired swallowing）
6.5.1.2　母乳喂养无效（ineffective breastfeeding）
6.5.1.2.1　母乳喂养中断（interrupted breastfeeding）
6.5.1.3　母乳喂养有效（effective breastfeeding）
6.5.1.4　婴儿喂养困难（ineffective infant feeding pattern）

6.5.2　沐浴或卫生自理缺陷（bathing/hygiene self-care deficit）
6.5.3　穿着或修饰自理缺陷（dressing/grooming self-care deficit）
6.5.4　入厕自理缺陷（toileting self-care deficit）
6.6　成长发展改变（altered growth and development）
6.6.1　有发育异常的危俭（risk for abnormal development）
6.6.2　有成长改变的危险（risk for altered growth）
6.7　迁居应激综合征（relocation stress syndrome）
6.8.1　有婴儿行为紊乱的危险（risk for disorganized infant behavior）
6.8.2　婴儿行为紊乱（disorganized infant behavior）
6.8.3　潜在的婴儿行为调节增强（potential for enhanced organized infant behavior）

型态7：感知（perceiving）
7.1.1　自我形象紊乱（body image disturbance）
7.1.2　自尊紊乱（self-esteem disturbance）
7.1.2.1　长期自我贬低（chronic low self-esteem）
7.1.2.2　情境性自我贬低（situational low self-esteem）
7.1.3　自我认同紊乱（personal identity disturbance）
7.2　感知改变（特定的）（视、听、运动、味、触、嗅觉）（sensory/perceptual alterations）（specify）（visual, auditory, kinesthetic, gustatory, tactile, olfactory）
7.2.1.1　单侧感觉丧失（unilateral neglect）
7.3.1　绝望（hopelessness）
7.3.2　无能为力（powerlessness）

型态8：认识（knowing）
8.1.1　知识缺乏（特定的）（knowledge deficit）（specify）
8.2.1　认识环境受损综合征（impaired environmental interpretation syndrome）
8.2.2　急性意识障碍（acute confusion）
8.2.3　慢性意识障碍（chronic confusion）
8.3　思维过程改变（disturbed thought processes）
8.3.1　记忆受损（impaired memory）

型态9：感觉/感情（feeling）
9.1.1　疼痛（pain）
9.1.1.1　慢性疼痛（chronic pain）
9.1.2　恶心（nausea）
9.2.1.1　功能障碍性悲哀（dysfunctional grieving）
9.2.1.2　预感性悲哀（anticipatory grieving）
9.2.1.3　经常性悲哀（frequentative grieving）
9.2.2　有暴力行为的危险：对自己或他人（risk for violence：self-directed or other-directed）
9.2.2.1　有自伤的危险（risk for self-mutilation）
9.2.3　创伤后反应（post-trauma response）
9.2.3.1　强暴创伤综合征（rape-trauma syndrome）
9.2.3.1.1　强暴创伤综合征：复合反应（rape-trauma syndrome：compound reaction）
9.2.3.1.2　强暴创伤综合征：沉默反应（rape-trauma syndrome：silent reaction）
9.2.4　有创伤后综合征的危险（risk for post-trauma syndrome）
9.3.1　焦虑（anxiety）

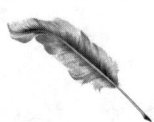

9.3.1.1 对死亡的焦虑（anxiety for death）
9.3.2 恐惧（fear）

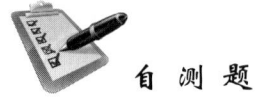
自 测 题

一、填空题

1. 护理诊断是护士针对个人、家庭、社区对_____的或_____的健康问题以及生命过程的反应所做的临床判断。
2. "功能性健康型态"分类方法，共有_____个功能型态，主要涉及与人类的_____、_____、_____、_____和_____等方面。
3. 三部分陈述即 PES 公式，P：_____、E：_____、S：_____。
4. 根据被评估者的资料做出护理诊断一般需要经过4个步骤：_____、_____、_____和_____。
5. 现存的护理诊断是护士对个体、家庭或社区目前正出现的健康状况或疾病的反应所做的判断。由_____、_____、_____和_____4部分组成。

二、单选题

A₁型题

1. 护理诊断5种类型中，最常用的包括
   A. 现存的和有危险的护理诊断
   B. 现存的和健康的护理诊断
   C. 可能的和综合的护理诊断
   D. 现存的和综合的护理诊断
   E. 有危险的和综合的护理诊断
2. 护理诊断的陈述可分为
   A. 1种
   B. 2种
   C. 3种
   D. 4种
   E. 5种
3. 合作性问题是指
   A. 可以通过护理措施处理的
   B. 经护士提供的护嘱就可以解决的
   C. 通过护理措施可以处理的
   D. 与其他健康保健人员共同合作解决，护士主要提供监测护理
   E. 护士能够独立处理的

A₂型题

4. 护理诊断与医疗诊断的区别不包括
   A. 诊断的目的和性质不同
   B. 诊断的依据不同
   C. 诊断的范围不同
   D. 诊断的数目和稳定性不同
   E. 诊断的方法和手段不同
5. 根据被评估者的资料做出护理诊断，不包括以下哪个步骤
   A. 收集资料
   B. 整理资料
   C. 分析资料
   D. 反馈资料
   E. 选择适宜的护理诊断。

三、简述题

1. 护理诊断的分类方法包括哪几种？
2. 护理诊断构成中的诊断依据包括哪几种？有什么意义？

(刘永兵)

第十章 护理病历书写

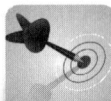

学习目标

通过本章内容的学习,学生应能:
识记:
1. 陈述护理病历的定义,书写护理病历的目的、意义。
2. 列举书写护理病历的基本要求。
理解:
解释书写护理病历的临床意义和重要性。
运用:
应用护理病历的书写方法,书写标准规范的护理病历。

护理病历(nursing case)是有关患者的健康资料、护理诊断、计划及实施、效果评价和健康教育等护理活动的总结和记录,是指临床护理人员在护理活动中对健康评估收集的资料进行分析、归纳和整理,最后形成的书面记录或电子记录的行为。

护理病历作为护理文件(nursing documents)的重要组成部分,其目的在于对护理对象的健康状况进行动态观察和比较,同时也便于他人参阅。由于护理病历是对护理对象的健康状况、护理诊断、预期目标、护理措施及其效果评价等进行的系统记录,其不仅具有法律效力,是医疗纠纷及诉讼的重要依据之一,还是临床护理、护理科研、教学、社区护理工作的基础资料,同时也可为健康服务人员相互沟通提供信息。

随着人类社会的进步,人们的健康需求不断提高,公众的法律意识亦不断增强,因此每个护理人员都必须刻苦训练,以认真负责的精神、实事求是的科学态度书写好护理病历。

第一节 书写护理病历的基本要求

一、内容要全面

护理人员要认真仔细、全面系统地收集护理对象的有关信息资料,各项记录完整,不可漏记或丢失。

二、描述要精练

要使用规范的医学词汇术语,使用中文或通用的外文缩写,力求精练、准确,用词恰当,内

容连贯，重点突出，使人一目了然，同时又节省书写的篇幅和时间。无正式中文译名的症状、体征、疾病名称等可以使用外文。

三、记录要及时

护理病历是记录患者健康状况、生理、心理、社会需求、存在的护理问题及护理人员对其进行治疗、抢救、护理等措施的依据和证明。所以应及时、有效地记录，避免护理病历记录与患者病情的实际情况出现偏差。因抢救急危患者，未能及时书写护理病历的，护士应在抢救结束后6h内及时据实补记并说明。

四、书写要规范

目前全国各医疗单位尚无统一的护理病历格式。但每个单位都有自己的规定和要求，必须按规定的格式书写，以便及时反映护理对象健康状况的变化及进行比较分析。为适应教学、科研及计算机管理的需要，建立统一规范的护理病历格式是十分必要的。

五、字迹要清晰

病历中各个项目要全面填写，不可遗漏。字迹要规整、清晰，不得随意修改或粘贴。各种记录应注明日期和时间，签名或盖章，以示负责。上级护士有审核修改下级护士书写记录的责任。

六、填写要真实

护理病历必须真实客观地反映护理对象的健康状况、所采取的护理措施等。绝不能以主观臆断代替真实而客观的评估。这不仅关系到病历的质量，也反映出护士的品德和作风。

第二节　护理病历的格式与内容

目前我国护理病历的书写主要限于住院患者，其内容包括护理病历首页、护理计划单、护理病程记录和健康教育计划。护理病历书写的内容逐渐简化，书写格式基本采取表格式。

一、护理病历首页

护理病历首页是责任护士或值班护士对入院患者首次进行系统地身体评估后，将其健康状况经过客观分析整理所做的一种总结性记录。其内容包括一般资料、健康史、身体评估及有关的辅助检查结果、初步护理诊断等。一般要求在患者入院后24h内完成。

护理病历首页多以相应的护理理论框架为指导而设计。目前多以戈登（Gordon）的功能性健康型态作为收集和组织资料的理论框架，其他的还有人的生理-心理-社会模式、奥瑞姆（Orem）的自理模式、马斯洛（Maslow）的人类基本需要层次论、人类健康反应类型等。

书写方式有填写式、表格式及混合式三种，其中以混合式最常用。目前被临床普遍应用的是以表格式为主、填写式为辅的患者入院评估表。这是一种事先印制好的评估表格，可以指导护理人员全面系统地收集和记录患者的入院资料，避免遗漏。因其记录的方式以在备选项中在相应"□"内打"√"为主，必要时可加些简单的文字描述，可有效地减少书写的时间和书写负担。但因其形式固定，在一定程度上限制了使用者的主动性和评判性思维能力的发挥。

这里附录的护理病历首页格式是参照戈登的11个功能性健康型态设计的，以表格式为主，填写式为辅，见表10-1。

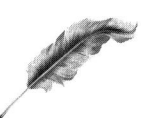

表10-1　护理病历首页

科别：　　　　　　病区：　　　　　　床号：　　　　　　住院号：

一般资料

姓名：　　性别：　　年龄：　　职业：　　婚姻：　　民族：

籍贯：　　文化程度：　　医疗费用支付形式：

住址：　　　　　　　　联系电话：

入院时间：　　　　　　入院诊断：

资料收集时间：　　　　资料来源：　　　　资料可靠程度：

入院类型：　□门诊　　□急诊　　□转入（转出医院或科室）

入院方式：　□步行　　□扶走　　□轮椅　　□平车　　□其他

入院处置：　□沐浴　　□更衣　　□未处置

入院介绍：　□住院须知　□对症宣教　□饮食　□作息制度　□探陪制度　□其他

护理病史

主诉：

现病史：

健康感知和健康管理	自觉健康状况：□良好　□一般　□较差　□差	
	既往病史：□无　□有：（　　　　　　　　　　）	
	家族史：□无　□有：（　　　　　　　　　　）	
	过敏史：药物：□无　□不详　□有：（　） 食物：□无　□不详　□有：（　）	
	吸烟：□无　□有（__年，平均__支/日；戒烟：□未　□已__年）	
	饮酒：□无　□有（__年，平均__两/日；戒酒：□未　□已__年）	
	药物依赖/药瘾/吸毒：□无　□有（名称__，剂量__/日，__年）	
	环境中危险因素：□无　□有：（　　　　　　　　　　）	
	遵从医护计划/健康指导：□完全遵从　□部分遵从　□不遵从（原因_____）	
	寻求促进健康的行为：□无　□有：（　　　　　　　　　　）	
	对疾病的认识：□完全认识　□部分认识　□不认识	
营养代谢	膳食种类：□普通膳食　□软食　□半流质　□流质　□禁食　□治疗膳食	
	饮食习惯：□偏食：（__）　□忌食：（__）　□其他：（__）	
	食欲：□正常　□亢进（__天）　□减退（__天）	
	进食方式：□正常　□亢进　□鼻饲　□空肠造瘘　□全静脉营养　□其他	
	饮水：□正常　□多饮（__ml/日）□限制饮水（__ml/日）	
	近6个月内体重变化：□无　□增加（__kg）　□减少（__kg）	
	咀嚼困难：□无　□有（原因：_____）	
	吞咽困难：□无　□有（原因：_____）	

续表

排泄	排便：__次/天 颜色：( ) 性状：( ) □便秘（1次/__日） □腹泻（__次/日） □失禁（__次/日） □造瘘（类型： 能否自理： □能 □否） 应用泻剂：□无 □有：( )	
	排尿：__次/天 颜色：( ) 性状：( ) 量：__ml/d □尿失禁（__级） □尿潴留 □排尿困难 □尿路刺激征 □留置尿管 □膀胱造瘘	
	引流：□无 □有（类型：__ 性状：__ 量：__ml）	
活动运动	生活自理能力<table><tr><th>项目</th><th>0</th><th>1</th><th>2</th><th>3</th><th>4</th><th rowspan="11">0= 能够独立完成 1= 需借助辅助用具才能完成 2= 需有他人帮助才能完成 3= 需有他人帮助，并借助辅助用具才能完成 4= 自己不能完成，完全依赖他人帮助</th></tr><tr><td>进食/饮水</td><td></td><td></td><td></td><td></td><td></td></tr><tr><td>沐浴</td><td></td><td></td><td></td><td></td><td></td></tr><tr><td>穿衣/洗漱</td><td></td><td></td><td></td><td></td><td></td></tr><tr><td>如厕</td><td></td><td></td><td></td><td></td><td></td></tr><tr><td>床上活动</td><td></td><td></td><td></td><td></td><td></td></tr><tr><td>转位</td><td></td><td></td><td></td><td></td><td></td></tr><tr><td>走动</td><td></td><td></td><td></td><td></td><td></td></tr><tr><td>上下楼梯</td><td></td><td></td><td></td><td></td><td></td></tr><tr><td>购物</td><td></td><td></td><td></td><td></td><td></td></tr><tr><td>烹饪</td><td></td><td></td><td></td><td></td><td></td></tr><tr><td>理家</td><td></td><td></td><td></td><td></td><td></td></tr></table>	
	辅助用具：□手杖 □拐杖 □轮椅 □助行器 □义肢 □其他	
	活动耐力：□正常 □容易疲劳 □呼吸困难 □吸氧	
睡眠休息	睡眠：□正常 □入睡困难 □多梦 □早醒 □失眠	
	午睡：□无 □有（约__h）	
	休息后精力是否充沛： □是 □否（原因_____）	
	辅助睡眠：□无 □有（_____）	
认知感知	疼痛：□无 □有（部位：__性质：__程度：__持续时间：_____）	
	视力：□正常 □近视 □远视 □失明（□左眼 □右眼）	
	听力：□正常 □耳鸣 □减退（□左耳 □右耳） □耳聋（□左耳 □右耳） □助听器	
	味觉：□正常 □减退 □缺失 □其他	
	记忆力：□良好 □减退（□短时记忆 □长时记忆） □丧失	
	注意力：□正常 □分散	
	语言能力：□正常 □失语 □构音困难	
	定向力：□正常 □障碍	
自我概念	自我感觉：□满意 □不满意 □其他：	
	情绪状态：□正常 □焦虑 □恐惧 □绝望 □抑郁 □其他：	
角色关系	就业情况：	
	家庭结构： 家庭关系： □和谐 □紧张	
	社会交往情况：□正常 □较少 □回避	
	角色适应：□良好 □角色冲突 □角色缺如 □角色强化 □角色消退	
	经济状况：□良好 □一般 □较差	

续表

性与生殖	性生活：□正常　　□障碍
	月经：□正常　　□紊乱　　□痛经　　□绝经
	经量：□正常　　□一般　　□多　持续时间：
	生育史：孕次：__产次：__
压力与应对	对疾病和住院反应：□否认　　□适应　　□依赖
	过去1年内重要生活事件：无□　有□（_____）
	支持系统：照顾者：□胜任　　□勉强　　□不胜任
	家庭应对：□忽视　　□能满足　　□过于关心
价值信念	宗教信仰：□无　　□佛教　　□基督教　　□天主教　　□其他：

身体评估

生命体征
体温：__℃　脉搏：__次/分　呼吸：__次/分　血压：__mmHg

全身状况
意识状态：□清晰　　□嗜睡　　□意识模糊　　□昏睡　　□浅昏迷　　□深昏迷　　□谵妄
营养：□良好　　□中等　　□不良　　□肥胖　　□消瘦　　□恶病质
面容：□正常　　□病容（类型：_____）
体位：□自动体位　　□被动体位　　□强迫体位（类型：_____）
步态：□正常　　□异常（类型：_____）

皮肤黏膜
颜色：□正常　　□发红　　□苍白　　□发绀　　□黄染　　□色素沉着　　□色素脱失
湿度：□正常　　□潮湿　　□干燥
温度：□正常　　□热　　□冷
弹性：□正常　　□减退
完整性：□完整　　□皮疹　　□皮下出血（部位及分布：_____）
压疮：□无　　□有（描述：_____）
水肿：□无　　□有（描述：_____）
瘙痒：□无　　□有（描述：_____）

淋巴结
□正常　　□肿大（描述：_____）

头部
眼睑：□正常　　□水肿
结膜：□正常　　□水肿　　□出血
巩膜：□正常　　□黄染
瞳孔：□正常　　□异常（描述：_____）
对光反射：□正常　　□迟钝　　□消失
□唇：□红润　　□发绀　　□苍白　　□疱疹
□腔黏膜：□正常　　□出血点　　□溃疡　　□其他（__）
牙齿：□完好　　□缺失（__）　　□义齿（__）

颈部
颈项强直：□无　　□有
颈静脉：□正常　　□充盈
气管：□居中　　□偏移（描述：_____）
肝颈静脉反流征：□阴性　　□阳性

胸部
呼吸方式：□自主呼吸　　□机械呼吸　　□简易呼吸器辅助呼吸
呼吸节律：□规则　　□不规则（描述：_____）
呼吸困难：□无　　□轻度　　□中度　　□重度　　□极重度
吸氧：□无　　□有（描述：_____）
呼吸音：□正常　　□异常（描述：_____）
啰音：□无　　□有（描述：_____）
心率：__次/分　心律：□齐　　□不齐（描述：_____）
杂音：□无　　□有（描述：_____）

续表

腹部
外形：□正常　□膨隆　□凹陷　□胃型　□肠型
腹肌紧张：□无　□有（描述：_____）
压痛：□无　□有（描述：_____）
反跳痛：□无　□有（描述：_____）
肝大：□无　□有（描述：_____）
脾大：□无　□有（描述：_____）
移动性浊音：□阴性　□阳性
肠鸣音：□正常　□亢进　□减弱　□消失

肛门直肠
□未查　□正常　□异常（描述：_____）

生殖器
□未查　□正常　□异常（描述：_____）

脊柱四肢
脊柱：□正常　□畸形（描述：_____）　活动：□正常　□受限
四肢：□正常　□畸形（描述：_____）　活动：□正常　□受限

神经系统
肌张力：□正常　□增强　□减弱
肢体瘫痪：□无　□有（描述：_____）　肌力：____级
巴宾斯基征：□阴性　□阳性

实验室及其他辅助检查

初步护理诊断

护士签字：
日期：

二、护理计划单

护理计划单是记录确立护理诊断/合作性问题的时间及名称、预期目标、护理措施、停止时间、效果评价等的表格，是护理人员为患者在其住院期间所制订的护理计划及效果评价的全面系统的记录。

通过护理计划单可了解患者在整个住院期间存在的护理诊断/合作性问题、实施的措施及效果，提示已解决的护理诊断/合作性问题、出院时仍存在的护理诊断/合作性问题，以及需在出院后进一步采取的措施。

（一）护理计划单的分类

目前，我国护理计划单书写尚无完全统一的规范，大致可分为三类：

1. 个体化护理计划单　书写较为繁琐，要求护士根据每个患者的健康问题写出护理诊断、预期目标、护理措施和效果评价，见表10-2。

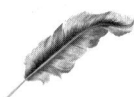

表 10-2　护理计划单

科室_____　病室_____　床号_____　姓名_____　医疗诊断_____　住院号_____

日期	护理诊断/合作性问题	预期目标	护理措施	签名	停止日期	效果评价	签名

2．**标准化护理计划单**　是为相同疾病的护理诊断提供预期目标、评价标准和基本护理措施，让护士从中选择各项符合的内容进行打"√"，从而起到详细的、全面的指导护理行为作用的表格，见表 10-3。

表 10-3　高血压患者护理计划单

科室_____　病室_____　床号_____　姓名_____　医疗诊断_____　住院号_____

日期	护理诊断/合作性问题	预期目标	护理措施	效果评价			评价日期	签名
				达标	部分达标	未达标		
	1．焦虑： 与下列因素有关 □血压升高 □健康状况改变 □环境改变	□患者能叙述焦虑的症状和原因 □患者能采取应对焦虑的方法 □患者焦虑有所减轻	□评估患者焦虑的程度，识别来源 □鼓励患者说出焦虑的原因和感觉 □提供安静的环境 □耐心倾听，给予安慰理解同情 □教会患者放松、转移注意力的方法					
	2．舒适度的改变： 与下列因素有关 □高血压 □颅内压增高 □降压药物所致 □头痛、头晕、耳鸣、失眠、乏力 □恶心、呕吐	□患者能够说出血压升高引起身体不适的应对机制 □自述舒适感增加	□给患者创造安静舒适的休养环境，避免环境刺激加重头痛 □指导患者休息和饮食，血压不稳定/症状加重时卧床休息 □协助患者满足其生活需要 □改变体位时要缓慢，从卧位至站立前先坐数分钟 □监测血压，发现血压变化，立即同医生联系，及时治疗					
	3．睡眠型态紊乱： 与下列因素有关 □血压不稳定引起身体不适 □情绪紧张 □不适应住院环境	□患者能进入正常睡眠状态 □自诉夜间睡眠时间延长	□消除或减轻情绪紧张的促进因素，鼓励患者保持最佳心理状态 □告诉患者睡眠与血压的关系 □晚餐后控制水分摄入，减少夜尿次数 □科学地安排治疗、检查时间，避免干扰睡眠 □遵医嘱给予安眠药 □指导患者促进睡眠方法，如热水泡脚、睡前喝热饮料、听轻音乐、看书刊杂志等					

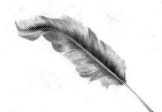

续表

日期	护理诊断/合作性问题	预期目标	护理措施	效果评价 达标	效果评价 部分达标	效果评价 未达标	评价日期	签名
	5. 潜在并发症—高血压危象	□患者出现高血压危象能被及时发现和处理	□绝对卧床休息，减少搬动患者，告知患者缓慢改变体位 □限制探视，减少刺激因素，防止情绪激动或紧张 □吸氧4～5L/min □遵医嘱给予速效降压药、镇静药及脱水剂等 □告诉患者避免屏气用力					
	6. 潜在并发症—脑血管意外	□患者能够保持心情平静 □能够按活动计划进行活动	□限制探视，减少刺激因素，防止情绪激动或紧张 □密切观察生命体征、神志、瞳孔 □对行走不便的患者，将障碍物从患者活动区域移开，提供安全的活动场所，夜间加床栏，防止坠床 □外出时要有人陪伴 □若出现肢体麻木、头痛、偏瘫甚至昏迷、应立即报告医生，采取措施 □绝对卧床休息，头稍抬高 □保持安静，避免搬动患者 □遵医嘱应用降压药和脱水剂					
	7. 潜在并发症—心力衰竭	□护士密切监测，有意外及时与医生联系	□评估患者有无心衰的先兆 □评估患者的症状程度 □及时处理肺水肿 □监测生命体征 □控制液体滴速 □准确记录24h出入量 □口腔护理__次/日 □卧床休息 □翻身__次/日					

3．软件管理护理计划单　是按照病种分类把每种疾病最常见的护理诊断、相关因素、预期目标、护理措施罗列出来，保存在数据库中，使用中可任意选择，并可根据每个患者不同的特点补充相应的内容，计算机可自动生成护理诊断及措施。

在以往护理计划单的使用过程中，护理人员常重复书写大量常规的护理措施。为减轻书写负担、节约书写时间，人们开始以"标准护理计划"的形式将每种疾病最常见的护理诊断及相应的护理措施、预期目标等编写成册，形成了"标准护理计划"。标准护理计划的使用不仅减轻了护理人员的书写负担，有助于护理人员将更多的时间和精力用于分析与判断患者的健康状况，制订相应的护理计划和提供直接的护理措施上。同时也为缺乏经验者提供一个学习、并逐渐熟练掌握系统化整体护理的机会。其缺点为可能会阻碍护理人员主动思考以及为患者提供个体化护理的积极性。

（二）护理计划单的作用

1．可明确在患者住院之初，确立哪些护理诊断/合作性问题，制定哪些护理措施，其效果如何。

2．在治疗与护理过程中，又确立哪些新的护理诊断/合作性问题及护理措施，或对原有的护理诊断/合作性问题及护理措施进行哪些修改或补充等。

3．患者出院时，是否所有的护理诊断/合作性问题都得到解决，还有哪些尚未完全解决，出院后需要采取哪些进一步的措施。

（三）制订护理计划的注意事项

1．**选择护理诊断的注意事项**　应建立在对各种评估资料综合、归纳的基础上，有相关因素和诊断依据。若同时存在多个护理诊断或合作性问题时，应根据其重要性和紧迫性排出主次顺序。

2．**选择预期目标的注意事项**　包括短期目标和长期目标：①切合实际；②确定达成目标的日期；③所选的预期目标须经患者和（或）其主要亲属的同意；④一个护理诊断可以选择多个预期目标，但其中至少有一项预期目标是能解决、促进或控制问题本身的；⑤目标陈述的行为标准应该具体，能够评价。

3．**选择护理措施的注意事项**　①要结合患者实际情况具有针对性、可行性；②尊重患者的风俗、习惯、信仰与价值观；③根据病情具有安全性、科学性。

4．**选择效果评价的注意事项**　效果评价要根据本单位的医疗水平、护理水平、护理资源等情况，根据患者实际能力，对照预期目标如实选择。

三、护理病程记录

护理病程记录是指患者在整个住院期间健康状况及护理过程的全面客观记录。内容包括患者的主观感受、身体评估及有关的辅助检查结果、主要护理诊断、实施的治疗和护理措施及其效果等，见表10-4。

记录内容要真实、全面而又重点突出，对患者的健康问题要有分析与判断，前后记录要连贯，并要与医疗记录相吻合。记录前应注明日期和时间，记录后签名。

记录的频率依病情而定，一般要求一级护理的患者至少每日一次，二级护理患者至少每周两次，三级护理患者至少每周一次，若病情变化则应随时记录。

在临床上，对病重、病危患者及病情发生变化、需要监护的患者都应有完整的护理记录。

表10-4　护理病程记录单

科室_____　病室_____　床号_____　姓名_____　医疗诊断_____　住院号_____

日期	时间	护理记录	签名
20/8	8AM	患者自述发热，咳嗽，咳灰白色痰，痰量不多，易于咳出。出汗较多，口干，今晨饮水约400ml。身体评估：T 39.1℃，P 90次/分，R 20次/分，BP 110/80mmHg，右下肺可闻及少量湿啰音。血常规 WBC $10.4 \times 10^9/L$，RBC $4.5 \times 10^{12}/L$，Hb 138g/L。遵医嘱给予乙醇擦浴，并给予青霉素480万单位 + 0.9%氯化钠注射液200ml，静脉滴注。嘱患者多饮水，以补充因出汗丢失的液体，适当选择自己喜欢的果汁类饮料，补充维生素和盐类	孙立

首次护理记录即患者入院后的第一次护理记录，其内容及要求不同于一般护理记录。具体包括：①患者的姓名、性别、年龄、主要的住院原因（包括主诉及医疗诊断）；②目前的主要症状、体征及有关的辅助检查结果；③治疗原则及诊治方案；④确立的主要护理诊断；⑤计划实施的主要护理措施。首次护理记录要求必须在当日（夜）负责护士下班前完成。

护理对象在住院期间可因出现其他情况等而转科。转出科所在护士应对其主要病情、护理诊断、护理措施及其效果、目前的健康状况、转科理由等做好记录，转入科的记录则与首次护理记录相似。若护理对象住院或接受护理时间较长（1个月以上）应有阶段小结，以便及时总结经验和发现新的问题。阶段小结包括本阶段护理对象的主要健康问题、护理经过（护理计划的制订、实施及变更情况）、目前存在的主要健康问题、下一阶段拟实施的护理计划等。

出院记录则应包括护理对象的入院时间及原因、简单介绍诊治、护理经过、有关结果、病情变化、出院时的状况、仍存在的护理诊断/合作性问题及所采取的措施等。

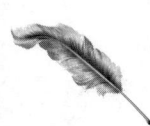

四、健康教育计划

健康教育（health education）是通过有计划、有组织、有系统的社会和教育活动，促使人们自愿地改变不良的健康行为和影响健康行为的相关因素，消除或减轻影响健康的危险因素，预防疾病，促进健康和提高生活质量。

健康教育是护理工作的重要组成部分，患者及其家属对与其相关的健康状况、治疗、护理及康复措施等知识的了解，不仅能增进对医护人员的理解和采取积极合作的态度，提高其参与决策的意识和能力，而且可提高患者的自我护理能力及充分发挥家庭等支持系统的作用。健康教育计划是为患者及其相关人员所制定的具体的健康教育实施方案。对患者及其家属的健康教育，是促进患者康复、恢复其最佳健康水平的重要环节。

健康教育的内容可涉及与恢复和促进患者健康有关的各方面的知识与技能。主要包括：①疾病的诱发因素、发生与发展过程；②可采取的治疗、护理方案；③有关检查的目的及其注意事项；④饮食与活动的注意事项；⑤疾病的预防及康复措施；⑥出院后的康复指导。健康教育方式可采用讲解、示范、模拟、提供书面或视听材料等多种形式。

为了做好健康教育，国内外的护理专家已将需要患者及其家属了解或掌握的有关知识和技能，编制成标准健康教育计划。护理人员可参照标准健康教育计划提供健康教育。健康教育的内容与方式应根据患者的文化层次、认知能力、对有关知识和技能的了解程度、现有条件等具体情况而定。

根据具体情况为患者制定一份系统的、有针对性的健康教育计划是有效实施和评价健康教育的重要保证，见表10-5。

表10-5 支气管哮喘标准健康教育计划单

科室_____ 病室_____ 床号_____ 姓名_____ 医疗诊断_____ 住院号_____

内容	教育项目	预期目标	教育对象		教育方式				教育时间	效果评价		指导日期	患者或家属签字	护士签字
			患者	家属	讲解	示范	模拟	图片		达标	再指导			
入院宣教	1. 介绍相关人员 2. 环境及设置 3. 住院须知	1. 入院24h患者能说出科主任、护士长、主管医生、护士姓名 2. 入院24h能说出卫生间、医护办公室位置、呼叫器使用方法 3. 入院24h能说出医院规章制度												
疾病知识	1. 支气管哮喘病因及特点 2. 临床表现 3. 诱发加重因素	入院3天患者能描述该病病因及特点、临床表现、诱发及加重因素												
心理指导	1. 患病后的心理特点 2. 消除不良心理的方法	1. 患者能说出引起不良心理的原因 2. 消除不良心理的技巧												
饮食指导	1. 合理饮食方法 2. 避免引起过敏的食物	1. 掌握合理饮食的种类、方法 2. 能说出引起过敏反应的食物												

续表

内容	教育项目	预期目标	教育对象		教育方式					教育时间	效果评价		指导日期	患者或家属签字	护士签字
			患者	家属	讲解	示范	模拟	图片			达标	再指导			
出院指导	1. 饮食指导 2. 药物指导 3. 随访指导	1. 患者能说出出院后的饮食方法及禁忌 2. 患者能说出出院后药物的使用方法及注意事项 3. 患者能说出出院后随访的必要性及时间													

附：支气管哮喘标准健康教育计划内容：

（一）入院宣教

1．介绍相关人员　入院24h内向患者介绍科主任、护士长、主管医生、护士姓名。

2．环境及设置　入院24h内向患者介绍卫生间、医护办公室位置、呼叫器使用方法。

3．住院须知　入院24h内向患者介绍医院各项规章制度。

（二）疾病知识

1．病因及机制　支气管哮喘是由嗜酸性粒细胞、肥大细胞、T淋巴细胞等多种炎性细胞参与的一种以气道变应性炎症和气道高反应性为特征的疾病。

2．典型的临床表现　是反复发作的呼气性呼吸困难伴哮鸣音。

3．常见诱发或加重哮喘的刺激因素　有过敏源，如吸入花粉、尘螨；摄入鱼、虾、蛋类食品；接触染料、油漆、某些药物；呼吸道感染，尤其是呼吸道病毒感染；寒冷空气、运动、焦虑、紧张等。

（三）心理指导

1．不良心理的特点及后果　当情绪激动、紧张、恐惧时，自主神经功能失调，肺内迷走神经兴奋使支气管平滑肌收缩，管腔变窄而引起哮喘或重症哮喘。

2．消除不良心理的方法与技巧　要避免情绪激动、紧张、恐惧，保持愉快的心情，以免诱发和加重病情，告知患者通过治疗，哮喘是可以控制的，应树立信心。

（四）饮食指导

1．合理的饮食方法　进食清淡、易消化、富含营养的饮食，多饮水，饮水量每日在2500～3000ml以上，勿食冷、硬、油炸食物。

2．了解易导致过敏的食物，如鱼类、蛋类、虾、牛奶等。

（五）用药指导

1．应根据医嘱选择药物及用药方法。

2．应用平喘药物如沙丁胺醇（舒喘灵）、特布他林、喘乐宁等。主要是舒张支气管平滑肌、兴奋纤毛运动，作用强，起效快，久用可产生耐药性，停药后1～2周可恢复敏感性。沙丁胺醇药效可维持12h以上，对夜间发作较适用；主要副作用有心悸、手指震颤、头痛、头晕等，停药或坚持一段时间后症状可消失。

3．在发作或缓解期，禁用普萘洛尔、普拉洛尔等药物，因此类药物为β受体阻滞剂，可引起支气管平滑肌收缩而诱发或加重哮喘。

4．茶碱类药物是中效支气管扩张剂，其主要副作用有焦虑、恶心、呕吐、腹泻、多尿、心律失常和癫痫样发作等；出现上述症状时，应立即通知医护人员；服用茶碱控释片时，必须整片吞服。

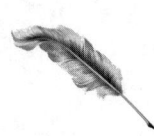

5．使用气雾剂时应先用支气管扩张剂，如沙丁胺醇（舒喘宁）、喘乐宁，后用抗炎气雾剂如必可酮，关键步骤是吸药前应先轻轻地呼气，直至不再有空气可以从肺内呼出，然后立即将喷口放入口内，双唇含住喷口，经口缓慢吸气。在深吸气过程中按压驱动装置，继续吸气，然后屏住气5~10s，使较小的雾粒在更远的外周气道沉降，然后再缓慢呼气。如果需要再次吸入，应等至少1min后再按照上述方法吸入药液。间隔一定的时间，是为了第一"喷"吸入的药物扩张狭窄的气道后，再次吸入的药物更容易达到远端受累的支气管，一般3~5min吸入2喷为宜。另外应随身携带气雾剂，一旦出现哮喘发作先兆时，立即吸入，以迅速控制症状。

6．慎用或禁用镇静剂。

（六）出院指导

1．应用"哮喘长期管理的阶梯式治疗方案"的患者，不得随意增减吸入的药量，应按时随诊。

2．消除病因，尽量避免去公共场所，避免与已知过敏源接触，如花粉、烟尘、异味气体的吸入，保持室内空气清新，注意气候变化，防止受寒、着凉。

3．合理安排生活起居，保证充足睡眠，避免劳累，戒烟、酒。

4．痰多者应尽量将痰液咳出，积极防治呼吸道感染。

5．参加必要的体育锻炼，如散步、打太极拳等，以增强机体抵抗力，提高御寒能力，但应避免剧烈运动。

6．注意情绪稳定，心情愉快。

7．当感到胸闷、喉头发紧时，应全身放松、安静休息，可有效地防止发作。

8．重症哮喘急救指导　①保持安静；②吸入支气管舒张气雾剂，有效吸氧；③应用激素治疗；④及时补液，纠正失水，以防止痰液黏稠阻塞小支气管；⑤纠正酸、碱平衡失调。

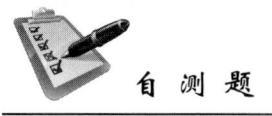

一、填空题

1．护理病历是有关患者的健康资料、护理诊断、计划及实施、效果评价和健康教育等护理活动的_____和_____。

2．护理病历的内容包括：_____、_____、_____护理病程记录、健康教育计划。

（刘永兵）

中英文专业词汇索引

γ-谷氨酰转肽酶（γ-GT） 221
γ-谷氨酰转移酶（γ-glutamyltransferase，GGT） 221

A

a_1 微球蛋白（a1-microglobulin，a_1-M） 212
奥本海姆征（Oppenheim sign） 113
奥斯汀 费林特（Austin-Flint） 89

B

巴宾斯基征（Babinski sign） 113
瘢痕（scar） 62
保持健康能力改变（altered health maintenance） 247
保护能力改变（altered protection） 246
暴力行为的危险：对自己或他人（risk for violence: self-directed or other-directed） 248
北美护理诊断协会（North American Nursing Diagnosis Association，NANDA） 3, 236
被动体位（passive position） 57
鼻（nose） 67
鼻出血（epistaxis） 67
鼻窦（nasal sinus） 68
鼻翼扇动（flaring of alaenasi） 67
便秘（constipation） 245
便秘的危险（risk for constipation） 245
便血（hematochezia） 32
表情（expression） 56
病理生理因素（pathophysiologic factor） 240
病态窦房结综合征（sick sinus syndrome，SSS） 159
病危面容（Hippocrates 面容） 56
波状热（undulant fever） 16
不规则热（irregular fever） 16
不合作（特定的）（noncompliance）（specify） 247
不能维持自主呼吸（inability to sustain spontaneous ventilation） 246
布鲁津斯基征（Brudzinski sign） 114
步态（gait） 57

C

彩色多普勒血流显像（color Doppler flow imaging，CDFI） 189
苍白（pallor） 58
查多克征（Chaddock sign） 113
长期自我贬低（chronic low self-esteem） 248
超声（ultrasound） 188
潮式呼吸（Cheyne-Stokes） 24
成长发育史（growth history） 10
成长发展改变（altered growth and development） 248
成长改变的危险（risk for altered growth） 248
成人生存能力衰退（adult vital capacity recession） 247
成熟发展因素（maturational factor） 240
弛张热（remittent fever） 15
持家能力障碍（impaired home maintenance management） 247
冲击触诊法（ballottement） 49
除极（depolarization） 142
触诊（palpation） 48
穿着或修饰自理缺陷（dressing/grooming self-care deficit） 248
床上活动障碍（impaired bed mobility） 247
创伤后反应（post-trauma response） 248
创伤后综合征的危险（risk for post-trauma syndrome） 248
垂体性侏儒症（pituitary dwarfism） 54
磁共振成像（magnetic resonance imaging，MRI） 188, 193
次要依据（minor defining characteristics） 239

D

呆小症（cretinism） 54
单侧感觉丧失（unilateral neglect） 248
蛋白质（PRO） 208
低效性呼吸型态（ineffective breathing pattern） 246
低血钾（hypokalemia） 165
电偶（dipole） 142
淀粉酶（amylase，AMY） 212
定义（definition） 239
窦性停搏（sinus arrest） 159
窦性心动过缓（siuns bradycardia） 159
窦性心动过速（sinus tachycardia） 159
窦性心律（sinus rhythm） 159

窦性心律不齐（sinus arrhythmia） 159
对死亡的焦虑（anxiety for death） 249
多尿（polyuria） 38
多普勒效应（Doppler effect） 189

E

鹅口疮（雪口病） 68
额面六轴系统（hexaxial system） 147
恶病质（cachexia） 55
恶心（nausea） 30，248
耳（ear） 67

F

发绀（cyanosis） 25，58
发红（redness） 58
发热（fever） 14
发育（development） 54
发育异常的危险（risk for abnormal development） 248
反射失调（dysreflexia） 245
反射性尿失禁（reflex incontinence） 245
防卫性应对（defensive coping） 247
房间束（Bachmann） 144
房室传导阻滞（atrioventricular block，AVB） 163
房性期前收缩（premature atrial contraction） 161
肥胖性生殖无能综合征（Frohlich） 55
父母不称职（altered parenting） 246
父母不称职的危险（risk for altered parenting） 246
父母角色冲突（parental role conflict） 246
复极（repolarization） 142
赋予价值（valuing） 237
腹泻（diarrhea） 36，245

G

钆 - 二乙三胺五酸（Gadolinium-DTPA，Gd-DTPA） 194
肝掌（liver palm） 60
感觉 / 感情（feeling） 237
感染的危险（risk for infection） 245
感知（perceiving） 237
感知改变（特定的）（视、听、运动、味、触、嗅觉）（sensory/perceptual alterations）(specify)（visual, auditory, kinesthetic, gustatory, tactile, olfactory） 248
感知性便秘（perceived constipation） 245
高血钾（hyperkalemia） 165
戈登（Marjory Gordon） 238
戈登征（Gordon sign） 113
个人应对无效（ineffective individual coping） 247

功能性尿失禁（functional incontinence） 245
功能障碍性悲哀（dysfunctional grieving） 248
功能障碍性撤离呼吸机反应（dysfunctional ventilatory weaning response，DVWR） 246
巩膜（sclera） 66
共济失调步态（ataxic gait） 58
沟通（communicating） 237
孤独的危险（risk for loneliness） 246
鼓音（tympany） 51
关系（relating） 237
光滑度（smoothness） 59
过清音（hyperresonance） 51

H

Harrison（哈里逊） 74
哈钦森齿（Hutchinson） 69
合作性问题（collaborative problems） 242
核磁共振（nuclear magnetic resonance） 193
虹膜（iris） 66
呼吸困难（dyspnea） 22
护理病历（nursing case） 250
护理病历（nursing history） 3
护理文件（nursing documents） 250
护理诊断（actual nursing diagnosis） 239
护理诊断（nursing diagnosis） 3，235
慌张步态（festinating gait） 58
黄疸（jaundice） 34
黄染（stained yellow） 58
回波时间（echotime，TE） 194
昏迷（coma） 41
昏睡（stupor） 41
婚姻史（marriage history） 10
活动无耐力（activity intolerance） 247
活动无耐力的危险（risk for activity intolerance） 247
活动与运动型态（activity-exercise pattern） 238
霍夫曼征（Hoffmann sign） 113
霍纳（Horner） 65

J

Joffroy 征 65
肌力（muscle power） 109
肌张力（muscle tone） 109
稽留热（continued fever） 15
急迫性尿失禁（urgent incontinence） 245
急迫性尿失禁的危险（risk for urgent incontinence） 245
急性意识障碍（acute confusion） 248
计算机体层成像（computed tomography） 192

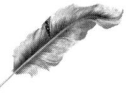

记忆受损（impaired memory） 248
既往健康史（past health history） 10
家庭应对：潜能性（family coping：potential for growth） 247
家庭应对无效：妥协性（ineffective family coping：compromised） 247
家庭应对无效：无能性（ineffective family coping：disabling） 247
家庭作用改变（altered family process） 246
家庭作用改变：酗酒（altered family process：alcoholism） 246
家族健康史（family health history） 11
甲状腺（thyroid） 71
价值-信念型态（value-belief pattern） 11
间接叩诊法（indirect percussion） 50
间接听诊法（indirect auscultation） 52
间歇热（intermittent fever） 16
间歇性跛行（intermittent claudication） 58
剪刀步态（scissor gait） 58
健康的护理诊断（wellness nursing diagnosis） 240
健康感知与健康管理型态（health perception and health management pattern） 11, 238
健康教育（health education） 259
健康评估（health assessment） 1
健康史（health history） 9
健康资料（health data） 2
交换（exchanging） 237
交界性期前收缩（premature junctional contraction） 161
焦虑（anxiety） 248
角膜（cornea） 66
角色-关系型态（role-relationship pattern） 11
角色紊乱（altered role performance） 246
角色与关系型态（role-relationships pattern） 238
结肠性便秘（colonic constipation） 245
结膜（conjunctiva） 65
介入放射学（interventionao radiongy） 195
借助轮椅活动障碍（impaired wheelchair mobility） 247
进食自理缺陷（feeding self-care deficit） 247
经常性悲哀（frequentative grieving） 248
精神困扰（spiritual distress） 246
巨人症（gigantism） 54
抉择冲突（特定的）（decisional conflict）（specify） 247
绝大多数心肌梗死（myocardial infarction） 156
绝望（hopelessness） 248

K

咯血（hemoptysis） 20
凯尔尼格征（Kernig sign） 114
抗脱氧核糖核酸抗体（anti-DNA antibody to DNA） 230
咳嗽（cough） 18
咳痰（expectoration） 18
可能的护理诊断（possible nursing diagnosis） 241
恐惧（fear） 249
口（mouth） 68
口腔黏膜改变（impaired oral mucous membrane） 246
叩诊（percussion） 50
叩诊音（percussion sound） 51
跨阈步态（steppage gait） 58

L

泪囊（lacrimal sac） 65
连续性杂音（continuous murmur） 89
淋巴结（lymph node） 62

M

MR血管造影（MR angiography，MRA） 194
麻疹黏膜斑（Koplik,s spots） 68
脉冲重复间隔时间（repetition time，TR） 194
慢性疼痛（chronic pain） 248
慢性意识障碍（chronic confusion） 248
美国护士协会（American Nursing Association，ANA） 236
面部（face） 65
面容（facial features） 56
名称（label） 239
母乳喂养无效（ineffective breastfeeding） 247
母乳喂养有效（effective breastfeeding） 247
母乳喂养中断（interrupted breastfeeding） 247
目前用药史（present drug history） 10
沐浴或卫生自理缺陷（bathing/hygiene self-care deficit） 248

N

N-乙酰-β-D氨基葡萄糖苷酶（N-acetyl-β-D-glucosaminidase，NAG） 213
能量场紊乱（energy field disturbance） 246
逆钟向转位（counterclockwise rotation） 150
年龄（age） 53
尿急（urgent micturition） 38
尿频（frequent micturition） 38
尿痛（odynuria） 38
尿液分析（urinalysis） 206

尿隐血（urine occult blood）210
尿潴留（urinary retention）245
扭转型室性心动过速（torsade de pointes，TDP）162

O

欧氏（Osler）62
呕吐（vomiting）30
呕血（hematemesis）32

P

P波终末电势（P-wave terminal force，Ptf）152
排便失禁（bowel incontinence）245
排尿异常（impaired urinary elimination）245
排泄型态（elimination pattern）11, 238
蹒跚步态（waddling gait）57
皮肤的温度（temperature）59
皮肤的颜色（skin color）58
皮肤完整性受损（impaired skin integrity）246
皮肤完整性受损的危险（risk for impaired skin integrity）246
皮下出血（subcutaneous hemorrhage）60
皮下结节（subcutaneous nodules）62
皮疹（skin eruption）59
疲乏（fatigue）247
浦肯野纤维（Pukinje fiber）144

Q

气体交换受损（impaired gas exchange）246
迁居应激综合征（relocation stress syndrome）248
潜在的精神健康增强（potential for enhanced spiritual well-being）247
潜在的社区应对增强（potential for enhanced community coping）247
潜在的婴儿行为调节增强（potential for enhanced organized infant behavior）248
浅部触诊法（light palpation）48
强暴创伤综合征（rape-trauma syndrome）248
强暴创伤综合征：沉默反应（rape-trauma syndrome：silent reaction）248
强暴创伤综合征：复合反应（rape-trauma syndrome：compound reaction）248
强迫体位（compulsive position）57
亲子依恋改变的危险（risk for altered parent/infant/child attachment）246
青春期急激生长（adolescent spurt）54
清蛋白（Albumin，Alb）212

清理呼吸道无效（ineffective airway clearance）246
清音（resonance）51
情境性自我贬低（situational low self-esteem）248
情境因素（situational factor）240
躯体移动障碍（impaired physical mobility）247
全美护理诊断分类小组（National Conference Group for Classification of Nursing Diagnosis）236
缺乏娱乐活动（deficient diversional activity）247

R

热型（fever type）15
认识环境受损综合征（impaired environmental interpretation syndrome）248
认知（knowing）237
认知与感知型态（cognition-perception pattern）11, 238
如厕自理缺陷（toileting self-care deficit）248
乳胶过敏反应（latex allergy response）246
乳突（mastoid）67
软线摄影（mammography）174

S

腮腺（parotid）69
色素沉着（pigmentation）58
色素脱失（depigmentation）59
少尿（oliguria）38
社交孤立（social isolation）246
社交障碍（impaired social interaction）246
社区应对无效（ineffective community coping）247
射频脉冲（radio frequency pulse，RF）193
摄片（photography）173
身体评估（physical assessment）2, 7
身体评估（physical examination）47
深部触诊法（deep palpation）49
深部滑行触诊法（deep slipping palpation）49
深压触诊法（deep press palpation）49
肾上腺皮质功能减退（Addison病）95
肾上腺皮质功能亢进症（Cushing）55
肾小球滤过率（GFR）217
渗量（Osm）219
生活史（living history）11
生命体征（vital sign）53
生育史（childbearing history）10
失用综合征的危险（risk for disuse syndrome）246
湿度（moisture）59
实验室检查（laboratory examination）3

实音（flatness） 51
视力（visual acuity） 67
视诊（inspection） 48
适应能力下降：颅内的（decreased intracranial adaptive capacity） 246
室性心动过速（ventricular tachycardia） 162
嗜睡（somnolence） 41
收缩期杂音（systolic murmur，SM） 89
受伤的危险（risk for injury） 246
舒张期杂音（diastolic murmur，DM） 89
术后恢复延迟（postoperative recovery delay） 247
数字减影血管造影（digital subtraction angiography，DSA） 193
双手触诊法（bimanual palpation） 49
双心房肥大（biatrial enlargement） 152
双心室肥厚（biventricular hypertrophy） 154
水肿（edema） 28，60
睡眠-休息型态（sleep-rest pattern） 11
睡眠剥夺（sleep deprivation） 247
睡眠型态紊乱（sleep pattern disturbance） 247
睡眠与休息型态（sleep-rest pattern） 238
顺钟向转位（clockwise rota-tion） 150
思维过程改变（disturbed thought processes） 248
酸中毒深大呼吸（Kussmaul） 24

T

弹性（elasticity） 59
调节障碍（impaired adjustment） 247
糖化血红蛋白（GHb） 225
疼痛（pain） 248
体层摄影（tomography） 174
体位（position） 57
体温调节无效（ineffective thermoregulation） 245
体温改变的危险（risk for imbalanced body temperature） 245
体温过低（hypothermia） 245
体温过高（hyperthermia） 245
体型（habitus） 54
体液不平衡的危险（risk for fluid volume imbalance） 245
体液不足（fluid volume deficit） 246
体液不足的危险（risk for fluid volume deficit） 246
体液过多（fluid volume excess） 245
体征（sign） 14
听力（audition） 67
听诊（auscultation） 52
瞳孔（pupil） 66
头发（hair） 64
头颅（skull） 64

头皮（scalp） 64
透视（fluoroscopy） 173
吞咽障碍（impaired swallowing） 247

W

外伤的危险（risk for trauma） 246
完全性尿失禁（total incontinence） 245
危险（risk for） 240
危险的护理诊断（risk nursing diagnosis） 240
危险因素（risk factor） 240
微量尿糖（urine glucose） 209
围术期受伤的危险（risk for perioperative positioning injury） 247
文氏现象（Wenckebach phenomenon） 164
问诊（inquiry） 5
无能为力（powerlessness） 248
无效性否认（ineffective denial） 247
误吸的危险（risk for aspiration） 246

X

X线计算机体层成像（computed tomography，CT） 188
X线诊断（X-ray diagnosis） 172
系统回顾（review of system） 11
现病史（history of present illness） 9
现代医学影像学（medical imaging） 172
相关因素（related factor） 239
向量（vector） 143
消瘦（emaciation） 55
心电图（electorcardiogram，ECG） 2，142
心电综合向量（resultant vector） 143
心房颤动（artial fibrillation，AF） 162
心房扑动（atrial flutter，AFL） 162
心悸（palpitation） 26
心理因素（psychological factor） 240
心律失常（arrhythmia） 158
心排出量减少（decreased cardiac output） 246
心室颤动（ventricular fibrillation） 163
心室扑动（ventricular flutter） 163
行走障碍（walking impaired） 247
性-生殖型态（sexuality-reproductive pattern） 11
性别（sex） 53
性功能障碍（sexual dysfunction） 246
性生活型态改变（altered sexuality patterns） 246
性与生殖型态（sexuality and reproductive pattern） 238
胸导联（chest leads） 146
嗅诊（smelling） 52
选择（choosing） 237

血尿素氮（blood urea nitrogen，BUN） 218
寻求健康行为（特定的）（health-seeking behaviors）（specify） 247

Y

压疮（pressure sore） 61
压迫性尿失禁（stress incontinence） 245
牙齿异常（impaired dentition） 246
阉人征（eunuochism） 54
眼睑（eyelids） 65
眼眉（eyebrow） 65
眼球（eyeball） 65
眼球突出（exophthalmos） 65
眼球下陷（enophthalmos） 65
洋地黄效应（digitalis effect） 165
洋地黄中毒（digitalis toxicity） 165
一般资料（general data） 9
移动（moving） 237
移动性浊音（Shifting dullness） 100
抑郁（depression） 42
意识（consciousness） 55
意识模糊（confusion） 41
意识障碍（disturbance of consciousness） 40
应对-应激耐受型态（coping-stress tolerance pattern） 11
应对与应激耐受型态（stress and coping pattern） 238
婴儿喂养困难（ineffective infant feeding pattern） 247
婴儿行为紊乱（disorganized infant behavior） 248
婴儿行为紊乱的危险（risk for disorganized infant behavior） 248
营养-代谢型态（nutritional-metabolic pattern） 11
营养失调：低于机体需要量（imbalanced nutrition：less than body requirements） 245
营养失调：高于机体需要量（imbalanced nutrition：more than body requirements） 245
营养失调：潜在的高于机体需要量（imbalanced nutrition：potential for more than body requirements） 245
营养与代谢型态（nutrition-metabolism pattern） 238
营养状态（nutritional status） 54
影像学检查（imaging examination） 3
有精神困扰的危险（risk for spiritual distress） 247
有乳胶过敏反应的危险（risk for latex allergy response） 246

右心房肥大（right atrial enlargement） 152
右心室肥厚（right ventricular hypertrophy） 153
语言沟通障碍（impaired verbal communication） 246
预感性悲哀（anticipatory grieving） 248
月经史（menstrual history） 10

Z

造影剂（contrast medium） 173
造影检查（contrast examination） 173
谵妄（delirium） 41
照顾者角色困难（caregiver role strain） 246
照顾者角色困难的危险（risk for caregiver role strain） 246
折射（refraction） 188
阵发性室上性心动过速（paroxysmal supraventricular tachycardia） 161
诊断依据（defining characteristics） 239
震颤（tremor） 109
症状（symptom） 2, 8, 14
知识缺乏（特定的）（knowledge deficit）（specify） 248
肢体导联（limb leads） 146
蜘蛛痣（spider angioma） 60
执行治疗方案无效（个人）（ineffective management of therapeutic regimen）（individual） 247
执行治疗方案无效：家庭（ineffective management of therapeutic regimen：families） 247
执行治疗方案无效：社区（ineffective management of therapeutic regimen：community） 247
执行治疗方案有效：个人（effective management of therapeutic regimen：individual） 247
直接叩诊法（direct percussion） 50
直接听诊法（direct auscultation） 52
治疗因素（treatment-related factor） 240
窒息的危险（risk for suffocation） 246
中毒的危险（risk for poisoning） 246
中心电端（central terminal） 146
舟状腹（scaphoid abdomen） 95
周围神经血管功能障碍的危险（risk for peripheral neurovascular dysfunction） 247
主诉（chief complain） 9
主要依据（major defining characteristics） 239
转移能力障碍（impaired transfer ability） 247
浊音（dullness） 51
姿势（posture） 57
自动体位（active position） 57
自伤的危险（risk for self-mutilation） 248
自我概念型态（self-concept pattern） 238

自我感知 - 自我概念型态（self-perception pattern）11

自我认同紊乱（personal identity disturbance）248

自我形象紊乱（body image disturbance）248

自主反射失调的危险（risk for autonomic dysreflexia）245

自尊紊乱（self-esteem disturbance）248

综合的护理诊断（comprehensive nursing diagnosis）241

组织灌注量改变（altered tissue perfusion）245

组织完整性受损（impaired tissue integrity）246

醉酒步态（drunken gait）57

左心房肥大（left atrial enlargement）152

左心室肥厚（left ventricular hypertrophy）152

主要参考文献

1. 刘成玉．健康评估．3 版．北京：人民卫生出版社，2014.
2. 张书霞，王建国，雷秋香．临床基础检验．北京：军事医学科学出版社，2009.
3. 邓长生．诊断学．5 版．北京：人民卫生出版社，2004.
4. 陈文彬，潘祥林．诊断学．6 版．北京：人民卫生出版社，2004.
5. 吕探云，孙玉梅．健康评估．3 版．北京：人民卫生出版社，2012.
6. 熊盛道．健康评估．2 版．北京：高等教育出版社．2010.
7. 陈炽贤．实用放射学．2 版．北京：人民卫生出版社．2005.
8. 白人驹．医学影像学．7 版．北京：人民卫生出版社．2013.
9. 刘成玉．健康评估．2 版．北京：人民卫生出版社，2009.
10. 吕探云．健康评估．2 版．北京：人民卫生出版社，2008.
11. 尤黎明，吴瑛．内科护理学．5 版．北京：人民卫生出版社，2014.
12. 刘成玉．健康评估．北京：人民卫生出版社，2006.
13. （美）Lynda Juall Carpenito-Moyet 著，景曜译．护理诊断手册．北京：世界图书出版公司，2008.
14. 陈文彬、潘祥林．诊断学．7 版．北京：人民卫生出版社．2008，480.
15. 陈文彬、潘祥林．诊断学．8 版．北京：人民卫生出版社．2013．484.
16. 李晓慧．健康评估．上海：同济大学出版社．2008，196.
17. 曹和安．健康评估．长沙：湖南科技出版社．2003，150.
18. John R．Hampton．轻松解读心电图．2 版．北京：北京大学医学出版社．2004.

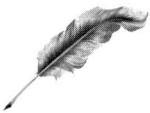